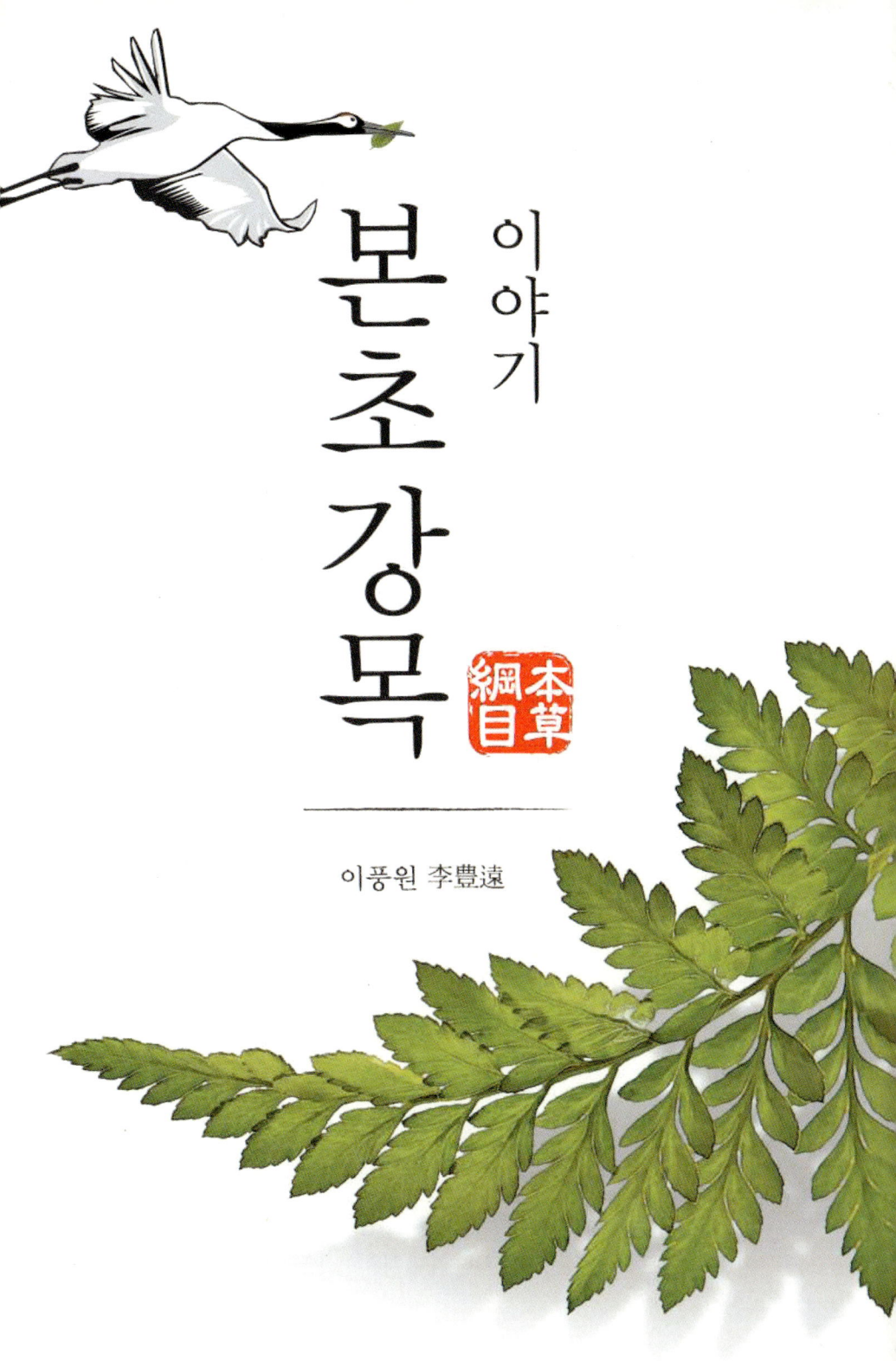

이야기
본초강목

本草綱目

이풍원 李豊遠

明文堂

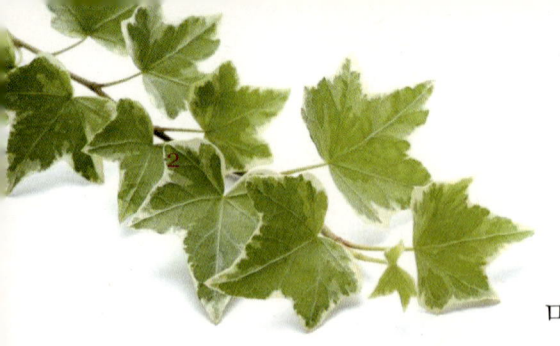

머리말

지구상에 질병이 있으면 그 질병을 치료하는 약초를 창조주 하나님이 인간에게 그때그때 허락허였다. 여름에 더위로 몸에 열이 쉽게 오르지만, 수박·오이·참외 등의 식품으로 열을 내리게 하고 이뇨를 하게 만들어 체온조절을 해주며, 가을과 겨울에는 감기가 잘 걸리므로 비타민 C가 많은 귤이 나게 하여 감기 예방을 하게 하였다.

이렇듯 우리는 우리 주위에 많은 약초와 민간처방이 전해 내려오면서 질병을 치료할 수 있었다. 따라서 민간요법과 처방은 한의학 발전에 결정적인 역할을 했다. 약(藥)은 풀(艹)을 먹어서 몸이 즐거워진다(樂)는 말로 초(艹)와 낙(樂)이 합쳐져 있다. 20세기 인류의 천형이라고 하는 에이즈도 한약재인 천화분·감초가 효과가 있다는 학설이 최근 발표되었다.

몸과 땅은 둘이 아니라는 신토불이(身土不二), 한의학은 5천년 이상 오랫동안 우리 선조들이 이용한 의술로서, 현대의 암도 한의에서는 각 부위마다 이름을 달리하여 치료하여 왔다. 민간요법과 처방이 한의학을 발전시켜 왔고, 한의학은 서양의학의 역사를 훨씬 앞질러 치료의 방법 또한 다양하였다. 서양의학에서 1927년 임산부의 소변에다 사포닌을 주입해 성호르몬인 스테로이드를 추출한 것은, 이미 한의학에서는 850년 앞선 1075년 소식

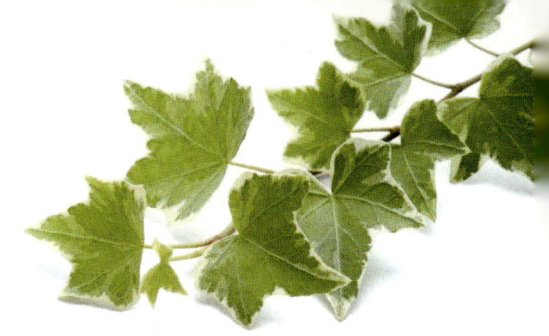

(蘇軾)과 심괄(沈括)이 편찬한 《소심양방(蘇沈良方)》 {송나라의 소식이 지은 《소학사방(蘇學士方)》과 송나라 심괄이 쓴 《양방(良方)》} 두 책을 중국의 후대 사람이 합쳐 만든 의서의 추석방, 음연법, 양연법에서 다량의 사람 소변에서 성호르몬 결정체를 추출해 내어 임상에 응용하는 방법을 비교적 자세하게 소개하고 있다.

미국인 의사 크로포드가 1842년에 환자의 등허리 종양을 제거하면서 최초로 에테르를 사용하여 마취에 성공하였지만, 한의학에서는 서양의학보다 훨씬 앞선 1,600여 년 전에 이미 화타(華陀, 112~207)가 미비산(麻沸散)을 사용해서 마취를 하였다. 마비산은 만다라꽃(蔓陀羅花)·생초오(生草烏)·당귀(當歸)·초남성(炒南星)·백지(白芷)·천궁(川芎)으로 만들어진 것으로서, 한의학에서의 마취는 오랜 역사를 지니고 있다.

한의(漢醫)라는 말은 동한(東漢)시대 장중경(張仲景)이 집안 일족 200명의 과반수가 급성 감염병인 상한(傷寒)으로 죽자, 그 치료법을 연구하여 《상한론》이란 의서를 저술했는데, 이때부터 한의학이 발전하여 장중경을 의성(醫聖)이라 부르게 되었고, 한나라 때 의학이란 뜻으로 한의라는 말이 나오게 되었다.

필자가 한의학를 접하게 된 것은 어렸을 때부터 남달리 부모

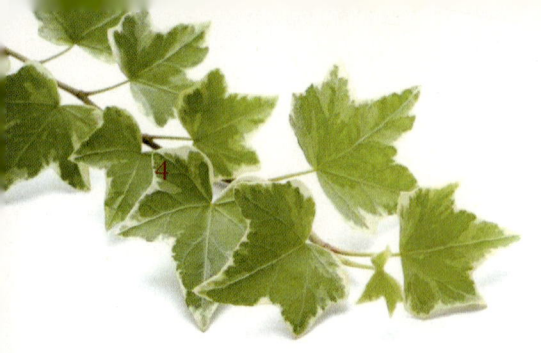

님의 한약에 대한 신뢰로, 감기만 걸려도 한약으로 치료하여 항상 집안에서 한약 달이는 냄새를 맡으며 성장하였다. 약초의 이름 하나하나에 뜻이 있고 그에 얽힌 사연이 매우 신기하고 흥미가 있어 근 25년 동안 약초에 대한 이야기를 수집하게 되었다.

한의학은 동양의학이기 때문에 이야기의 소재가 중국 대륙이 많이 등장하며, 실제로 있었던 이야기와 구전으로 전해 내려오는 이야기를 엮었다. 이 약초 이야기를 통하여 비방과 묘방을 발견하게 되었고, 난치병을 치료하는 옛 선조들의 지혜를 알게 되어 한의학을 공부하는 한의사와 한의학에 관심 있는 사람들은 물론이고, 일반 독자들에게 흥미를 불러일으키리라 생각해서 이 글을 쓰게 되었다.

1994년 9월 21일부터 미국 로스앤젤레스의 《중앙일보》 건강 특집에 「이풍원의 이야기 한방」이라는 제명으로 글을 쓰기 시작하였다. 중앙일보를 통하여 미국 전역에서 많은 애독과 독려가 이 책을 만드는 데 힘이 되었다.

이 책을 읽고 한방에 종사하시는 분이나 한의학 공부에 관심이 있는 분들에게 미력하나마 도움이 되기를 진심으로 기원한다.

이풍원

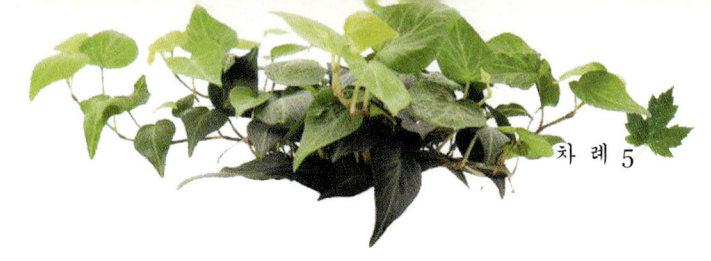

차 례

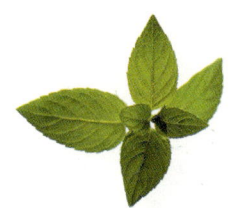

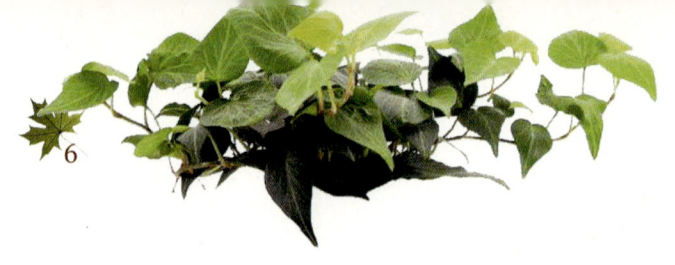

6

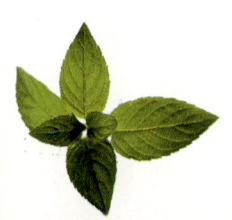

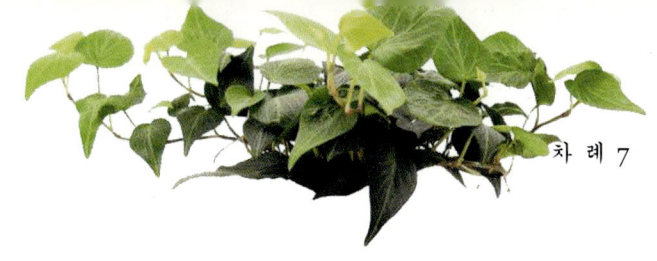

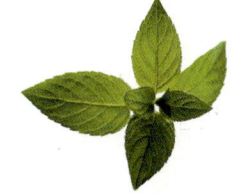

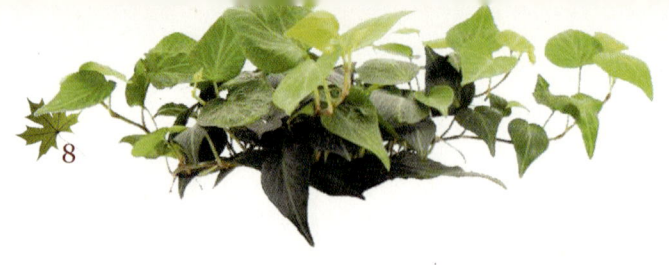

8

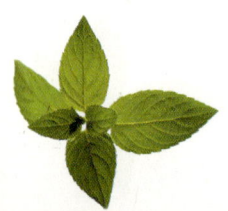

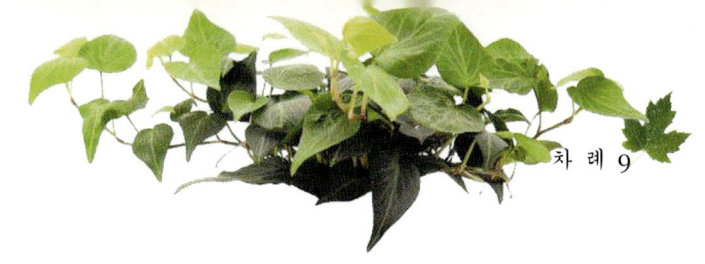

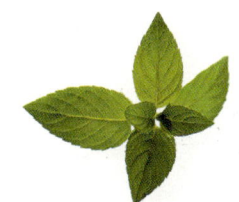

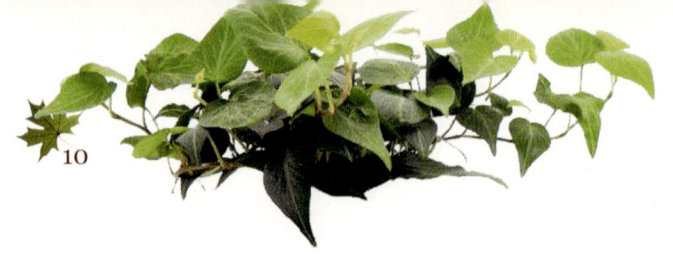

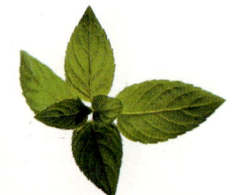

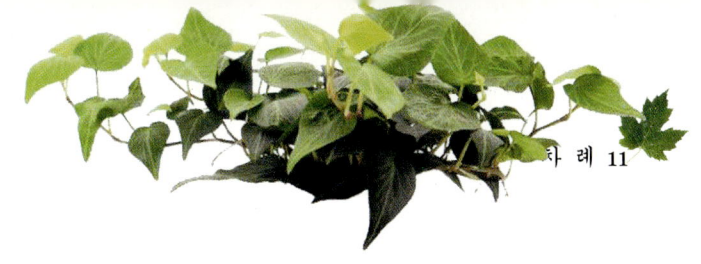

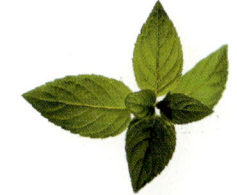

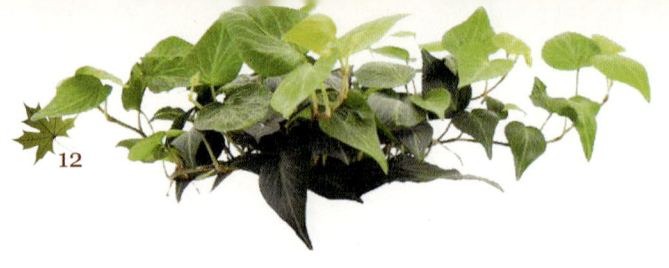

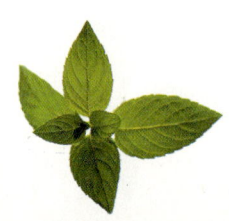

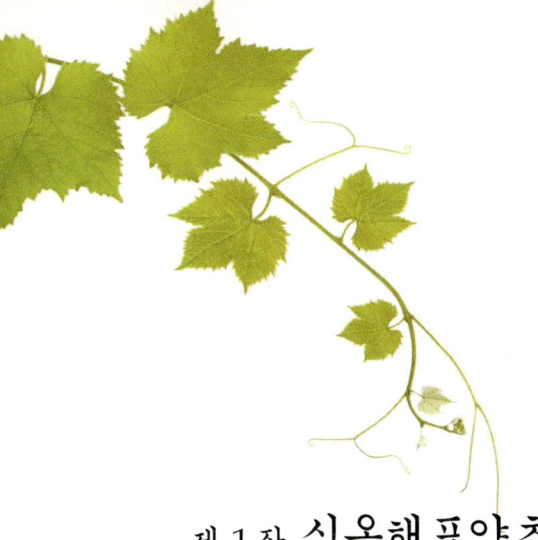

제 1 장 신온해표약초 辛溫解表藥草

해표약이란 주로 땀을 내어 피부에 침
입한 사기(邪氣)를 없애고 표증(表證)을 제
거하는 한약이다. 맛은 맵고(辛) 성질이 따
듯(溫)하며 폐경(肺經)·방광경(膀胱經)에
작용한다. 신온해표약으로는 마황(麻黃)·
형개(荊芥)·백지(白芷) 등이 있다.

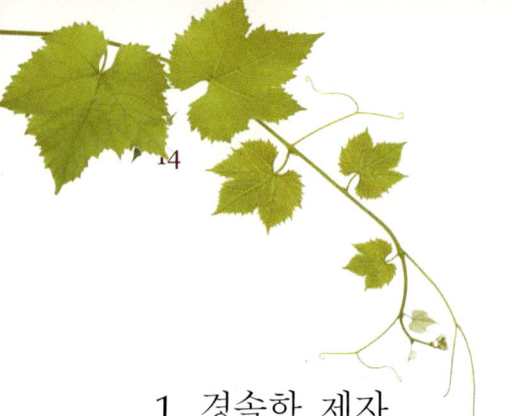

1. 경솔한 제자

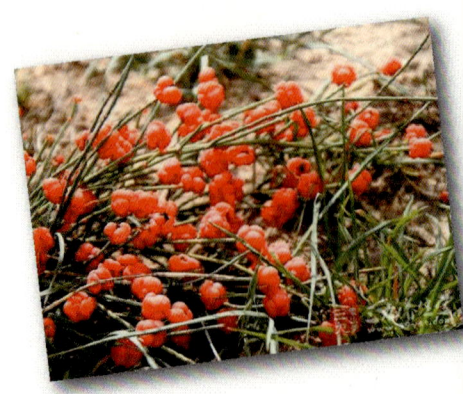

마황(麻黃)

옛날, 어느 마을에 약초를 캐는 노인이 있었다. 노인에게는 자식이 없어 대를 이을 수가 없었다. 게다가 약초를 캐는 일도 전수를 할 수 없었다. 그는 제자를 하나 들였는데, 그 제자는 욕심이 많고 교만하였다. 약초에 대한 지식을 조금만 알게 되면 스승인 노인은 안중에도 없었다.

게다가 제자는 몰래 약초를 훔쳐내서 장에 가져다 팔고 돈을 가로채기 일쑤였다. 노인은 이런 제자를 탐탁지 않게 생각하였다. 어느 날 노인은 결정을 내렸다.

"너는 이미 약초에 대한 채집 법을 배웠으니 이제 독립하여 나가도록 해라!"

"예, 알겠습니다."

제자는 스승 곁에 있으면서 약초에 대해서 더 배워야 하지만 어쩔 수 없어 대답을 하였다. 노인은 생각했다.

'이 녀석이 경험도 부족한데, 걱정이 되는구나.'

매사에 조심성이 없는 녀석인 터라 노인은 그에게 약초의 특

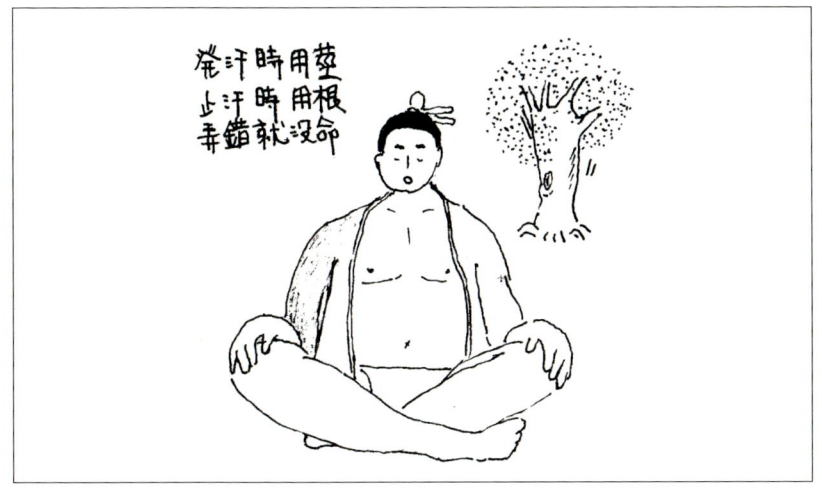

성에 대해 강조를 하여 일러주었다.

"잎이 없는 약초의 뿌리와 줄기는 사용하는 방법이 다르다. 줄기는 땀을 나오게 하는 발한(發汗) 작용이 있고 뿌리는 땀을 멈추게 하는 지한(止汗) 작용이 있다. 사람의 생명은 하늘에 달려 있지만, 만에 하나 약을 잘못 사용하면 약으로 사람을 죽일 수도 있다는 사실을 명심해야 하느니라."

한 차례 주의를 주고도 노인은 못내 마음이 놓이지 않았다. 그 자리에서 제자에게 암기를 하게하고 마음속 깊이 기억에 남도록 하였다. 제자는 독립하여 나간다는 것이 좋았다. 더 이상 잔소리는 안 들어도 되고, 노인의 당부 역시 귀에 새겨듣지도 않았다.

어느 날, 제자는 스승에게 작별인사를 하고 노인을 떠나 약초를 채집하여 약 파는 일을 시작하였다. 노인과 헤어진 후 제자는 담이 점점 커졌다. 약초에 대한 지식은 부족한데도 겁도 없이 환자를 치료하였다. 잎이 없는 약초로 사람을 죽이게 되었다. 죽은 사람의 가족들은 관가에 그를 고발했다.

"너는 약초에 대한 지식을 누구에게 배웠는가?"

관가의 원님이 물으니 그는 스승의 이름을 댔다. 노인은 즉시 관가로 끌려가게 되었다.

"도대체 어떻게 가르쳤기에 환자가 약초를 먹고 죽게 했는가?"

"사또, 제 말을 들어 보십시오. 저는 제자가 실수할까 두려워 잎이 없는 약초에 대한 용법을 노래로 만들어 외게 하였고, 그에게 특별히 주의를 주었습니다."

고을 원님은 제자에게 노래를 외어 보게 하였다.

"땀이 나게 할 때는 줄기를 사용하고,
땀을 멎게 할 때는 뿌리를 사용하며,
잘못 사용하면 생명을 앗아간다."

發汗時用莖　止汗時用根　弄錯就沒命
발한시용경　지한시용근　농착취몰명

제자는 노인에게 배운 대로 외었다.

"그러면 내가 묻겠는데, 환자가 땀을 흘렸느냐?"

"네. 온몸에 땀을 흘렸습니다."

"너는 무엇을 주었느냐?"

"줄기를 주었습니다."

"뭐라고! 땀을 흘리는 사람에게 어째서 땀을 나게 하는 발한(發汗)약을 주었는고?"

　제자는 곤장 40대를 맞고 3년간 옥살이를 했다. 옥살이하는 제자는 마음속 깊이 후회를 하고 반성을 하였다. 형을 마치고 나온 제자는 스승을 찾아가 진심으로 사죄하였다.

　"이제는 제가 다시 태어난 것같이 앞으로의 생을 의술에 힘쓰기로 결심하였습니다."

　노인은 제자가 진심으로 개과(改過)한 것을 보고 다시 제자로 삼았다. 그에게 각종 약재의 사용법을 가르쳐 주었고, 제자는 열심히 공부를 하였다. 잎이 없는 약초의 사용법도 자세히 배우고 신중히 사용한다는 것도 알았다. 다시는 그런 실수를 하지 않도록 그 약초의 이름을 「마번초(麻煩草)」라 하였다. 마번(麻煩)은 귀찮다 번거롭다는 뜻이다. 다시 말하면 약초의 사용하는 방법을 착각하면 시끄러워지고 귀찮아진다는 뜻이다.

　그 후에 그 약초의 뿌리가 황색(黃色)이어서 후세의 사람들이 마황(麻黃)으로 이름을 바꾸어 지금까지 사용하여 왔다. 통칭 잎이 없어서 「무엽초(無葉草)」라고도 하였다.

　마황은 감기 초기에 땀이 나지 않을 때 땀을 나게 하고, 기침을 멎게 하며, 감기로 몸살이 있을 때 통증을 없애준다. 또한 마황은 에페드린(Ephedrine)이 들어 있어 심장을 비교적 강하게 흥분시켜 심근의 수축력을 증강시켜 혈류량을 증가시키고 혈압을 높이고 혈관의 수축작용과 이완작용을 한다.

　관상동맥·뇌·근육·혈관을 확장시켜 혈류량을 증가시키며 신장·비장 등 내장과 피부점막 혈관을 수축하고 혈류량을 저하시킨다.

　기침을 멎게 하고 방광 괄약근의 장력(張力)을 증가시켜 유뇨증(遺尿症)에도 효과가 있다.

　한편 다량 섭취 시 독성 증상으로 고혈압, 심근경색, 발작, 뇌졸중; 정신병, 출혈성 뇌졸중, 뇌출혈 등이 나타날 수 있다.

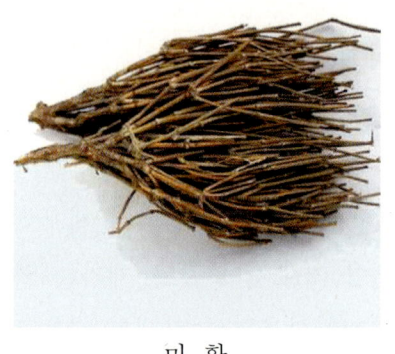

마 황

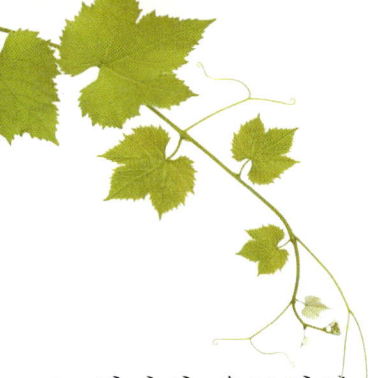

2. 화타의 응급처치

자소엽(紫蘇葉)

　음력 9월은 국화꽃이 활짝 피는 계절이다. 어느 도시에 돈 많은 집안의 자제들이 반점(飯店)에 모여서 게를 먹는 시합이 벌어졌는데, 분위기가 한창 고조되어 있었다.

　중국의 반점은 음식도 팔고 숙박도 하는 곳이다. 이 계절의 게는 큼직한 데다 살도 찌고 신선하여 입맛을 한층 돋웠다. 조금 있으니 탁자 위는 게 껍질로 산을 이루었다.

　마침 이때 명의 화타(華佗)가 제자를 데리고 반점에 들어왔다. 화타는 정신 나간 사람처럼 게를 먹어대는 젊은이에게서 눈을 떼지 않고 보고 있다가는 참지 못하고 앞으로 나서서 말했다.

　"게는 찬 성질의 음식이기 때문에 너무 많이 먹으면 좋지 않을 것이오."

　"내 돈 내고 내가 먹고 싶은 대로 먹는데, 무슨 상관이오! 당신은 참견할 일이 아니오."

　"너무 많이 먹어 배앓이를 하면 자칫 목숨까지 잃을 수가 있어요."

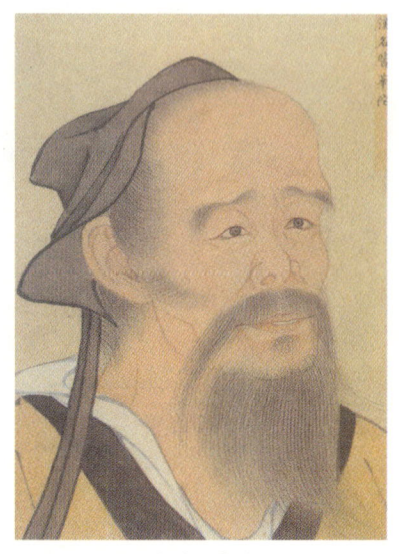

신의 화타

"괜히 겁주지 마시오! 게 맛 떨어지게 시리. 먹고 죽더라도 당신과는 관계가 없으니 걱정 마시오."

술이 취해 몸도 제대로 가누지 못하는 젊은이는 애당초 귀담아 들으려 하지도 않았다.

"정말 맛있군. 게를 먹고 죽었다는 소리는 여태껏 들어 본 적이 없어. 자, 실컷 먹어라! 괜스레 늙은이가 입에서 군침이 도는가 보군."

권하는 말을 젊은이가 듣지 않자, 화타는 반점 주인을 향해 말했다.

"그들이 계속 먹으면 죽을 수도 있어요!"

그러나 주인은 청년들이 많이 먹으면 먹을수록 돈을 벌기 때문에 화타의 충고를 귀담아듣지 않았다. 화타는 더 이상 말리지 않고 제자와 앉아 술을 마셨다.

시간이 흘러 날이 어둑어둑해졌다. 젊은이는 별안간 배가 아픈지 배를 잡고 얼굴을 찡그리고 있었다. 통증은 점점 심해져 전신에 식은땀이 흐르고 탁자 아래로 이리저리 뒹굴었다.

"아이고, 나 죽겠다! 빨리 의원을 불러줘요!"

주인은 어찌할 바를 몰랐다.

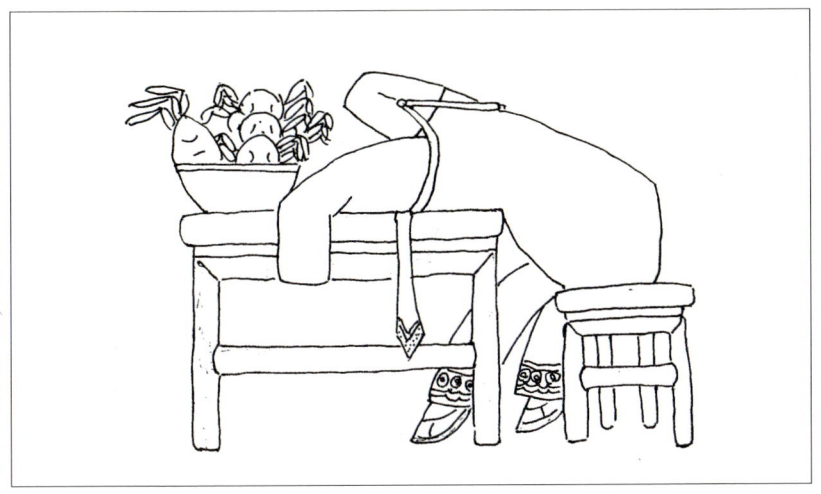

"내가 한번 진찰을 해보지."

화타가 말하자, 젊은이는 머리를 들어 보았다. 아까 게를 너무 먹지 말라고 권하던 노인이 아닌가? 그제야 그 사람이 의원인 줄 깨달았다.

"의원님! 살려 주세요. 돈은 얼마든지 드릴 테니 제발 좀 치료하여 주세요."

"돈은 필요 없네. 그리고 이후부터는 고집부리지 말고 노인의 말을 잘 듣게."

화타는 제자를 데리고 밖으로 나가 부근에 있는 자색(紫色)의 줄기와 잎을 따서 달여 젊은이에게 먹였다. 조금 있으니 이상하게도 복통은 점점 사라졌다. 화타는 젊은이를 치료하면서 한편으로 생각했다.

'이 자색 약초의 이름이 아직 없구나. 환자가 먹고 난 후 몸이 편하니 「자서(紫舒)」 라고 이름 짓자.'

자서(紫舒)는 자색의 풀을 먹으니 편하다, 라는 뜻이다. 화타에게 치료를 받은 젊은이가 감사 인사를 한 후 돌아가려 했다.

"큰일 날 뻔했구나! 이후로는 젊다고, 또 돈 많다고 자랑하지 말고 건강도 중요시하게."

"네, 의원님 말씀이 맞습니다."

반점 주인도 머리를 끄덕였다. 이때 제자가 화타에게 물었다.

"스승님! 이 풀이 게의 독을 없애 준다는 말이 어느 책에 씌어 있습니까?"

"책에는 없다. 내가 동물이 먹는 것을 보고 알았다."

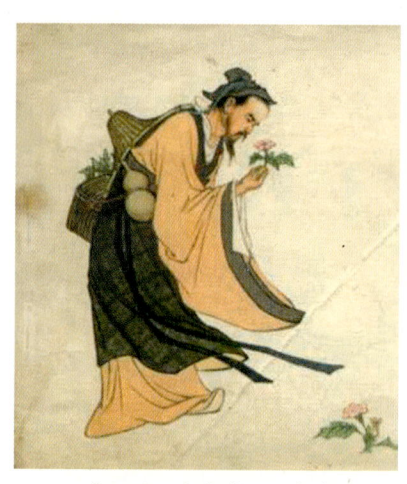

약초를 채집하는 화타

어느 여름날, 화타가 강남(江南)의 강가에서 약초를 채집할 때였다. 강남은 지금의 양자강 하류 남쪽지역을 말한다. 우연히 수달이 큰 고기를 잡는 것을 목격하였다. 수달이 있는 힘을 다해서 힘들게 잡은 큰 고기를 삼켰는데, 배가 불룩하여 거의 터질 것 같았다.

삼킨 고기가 너무 큰 때문인지 수달은 물속에서 기진맥진하여 겨우 강가로 기어 나왔다. 조금씩 몸을 움직여 강가 풀이 있는 곳에 누워 있었다. 수달은 누워 쉬면서 자색 풀을 뜯어먹고는 조금 있으니 아까보다 많이 좋아 보였으며 점점 회복을 하였다.

이 광경을 바라보던 화타는, 물고기는 양(凉)의 성질이 있고 자색의 풀은 온(溫)의 성질이 있는 식물로서 물고기의 독을 해독한다는 것을 생각해 냈다.

뒷날 화타는 이 약초로 환약과 가루약을 만들었는데, 이 약은 구한(驅寒)의 성질이 있어 오한(惡寒)·두통·발열·신체통·관절통·복통·설사 등 한기(寒氣)로 인해 생긴 병에 효과가 있고, 또 소화기능을 강화시키며, 폐 기능을 활발하게 해주고, 기혈순환을 도와주며, 장(腸)의 연동작용을 촉진시키고 목마름을 없애주고, 또 담(痰)을 제거해 주는 작용을 하기 때문에 많은 사람을 치료할 수 있었다.

그런데 왜 후세 사람들은 화타가 「자서(紫舒)」라고 이름 지었던 이 약초를 자소(紫蘇)라고 부르는가? 그것은 서(舒)와 소(蘇)는 중국식 발음이 같아 시간이 흐르면서 자소(紫蘇)로 쓰게 되었다. 자소는 차조기 잎으로서 사탕의 2백 배에 상당한 단맛이 있고 부패하는 것을 막아준다.

자소는 붉은색 나는 깻잎으로 보신탕이나 생선 매운탕에 많이 쓰이며 보신탕이나 생선회를 먹을 때 많이 먹어도 탈이 나지 않는 이유가 바로 이 깻잎에 있다. 자소는 감기 초기에 해열작용을 하고, 또 항균작용을 하며, 혈당을 높여 준다. 기의 순환을 시켜주며, 임산부의 태동 불안에도 좋으며 생선이나 게를 먹고 탈났을 때도 효과가 있다.

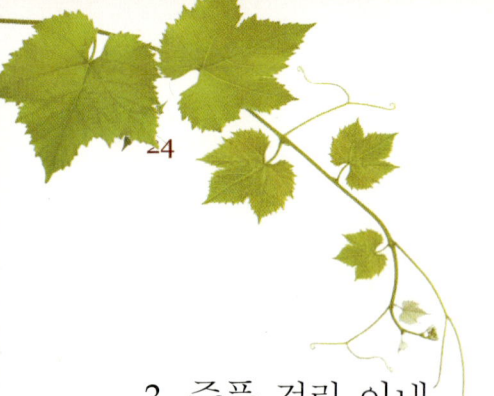

3. 중풍 걸린 아내

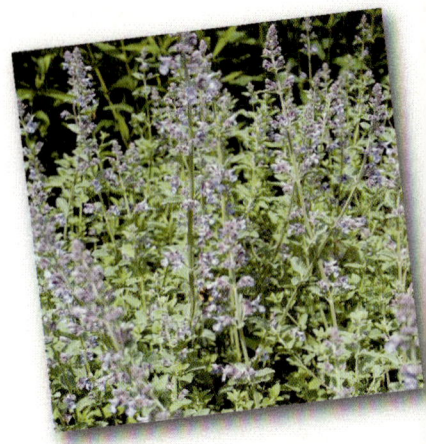

형개(荊芥)

형개는 1년생 초목식물로 사각형의 잎사귀는 아주 가늘며 평상시 강한 향기를 내고 있다. 매년 5월에 꽃이 피고, 꽃 모양은 이삭 모양을 하고 있어 보통 형개수(荊芥穗)라고 한다.

옛날 사람들은 어린 싹을 뜯어 채소로 먹었으며, 뒷날 체온을 덥혀 주는 기능이 발견되자, 약재로 쓰여 산후 중풍 치료에 효과가 있다.

옛날, 어느 마을에 30여 살 된 부인이 초산으로 아들을 낳았다. 집안 식구들은 모두 기뻐하였고, 친지들을 초청하여 연회를 베풀었다. 연회에 온 사람들은 갓난아이를 보며 어르고 놀았다. 온 집안은 웃음꽃이 피었다.

하루는 점심을 먹고 나서 휴식을 취하다가 아기와 산모가 같이 잠이 들었다. 산모는 자면서 더운지 얇은 이불을 차버렸다.

그런데 저녁때가 되어도 부인이 일어나지를 않았다.

"산모가 매우 피곤한가 보군. 아직도 일어나지 않으니."

집안 식구들은 그렇게 생각했다.

그러나 남편과 시어머니가 방에 들어가 보니 산모는 몸이 굳어져 있고 말도 하지 못하는 것이었다. 웃음소리가 가득했던 집안이 삽시간에 비통에 잠겼다.

급히 의원을 불렀다. 의원은 부인을 보고, 또 가족들의 낙망한 표정을 보고는 진맥도 하지 않고 돌아가 버렸다. 두 번째 의원은 집안사람들의 이야기를 듣고 나서 환자의 상태를 보고는 탄식하면서 맥도 짚어보지 않고 돌아가 버렸다. 세 번째 의원은 단지 환자의 모습만 보고 그냥 돌아가 버렸다.

"가망이 없어요."

세 의원의 행동을 보고 온 집안 식구들은 비통해 하며 통곡을 했다. 이때 한 노인이 집으로 들어왔다. 나이는 많고 머리카락은 백발이며 눈에서는 빛이 나며 두 귀는 예민한 작은 소리까지도 듣는 듯하였다. 그는 천천히 식구들 앞으로 걸어오는데, 그 모습이 마치 큰 권위를 가지고 있는 사람처럼 보였다. 울고 있는 가족을 어르면서 부인의 생활과 여러 가지 사정을 물어본 후 천천히 환자가 있는 방으로 갔다.

"내가 부인의 병을 좀 보면 어떨까요?"

남편은 노인의 말을 듣고 무릎을 꿇고 인사를 올렸다.

"나는 치료를 할 뿐입니다. 그러나 이런 병을 치료하는 약이 없어 자신은 없소. 만약 치유가 되지 못하더라도 저를 원망하지 마십시오."

"걱정하지 마시고 치료를 해주세요."

"그럼 한번 최선을 다해 봅시다."

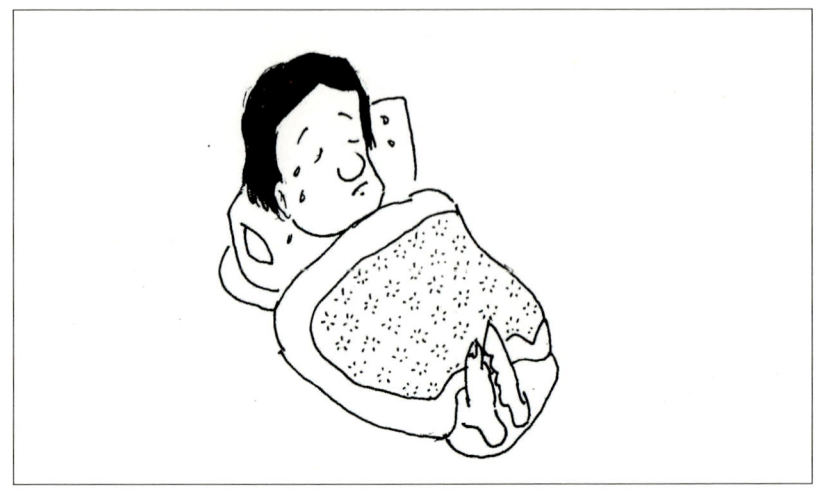

　　노인은 몸에서 작은 병을 꺼내 소량의 황색 분말을 쏟아 소흥주(紹興酒)에 타서 부인의 입을 벌리고 약을 부어 넣었다. 가족들은 환자의 머리맡에 앉아서 용태를 살펴보았다. 대략 서너 시간이 지난 후, 부인의 손은 점점 움직이더니 발도 움직였다. 감각이 없던 환자가 지각을 회복하는 것 같았다.

　　노인은 긴장을 풀고 입가에 미소를 지었다. 가족들은 노인의 표정을 보며 한숨을 내쉬었다. 노인은 계속 약을 복용시켰다.

　　이틀 후, 부인은 침대에서 일어나 앉았다. 노인은 집안 식구들에게 말했다.

　　"환자를 잘 간호하십시오. 나는 이제 가봐야겠습니다."

　　"선생님, 완전하게 회복될 때까지 머물러 주십시오."

　　"나를 기다리는 사람들이 있습니다."

　　"외람된 부탁이오나, 선생님이 쓰신 약을 알려주십시오."

　　"내가 쓴 약은 형개라는 약재요. 환자는 산후 몸에 열이 지나

치게 있어 모공이 커져 병의 원인인 풍사(風邪)가 침입하여 중풍
이 되어 혼미상태가 되었습니다. 이런 병은 오직 몸의 열과 풍을
발산시켜야 하기 때문에 그에 맞는 약을 사용하여야 됩니다."

"아, 그렇군요!"

"형개로 이런 증상은 처음 치료해 봅니다. 처음에는 걱정도
되었는데, 이렇게 효과가 있다니, 이것도 매우 중대한 발견이지
요."

이런 사실이 입에서 입으로 전하여져 산후 중풍에 형개를 쓰
게 되었다.

형개는 신경계통 기능에 아주 좋은 약효가 있으며, 발한과 해
열을 하는 외에도 말초신경 혈액을 촉진시키며, 경미한 발한(發
汗)을 시켜 체내의 열을 하강시킨다. 또 감기에 걸려 땀을 낼 때
쓰며, 급성 편도선염·인후염·산욕열(産褥熱) 등의 해열에 효과
가 있다.

형개는 중국 북부 원산이며 약용식물로 재배한다. 높이 60cm
내외이고 가지가 갈라진다. 밑 부분은 자줏빛이 돌고 전체에 털
이 있으며 향기가 강하다. 잎은 마주달리고 대가 있으며 깃처럼
깊게 갈라진다. 갈래조각은 선형이고 길이 1.5~2 cm로 가장자리
가 밋밋하며 잎맥이 뚜렷하지 않다. 꽃은 8~9월에 피고 연한 자
홍색이며 층층으로 달린다.

유명한 형방산(荊防散)은 형개와 방풍을 같이 사용하는 처방
으로 형개가 신경긴장을 풀어주고 혈액순환을 촉진시키며 땀을

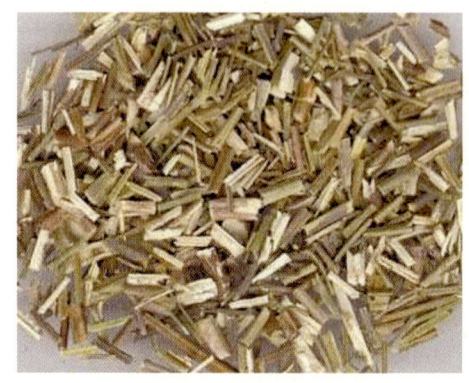
형 개

나게 만들어 근육과 피부의 풍(風)을 막아준다. 임산부가 체력회복이 잘 되지 않을 때 형개가루 6그램를 한 컵의 소아오줌에다 넣어 끓여서 복용하면 치료효과가 있다.

　　형개는 습관성 마진(麻疹)과 피부 소양증(瘙痒症)에도 사용한다. 이때는 형개 가루 30그램을 면주머니에 넣어 환부에다 놓은 후 손바닥으로 쓰다듬어 열을 내게 하면 효과가 나타난다.

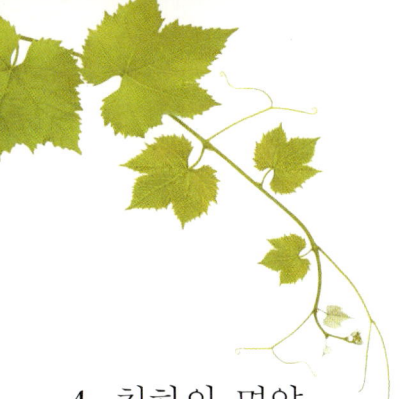

4. 천하의 명약

형개(荊芥)

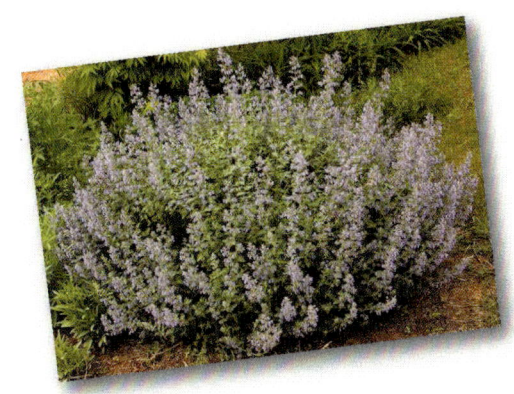

형개의 주 생산지는 중국의 절강성(浙江省) 온령현(溫岺縣) 장서진(長嶼鎭) 철장촌(鐵場村) 일대로서 이곳에서 나는 것을 명품으로 치는데, 그에 대한 전해지는 이야기가 있다.

옛날, 어느 황제가 얇은 옷을 입고 혼자서 철장촌을 방문하여 한 노파의 집에 머물렀다. 이날 황제는 노파의 집에서 나와 유람을 하기 위해 산을 올랐는데, 큰비를 만나 온몸이 흠뻑 젖은 채 노파의 집으로 돌아왔다. 황제는 열이 몹시 나고 사흘이 지나도 내리지 않았다. 노파는 한 잔의 차를 황제에게 바치면서 말했다.

"이 차를 마시면 병이 곧 나을 것이옵니다."

황제는 반신반의하며 차를 마셨다. 차를 마신 다음 잠을 자고 나니 온몸은 땀에 젖어 있었다. 열도 내리고 병은 씻은 듯이 나았다.

"거 참, 신기하게 병이 나았군!"

"노파, 어제 저녁에 준 차가 무슨 신비한 약이오?"

"아니옵니다. 이런 산골에 무슨 신비한 약이 있겠사옵니까?

뒷산에 자라는 형개를 달여서 만든 형개차이옵니다.”

"철장 형개는 천하의 명약이군!"

철장의 형개는 천하의 명약이라고 황제가 명을 내린 후부터 철장 지방의 형개는 명성이 높아졌다.

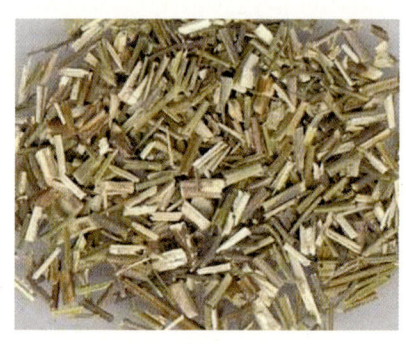

형 개

전초(全草)를 말려서 형개라고 하며, 감기로 열이 나고 두통이 생기거나 목이 아프거나, 종처(腫處)에서 피가 날 때 사용한다. 신경계통의 기능 개선에 좋은 약효가 있으며, 발한과 해열 외에도 말초신경의 혈액을 촉진시키며, 또 감기에 걸려 땀을 낼 때 쓰며, 급성 편도선염, 인후염, 산욕열(産褥熱) 등의 해열에 효과가 있다. 산후 중풍 치료에 효과가 있다.

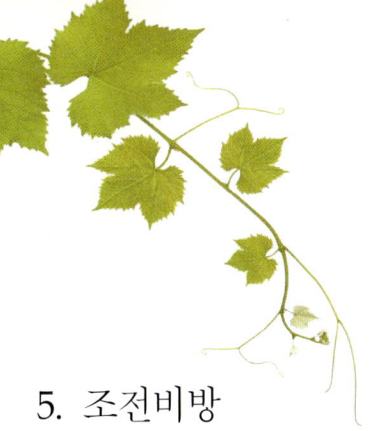

5. 조전비방

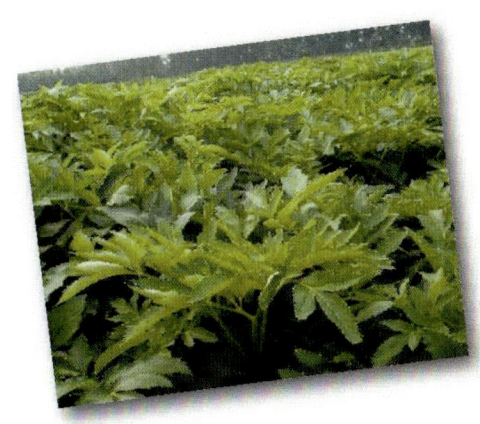

백지(白芷)

옛날, 어느 마을에 서른 살 먹은 한 수재(秀才)가 있었는데, 하루는 갑자기 머리가 무겁고 다리에 힘이 없는 현상이 나타났다. 처음에는 피로로 인한 일반적인 두통으로 생각하였다. 수재란 학교를 나온 서생(書生)을 일컫는 말이다.

그는 대수롭지 않게 생각하였는데, 시간이 흐를수록 점점 더 증세가 심해졌다. 그리고 얼굴색도 나빠졌다. 뒷골과 겨드랑이에서는 식은땀이 흐르고, 통증을 호소할 때는 어쩔 줄을 몰랐다. 그래서 의원을 청해 진찰을 했다. 여러 의원이 처방하는 약을 모두 먹어 보았지만 아무 효과가 없었다.

친구로부터 호북성(湖北省) 무산(巫山)에 용한 의원이 있는데, 두통을 고치는 데 아주 용하다는 얘기를 들었다. 집안 식구들과 상의를 하고 수재는 무산으로 병을 치료하러 갔다. 며칠 동안 마차에 시달린 수재는 의원의 집에 당도하자마자 쓰러졌다. 머리가 빠개지는 듯했고 얼굴은 흙빛이 되었다.

"의원님을 빨리 좀 부탁합니다."

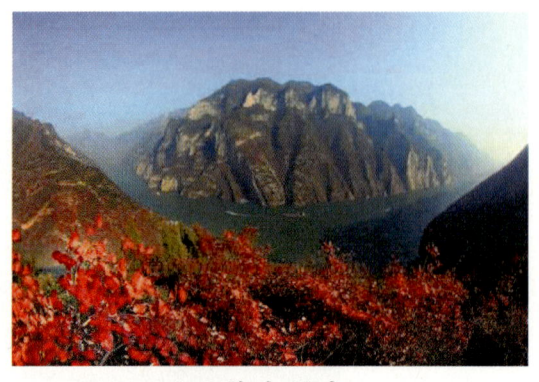

호북성 무산

의원은 대문으로 달려 나와 쓰러진 수재를 부축해 일으켰다.

"어떻게 된 일인가요?"

의원은 병의 증세를 물어보고 그를 치료하면서 입을 열었다.

"이 병은 약으로 치료해야 하는데, 약초에 대해서는 일체 묻지 말 것이며, 낫기 전까지는 이곳에 머물러야 합니다. 이 규칙을 잊지 마시오."

"머리만 아프지 않게 해주십시오."

수재는 이날부터 의원 집에 머물면서 치료를 받았다. 의원은 약상자에서 손가락만한 둥근 잎을 끄집어냈다.

"이 약과 형개 달인 물을 같이 드시고, 이 환약을 복용하시오."

수재가 환약을 받아 입속에 넣고 씹으니 독특한 향기가 풍기고 맛이 달콤해 복용하기가 수월하였다. 이튿날 오후가 되자 수재의 병은 차도가 있었다.

'아니, 다른 의원들이 처방해 준 약은 모두 효과가 없었는데, 환약 한 알로 이렇게 차도가 있다니, 믿을 수가 없구나!'

이런 효과는 상상할 수도 없었다. 몸이 어제와 아주 달라진 자신을 보며 그 약초가 대체 무엇인지 알아보고 싶었다. 수재는 머리 아픈 것이 아직 낫지 않았다고 하며 계속 의원 집에 머물러 있으면서 기회를 보아 약의 비밀을 알고자 하였다.

며칠이 지난 어느 날 아침, 맑게 갠 하늘에 가을바람은 상쾌하게 불어오는데, 의원은 수재에게 집안에서 몸을 잘 조리하라고 이르고는 제자와 집안사람들을 데리고 약초를 채집하러 나갔다.

혼자 남은 수재의 식사를 의원 부인이 준비하고 있었다. 의원의 집은 아주 넓어 그 중의 한 칸은 약재만을 저장하는 창고로 쓰고 있었다. 그곳에는 수십 종의 알 수 없는 약재가 있고, 문에는 큰 자물쇠가 채워져 있었다. 수재는 이 큰 집을 왔다 갔다 하면서도 오로지 마음속으로는 약초의 비밀을 알고자 하는 생각뿐이었다.

그는 뜰로 나가 온 종일 건조시키고 있는 약초 건조대를 바라보았다. 그곳에는 흰 뿌리의 굵고 가는 약초에 마른 이파리가 달려 있고 환약도 놓여 있었다. 약초의 잎은 자색으로 작은 꽃이 있고 밑동은 흰 빛이었다. 수재는 흰 뿌리를 코에다 대고 냄새를 맡아보니 바로 그 약이었다.

그는 방으로 돌아와서는 속으로 쾌재를 불렀다. 점심식사를 마치고 빈둥빈둥 누워 있자니, 어느새 가을해는 서산에 지고 의원과 사람들은 집으로 돌아왔다.

"몸이 좀 어떤가요?"

"이제는 몸이 다 나은 것 같습니다."

의원은 수재의 말을 듣고 크게 웃었다. 저녁식사를 마친 후에 수재가 방에서 책을 보는데, 의원이 진료하는 방에서 약을 빻는 소리가 들려왔다. 그는 살그머니 그 방 가까이 가서 문틈으로 방 안을 들여다보니 의원과 제자들이 열심히 약을 가루를 내어 꿀에다 넣고 있었다.

그 약은 낮에 건조대에서 보았던 흰색 뿌리의 약초였다.

이튿날 아침, 수재가 잠에서 깨어 눈을 뜨니 의원이 침대 앞에 서 있었다.

"당신은 벌써 이 약에 대하여 알고 있군요. 이 환약은 우리 집의 대대로 내려온 비방이오. 머리 아픈 데 쓰이고 있고 꿀과 혼합하여 환약을 만들어 통증을 멈추는 효과가 있다오. 당신은 학교를 나온 수재이니 부탁하오. 아직 약재의 이름이 없으니 당신이 약명을 지어 주기 바라오."

"의원님! 향백지(香白止)라고 하면 어떨까요? 냄새가 향기롭고 뿌리의 색이 희며 머리의 통증을 멈추게 하는 효과가 있으므로 향백지가 적격일 것 같습니다."

나중에는 「지(止)」에 풀초(艸)를 붙여 향백지(香白芷)라고 했다가 나중에는 「백지(白芷)」라고 불리게 되었다. 그때부터 무산(巫山)의 진통약인 향백지환(香白芷丸)의 효험이 전국 각지로 퍼지게 되었다.

백지에는 안젤리톡신(Angelitoxin)이 들어 있어 혈관운동 신경 중추 호흡과 미주신경, 척추를 흥분시킴으로써 혈관상승과 호흡 운동의 흥분을 가져오게 하며, 두통과 유행성 감기·산후 두통·

어지럼증·치통·안면 신경통에 효과가 있으며, 지혈작용이 있어 혈변과 코피가 날 때도 유효하다. 또한 관상동맥 혈관을 확장시킨다.

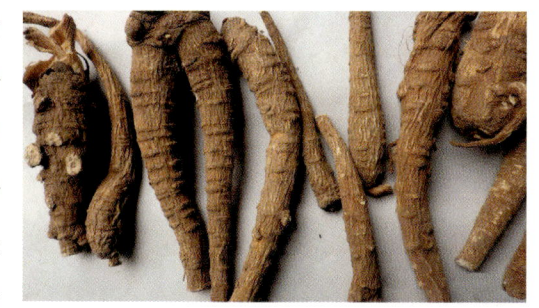

백 지

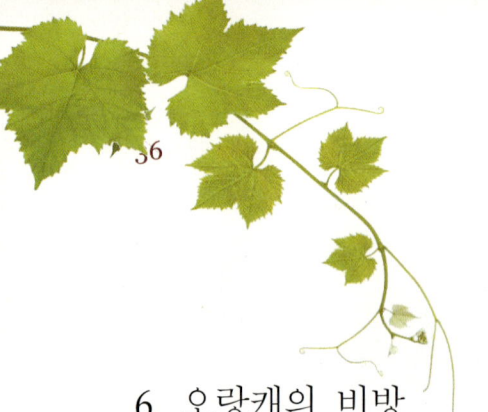

6. 오랑캐의 비방

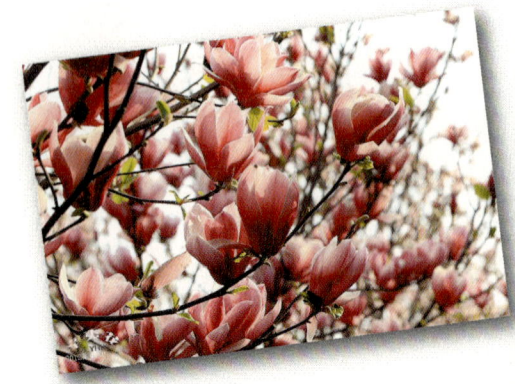

신이(辛夷)

　명(明)나라 때 한 거인(擧人)이 있었다. 거인이란 명·청나라 과거제도 상의 1단계인 향시(鄕試) 합격자들에 대한 지칭으로, 진사(進士)와 비슷한 칭호이다.

　신해년(辛亥年) 어느 날, 거인이 콧병이 났다. 증세는 코가 막히고, 쉴 새 없이 콧물이 흐르며, 게다가 피까지 나오고 냄새도 맡을 수가 없었다. 거인은 고통이 심해 매일같이 의원을 찾아 다녔다. 여러 의원들이 처방한 약을 복용해 보았지만 효과가 없었다. 코에서 냄새까지 나 부인이 가까이하기를 꺼려하였다.

　"이렇게 살면서 사람들에게 부담을 줄 바에야 살아서 무얼 한담."

　거인은 인생이 아무 의미가 없다고 생각하였다. 그러자 그의 친구가 그를 위로하였다.

　"기운을 내! 세상은 아주 넓어. 여기서는 치료를 못하지만, 다른 지방에는 좋은 의원이 있을 거야. 여행을 다니며 괴로운 마음을 떨쳐버리고 각지의 풍물을 느껴 보게나."

"그래, 자네 말이 맞아. 차라리 마음을 편하게 먹고 여행이라도 다녀와야겠네."

거인은 집을 떠나 각지를 다니며 유람을 하게 되었다. 그는 가는 곳마다 명의를 찾아보았지만, 만나지 못했다. 그러다가 그는 동쪽 변방의 소수 민족이 사는 촌락에 당도하게 되었다.

그는 촌락의 의원을 찾아 진료를 부탁했다. 그곳 의원은 망진(望診)·문진(問診)·문진(聞診)·절진(切診)을 한 뒤 약을 지어 거인에게 주었다. 거인이 약봉지를 열어보니 자기 고향에서 나는 옥란화(玉蘭花)의 꽃봉오리를 말린 것이었다.

그는 의원의 말대로 그것을 달여서 보름 동안 계속 복용을 하자 콧병은 씻은 듯이 치유되었다.

거인은 병이 완쾌되고 집으로 돌아온 뒤 즉시 옥란화 꽃봉오리를 따다가 말려서 자기와 비슷한 증세가 있는 환자들에게 나누어주어 병을 낫게 해주었다. 그런데 그는 이 약초의 이름을 그 변방 의원에게 물어보지를 않았다. 그래서 그는 약 이름을 짓기로 했다.

"이름을 뭐라고 지을까?"

그가 치료된 그 해가 신해년(辛亥年)이고 변방 소수민족을 그 당시는 오랑캐로 인식하고 있었다. 그리하여 신해년(辛亥年)의 신(辛)과 오랑캐 이(夷)를 합하여 「신이(辛夷)」라고 이름을 지어 지금까지 불리어지고 있다.

신이화는 목련꽃을 말하며, 이것을 옥란화(玉蘭花) 또는 봄을

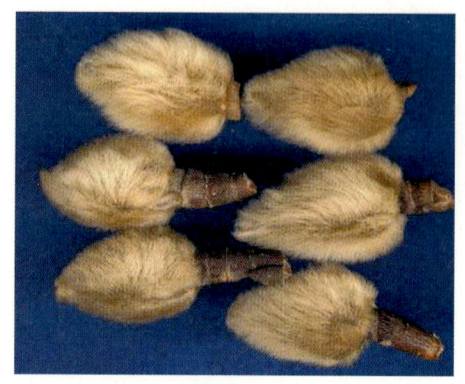

신 이

맞이하는 꽃이란 뜻의 영춘화(迎春花)라고도 한다. 이 꽃의 봉오리는 붓과 같이 생겨서 목모화(木筆花)라고 하기도 한다. 이 꽃의 맑은 향이 심장과 비장에 들어가 정신을 맑게 해준다.

봄에 꽃이 피기 전에 꽃 봉오리를 따서 말린다. 맛은 맵고 성질은 따뜻하다. 폐경(肺經)·위경(胃經)에 효능이 있다. 풍한사(風寒邪)를 없애고 코가 막힌 것을 뚫리게 한다. 축농증, 만성 비염, 알레르기성 비염 등에 쓴다.

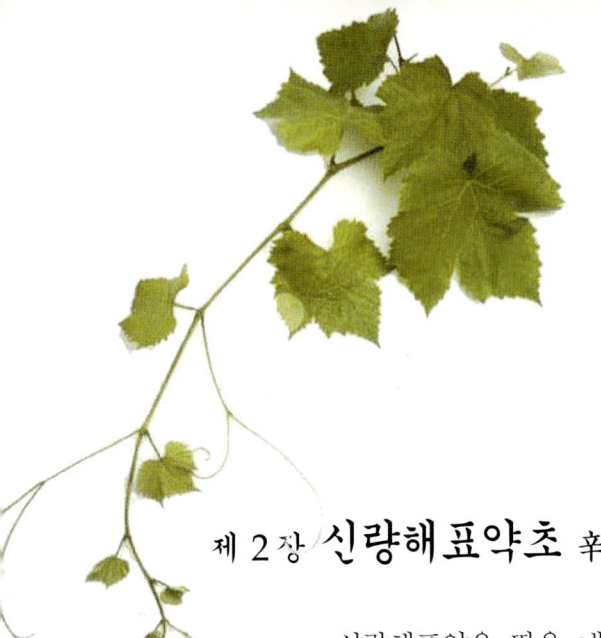

제 2 장 신량해표약초 辛凉解表藥草

신량해표약은 땀을 내어 표(表)에
침입한 풍열사(風熱邪)를 없애는 한
약재이다. 맛이 맵고 성질이 서늘하
며 폐경(肺經)·방광경(膀胱經)에 작
용하며 표에 침입한 풍열사를 없애므
로 풍열표증(風熱表證)을 치료하는
데 쓴다. 약초로는 갈근(葛根)·상엽
(桑葉)·시호(柴胡) 등이 있다.

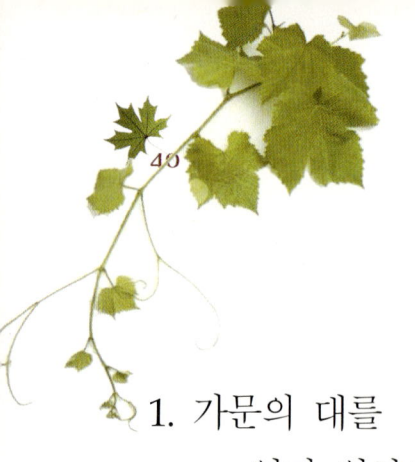

1. 가문의 대를
잇기 위하여

갈근(葛根)

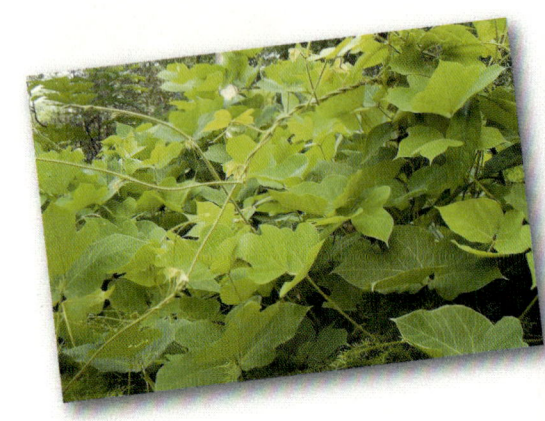

옛날 깊은 산중 마을에 약초를 캐는 노인이 살고 있었다. 노인은 약초를 캘 뿐만 아니라, 이 산마을에 환자가 생기면 캐 온 약초로 치료도 해주었다. 그런 어느 날, 고요하고 조용한 산중에 갑자기 말발굽 소리와 왁자지껄하는 사람의 소리가 들려왔다.

"도대체 무슨 일이 생겼나?"

노인은 머리를 갸우뚱하며 소리 나는 쪽으로 가 산골을 내려다보니 열너덧 살 되어 보이는 소년이 산마루를 숨 가쁘게 기어 올라오고 있고 그 뒤로 관원들이 뒤쫓는 광경이 눈에 들어왔다. 소년은 숨이 턱에 차서 마루턱에 올라서서는 숲 속으로 몸을 숨기려다가 노인을 발견하고는 그 앞에 넙적 꿇어 엎드렸다.

"대관절 무슨 일로 이렇게 급히 달아나고 있느냐?"

소년은 머리를 연신 조아리면서 말했다.

"할아버지, 저를 살려 주십시오! 지금 저는 관원에게 쫓기고 있어요. 붙잡히면 죽음을 면치 못할 것입니다!"

"도대체 넌 누구냐?"

"산 아랫마을에 사는 갈씨(葛氏) 집안 아들입니다."

"그런데, 누가 너를 죽인단 말이냐?"

"조정의 간신들이 임금님께 상소를 올려 제 아버지를 모함을 하였습니다. 임금님께서는 간신들의 말만 듣고 군사들을 보내 저희 집을 포위하여 저희 식구 모두를 죽이려 하였습니다. 아버님께서는 저보고 '너는 우리 집의 외아들로서 너마저 죽으면 우리 가문의 후대가 끊어진다. 도망가거라. 커서 우리 가문을 다시 일으켜 원수를 갚아라. 설혹 원수는 갚지 못할지라도 가문의 대는 결코 끊이지 않게 해라.' 하셨어요. 저는 관원들 몰래 뒷문으로 집을 빠져나와 도망하다가 발각되어 쫓기고 있습니다. 제발, 절 구해 주십시오. 아니, 저희 가문을 구하여 주십시오."

갈씨(葛氏) 가문은 그 지방 일대 모든 사람이 다 아는 충신의 집안이었다. 노인은 생각할 겨를도 없이 그 소년을 구해 주기로 결심하였다.

"빨리 나를 따라오너라!"

노인은 소년을 데리고, 평소 약초를 캐면서 보아 두었던 사람들의 눈에 띄지 않는 뒷산 동굴로 데리고 갔다. 그곳은 노인이 약초를 캐다가 비가 오면 피하는 동굴인데, 밖에서는 풀숲이 가려져 있어 동굴 입구를 찾을 수 없었다. 관원들은 산속을 사흘 동안 샅샅이 뒤졌지만 소년의 그림자조차 찾을 수가 없었다.

"아니, 분명 이 산속으로 도망쳤는데?"

"샅샅이 뒤져 보았지만 보이지 않습니다. 벌써 사흘이 지났습니다."

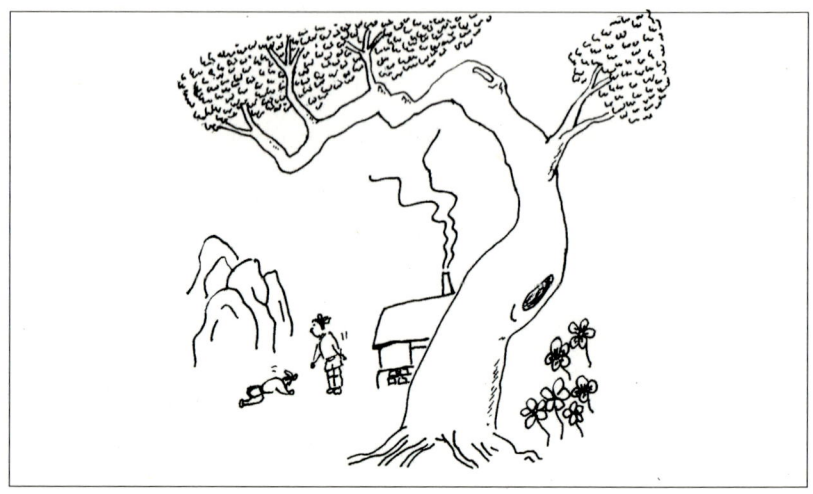

졸개들이 대장에게 보고했다.

"알았다. 모두 내려가자."

노인은 관원들이 하산하는 것을 보고 뒷산 동굴로 갔다.

"관원들이 다 내려갔구나. 이제는 동굴을 나와도 된다."

"고맙습니다, 할아버지."

"이제는 어디로 갈 것이냐?"

"저희 식구들이 다 붙들리고, 일가친척마저 삼지 사방으로 흩어져 저는 갈 데가 없습니다. 할아버지께서는 나의 생명의 은인이십니다. 저를 이곳에 머무르도록 허락해 주신다면 훗날 꼭 은혜에 보답하겠습니다."

소년은 집안 식구들의 일이 머리에 떠올라서 눈물을 흘리며 말했다.

"난 네가 보다시피 매일같이 그저 산에 올라가 약초를 캐며 살아가고 있단다. 허지만 너는 귀한 집에서 태어나 이런 험한 일을 할 수가 있겠느냐?"

"염려 마세요. 저에게는 죽고 사는 문제입니다. 어떠한 고난이나 역경도 다 견뎌낼 수 있습니다."

그리하여 소년은 노인과 함께 매일 산에 가서 약초를 캤다. 노인은 한 가지 약초의 뿌리를 주로 캤는데, 그것은 열이 나고 입이 마르고 설사를 하는 데 효과가 있었다. 세월이 여러 해 흐르고 노인은 세상을 떠났다. 이때는 이미 소년도 자라서 혼자서 약초를 캘 수 있는 나이가 되었다.

노인이 평소 캐던 약초는 많은 사람들의 병을 고쳤다. 그런데 그때까지도 그 약초의 이름이 없었는데, 어느 날 그 약초를 달여 먹고 병이 나은 사람이 약의 이름을 물었다. 그는 잠시 자기의 처지를 생각하며 대답을 하였다.

"이 약초의 이름은 갈근(葛根)이라고 합니다."

갈씨의 일족을 모두 없앤다 하여도 자기는 살아남은 것같이 갈씨의 가문인 「갈가(葛家)」와 생명을 이어간다는 생명의 근본인 「명근(命根)」을 합쳐서 「갈근(葛根)」이라는 이름을 지어 지금까지도 전해 내려와 쓰고 있다.

칡의 뿌리를 갈근, 칡의 꽃을 갈화(葛花)라고 한다. 갈근은 잎과 뿌리를 약용으로 쓰는데, 뿌리에는 전분이 함유되어 있고 잎에는 아데닌(Adenine), 아스파라긴(Asparagin), 글루타민산(Glutamic acid) 등이 함유되어 있어 민간요법으로 술의 중독에는 갈근 잎을 끓여서 복용하면 좋고, 술로 인해 토혈할 때는 갈근

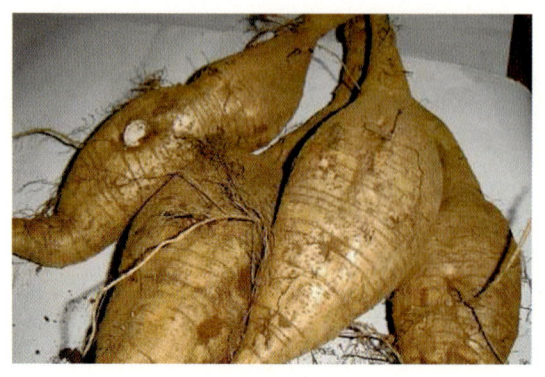

갈 근

을 갈아서 즙을 마시면 좋다. 갈근은 감기로 열이 있고 땀이 나지 않고 뒷머리가 뻣뻣할 때 사용하고 열을 없애주고 진액을 생기게 한다. 비장이 약하여 설사를 할 때와 입이 마를 때, 두통·어지러움·고혈압으로 인한 뇌에 문제가 있을 때 마진(麻疹) 초기에 발열·오한 때도 효과를 본다.

갈근은 혈관계통에 영향을 주어 혈압을 떨어뜨리는 작용이 있으며, 뇌의 혈류를 증가시키고, 관상동맥의 혈류도 증가시킨다. 또한 혈소판 응집을 억제하고 해열작용과 혈당을 떨어뜨리는 작용이 있다. 해열작용이 있으며 평활근을 수축시키고 위액과 담즙 분비를 촉진시키며, 혈당을 경미하게 떨어뜨리고 이뇨작용을 한다.

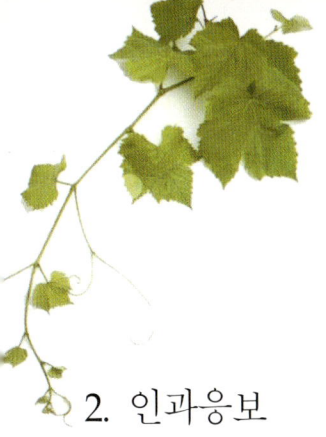

2. 인과응보

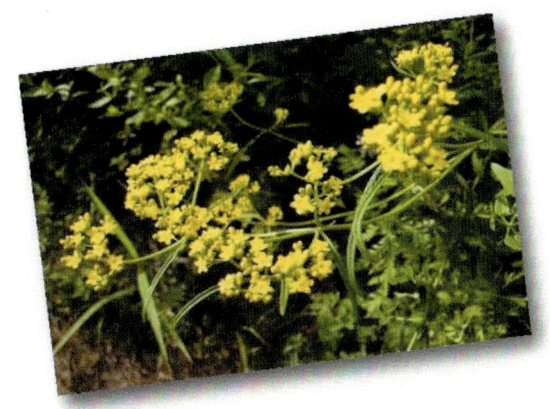

시호(柴胡)

옛날 어느 마을에 호(胡)씨 성을 가진 진사(進士)가 있었는데, 그 집에는 이만(二慢)이라는 나이 어린 머슴이 있었다.

어느 가을날, 이만이 병이 났는데, 병의 증상은 느닷없이 추웠다 더웠다 하는 온병(瘟病)이었다. 추울 때는 전신을 오들오들 떨었고, 더울 때는 온몸에 땀이 비 오듯 했다. 호진사는 하인 이만이 병에 걸린 것을 보고 속으로 생각했다.

'보자니, 이만이 이제 일을 할 수 없게 되었으니 더 이상 집에다 두어 봤자 득 될 일이 없겠군.'

진사는 이만을 불러서 말했다.

"이만아, 오늘부터는 너를 쓰지 않겠다. 너는 이제 이 집을 나가거라!"

"진사 어른, 어른께서도 아시다시피 저는 집이 없사옵니다. 또 부모도 없습니다. 천애 고아인 데다 병까지 든 저를 보고 어디로 가라 하십니까?"

이만은 애절한 표정을 지었다.

"그것은 내가 알 바가 아니다. 네가 병이 들어 일을 못하고 밥만 축내고 있으니, 내가 너를 더 이상 데리고 있을 일이 없지 않겠느냐?"

이만은 야속하다는 표정을 지으며 말했다.

"저는 그동안 소나 말처럼 뼈가 빠지게 일을 했습니다. 그런 데 이제 와서 병들어 이 꼴을 당하는군요. 좋습니다. 저는 이 일을 여러 사람들에게 이야기하겠습니다. 그러면 남들이 진사 어른을 뭐라고 할까요?"

진사는 그의 말을 듣고 깜짝 놀랐다. 만에 하나 다른 머슴들이 알게 되기라도 한다면 그들이 모두 일을 안 할 것 같았다. 그래서 그는 낮은 소리로 그를 달랬다.

"이만아! 네가 지금 병이 걸렸으니까 며칠 동안 병 조리도 할 겸 휴양을 하고 오너라! 몸이 회복되면 다시 우리 집에 와서 일하는 것이 좋지 않겠느냐? 자, 이건 그동안 품삯이다. 가져가거라."

이만은 다른 도리가 없었다. 호진사의 집에서 나와 무작정 걸어가는데 다리가 쑤시고 아파 왔다. 다리가 마치 저울추와 같이 무거워 움직이기도 힘들었다. 으슬으슬 추웠다가 더웠다가 하는 병든 몸을 이끌고 불쌍한 이만은 한 발짝 한 발짝 걸어갔다. 그러다 어느 큰 연못을 지나치게 되었다. 큰 연못가에는 버드나무와 갈대와 잡초가 무성하였다.

이만은 더 이상 걸을 기력조차 없어 잡초 위에 그만 벌렁 드러눕고 말았다. 눕고 나니 일어나려 해도 도저히 일어날 힘이 없었

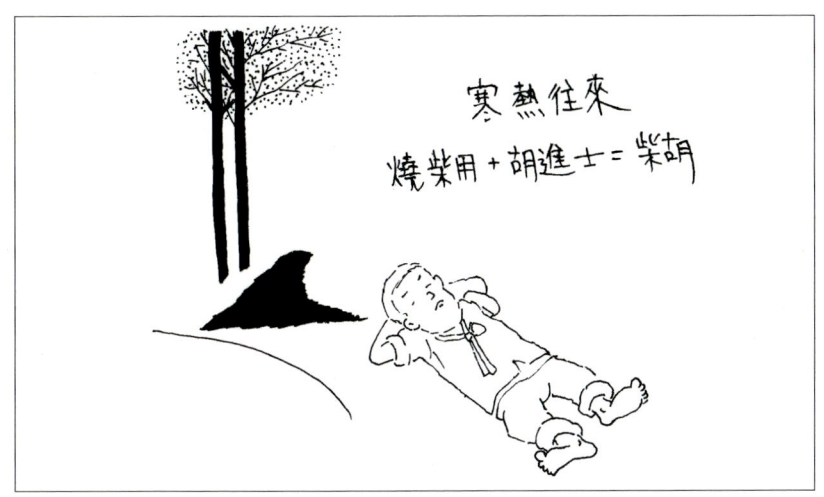

다. 이만은 배가 고파 견딜 수 없어서 누운 채 손으로 주위에 있
는 나무뿌리를 캐서 배를 채웠다. 이렇게 해서 이만은 누운 자리
에서 7일을 지냈다.

7일 후에는 그가 드러누워 있는 주위의 나무뿌리는 모두 다 캐
먹어 이만은 먹을 것을 찾기 위해 몸을 일으키려 했다. 그런데 이
상하게도 몸의 기력이 회복되었는지 일어설 수 있을 뿐만 아니라
걸을 수도 있었다. 이만은 몸이 회복되자 다시 호진사의 집으로
갔다.

호진사는 이만이 돌아온 것을 알고 이맛살을 찌푸리며 물었다.

"웬일이냐?"

"진사님께서 몸이 회복되면 다시 오라 하지 않았습니까?"

"네 몸이 다 나았단 말이냐?"

"네, 보십시오. 저는 이제 밭에 나가 일을 할 수도 있어요."

말을 마치자마자 이만은 쟁기를 들고 밭으로 나갔다. 호진사는 아무 말도 못하고 눈만 가느다랗게 뜨고 이만의 걸어가는 뒷모습을 바라보았다.

그 후로 이만은 이 병에 걸리지 않았다.

그렇게 얼마의 세월이 흘렀는데, 인과응보인지 호진사의 아들이 온병(瘟病)에 걸렸다. 몸이 춥기도 하고 열도 나고 전에 이만이 걸렸던 바로 그 병이었다.

그 아들은 호진사의 외동아들로서 호진사는 근심이 태산 같았다. 각지로부터 여러 의원을 청하여 진맥을 해보았지만, 별 신통한 치료를 하지 못했다. 수심에 잠긴 호진사는 문득 이만의 병을 생각했다.

"참! 이만이도 똑 같은 병을 앓았지!"

즉시 이만을 불렀다.

"너 전에 병을 어떻게 고쳤느냐? 그때 어떤 약을 먹었지?"

"저는 약을 먹지 않았어요. 저절로 나았어요."

호진사는 다시 캐물었다.

"지난번에 제가 진사님 댁에서 나와서 마을 밖에 있는 큰 연못가를 지나다가 그곳에서 쓰러져 배도 고프고 목도 말라 매일 나무뿌리를 캐 먹었지요."

"어떤 뿌리지? 빨리 말해라, 급하다!"

"그것은 땔감(燒柴)으로 쓰는 나무뿌리예요."

"그래, 그 연못가에 같이 한번 가 보자."

호진사는 이만을 따라 급히 그 연못으로 달려갔다. 이만은 전에 먹었던 뿌리를 캐어 호진사에게 건네주었다. 호진사는 얼른

집으로 돌아와 하인에게 뿌리를 깨끗이 씻어 달여서는 외아들에
게 먹었다.

며칠 동안 달인 물을 마시더니 아들은 하루가 다르게 좋아졌
다. 호진사는 너무 기뻐서 어쩔 줄을 몰랐다. 그래서 이름 모르는
나무뿌리에 이름을 지어주고 싶었다. 호진사는 여러 가지로 생각
을 해보았지만, 좋은 이름이 떠오르지를 않았다. 마침내 땔감의
소시개(燒柴)인 시(柴)와 자기의 성(姓)인 호(胡)를 따서 「시호
(柴胡)」라 이름 지었다.

시호는 높이 40
~70cm까지 자라
는 다년초로서, 근
경(根莖)은 굵으며
극히 짧고, 줄기 잎
은 바늘모양이고
끝이 뾰족하며 밑
부분이 좁아져서
잎자루처럼 되고,

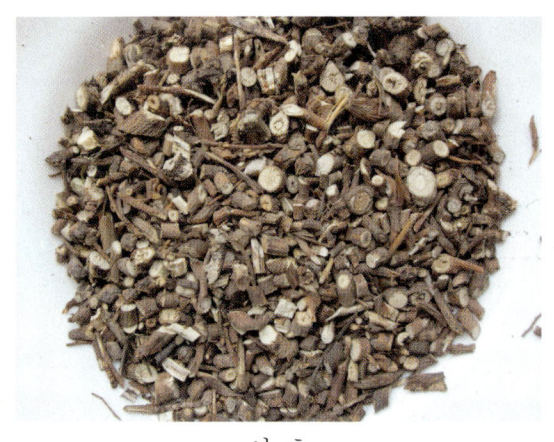

시 호

잎맥은 평행하며 가장자리는 밋밋하다. 꽃은 8~9월에 노란색
으로 피고, 원줄기 끝과 가지 끝에 겹우산 꼴로 달리며 소산경
(小傘梗)은 2~7개이다. 열매는 타원형이고 9~10월에 익으며
뿌리를 약재로 쓴다.

시호에는 사포닌(Saponin)과 버플러로몰(Bupleurumol) 등이

함유되어 있어 열을 내리고 간기울결(肝氣鬱結)로 오는 옆구리 통증이나 두통·감기·월경불순 또는 월경통에 쓰이고 기(氣)가 허(虛)하여 오는 탈항·자궁탈수에도 쓰인다.

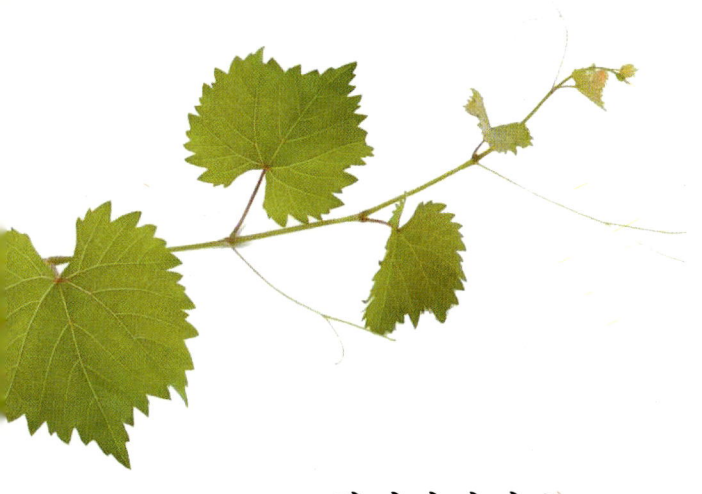

제 3 장 청열사화약초 清熱瀉火藥草

성질이 차고 열을 내려주며 주로 폐
경(肺經)·심경(心經)·위경(胃經)·
간경(肝經)에 작용하여 폐열(肺熱)로
기침이 나고 숨이 찬 데, 위열(胃熱)로
토하는 데, 간화(肝火)로 눈이 붉어지
며 붓고 아픈 데 등에 쓴다. 청열사화
약초로는 지모(知母)·노근(蘆根)·결
명자(決明子)·청상자(靑箱子)·하고
초(夏枯草) 등을 들 수 있다.

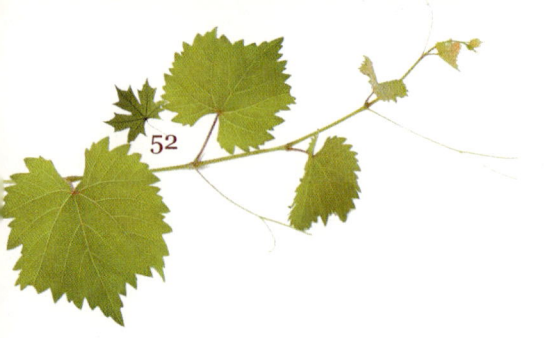

1. 약초 캐는 노파

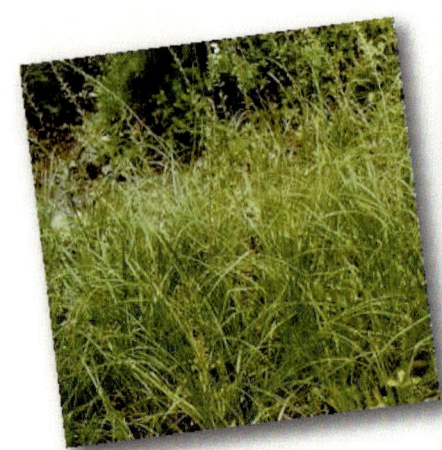

지모(知母)

　옛날, 어느 마을에 자식이 없어 외롭게 살아가고 있는 한 노파가 있었다. 노파는 매일 약초를 캐다 팔아서 생활을 하고 있었다. 노파는 욕심이 없어 항상 약초를 캐서 병이 들고 가난한 사람들에게는 그냥 나누어주었다. 그래서 노파는 조금도 저축을 할 수가 없었다.

　그러면서 노파는 하루하루를 살아갔다. 그러다 세월이 가고 나이가 먹어 감에 따라 기력이 점차 쇄하여 마침내는 산을 오를 수가 없었다. 이렇게 되자 양식을 구할 수 없어 결국 구걸을 하면서 살게 되었다.

　노파는 매일 구걸하고 다니는 자신의 생활은 고달팠지만 개의치 않고 단지 약초 채집하는 일을 누구에게라도 전수해 주어야겠다는 생각을 하고 있었다. 그러면서 몇 해를 보냈지만, 약초 채집법을 전수해 줄 적합한 사람을 찾지 못했다.

　'만일 내가 죽으면 누가 약초를 채집하여 불쌍하고 가난한 사람들의 병을 치료할 수 있겠는가?'

노파는 믿을 만한 사람을 찾으면 그에게 약초를 채집하고 사용하는 방법을 알려주려 하였다. 그리하여 노파는 사람을 보기만 하면 이렇게 얘기를 하였다.

"누가 내 아들이 되겠는가? 원하는 청년이 나타나면 나는 약초의 판별법을 그에게 전수해 줄 것이다."

며칠 지나 이 얘기가 어느 부잣집 귀공자의 귀에 들어갔다.

'만일 병을 치료하는 방법을 배우면 내가 관리가 되는 데 도움이 될 거야.'

귀공자는 노파를 자기 집으로 모셔 왔다.

"할머니, 지금부터 내가 당신의 아들이 되겠으니, 오늘부터 약초에 대해 알려 주십시오. 약초가 어떤 건지, 그리고 어떻게 병을 치료하는 건지요?"

노파는 귀공자를 보며 말했다.

"급하게 굴지 말게. 약초 채집법을 가르쳐 주기 전에 먼저 젊은이는 아들로서 어머니에 대한 효성이 있어야 하네."

귀공자는 즉시 하인에게 분부하여 좋은 방을 치우게 하고 노파를 그곳에 살게 하였다. 또 좋은 의복과 좋은 음식을 매일 드리도록 하였다. 이리하여 십여 일이 지났다. 그러나 늙은 노파는 약초에 대해 한 마디도 알려주지 않았다. 귀공자는 초조했다.

"어머니!"

귀공자는 부드럽게 입을 열었다.

"벌써 보름이 지났는데, 이제는 제게 약초에 대해 알려 주셔야죠."

"너무 서두르지 마라."

"도대체 언제까지 기다려야 하나요?"

"적어도 8년에서 10년은 되어야 하지."

귀공자는 머리털을 곤두세우며 화를 냈다.

"뭐라고요! 내가 당신을 10년이나 공양을 해야 된다고요? 여기서 빨리 나가요. 당신은 애당초부터 여기서 먹고 살기 위해 그랬었군!"

노파는 얼굴에 냉소(冷笑)를 띠며 이 집에 처음 들어올 때 입었던 누더기 옷으로 갈아입고 묵묵히 귀공자의 집을 나왔다.

노파는 구걸을 하면서 한편으로는 약초 캐는 법을 전수해 줄 이상적인 사람을 찾았다.

"누가 나의 아들이 되겠나! 내가 약초로 병을 치료하는 방법을 알려줄 것이오."

바로 그때, 장사하는 사람이 그 옆을 지나가다 그녀의 말을 듣게 되었다.

'그거 괜찮겠네! 약재상을 하면 돈도 많이 벌 수 있을 거야.'

장사꾼은 재빨리 노파 앞으로 다가가서 말했다.

"제가 당신의 아들이 되겠습니다."

노파는 그를 따라 장사꾼의 집에 가서 한 달 동안을 먹고 지냈다. 장사꾼은 더 기다리지 못하고 입을 열었다.

"정말 약초를 아십니까? 나는 벌써 오랫동안 기다렸는데, 이젠 가르쳐 주시죠?"

"아직 일러! 내 몸이 거동 못할 때까지 기다려. 그때 알려 주겠다."

장사꾼도 화가 나서 온몸을 부들부들 떨었다.

"이 할망구가 누구를 속이려고! 빨리 우리 집에서 나가요! 당신에게 뭘 배울 게 있겠어!"

장사꾼은 노파를 쫓아냈다. 그래서 노파는 다시 전과 같이 외치고 다녔다.

"누가 나의 아들이 되겠습니까? 내가 약초를 분별하는 방법을 가르쳐 주겠소."

그러나 누구도 믿지 않았다.

어느 겨울 찬바람이 부는 날, 잘 걷지도 못하는 이 불쌍한 노파는 어느 집 앞을 지나가다가 돌부리에 발이 채어 넘어졌다. 일어서지도 못하는 노파를 그 집 사람이 발견하고 급히 집안으로 모셨다.

"괜찮으세요? 어디 불편한 데는 없는지요?"

"나는 괜찮은데, 다만 배가 너무 고프다오."

집 주인은 나무꾼이었다. 나무꾼은 죽을 끓여 노파를 대접하였다.

"우리 집은 먹을 것은 없지만, 이 뜨거운 죽으로라도 배를 채우셔요."

마음씨 좋은 나무꾼 부부는 노파를 보살펴 주었다. 노파는 따끈한 죽으로 배를 채우고는 몸을 일으켜 감사하다는 말을 하고 떠나려고 하였다.

"지금 날씨가 꽤 추운데, 어디로 가시려 하십니까? 가실 데는

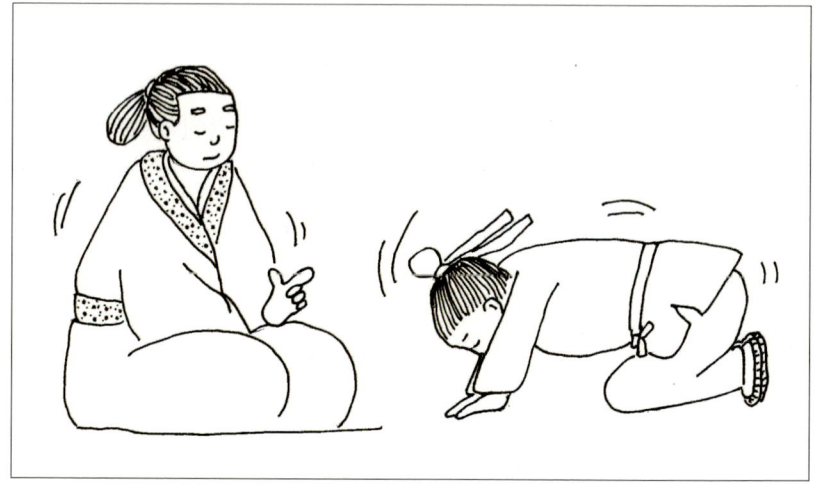

있습니까?"

나무꾼 부부의 말에 노파는 한숨을 크게 쉬며 말했다.

"나는 가족이 없고 길거리에서 동냥을 하며 산다오."

"연로하신 분이 추운 겨울에 길에서 동냥을 하며 사시다니요. 우리는 가난하게 살지만, 우리와 함께 사시면 어떠신지요?"

나무꾼 부부는 입을 모아 말했다. 노파는 그들의 진심을 받아들여 그 집에 살기로 하였다. 추운 겨울이 지나가고 온갖 꽃이 피는 봄이 찾아왔다. 어느 날 노파는 나무꾼 부부에게 작별인사를 하였다.

"지금껏 당신들에게 폐를 끼쳐 나는 정말로 몸 둘 바를 모르겠네. 날씨도 따뜻하니 나는 이제 가 보겠네."

"할머니! 할머니에게는 자식이 없고, 우리에게는 부모가 없으니 우리 셋이서 함께 살면 어떻습니까? 같이 사시죠."

나무꾼이 말했다. 그러자 노파는 한숨을 쉬며 말했다.

"내가 전에는 약초 캐는 일을 했고, 그 약초로 가난해서 병을 치료할 수 없어 죽어가는 많은 생명을 구했다네. 이 늙고 병든 노파를 어머니로 맞아 주겠다니, 내가 자식이 없어 전해 주지 못했던 약초 캐는 법을 전수해 줄 수 있겠구려. 이제껏 적당한 사람이 없어서 가르쳐 주지 못했다오. 내 기억도 점점 희미해져 가고 있다네. 젊은이는 어떤 잇속도 차리지 않고 나를 돌봐주어 고맙기 한량없네."

"우리는 가난하지만, 할머니에게 보답을 바라고 하는 것은 아닙니다. 딴 데 가서 동냥하지 마시고 저희와 같이 사시죠."

"정말로 고맙네."

나무꾼 부부는 노파를 친어머니같이 극진히 모시고 효순(孝順)을 히였다. 노파도 그들의 어린아이를 잘 보살피고 집안일을 도와 밥을 짓기도 하였다.

나무꾼 부부는 효성이 지극하였다. 여름날 뙤약볕에서도, 눈 내리는 추운 겨울날에도 빨래를 하고 집안일을 거들며, 이렇게 3년의 행복한 나날을 보냈다. 노파는 벌써 팔순이 되었다. 어느 날, 노파는 혼잣말처럼 중얼거렸다.

"아. 생각났다! 산의 절경을 보고 싶구나."

"어머니, 제가 업고 가겠습니다."

나무꾼은 늙은 어머니를 등에 업고 산으로 올라갔다. 나무꾼은 긴 풀들이 많이 나 있는 산비탈 큰 돌 위에 어머니를 내려놓았다. 그때 노파가 가리키는 곳에 황갈색의 입이 가늘고 긴 야초(野草)가 있었다.

"이 풀을 캐거라. 이것은 폐열(肺熱)로 인한 해수와 피곤함을 치료하는 약초다. 그 밖에도 여러 가지 용도로 쓰이는데, 오늘 내가 산에 오르자고 한 것은 이 약초를 가르쳐 주려 했던 거야."

어머니는 욕심 많은 사람은 원치 않는다며, 마음이 선량한 사람에게만 가르쳐 준다고 하였다. 욕심이 많은 사람은 돈벌이만 생각하고 어려운 사람을 구하려 하지 않는다는 것이었다.

"나는 건실하고 마음씨 착한 사람을 줄곧 찾아 왔었다. 그러다 마침내 너를 만난 거야. 너는 이 어미의 마음을 제일 잘 알아 주니, 이 약초의 이름을 지모(知母)라 하자."

그 후로 어머니는 나무꾼 아들에게 많은 약초에 대한 지식을 가르쳐 주었고, 나무꾼은 약초 캐는 일에 정성을 다하였다. 그는 어머니의 교훈에 따라 가난한 사람들의 병을 무료로 치료하여 주었다.

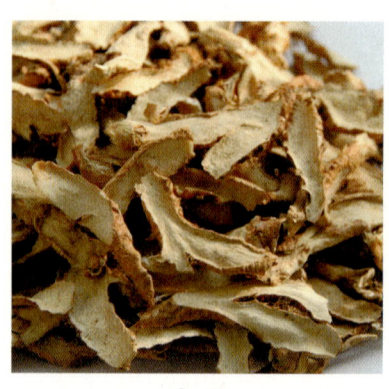
지 모

지모는 항균작용과 해열작용이 있으며, 변비를 막아주고, 음액(陰液 : 몸의 모든 진액)을 튼튼히 하고, 열로 인한 소갈병(消渴病 : 당뇨병)을 막아 준다. 또한 폐열로 인한 해수(咳嗽)를 치료하여 주며 소변을 잘 통하게 해준다.

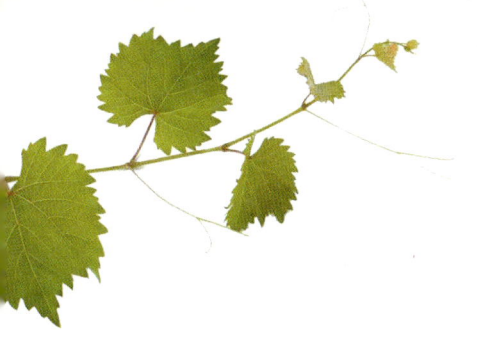

2. 사기죄

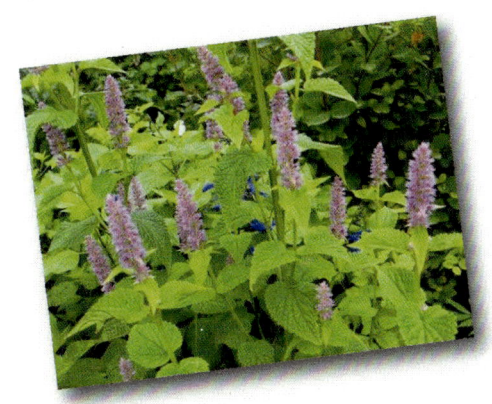

하고초(夏枯草)

옛날, 어느 마을에 늙은 어머니와 수재(秀才 : 書生)인 아들이 같이 살고 있었다. 노모는 나력(瘰癧)이란 병에 걸렸다. 사람들은 그것을 보고 낫지 않을 것이라고 하여 노모는 걱정이 대단했다.

나력은 경부(頸部) 임파선 결핵 또는 임파선 결절로서, 목둘레에 종기 같은 것이 연결되어 달려 있으며 어떤 것은 고름이 흐르기까지 하였다.

어느 날, 어느 고을 낭중(郞中 : 관직에 있는 의원)이 그 마을을 지나다 노모의 병을 보게 되었다.

"산속에 이 병을 치료하는 약초가 있을지는 잘 모르겠지만, 우리 산에 가서 한번 찾아봅시다."

낭중은 자색 꽃의 약초를 캤다. 꽃을 잘라서 한데 모아 가지고 내려와 노모에게 달여 드렸다. 며칠 지나니 고름도 멈추고 환부가 점점 좋아져 치료가 되었다.

노모는 하늘을 날듯이 기뻐했다. 모자는 낭중을 집에 머물게 하고 성심성의껏 대접했다. 낭중은 낮에는 약초를 캤다. 아들은 낭중으로부터 약초에 대한 이야기를 듣고 흥미를 느꼈다.

이렇게 1년을 지냈다. 낭중은 고향 생각이 나서 모자에게 입을 열었다.

"그 동안 여러 가지로 신세를 졌습니다."

"아닙니다. 선생님은 우리 어머니 생명의 은인이십니다. 응당 감사해야 할 사람은 우리들입니다."

"제가 떠나기 전에 감사의 표시로 한 가지 가르쳐 드리겠습니다."

낭중은 수재를 데리고 산으로 올라가 잎이 타원형인 자색 꽃이 달린 약초를 뜯으면서 말했다.

"이것은 나력을 치료하는 데 효과가 뛰어난 약초입니다. 그러나 가을바람이 불기 시작하면 곧 말라버립니다. 이것을 명심하십시오."

낭중이 고향으로 돌아간 지 약 2개월 뒤 여름이 거의 지나갈 무렵이었다.

마침 그때, 현관(縣官)의 모친이 나력에 걸렸다. 현관은 나력을 고치는 의원을 찾는 방을 붙였다. 수재인 아들은 방을 보자마자 즉시 현관을 찾아갔다.

"대인(大人), 제가 나력을 치료하는 약초를 알고 있습니다. 제가 그 약초를 구해 오겠습니다."

아들은 산에 올라가서 사방을 다녀 보았지만, 그 약초를 찾을 수가 없었다. 그래서 아들은 현관에게 사기죄의 죄명으로 곤장 50대를 맞았다.

이듬해, 또 여름이 왔다. 어느 날, 낭중이 갑자기 아들의 집을 방문하였다. 아들은 작년에 있었던 일들을 애기했다.

"약초를 찾을 수가 없어서 곤장만 맞았습니다."

애기가 끝나자마자 낭중은 아들을 데리고 산으로 올라갔다. 산에 올라가 보니 사방에 자색의 그 꽃이 만발하게 피어 있지 않는가!

'이상한 일이다! 지난번에도 이곳에 와 보았는데?'

"이상하군요? 선생님이 오시니 약초가 나타나다니!"

"내가 꼭 기억하라고 하지 않았습니까? 이 꽃은 여름이 지나면 금방 꽃이 말라 버립니다. 말라 버리기 전에 따서 약초로 써야 합니다."

아들은 낭중이 전에 한 이야기 생각이 났다. 자기가 그 말을 기억하지 못해서 괜히 곤장만 50대 맞은 것이 억울하였다. 정말로 자기가 멍청하여 맞은 것이 원통하였다. 다시는 이 사건을 잊어버리지 않기 위하여 이 약초의 이름을 하고초(夏枯草)라 하였다.

하고초(夏枯草)는 꿀풀과에 속하는 다년생 풀로서, 이름처럼 여름이 지나가면 즉시 말라 버린다. 하고초는 간(肝)의 열을 없애 주고 혈압을 내려주며, 강력한 항균(抗菌)작용이 있어 폐렴균·호열자균(虎列刺菌 : 콜레라) 등에 대한 살균력이 있고, 이뇨작용이 있다. 또한 나력(瘰癧), 임파선종, 만성 관절염, 유선염(乳腺炎) 등에 유효하다.

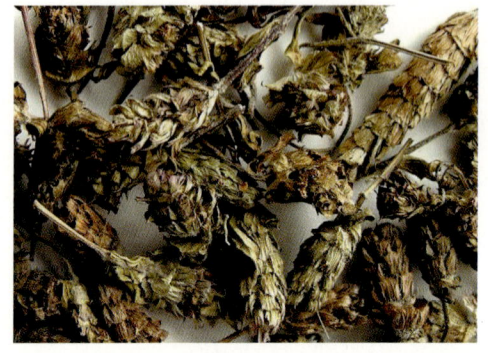

하고초

하고초(夏枯草)는 여름(夏)이 지나면 즉시 말라 버리(枯)는 풀이라는 뜻이다. 우리나라 곳곳에서 자라며 뜰에 흔히 심는다. 물이 잘 빠지며 반 그늘진 곳이나 양지쪽에서 잘 자란다.

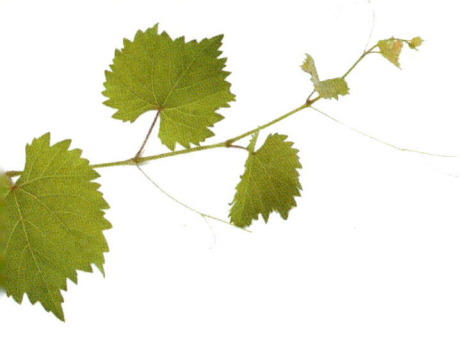

3. 거지의 처방

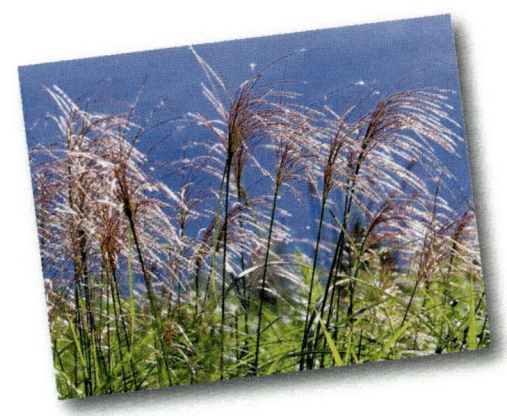

노근(蘆根)

옛날, 양자강(揚子江) 남쪽 어느 마을에서 있었던 이야기다. 그 마을에는 약재를 파는 곳이 단 한 곳뿐이었다. 그래서 마을사람들이 병이 나면 그 약방에 가서 약을 사지 않으면 안 되었다. 그 약방은 그런 마을 사람들의 약점을 이용해 고의적으로 약값을 비싸게 받고 되도록 비싼 약을 팔았다.

사람들은 속으로는 몹시 언짢았지만, 약을 파는 데가 그곳 한 군데뿐인지라 어쩔 도리가 없었다.

어느 날, 한 가난한 농가의 어린아이가 병이 나 열이 대단하였다. 아이 아버지는 해열제(解熱劑)를 사러 황급히 약방으로 달려갔다.

"열이 몹시 나면 영양각(羚羊角)이 좋은데, 약값이 비싸다네. 은(銀) 열량이라네."

"예? 그렇게 비싼 약을 어떻게 사나요. 좀 싸게 줄 수는 없나요?"

"이것은 진귀한 약이기에 싸게는 줄 수 없다네."

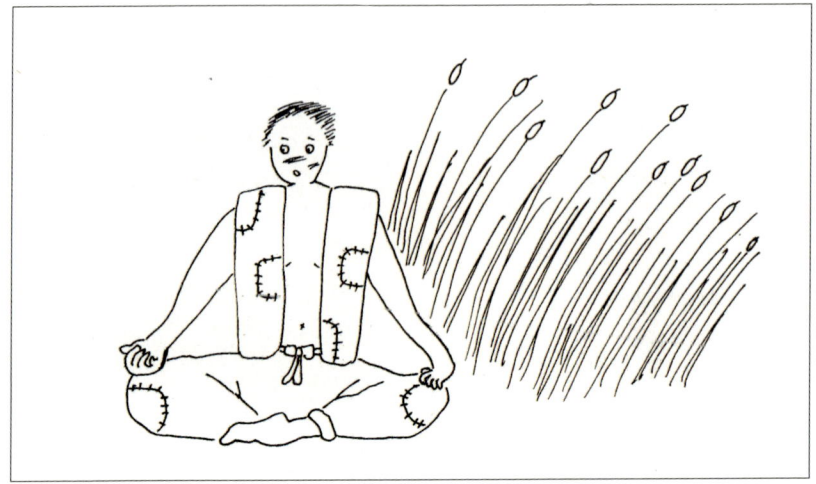

영양각이 해열제로 좋긴 하지만, 다른 값싸고 좋은 약이 있는 데도 약방 주인은 주로 비싼 것만을 팔아 이익을 많이 챙겼다. 농부는 이런 인정머리 없는 약방 주인에게 값을 깎아 달라고 졸랐다. 아무리 졸라도 약방 주인은 깎아 주지 못하겠다고 버텼다.

농부는 돈이 모자라 하는 수 없이 묵묵히 집으로 돌아와 어린 아이 옆에 앉아서 눈물만 흘리고 있었다.

이때, 구걸하고 다니던 거지가 그 집 문을 들어섰다. 적선을 바라고 들어온 거지가 농부를 쳐다보니 눈물을 흘리고 있는 게 아닌가.

"무슨 슬픈 일이라도 있습니까?"

지푸라기라도 잡고 싶은 심정에 아이 아버지는 거지에게 자초지종을 애기했다. 거지는 농부의 어린애가 매우 위급하다는 것과 돈이 없어 귀한 약재를 사지 못한다는 사실을 알았다.

"영양각이 열을 내리는 데 좋다고는 하지만 그렇게 비싸다니,

제가 손쉽게 구할 수 있는 약을 알고 있습니다."

"어떤 약이지?"

"나랑 같이 저수지에 가볼까요?"

"아니, 저수지엔 왜?"

"거기 가면 약을 구할 수 있어요."

아이 아버지는 반신반의하면서 거지를 따라 저수지로 갔다. 저수지 주변에는 갈대가 숲을 이루고 있었다.

"바로 이겁니다."

거지는 갈대를 가리켰다.

"아니, 이건 갈대가 아닌가?"

"이 갈대의 뿌리를 캐서 아이에게 달여 먹이셔요."

농부는 미심쩍어 하면서도 거지가 시키는 대로 아이에게 갈대 뿌리를 달여 먹였다. 아이는 얼마 안 되어 열이 가라앉고 정신이 완전히 회복되었다. 농부는 매우 기뻐 그 거지를 친구로 삼았다.

"어떻게 갈대 뿌리가 열을 내리는 줄 알았나?"

"우리 거지들 사이에서는 열이 나면 갈대 뿌리로 치료를 합니다. 우리 같은 거지들은 돈도 없고 해서 갈대 뿌리가 좋은 해열제가 될 뿐만 아니라, 식중독에 걸렸을 때도 아주 좋답니다."

그 후로는 마을 사람들이 열이 날 때는 그 약방을 찾지 않았다.

노근(蘆根)은 우리나라와 중국에서는 벼과의 갈대의 뿌리줄기를 말한다.

노근은 열을 내리고 소변을 잘 통하게 하며, 열병으로 입이 마

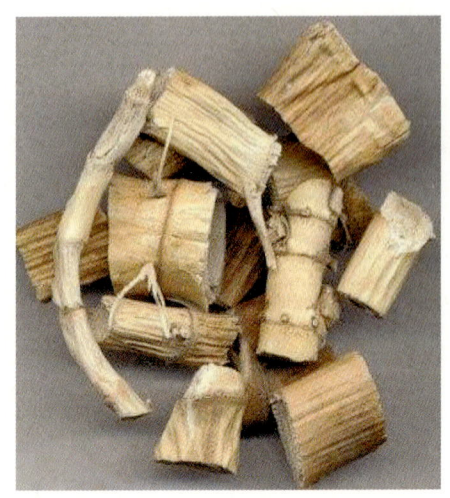

노 근

를 때, 소변이 벌겋고 황달이 며 급성 관절염에 효과가 있다. 또 위를 튼튼히 하고, 구토를 막아주고, 식물의 중독을 해독하여 준다. 진액을 만들어 주고 폐열(肺熱)로 오는 해수에도 효과가 있다. 변비와 과음으로 인한 주독(酒毒)을 없애주며 생선을 섭취하고 중독을 일으켰을 때 유효하다. 약리작용으로 이뇨작용, 해열작용, 간 보호작용, 조혈기능 강화작용 등이 있다.

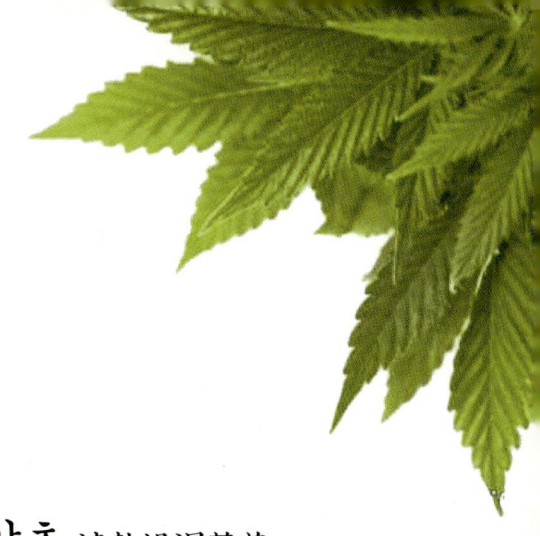

제 4 장 청열조습약초 清熱燥濕藥草

청열작용은 열을 내리게 하고, 조습작
용은 인체의 습(濕)을 없애는 작용을 하
는 약초를 말한다. 청열조습약의 특징은
청열(清熱)작용과 함께 조습(燥濕)작용
을 한다. 그러므로 청열조습약을 사용할
때는 조습작용에 대해 고려해야 한다.
청열조습약초로는 황련(黃連)·황백·
용담초·고삼 등이 있다.

1. 입에 쓴 것은
좋은 약

황련(黃連)

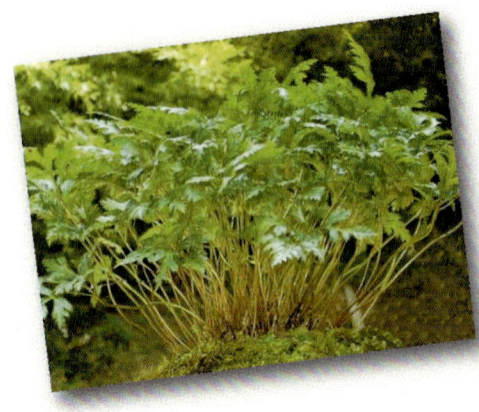

옛날, 도(陶)씨 성을 가진 명의가 사천(四川) 모산구(某山區)에 살고 있었다. 전하는 바는 화타(華陀)의 후손이라 했다.

화타가 명의로 이름을 떨치자, 같은 고향 출신인 조조(曹操)는 그를 불러 곁에 두고 자신이 앓고 있는 두통을 치료하게 했다. 화타는 조조가 두통에 시달릴 때마다 침으로 치료해 주었다.

하지만 의원으로서만 대우받는 것을 부끄럽게 여긴 화타는 귀향하기를 청해 휴가를 얻어 집으로 돌아갔고, 아내가 병이 들었다는 핑계를 들어 다시 조조의 부름에 따르려 하지 않았다.

분노한 조조는 화타를 압송해 고문한 뒤에 죽여 버렸다. 화타는 죽기 전에 자신의 의술이 적혀 있는 책을 옥졸에게 전하려 했으나, 처벌을 두려워한 옥졸이 받으려 하지 않자 스스로 그 책을 태워버렸다고 한다.

조조는 뒷날 자신의 아들이 병으로 위독하게 되자, 그때가 되어서야 순욱(荀彧)의 만류를 뿌리치고 화타를 죽인 것을 후회했다고 전해진다.

화타가 조조에게 살해당한
후 화타의 후손들은 해를 당
할까 두려워 이곳으로 도망하
여 몰래 숨어 살았다.

그 당시 역적은 삼족을 멸
하였기 때문에 성도 도(陶)로
바꾸었다. 도(陶)는 도망한다
는 뜻인 도(逃)와 같은 발음으
로 만든 것이었다.

"도의원에게 치료받으면
금방 낫는대!"

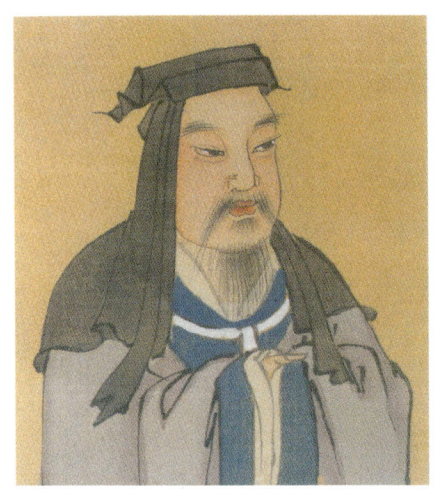

조 조

"도의원의 의술이 고명하다더군."

그는 사천지방의 민중들의 병을 치료하는 의술이 높은 명의로
알려졌다. 도의원의 집에는 백초원(百草園)이라는 정원이 있었
다. 그 정원에서는 백 가지의 약초를 재배하였다. 그곳에서 나는
약초를 가지고 병을 치료하므로 정원 관리를 잘하였다. 도의원은
고아로 자란 황후생(黃后生)이라는 사람에게 그 정원을 관리하도
록 하였고, 황후생은 정성껏 정원 관리를 잘했다.

정월 어느 날, 도의원의 딸 연매(連妹)가 산길을 걷다가 습지가
많은 산길 옆에서 조그마한 풀을 보았다.

"이 꽃이 너무 예쁘구나! 우리 집 정원에 심어야지."

그 풀은 옅은 노란색에 하얀 꽃을 피웠는데, 매우 아름다워 연
매는 그것을 캐서 집으로 가져와 백초원에 심었다.

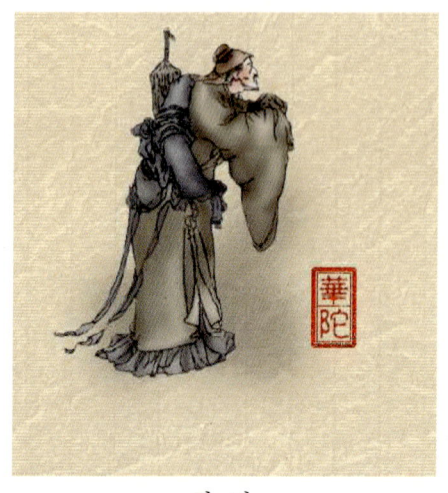

화 타

"이 꽃이 예쁘죠?"

"그래, 내가 잘 가꿀게."

연매가 심은 작은 꽃을 황후생은 정성들여 가꾸며 그 꽃을 아꼈다. 조그만 풀은 점점 자라 무성하여졌고 씨를 받아 황후생은 백초원의 빈 터에 심었다. 이듬해에는 꽃이 만발했다.

"꽃이 만발했군요!"

그 해 가을, 연매가 병이 났다. 증상은 입이 마르고 열이 나며 토하고 설사도 났다. 그때 연매의 아버지 도의원은 이웃마을로 왕진을 가서 돌아오지 않았다. 먼 곳으로 왕진을 가면 며칠씩 있다 돌아오는 일이 많았기 때문에 연매의 어머니는 어쩔 줄 몰랐고 황후생도 마음이 조급하였다.

"큰일 났네! 의원님도 안 계시는데."

그날 황후생은 백초원 안을 거닐다가 우연하게 연매가 심은 약초에 손이 무심코 가서 그것을 따다가 입에 넣고 씹어 보니 쓰기가 말도 못했다. 황후생은 별안간 머리에 떠오르는 것이 있었다.

"좋은 약은 입에 쓰다(良藥苦口)고 하는데, 내가 먼저 맛을 보고 해가 없나 보아 연매에게 복용시켜 보자."

황후생이 끓여 먹어보니 쓰기가 말로 형언할 수 없을 정도였

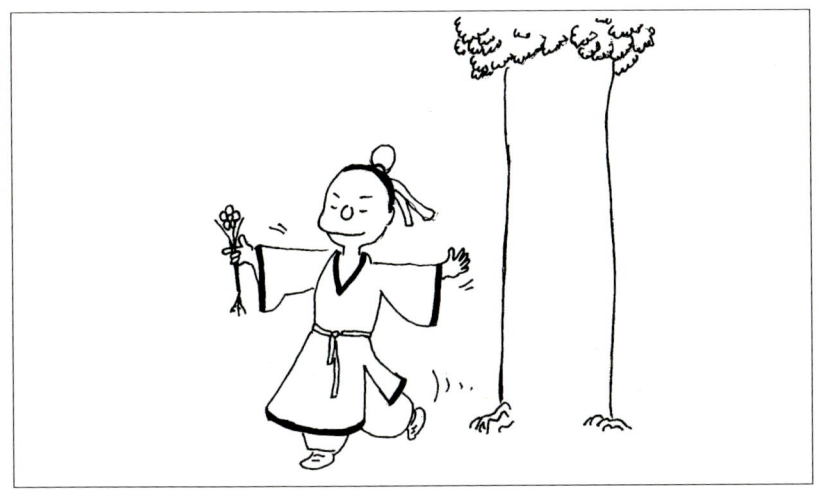

다. 이튿날이 되어 보니 독이 있는 증상이 없어 한 움큼 따다가 끓여 연매에게 복용하도록 하였다. 아침에 약을 복용하고 오후가 되니 몸이 좋아지는 기색이 있어 연 사흘 동안 계속 약을 먹고 연매의 병은 나았다.

도의원이 집으로 돌아와 그 이야기를 듣고 즉시 그 작은 풀을 관찰하였다. 맛을 보고 딸에게 병의 증상과 원인을 듣고 난 의원은 황후생의 손을 잡고 감격하여 말했다.

"딸의 병은 위와 장에 열이 심하였는데, 열을 없애고 해독을 하여 치료가 됐네. 보니까 이 작은 풀의 뿌리가 황색(黃色)이라 약효가 비장(脾臟)에 들어가며, 한성(寒性)이고 고미(苦味 : 쓴맛)의 약이며, 사화(瀉火 : 열을 없애고), 조습(燥濕 : 습기를 없애고), 해독의 효과가 있네. 이 풀을 연매가 채집하여 집에 심었고, 자네가 먼저 약의 맛을 보아 연매의 병을 치료하였으니, 황련(黃連)이라고 이름을 짓겠네!"

약초 뿌리가 노랗고 황후생의 황(黃)과 연매의 련(連)을 합하여 황련이라는 이름을 지었다. 그 후 황후생은 연매와 결혼하여 도의원의 사위가 되었고, 부부는 이 약을 채집하여 후에 민간 의원이 되었다. 그리하여 황련은 사천(四川)에 번식하였다.

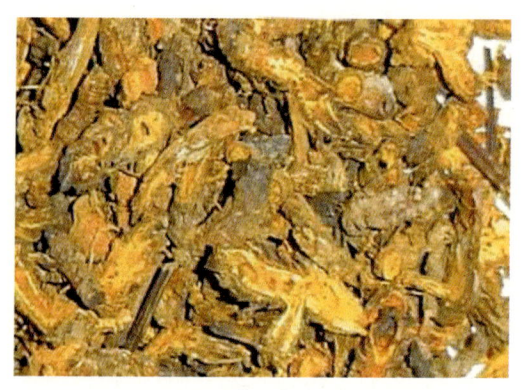

황 련

황련은 땅속줄기는 굵고 옆으로 뻗으며 많은 수염뿌리가 나고 줄기 끝에 뿌리 잎 4~5개가 나며 길이 10~20cm이다. 잎은 세 장의 작은 잎이 나온 겹잎으로 작은 잎은 약간 굳고 톱니가 날카로우며 광택이 난다. 황련에는 베르베린(Berberine), 콥티신(Coptisine), 워레나인(Worenine), 팔마틴(Palmatine), 콜룸바민(Columbamine) 등이 함유되어 있어 세균성 이질과 폐결핵·궤양성 결장염·고혈압 등에 효과가 있고, 위축성 비염·화농성 중이염·급성 편도체염에도 유효하다.

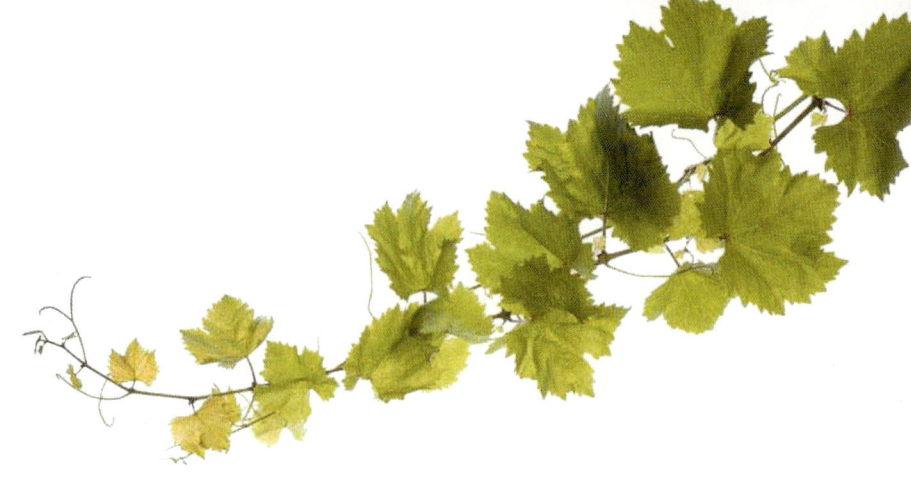

제 5 장 청열해독약초 清熱解毒藥草

열로 인한 열독(熱毒)이나 화독(火毒)을 없애는 약초다. 그러므로 헌 데, 단독(丹毒), 반진(斑疹), 목이 붓고 아픈 데, 이질 등에 쓴다. 약리실험에 의하면 청열해독약은 일반적으로 항균작용, 항바이러스 작용, 소염작용을 나타내며 일부는 해열작용을 나타낸다. 청열해독약으로는 금은화(金銀花)·마치현(馬齒莧)·포공영(蒲公英)·칠엽일지화 등을 들 수 있다.

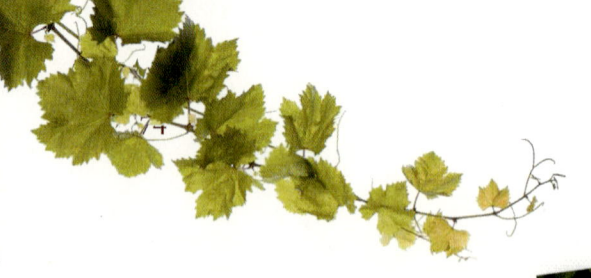

1. 쌍둥이 딸의
무덤에 핀 인동초

금은화(金銀花)

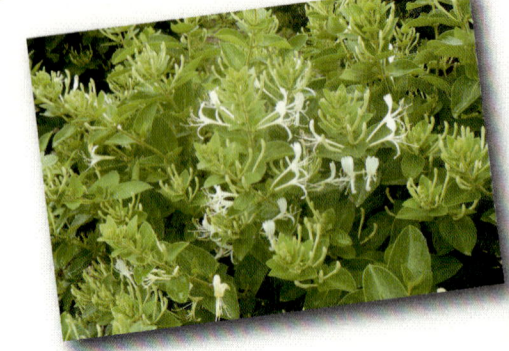

옛날 어느 마을에 마음씨가 곱고 금실이 좋은 부부가 살고 있었는데, 이 부부가 아기를 낳았다.

"여보, 계집아이 쌍둥이에요!"

"요 녀석들 얼굴 좀 쳐다봐요. 생글생글 웃고 있어요."

부부는 너무 기뻤다.

"이름을 지읍시다. 뭐라고 지을까요?"

"꽃과 같이 너무 예쁘니까, 큰 애를 금화(金花)라고 짓고 작은 애는 은화(銀花)라고 지읍시다."

"이름이 너무 예쁘네요."

부부는 쌍둥이를 금이야 옥이야 곱게 키웠다. 언니 금화와 동생 은화는 자라는 동안에 둘의 사이도 좋고 둘은 항상 같이 행동을 하였다.

"은화가 금화가 하는 대로 따라 하네요."

"글쎄 두 녀석 하는 짓까지 똑같군."

또한 자매는 수(繡)를 잘 놓아 한손으로도 능숙하게 수를 놓을 정도였다. 게다가 용모 또한 빼어났고, 머리도 영리하여 동네 사람들에게 사랑을 받았다.

"금화랑 은화는 이담에 결혼하면 잘 살 거야."

"살림 잘하지, 예쁘지, 자수도 잘하니까."

자매는 이렇게 갓 피어난 꽃과 같이 아름답게 성장했다. 두 자매가 18세가 되었을 때는 동네에서 혼기가 찬 아들을 둔 집안들로부터 혼담이 끊이지 않았다. 그러나 두 자매는 어느 한쪽이 결혼을 하여 따로 떨어져 살기를 원치 않았다. 한쪽의 혼담이 올 때마다 서로 맹세했다.

"우리는 한 날 한 시에 태어났으니, 세상을 떠날 때까지 떨어지지 말고 같이 살자!"

"그래, 언니! 절대 헤어지지 말기로 해."

둘이가 약속을 굳게 하니 부모도 어찌할 수가 없었다.

"여보! 저 아이들이 결혼도 하지 않고 같이 있기를 원하니 큰일이에요."

"허, 그 참!"

그러던 어느 날, 언니 금화가 갑자기 병이 생겼다. 열이 올라 온몸이 불덩이같이 뜨겁고 얼굴과 몸에 열꽃이 피었다. 금화는 자리에 누워 움직일 수가 없었다.

"어머니, 언니가 몸이 불덩이예요."

"여보! 빨리 의원을 모셔 와요."

즉시 의원이 달려왔다. 의원은 환자를 진맥하더니 난처한 얼굴로 말했다.

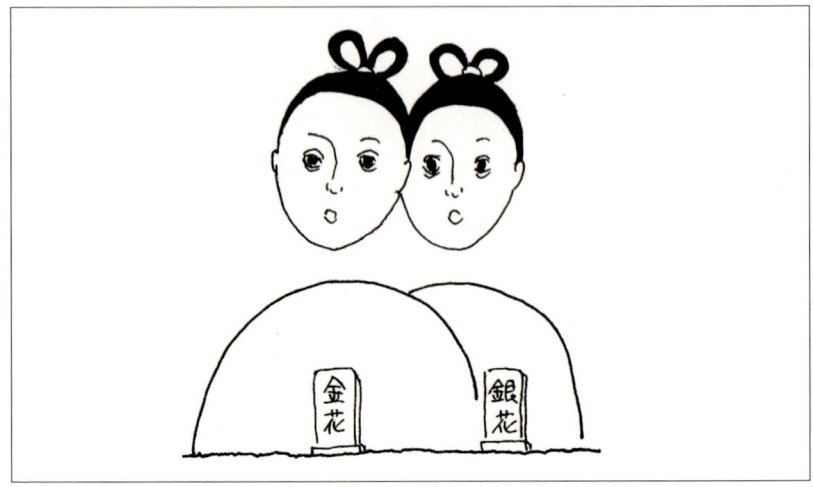

"따님은 열병이 났는데, 치료할 약초를 구할 수가 없어요."

"의원님, 금화를 살려주셔요."

"저로선 어쩔 수가 없군요. 열을 내리게 할 수 있는 약초만 있으면 좋을 텐데."

의원도 손을 쓰지 못하고 돌아가 버리자, 동생 은화는 의원의 말을 듣고 금화의 머리맡에서 병간호를 정성껏 하면서 그녀 또한 얼마나 울었는지 눈이 퉁퉁 부었고 충혈이 되었다.

며칠이 지나 금화의 병을 간호하던 은화마저 열병에 걸려 앓기 시작하였다. 열병으로 그들은 다 죽게 되었다. 그렇지만 어떻게 할 도리가 없었다.

자매는 부모님께 말했다.

"이렇게 열병으로 죽어가는 사람은 하고 싶은 일이 많아도 못내 다하지 못하고 죽으니…… 우리가 죽으면 열병을 치료하는 약초가 될 거예요."

말을 마친 후 그들은 싸늘한 시체로 변해 버렸다. 부모는 슬픔에 몸도 가누지 못했고, 동네 사람들의 도움을 받아 마을 어귀에 장례를 지냈다.

세월이 흘러 금화와 은화가 죽은 지 1년이 지났다. 봄이 오고 대지의 풀들은 싹이 돋았다. 두 자매의 무덤 위에도 이름 모를 싹이 돋아나기 시작하였다. 그 싹은 점점 자라서 그 덩굴이 무덤 주위를 가득 메웠다. 그리고 3년 뒤에 잎이 무성하였고, 여름철에는 노란색과 하얀색의 꽃이 피었다. 처음에 꽃이 필 때는 하얀색이더니 점점 노란색으로 변하는 것이었다. 사람들은 이 희귀한 꽃을 보고 매우 의아하게 생각했다.

"금화·은화가 죽으면서 열병을 치료하는 꽃이 되겠다고 하더니 무덤이 온통 꽃으로 뒤덮였구나!"

그러던 중 그 마을에 열병을 앓는 환자가 발생하였다. 마을 사람들은 금화와 은화가 죽을 때 남긴 유언을 생각했다.

"금화와 은화 무덤에 있는 꽃을 달여 먹여 봅시다."

곧 그 꽃을 달여 열병환자에게 복용시켰더니 열은 점차 내리고 마침내 병은 완쾌되었다. 그리하여 이 꽃을 금은화(金銀花)라고 부르게 되었다.

금은화는 인동초(忍冬草)의 꽃으로 열독(熱毒)을 없애고 소염을 시키므로 급성 전염병에 사용하며 임질·매독·장염·화농성 외과 질환에도 사용한다. 특히 폐결핵과 호흡도 감염에 뛰어나며 폐렴을 치료하며 급성 세균성 이질에도 효과가 있어 항균작용에

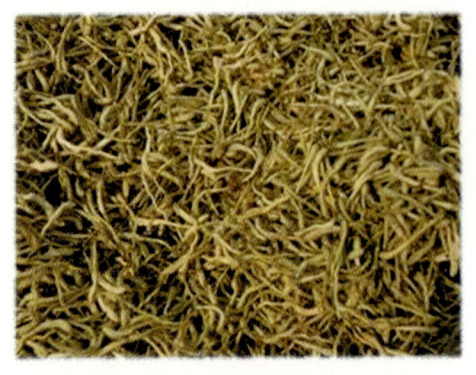

금은화

도 뛰어나다. 혈지(血脂)를 떨어뜨리고, 백세포의 탄서(呑噬) 작용을 촉진하며 콜레스테롤을 떨어뜨린다. 또한, 위장 연동을 증가하고 위액과 담즙분비를 촉진시킨다.

금은화는 피부를 촉촉하고, 젊어지게 한다. 이러한 금은화의 효과로 인해 중국에는 금은화차, 금은화주, 금은화 음료, 금은화 요구르트 등이 판매된다. 더불어 금은화는 화장품 등에도 사용되고 있고, 최근에는 한국에서도 금은화를 이용한 화장품을 만들고 있다.

2. 피부병과 안탕산

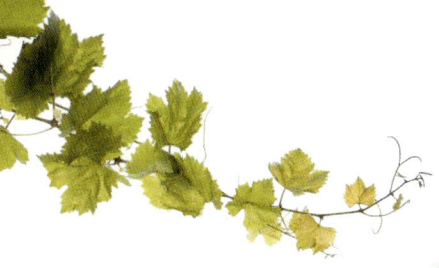

금은화(金銀花)

금은화에 대해서는 전해 내려오는 또 다른 이야기가 있다.

옛날 안탕산(雁蕩山)에 약초를 캐는 한 노인이 있었다. 그의 이름은 임동(任冬)이라고 불렀다. 그는 한 해 내내 산을 오르면서 참대로 만든 바구니를 등에 둘러멘 채 꼬챙이를 허리에 차고 험한 절벽을 넘나들며 승냥이, 범, 표범들과 같이 다녔다.

어느 해 여름, 안탕산에 사는 사람들에게 괴질이 돌았다. 증상은 눈이 충혈이 되고 코와 입이 헐기 시작하는 것이었다.

"무슨 약으로 치료를 하지?"

그 마을에는 이런 괴질에 대한 치료약이 없었다. 사람들은 마음이 조급해졌다. 임동은 이 괴질을 고칠 수 있는 약초를 캐기로 마음먹었다.

"틀림없이 이런 병을 고칠 수 있는 약초가 어디엔가는 있을 거야!"

그는 등짐을 지고 안탕산 백이봉을 올라 약초를 찾아 다녔다.

임동노인에게는 쌍둥이 딸이 있었다. 이름이 금화(金花)와 은

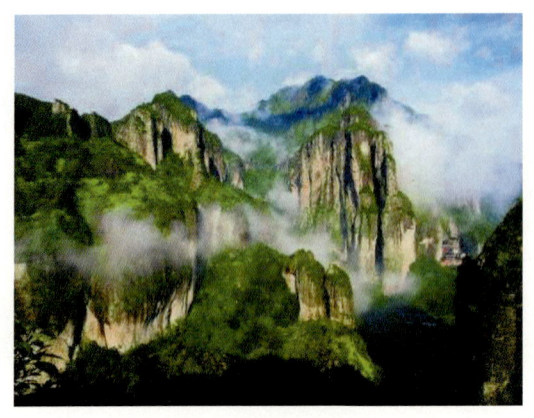
안탕산

화(銀花)였다. 아버지가 안탕산 백이봉으로 떠나간 후 자매는 아버지가 돌아오기만을 손꼽아 기다렸다. 한 달이 지났는데도 아버지는 돌아오지 않았다.

하루는 저녁나절 초가집 옆 멀구슬나무 밑에 기대어 하늘에 떠 있는 달을 보면서 스르르 잠이 들었다. 아버지 임동노인이 온몸이 피투성이가 되어 한손에는 한 뿌리의 금색과 은색의 풀을 쥐고 있었다. 그 꽃은 맑고 은은한 향기를 풍기고 있었다.

"참 이상한 꿈이다?!"

자매는 똑같이 꿈을 꾸고 난 후 아버지의 약초 캐는 일을 이어받기로 결심하였다. 그들은 눈물을 닦고 산행채비를 한 뒤 봇짐을 메고 밤에 아버지가 간 안탕산 백이봉으로 떠났다.

층층이 안개와 검은 구름이 뒤덮인 안탕산 백이봉 61개의 바위와 46개의 동굴이 있는 곳을 모두 지나쳤다. 그들이 지나간 발자국에 한 개의 파란 잎에 파란 넝쿨이 있었는데 금황색과 은백색의 꽃이 피어 있어 향기를 풍기고 있었다.

"정창(피부병)을 치료하자면 끓여서 먹어야 돼."

푸른 넝쿨이 목 쉰 소리로 말을 하였다.

"열과 독을 없애려면 그것을 채집하여 끓여 마셔야 해."

금황색과 은백색의 꽃이 방울소리와 같은 소리로 말을 하고 있었다. 이쪽에서 소리를 내니 저쪽에서 마주 소리를 내어 온 뜰이 함성소리로 가득 찼다.

마을사람들은 이 함성을 듣고 모두 산으로 올라가 꽃을 채집하고 줄기를 뽑아다가 달여 먹으니 열과 독은 해소되고 정창(疔瘡 : 피부병)도 아물기 시작하여 마을사람들은 병에서 해방이 되었다.

그러나 임동노인과 그의 쌍둥이 딸은 어디로 갔는지 마을사람들이 49일 동안 찾았지만 보이지가 않았다. 마을사람들은 꽃들이 소리친 함성 중에 임동(任冬) 노인은 줄기가 되었다고 믿어 인동

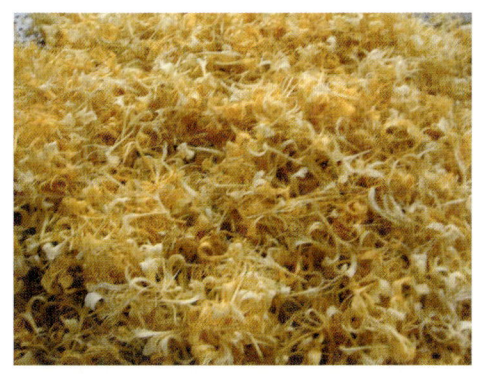

금은화

(忍冬)줄기라 불리게 되고, 자매인 금화(金花)와 은화(銀花)는 꽃이 되었다고 믿어 금은화(金銀花)라고 불리게 되었다.

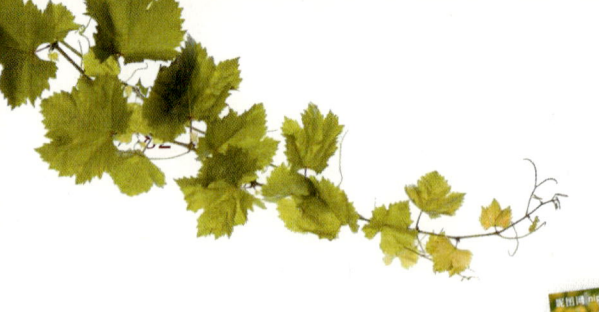

3. 처녀 젖가슴에
생긴 종양

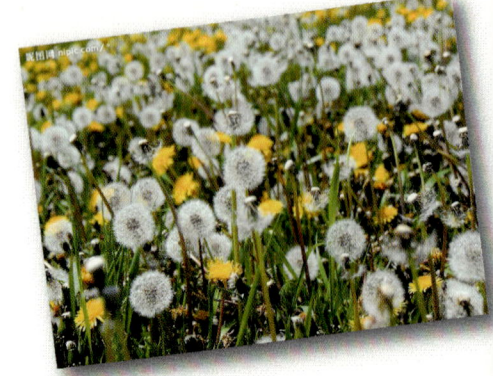

포공영(蒲公英)

　옛날, 어느 마을에 한 부자가 살고 있었다. 그에게는 애지중지하는 딸이 있었다. 그런데 이 딸에게는 고민거리가 하나 있었다. 오래 전부터 다른 데도 아닌 자기 젖가슴에 붉은 종양이 있는 것이었다.

　통증은 심했지만 아픈 곳이 남에게 보일 수도 없는 젖가슴이기 때문에 다른 사람에게 이야기도 할 수가 없었다. 그래서 그냥 참아왔던 것이다. 그런데 그녀의 몸종이 그 사실을 알게 되었다. 몸종 역시 걱정은 되었지만, 말을 못하고 끙끙 앓다가 마침내는 딸의 어머니 마님에게 알렸다.

　"아가씨가 병이 났어요! 의사를 불러야 되겠어요."

　어머니는 자기 딸의 병 증세를 듣고 금방 얼굴색이 변했다.

　'엄마까지도 속인 것을 보니 혹 남자가 있는 게 아닌가? 어떻게 시집도 안 간 처녀가 이런 병에 걸릴 수가 있지?'

　어머니는 자기 딸이 몰래 외간 남자와 사귄 것 같아 화가 나서 몸종에게 더 이상 물어볼 생각을 하지 않았다.

"어떻게 이런 일이 있을 수 있지? 도대체 누굴 만났을까?"

몸종은 주인마님 말에 놀라서 눈만 껌벅거렸다.

"이런 일은 있을 수 없어!"

그래서 마님은 자세히 들어 볼 생각도 않고 즉시 딸의 방으로 들어가 크게 욕을 퍼부었다.

"부끄럽지도 않느냐! 부모의 낯을 더럽히다니!"

딸은 아무 일도 없었는데 어째서 의심을 하는지, 부끄럽기도 하고 분하기도 했지만, 대꾸할 거리도 없고, 또 자기가 왜 의심을 받고 야단을 맞아야 하는지, 또 그 일을 해명할 이유도 없었다.

깊은 밤, 딸은 혼자 앉아서 낮의 일을 생각하고 있었다. 생각하면 생각할수록 화가 났다. 몸 아픈 것은 참으면 되지만, 어머니의 모욕적인 말은 견디기가 힘이 들었다. 게다가 의원을 찾아가 젖가슴을 펼치고 이런 병을 보이기가 너무 쑥스러웠다.

마침내 그녀는 몰래 집을 빠져나가 강물에 뛰어들어 죽기로 결심하였다.

그날 저녁은 달이 거울과 같이 밝고 맑게 비치고 있었다. 그런데 마침 그때 포(浦)씨 성을 가진 어부와 딸이 작은 배를 몰고 강에서 투망을 던져 고기를 잡고 있었다.

"아니, 누가 강물에 빠진 소리가 들렸는데?"

어부의 딸은 즉시 물에 뛰어 들어가 재빨리 헤엄쳐 물에 빠져 떠 있는 여자를 발견하여 배 위로 건져 올렸다. 물에 젖은 옷을 벗기고 마른 옷을 갈아입히려고 하다가 처녀의 젖가슴에 종양이 있는 것을 발견하였다.

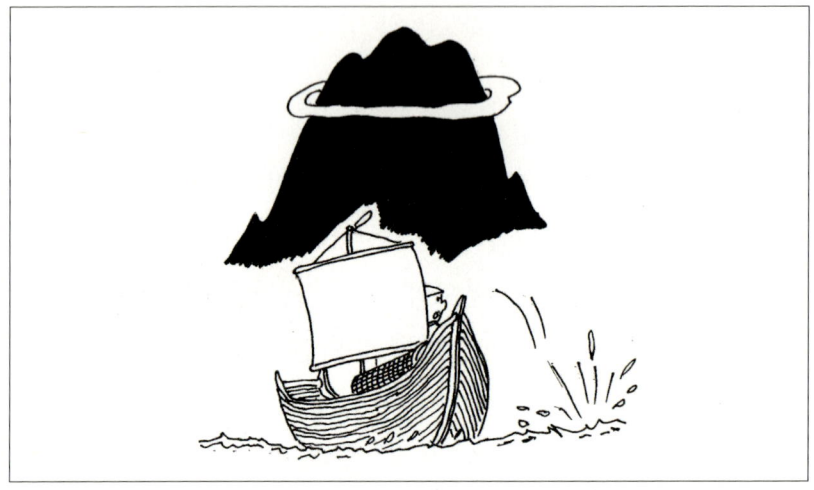

　어부는 딸을 시켜 날이 밝으면 산에 가서 약초를 캐오라고 하였다. 그 약초의 잎은 톱날같이 생겼고, 줄기는 하얀 털이 있었다. 어부는 약초를 달여서 처녀에게 먹였다. 이렇게 며칠을 마신 후 유방의 종양은 점점 없어졌다.

　한편 처녀의 집에서는 자기 딸이 강물에 뛰어들어 자살했다는 소리를 듣고 놀라서 급히 사람을 시켜 딸을 찾아 나섰다. 얼마 안 돼서 처녀를 찾는 사람이 어부의 집을 찾았다. 그래서 처녀는 집으로 돌아가기로 결심하였고, 떠나기 전에 무릎을 꿇고 어부와 딸에게 감사 인사를 하며 눈물을 흘렸다.

　"만약에 또 종양이 생기면 이것을 달여 마셔요."

　어부가 처녀에게 남아 있는 약초를 싸 주었다. 처녀는 집으로 돌아와서 약초를 집안 뜰에다 심었고, 이름은 포공영(浦公英)이라고 지었다. 포공영은 어부의 딸 이름이었다. 뒷날 사람들은 포공영이라고 불린 까닭을 알게 되었고, 또한 그 약초의 효과가 대단히 크다는 것을 알았다.

포공영은 민들레
의 약명이며, 열을 없
애고 해독하여 주며,
오줌을 잘 통하게 하
고, 급성 유선염·임
파선염·급성 결막
염·급성 편도체
염·급성 기관지

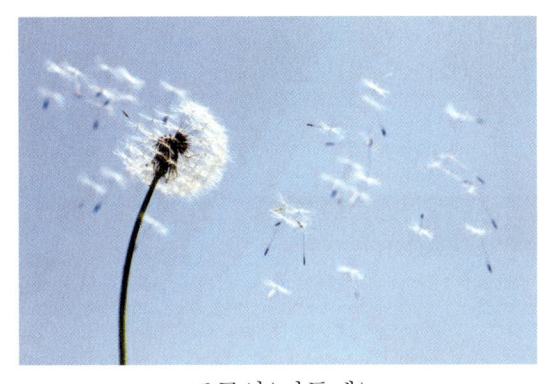

포공영(민들레)

염·위염·간염·담낭염·요도염에 쓰인다.

《당본초(唐本草)》에는 「주로 부인의 유방 종양에 쓰인다」
라고 씌어 있고, 《상해상용중초약(上海常用中草藥)》에는 「열
을 없애고 해독하여 주며, 소변을 잘 통하게 하고 감기로 열이 날
때와 편도체염·급성 인후염·급성 기관지염·임파선염·위
염·간염·골수염, 열로 인해 눈이 충혈되었을 때 좋다」라고 씌
어 있다.

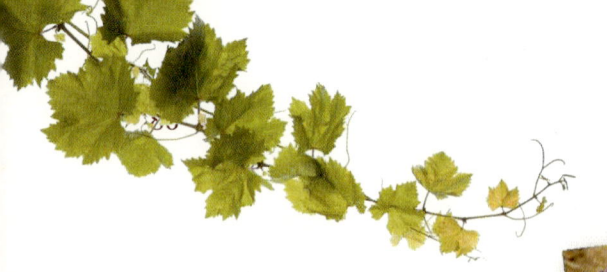

4. 생인손

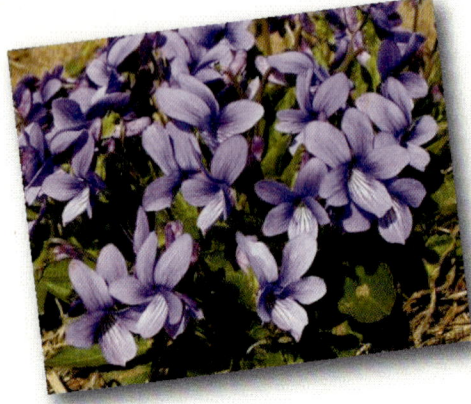

자화지정(紫花地丁)

　옛날, 어느 마을에 화자(化子)라는 이름을 가진 사람이 둘이 있었다. 그런데 희한하게도 두 사람은 똑같이 이 마을 저 마을을 돌아다니며 걸식을 하여 자주 만나게 되었고, 자주 만나다가 보니 서로 친하게 되어 둘이 의형제를 맺게 되었다. 두 사람은 걸식(乞食)을 하고 돌아와서는 낡은 절에서 잠을 잤다.

　그런데 어느 날 동생이 생인손을 앓게 되었다. 손톱이 빨갛게 부어오르고 통증이 심해 견디기 어려울 지경이었다. 생인손은 손톱 끝에 화농균(化膿菌)이 수지(手指) 피하조직에 침투하여 염증을 일으킨 것이다.

　"빨리 치료하지 않으면 손가락을 잘라야 되는데……"

　형은 걱정이 태산 같았다. 형은 동생을 데리고 동양진(東陽鎭) 시내에 있는 제생당(濟生堂)이라는 약방을 찾아갔다. 제생당은 낡은 절에서 멀지 않았다. 제생당은 생인손에 대한 조전비방(祖傳秘方 : 대대로 내려오는 비방)의 좋은 약이 있었다. 제생당 주인은 두 사람을 보고 말했다.

"내 약을 사려면 먼저 은(銀) 다섯 냥부터 내게."

주인은 화자 형제의 행색을 보고 돈이 없을 거라고 생각하였다. 형은 무릎을 꿇고 애걸하며 매달렸다.

"제발 부탁입니다. 제 동생을 구해 주셔요. 동생이 매우 아파해요."

주인은 무정하게 두 사람을 내쫓아 버렸다. 주인의 소리를 듣고 부근에 있는 사람들이 무슨 일이 생겼나 하고 몰려왔다.

"화자가 꽤 위급한 모양인데, 지통약(止痛藥)이라도 조금 주어 보내면 어디가 덧나나? 저것 좀 봐, 아주 안됐네!"

"남의 일에 참견하지 말아요. 내 약은 뭐 거저 생기는 줄 아시오!"

"당신 약방의 이름이 제생당(濟生堂)이 아니오. 그 뜻은 생명을 구제한다는 의미인데, 아픈 사람도 구하지 않는데 무슨 제생당이오?"

"나는 사람을 구하지만, 비렁뱅이 화자를 구할 의무는 없소."

화자는 그 소리에 화가 치밀었다.

"내가 다시는 제생당에 와서 약을 달라고 구걸할 줄 아쇼? 다른 데 가서 치료할 거요."

"이 일대에서 생인손을 치료할 수 있는 곳은 나 말고 없다네. 만약 다른 데서 고친다면 사람들이 모두 보는 앞에서 제생당 간판을 뜯어버리겠네. 하, 하, 하!"

제생당 주인은 빈정거렸다. 두 사람은 시내에서 돌아와 풀 더미 위에 앉아서 방법을 생각하였다. 동생은 통증이 참기 어려운

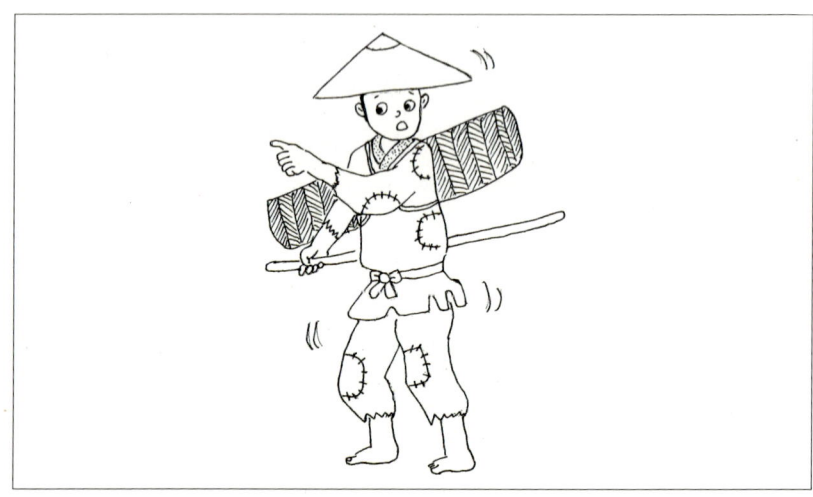

지 신음소리가 절로 나왔다.

"형님, 나를 물속에 던져 버리든지, 끈으로 목을 매어 죽게 해 주셔요. 너무 아파 견딜 수가 없어요."

"쓸데없는 소리 마! 정신 차리고 참아 봐!"

어느덧 해는 저물고 석양이 산과 나무들을 물들여 그 색채가 아름다웠다. 부근에는 자색(紫色)의 들꽃이 피어 있었고 석양에 반사되어 더욱 아름다웠다. 형은 자기도 모르게 들꽃을 따서 입에 물었다. 꽃잎이 쌉쌀해서 손바닥에 뱉었다.

"형! 내 손이 마치 불타는 것같이 화끈화끈해!"

갑자기 동생이 일어서면서 소리를 질렀다. 그 소리에 형이 주위에 물을 찾다가 손안에 있던 꽃잎 씹어 뱉은 것을 동생의 손에다 갖다 붙였다.

"일단 이것으로 참아!"

형은 동생을 위로하였다. 조금 지난 뒤 동생은 편안한 목소리로 말했다.

"형, 내 손이 점점 열이 없어지네. 좋아지나 봐!"

그리고는 조금 더 있다가는,

"형! 손의 통증이 없어졌어! 이상하네?"

형은 그 소리를 듣고 좋아서 소리를 지르며 무릎을 쳤다.

"확실하진 않지만, 아마도 이 풀이 약효가 있나 봐!"

형은 그 풀을 뿌리째 뽑아 주머니에 넣어 절로 돌아왔다.

꽃잎을 이겨 손에 붙이고 나머지는 끓여서 달여 먹었다. 동생은 약을 마시고 난 다음 잠에 떨어졌다. 이튿날 아침 부었던 손가락은 가라앉았고 통증도 거의 사라지고 2, 3일 뒤에는 완전히 나았다.

형제는 쇠뭉치를 가지고 시내로 갔다. 제생당의 긴편을 떼어내서 박살을 내려는 것이었다. 와장창 하는 소리에 약방 주인은 놀라서 소리를 지르며 뛰어 나왔다.

"이 나쁜 놈들을 붙잡아라! 이놈들을 관가로 데려가야 돼!"

"누가 말했지요, 생인손을 고치면 제생당의 간판을 당장 떼버려도 좋다고? 당신이 말하지 않았던가요?"

동생은 손을 내밀며 몰려든 사람들에게 내보였다.

"이것 보세요, 다 나았습니다."

사람들도 모두 한 마디씩 거들었다.

"얘기한 대로 됐군."

약방 주인은 아무 얘기도 못하고 약방문을 닫고 나오지 못했다. 그 후로 화자 형제는 구걸하지 않고 산에 가 그 약초를 채집하여 생인손을 앓는 사람들을 치료하여 주었다. 두 사람은 넓은 마음으로 그 약초를 숨기지 않고 다른 사람에게도 알려 주었다.

그 일이 있은 뒤, 제생당이 뽐내던 좋다는 약을 사려는 사람은 점점 줄어들어 약방의 운영은 날이 갈수록 어려워졌다. 사람들이 화자 형제를 가리켜서 거지라고 불렀고, 지금도 거지를 중국에서는 화자(化子) 또는 화자(花子)라고 부른다.

그 약초의 꽃이 자색이고 줄기가 마치 단단한 못과 같이 생겨서 화자 형제는 이 꽃을 자화지정(紫花地丁)이라고 이름 지었다. 야초(野草)인 자화지정은 제비꽃이다.

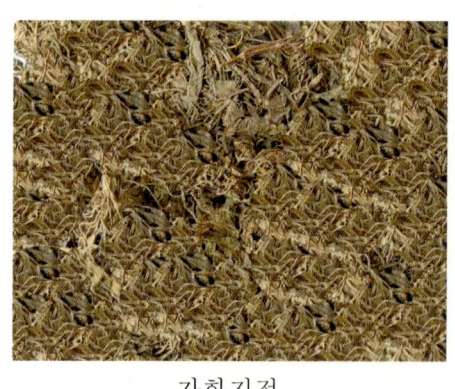

자화지정

자화지정은 우리나라에서는 제비꽃과의 제비꽃의 전초를 말한다. 제비가 날아오는 계절에 핀다고 해서 붙여진 이름이다.

또한 키가 작아서 앉은뱅이꽃, 조선시대에 오랑캐가 올 즈음 피었다고 해서 오랑캐꽃이라 불린다. 5~8월에 열매가 성숙하면 뿌리째 뽑아 말린 다음 가늘게 썰어서 쓴다. 이 약재는 해독의 약물로서 항염증, 진통약으로 각종 화농성 질환에 효능이 있으며, 연쇄상구균, 녹농균 등에 항균작용이 있어 종기와 부스럼 치료에 효능이 있다.

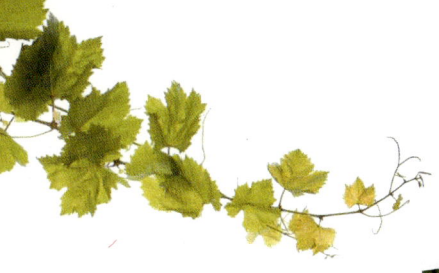

5. 이무기와
바늘 갑옷

칠엽일지화(七葉一枝花)

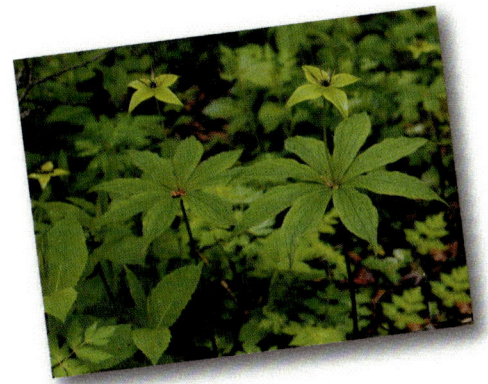

옛날 어느 마을에 섭(葉)씨 성을 가진 사람이 살고 있었다. 그들 부부는 일곱 아들과 딸 하나를 고생하며 키웠다. 아들들은 몸이 모두 건장한 청년이고, 딸은 꽃과 같은 용모로 아주 예뻐 화매(華妹)라고 불렀다. 형제자매들이 모두 마음씨가 착해서 마을 사람들의 칭찬이 자자했다.

어느 해, 마을에 돌연 산에서 큰 이무기가 내려와 돼지, 양들을 잡아먹으며 사람들을 다치게 하여 온 마을 사람들은 불안에 떨었다. 이 일로 섭씨 형제는 격분하였다.

"이 괴물을 잡아 없애야지!"

일곱 형제들이 큰 이무기를 찾아가 몇 차례 격투를 하였지만 끝내 힘이 모자라 하나하나 죽어 갔다. 여동생 화매는 오빠들이 이무기에게 죽으니 매우 비통하였다. 그는 오빠들의 정신을 이어받아 이무기를 죽이기로 결심하였다.

"내가 오빠들을 대신하여 이놈의 괴물을 꼭 죽여 버리고 말 거야!"

화매는 낮에는 무술을 연마하였고, 밤에는 이무기와 싸울 때 입을 갑옷을 짰다. 그는 49일 동안 갑옷이 완성되자, 백발이 된 부모에게 하직인사를 하였다.

"아버지, 어머니! 마을 사람을 괴롭히는 괴물을 잡으러 가겠습니다."

"너마저 싸우러 가 잘못되면 어떡하니?"

"오빠의 원수를 갚아야 해요!"

화매는 눈물로 부모와 헤어져 산으로 올라가 이무기를 찾아 결투를 하였다. 49일 동안 갑옷을 만드느라 피곤하여서인지 마침내 이무기에게 잡혀 먹히고 말았다.

화매의 갑옷은 바늘로 만들어졌기 때문에 화매를 잡아먹은 이무기는 뱃속이 고통이 심해 뒹굴기 시작했다. 이무기도 49일 동안 몸부림을 치더니 결국에는 죽고 말았다. 섭씨 노인은 딸의 죽음을 비통해 하며 눈물로 지새웠는데, 마을 사람들은 괴물이 죽은 것을 알고 좋아했으며, 마을은 온통 축제 분위기였다.

"괴물 이무기가 죽었대!"

"그런데 섭씨네 자녀들이 우리를 위해 죽었으니, 섭씨 부부에게 위로를 합시다."

한편으로는 마을 사람들이 섭씨의 일곱 형제와 딸의 용감한 투지를 기리기 위해 제(祭)를 지냈다.

얼마 후 이무기가 죽은 곳에 이상한 화초가 발견되었는데, 화초는 일곱 개의 긴 잎이 있고 한 봉우리 아름다운 꽃이 연꽃과 같이 피어 있으며, 꽃 속에 한 개의 금색의 침과 같은 것이 나와

있었다. 그것은 마치도 일곱 형제와 화매와도 같아서 사람들은
「칠엽일지화(七葉一枝花)」라고 불렀다.

칠엽일지화의 뿌리는 조
휴(蚤休)라는 약초이며, 열을
없애고 독을 제거하며, 부기
를 내려주고, 통증을 없애주
며, 간열로 인한 정신질환에
도 좋으며, 출혈에도 뿌리를
갈아 가루를 바르면 효과가
있다.

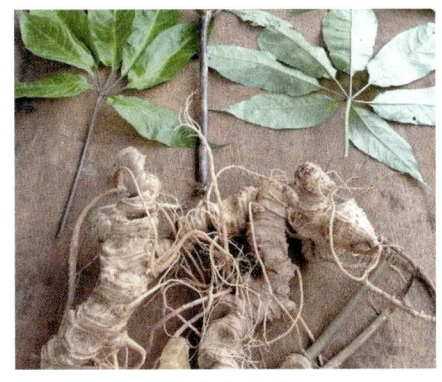

칠엽일지화

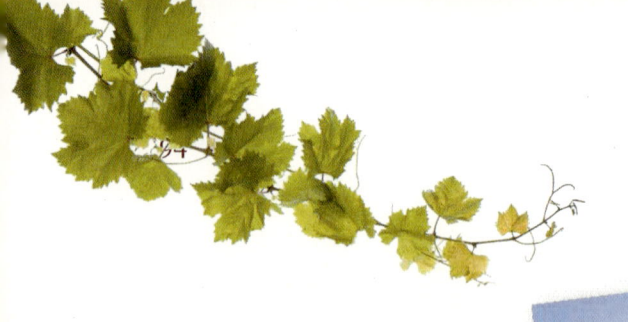

6. 편작과 반신불수

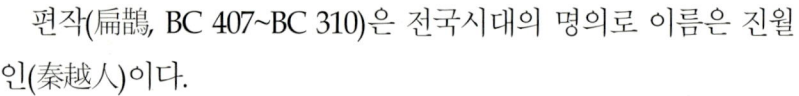

우황(牛黃)

편작(扁鵲, BC 407~BC 310)은 전국시대의 명의로 이름은 진월인(秦越人)이다.

그는 의술이 뛰어나 많은 사람들을 질병으로부터 구해 주었는데, 특히 맥진(脈診)과 침술(針術)에 능했다. 그의 저서는 거의 소실되었는데, 저서로 《난경(難經)》 전해지고 있다.

하루는 편작이 불에 구운 몽석을 식탁 위에 놓고 부수고 있었다. 이웃집에 사는 양문(陽文)이 중풍에 걸려 반신불수가 되었는데, 원인은 담(痰) 때문이었다. 편작은 그의 담을 제거하려고 청몽석을 가루를 내고 있었다. 그때 집 밖에서 떠들썩한 소리가 나서 편작은 문을 열고 내다보았다.

"왜 이리 소란하지?"

양문의 집에는 큰 누렁 소가 있었는데, 요즈음 몸이 점점 여위어 밭을 갈 수 없게 되었다. 아들 양보(陽寶)가 사람을 시켜 소를 잡았다. 소를 잡고 보니 소의 담낭(膽囊)에 이물질이 들어 있었다. 사람들은 모두가 놀랐고 담낭 주머니를 들고 편작에게 보였다.

편작은 그 주머니에서
몇 개의 돌을 끄집어냈다.
그것을 잘 씻어서 다시
식탁 앞에 앉아 몽석을
밀어놓고 담낭에서 나온
돌을 세심히 살펴보았다.

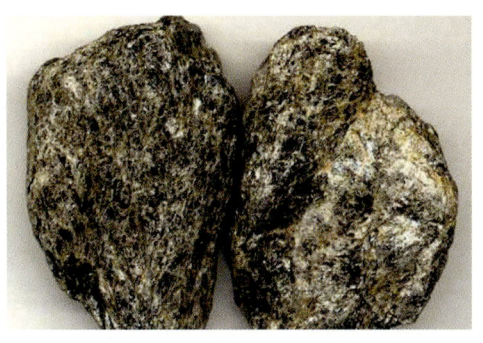

몽 석

그때 양보가 급히 와서 말했다.

"아버지가 숨이 차고 몸에 경련을 일으키고 있습니다."

편작은 담낭에서 나온 돌을 손에서 내려놓고 급히 가서 진찰을 한 후 양보에게 말했다.

"빨리 가서 우리 집 식탁 위에 있는 돌을 가져오너라."

양문이 돌을 가져오자, 편작은 그에게 돌을 가루를 내라고 했다. 가루를 낸 것을 5푼(分) 정도 양문에게 먹였다. 조금 있으니 양문은 경련을 멈추고 숨이 정상적으로 돌아왔다.

편작이 집으로 돌아와 보니 식탁 위에 있는 담낭에서 꺼낸 돌이 보이지 않았다.

"누가 식탁 위에 있던 물건을 치웠나?"

그러자 부인이 말했다.

"양보가 가져오라고 하여 가지고 갔습니다."

편작은 한참 생각하더니 혼자 중얼거렸다.

'그러면 오늘 몽석 대신 이 돌멩이로 양문의 병을 치료하였단 말이지. 치료 효과가 빠른 것이 바로 이 돌멩이가 담(痰)을 제

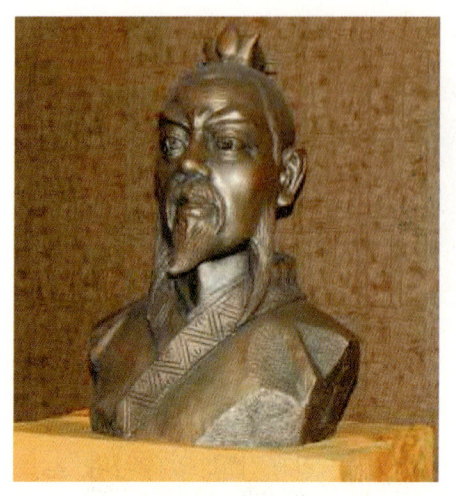

편작 흉상

거하는 작용이 있다는 말인가?'

그 후 편작은 몽석 대신 소의 담낭에서 나온 돌로 병을 치료하였다. 양문의 병을 가만히 관찰해 보니, 3일이 지나자 점점 좋아졌으며, 반신불수가 된 한쪽도 조금씩 움직일 수 있었다.

편작이 효능을 발견한 소의 담낭에서 나온 돌이 양성(涼性)이며 심(心)과 간(肝)의 열을 없애주고, 청심(淸心)시키며 개규(開竅)시키고 해독하여 준다는 사실을 알게 되었다. 바로 소의 담낭에서 나온 결석이 우황(牛黃)이다.

우황청심환(牛黃淸心丸)이라는 것이 바로 중풍에 많이 쓰이는 것으로 우황을 원료로 만든 것이다.

우황은 큰 것은 살구 정도의 크기이고 작은 것은 콩알만 하다. 담낭결석증에 걸린 소의 담낭이나 담관에서 결석을 취한 후 외부의 막질을 제거하고 음지에서 건조한 것을 쓴다. 주요 성분은 담색소, 담즙, 간액 등이며 맛은 달면서도 쓴맛이 있다. 호주산이 최상품이고 남북미, 유럽, 인도, 중국 등에서 수입하고 있다.

우황은 심(心)과 간(肝)의 열을 없애주고, 청심(淸心)시키며, 개규화담(開竅化淡 : 담을 제거하고 정신이 혼미한 것을 치료하는 작용을 함)시키고 해독하여 준다.

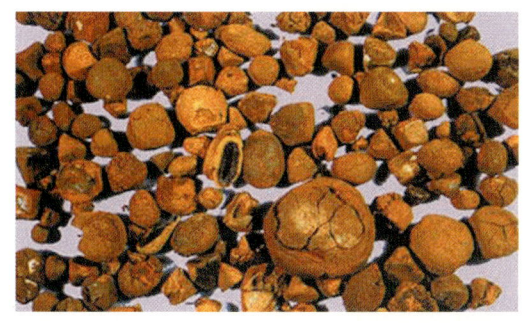

우 황

우황청심환은 중풍과 정신이 혼미하고 경련 증세 등에 많이 쓰이는 약재로서 우황을 원료로 하여 만든 것이다. 신경계 증상이 있을 때도 이용한다.

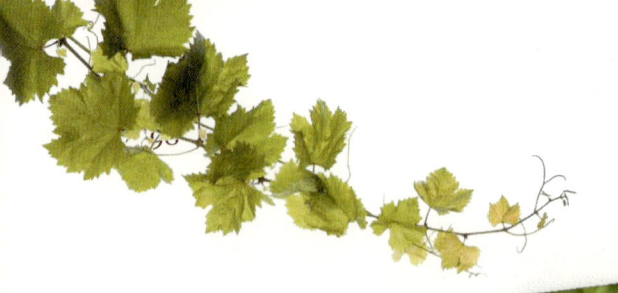

7. 피를 멎게 한
갈색 주머니

마발(馬勃)

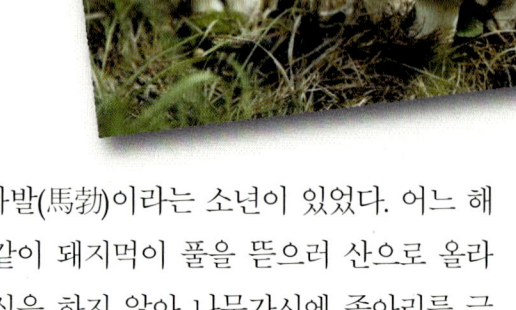

옛날 돼지를 기르는 마발(馬勃)이라는 소년이 있었다. 어느 해 여름날, 마발과 친구가 같이 돼지먹이 풀을 뜯으러 산으로 올라갔다. 마발의 친구는 조심을 하지 않아 나무가시에 종아리를 긁혔다. 긁힌 상처에서 선홍색의 피가 뚝뚝 떨어졌다.

"아이고 아파!"

친구가 소리를 지르며 울었다. 둘은 어찌할 바를 몰랐다.

"울지 마! 상처 난 곳을 누르고 있으면 내가 약초를 구해다 치료해 줄께."

마발은 산비탈로 가서 약초를 찾았다. 얼마 안돼서 갈색의 주머니와 같은 것을 가지고 왔다. 그것으로 상처 부위를 싸고 헝겊으로 묶어서 친구를 업고 산을 내려왔다.

사흘쯤 지난 뒤 상처 부위를 풀어 보니 곪지는 않았지만 아직 완전히 낫지는 않았다. 다시 이틀쯤 지나자 상처는 완전히 아물었다.

"어린아이들이 신통하게도 어떻게 지혈하는 것을 알았니? 누가 가르쳐 주었니?"

어른들이 한편으로 칭찬하고 한편으로는 궁금하기도 해서 물었다.

"처음 제 친구가 상처가 나 피가 줄줄 흐르는데, 산속이라 어찌할 바를 몰랐어요. 급히 주위를 둘러보았지만 마땅히 상처에 갖다 댈 만한 것이 없었어요. 그런데 마침 주머니 같은 것이 있어 상처에 대니 피가 멎더군요. 4, 5일 후에는 상처가 완전히 아물었어요."

마발은 이렇게 말한 후, 금방 바짓가랑이를 걷으며 어른들에게 다리에 있는 상처를 보였다.

마발이 이렇게 말한 후에 이 소문은 금방 마을에 퍼져 나갔다. 사람들이 상처가 나면 마발을 찾아가거나 그렇지 않으면 산에 올라가 그 주머니를 찾으러 갔다. 사람들은 그 갈색 주머니를 이 소년의 이름을 따서 마발(馬勃)이라고 이름 지었다.

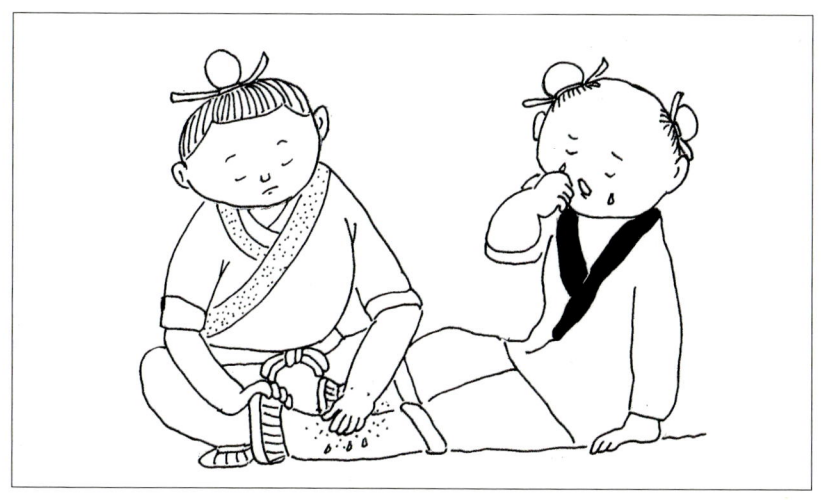

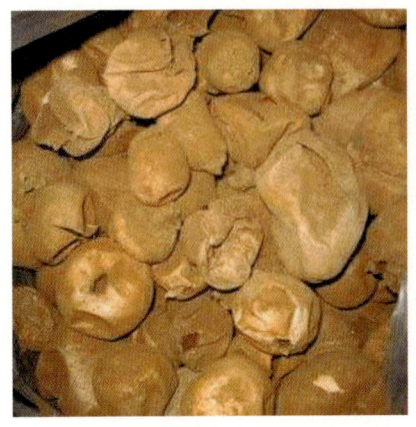

마 발

마발은 일종의 버섯이며, 균체(菌體)이고 처음 생길 때는 원형이며 성숙된 후에는 건조가 되며 약간 검은 갈색의 주머니 형태로 된다. 이것은 지혈(止血)에 효과가 있고, 폐의 열을 없애주며, 목을 상쾌하게 하는 데 효과가 있다. 마발은 외과 수술시 지혈 효과가 있으며 외상으로 오는 출혈에도 유효하다.

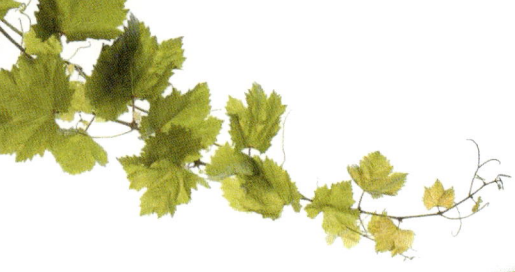

8. 못된 시어머니와
동양식

마 치 현(馬齒莧)

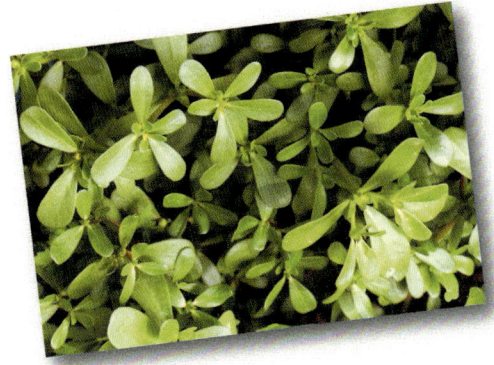

옛날 어느 마을에 한 노파가 살고 있었다. 그에게는 세 아들이 있었다. 큰아들과 둘째아들은 각자 가정을 꾸렸지만, 막내아들은 아직 나이가 어렸다. 노파는 동양식(童養媳)을 사오기로 하였다.

동양식은 함께 살다가 나이가 차면 며느리로 맞이하는 나이 어린 여자를 말한다. 그 당시에는 가난한 집의 어린 계집아이를 돈을 주거나 곡물 등을 주고 데려와 집안일을 시키고 나중에 성장하면 며느리로 맞아들였다.

동양식을 집에 들인 지 몇 년의 세월이 흘렀고, 동양식은 귀엽게 성장했지만, 소녀는 가엾게도 다 떨어진 옷을 입고 언제나 먹다 남은 음식만 먹었다. 집안사람들이 하기 싫어하는 일은 모두 이 소녀의 차지가 되었다. 노파는 장래 며느리가 될 이 어린 소녀를 사소한 일에도 걸핏하면 욕을 하고 매질을 하곤 했다.

노파의 큰며느리 역시 심보가 사나워 소녀가 하는 일이라면 사사건건 나쁘게 일러바쳐서 노파는 날이 갈수록 소녀를 미워했다. 노파가 소녀를 학대하는 것을 보면서 큰며느리는 고소해 하

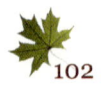

였다. 그러나 그와 반대로 둘째 며느리는 마음씨가 곱고 착해 매번 소녀가 매를 맞을 때는 나서서 감싸 주었다.

어느 해 여름, 마을에는 이질(痢疾)이 유행하여 많은 사람들이 죽어 갔다. 이질은 설사에 피가 섞여 나오는 무서운 유행성 질병으로 이 불쌍한 소녀 역시 이질에 걸리고 말았다. 큰며느리는 그 사실을 알고 시어머니에게 일러바쳤다.

"그 아인 이제 일도 할 수 없으니 내쫓아 버리죠."

"돈 주고 사온 아인데, 내쫓아 버리면 아까우니 좀 놔두고 보다가 병이 나으면 그때 다시 또 부려먹지."

시어머니는 그렇게 생각하고 소녀를 밭에 있는 헛간으로 내쫓았다. 시어머니가 자기에게 인간 대우를 하지 않는 데 대해 소녀는 마음이 몹시 괴로웠다. 장차 남편 될 사람은 그런 일을 통 몰랐고, 근본적으로 그를 보호하지도 못했다.

"이렇게 사느니 차라리 죽는 게 낫지."

채소밭에는 우물이 있었는데, 소녀는 울면서 우물로 걸어갔다. 소녀는 우물에 빠져 자살을 하려 하였다. 죽어 버리면 이런 고통에서 벗어날 수 있을 것 같았다. 바로 이때 둘째 며느리가 급히 달려와 그녀를 말렸다.

"넌 아직 젊잖아. 앞날이 창창한데, 이런 바보 같은 짓을 하다니! 내가 죽을 쑤어 왔으니 얼른 가서 먹고 기운을 차려. 너무 걱정하지 마. 내가 남편에게 말해 의원을 모셔다가 네 병을 치료해 줄게!"

둘째의 따뜻한 말에 소녀는 마음을 고쳐먹었다. 병에 걸린 소녀는 헛간에서 며칠을 보냈지만, 다시 온다던 둘째 며느리는 나타나지 않았고 소녀는 애타게 기다렸다. 그릇에 남아 있던 죽은 다 먹어 버렸고 배는 고파 눈에서 별이 보였다.

소녀는 너무도 배가 고픈 나머지 논두렁에 가서 풀을 뜯어먹고는 잠시 허기를 달랬다. 그렇게 며칠 풀을 뜯어먹다 보니 이상하게도 몸이 좋아지고 기력을 되찾았다. 소녀는 천천히 몸을 일으켜서 집으로 돌아갔다.

집에 와 보니 어찌된 일인지 현관에 마포(麻布)가 걸려 있었다. 총각인 막내아들이 장차 신부가 될 소녀가 죽었다고 단정을 하고 상복(喪服)을 입고 걸어 나왔다. 두 사람은 서로 보며 놀라서 소리를 질렀다.

"무슨 일이 있나요?"

"네가 아직도 살아 있었구나? 어머니와 큰형수는 네가 이질(痢疾)에 걸려 죽었다고 그러던데. 작은 형수도 그 병에 걸려 누워 있어."

소녀는 급히 둘째 며느리에게로 달려갔다.

"네가 웬일이냐? 어떻게 병이 나았니?"

"나도 몰라요."

"정말 미안하다. 너를 돌봐줬어야 했는데, 나마저 이렇게 누워 있으니…… 그래 그동안 뭘 먹고 지냈니? 굶지는 않았니?"

"아니에요. 저는 풀을 뜯어먹어서 배고프지 않았어요."

말을 하면서 소녀는 풀을 뜯어먹고 기력을 되찾은 일이 머리에 스쳐갔다.

'맞아, 그 풀이 설사를 멎게 했구나!'

소녀는 급히 논두렁으로 나가서 그 풀을 뜯어다 끓여 둘째 며느리에게 갖다 주었다.

"자. 이걸 마셔 보세요. 이것이 이질을 낫게 해요."

과연 둘째 며느리는 씻은 듯이 병이 나았다.

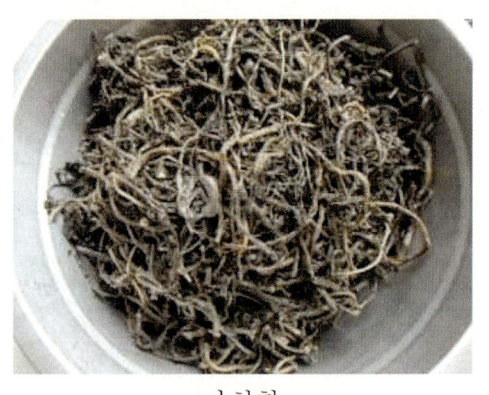

마치현

이 풀은 일종의 비름나물(莧菜)이며 모양이 말의 이빨과 같아 이것을 말의 이빨이란 뜻인 마치(馬齒)와 비름나물 현(莧)을 합쳐서 「마치현(馬齒莧)」이라고 불렀다. 후에 마을 사람들은 마치현이 피가 섞여 나오는 이질에 효과가 있다는 것을 알게 되었다.

마치현은 해열, 해독, 지혈효과가 있어 세균성이질, 종기, 치질, 경부림프절염, 습진, 대하, 자궁출혈, 소변불리 등에 사용한다.

마치현은 난미염(蘭尾炎)을 치료한다. 난미염은 충수돌기염으로 보통 맹장염이라고 부른다. 항문에 통증이 있을 때도 쓰이며, 지네에게 물릴 때 독을 없애준다.

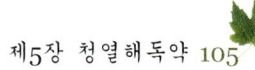

9. 태양을 쏘아
떨어뜨린 사나이

마치현(馬齒莧)

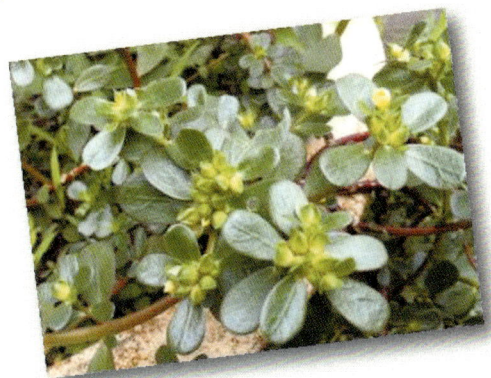

고대 중국의 전설에 의하면, 하늘에 열 개의 해가 나타났다. 이들 해는 천제(天帝)와 그의 부인 희화(羲和)의 아들들이었다. 원래 하루 한 아들씩 천상에 나타나야 하지만 장난기가 발동해 한꺼번에 다 나타나기로 한 것이다.

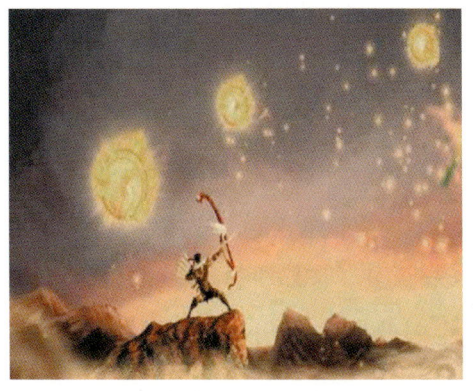

열 개의 해가 뜨자 세상에는 동식물이 죽어가고 강과 바다의 물이 마르는 등 큰 재앙이 닥쳤다. 대지는 태양의 강한 빛으로 거북등처럼 갈라지고, 곡식과 풀들은 말라죽고, 물은 증발되어 사람들은 하늘을

후예사일(后羿射日)

원망하였다. 사람들은 산속의 동굴로 피해 있어야 했다.

그러자 요(堯)임금은 이를 막아 달라고 천제에게 간청하였고, 천제는 후예(后羿)를 지상으로 내려 보냈다.

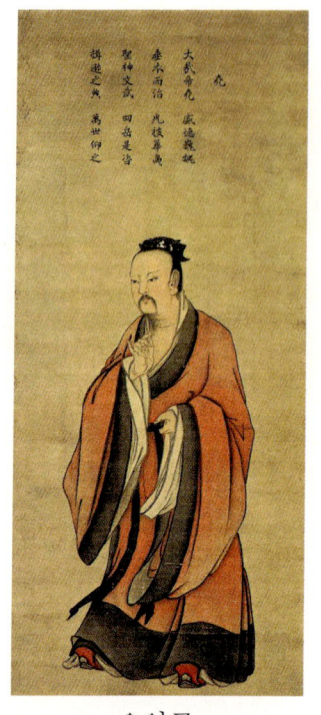

요임금

천상 최고 명궁 후예는 열 개의 화살을 가지고 지상으로 내려갔다. 후예는 지상의 참혹한 모습에 분노했다. 후예는 태양을 향해 활시위를 당겼다. 후예의 화살을 맞은 해는 한 개씩 떨어졌다.

그러나 요임금이 후예 몰래 한 개의 화살을 숨겨두어 해 하나는 남게 되었지만, 후예는 자신의 아들들을 잃은 천제의 노여움을 피할 수 없었다. 후예는 부인 항아(姮娥)와 함께 천상으로 돌아가지 못한 채 지상으로 아주 추방당하였다.

여기에 약초에 대한 또 하나의 전설이 있다.

아홉 개의 태양을 떨어뜨렸을 때 남은 한 개의 태양은 몹시 두려워 급히 마치현(馬齒莧)의 줄기와 잎으로 피해 숨었다. 이렇게 해서 한 개의 태양은 후예의 화살을 피할 수 있었다.

이때부터 태양은 마치현에게 은혜를 보답하기 위하여 태양빛 아래서도 마치현은 말라 죽지 않게 하였다. 한여름에도 다른 식물들은 태양빛 아래 축 늘어져 있지만, 유일하게 마치현은 푸릇푸릇 생기를 띠고 있어 신선한 꽃을 피우고 있다.

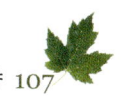

10. 남극선옹의
비방

백두옹(白頭翁)

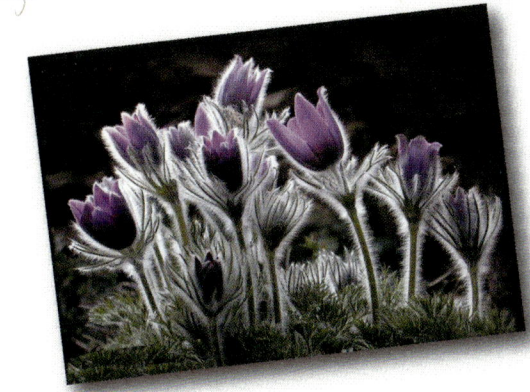

　어느 마을에 한 젊은이가 배가 몹시 아팠다. 통증이 얼마나 심한지 이마에서 팥알만 한 땀방울을 뚝뚝 흘렸다. 젊은이는 허리를 구부려 배를 움켜쥐고는 급히 의원으로 달려갔다. 그러나 가는 날이 장날이라고 의원은 다른 마을로 왕진을 나가고 없었다.

　젊은이는 하는 수 없이 아픈 배를 부여잡고 집으로 발길을 돌렸다. 집으로 가는 도중 통증은 더욱 심해져서 한 발자국도 더 내딛지 못할 정도가 되어 쓰러져 신음을 하고 있었다. 그때, 갑자기 지팡이를 짚은 백발노인이 나타나 젊은이에게 물었다.

　"이보게, 젊은이. 무슨 일인가? 왜 여기에 누워 있지?"

　"저 배가 아파서……"

　"왜 의원에게 가 보지 않고?"

　"……"

　"젊은이, 내가 약초를 구해 주지."

　"……"

　"아, 바로 자네 곁에 있군."

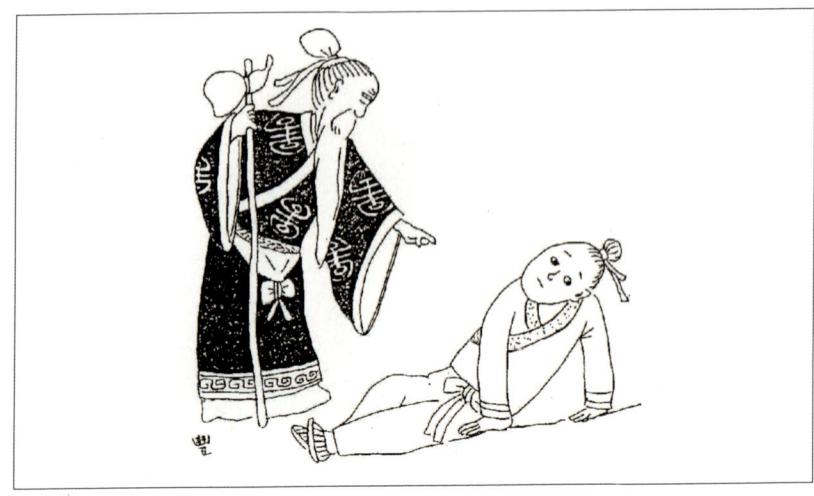

　백발노인이 지팡이로 가리키는 곳을 바라보니 거기에는 하얀
털이 난 야초(野草)가 자라고 있었다.

　"이 약초의 뿌리는 배가 아픈 데 통증을 제거해 주는 효과가
있지. 가져가서 달여 먹어 보아라. 웬만하면 세 차례만 먹으면 나
을 것이다."

　"정말입니까?"

　"이 나이에 내가 무얼 바라고 사람을 속이겠느냐? 이것은 우
리 집에 대대로 내려오는 비방(秘方)이다. 네가 먹고 나은 다음
동네 사람들에게도 알려 주거라!"

　백발노인은 말을 마치고 사라져 버렸다. 젊은이는 반신반의하
였지만, 아픈 배를 움켜잡고 간신히 그 약초를 캐어 엉금엉금 기
다시피 해서 집으로 돌아왔다. 집에 도착하니 복통에다 설사까지
더해 고통이 이루 말할 수가 없었다.

　그는 약초를 깨끗이 씻고 잘게 자른 뒤 물을 붓고 끓여서 저녁

에 한 차례 마시고 그 다음날 또 끓여 마시고 해서 사흘째 되던 날 과연 복통도 말끔히 가시고 설사도 멎었다.

훗날 동네에서 배가 아프고 설사가 멎지 않는 사람이 있을 때마다 젊은이는 마을 어귀에 나가 그 약초를 캐서 환자들에게 나누어주고 그들에게 복용하는 방법도 알려주었다. 과연 복통으로 고생하던 사람들이 약초 달인 물을 마신 뒤 치유가 되었다.

"나이도 아직 어린 젊은이가 어떻게 이런 좋은 약초를 알게 되었나?"

사람들은 기특하면서도 이상하게 생각해서 모두 그에게 물었다. 젊은이는 전에 백발노인을 만났던 이야기를 동네 사람들에게 찬찬히 털어 놓았다.

"그런 일이 있었구나! 그럼 그 노인의 집은 어디지?"

"그 약초의 이름은 뭐지?"

젊은이는 그 당시 그럴 겨를도 없었지만, 백발노인에게 아무것도 물어보지 못한 것을 못내 후회했다. 그래서 이튿날 젊은이는 전에 백발노인을 만났던 장소에 다시 가 보면 혹시 만날 수 있을지도 모른다는 생각이 들었다. 만나면 감사의 인사라도 드리려고 하였다.

그 장소에 가 보았지만, 역시 백발노인은 만날 수가 없었다. 그 일대에 사는 사람들에게 모두 물어보았지만, 어느 누구도 백발노인을 보았다는 사람은 한 사람도 없었다. 젊은이는 실망을 하고 길바닥에 털썩 주저앉아 멍하니 앞을 바라보고 있었다. 그때 제방에 자라난 하얀 털의 야초가 바람에 이리저리 날리고 있었다.

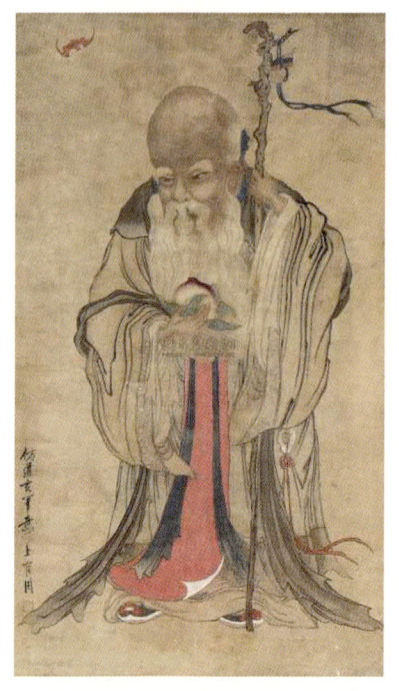

남극선옹(남극수성도, 淸 상관주)

그 모양이 마치 백발노인과도 같았다. 그리하여 그는 자기도 모르게 소리를 질렀다.

"그래, 맞아! 바로 그 노인은 전설 속에 나오는 남극선옹(南極仙翁)이야! 그 신선이 그때 이곳에 와서 나에게 비방을 전수한 거야! 맞아, 여러 사람으로 하여금 이 일을 기억하게 하기 위하여 이 약초를 백두옹(白頭翁)이라고 하자."

백두옹(白頭翁)은 머리가 하얀 노인이라는 뜻으로 그 약초의 열매에는 하얀 털이 3.5~6.5센티미터 정도 나 있다. 마치 백발노인과도 같았다.

백두옹은 할미꽃을 일컫는데, 뿌리에는 아네모닌(Anemonin)이 함유되어 있어 소염, 수렴성 지사제(止瀉劑)로 쓰이며 열성 설사 및 폐경, 지혈에 유효하다.

《일화자본초(日華子本草)》에는 「일체의 풍기(風氣)와 허리와 무릎을 치료하며 눈을 밝게 하여 준다」고 하며 《약성론(藥性論)》에는 「복통을 멎게 하고 설사를 치료하며 치통과 뒷목 밑에 생기는 군더더기를 없애고 뼈마디가 아플 때 치료한다」라

고 씌어 있다. 군더
더기는 나이가 든
남자에게는 뒷목
부분의 피부가 두
꺼워져 있는 것을
말한다.

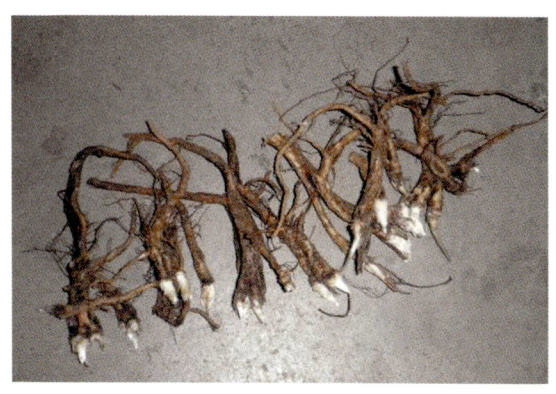
백두옹

피를 동반한 설
사와 복통, 치통을
치료하고 온몸이 쑤시는 것을 치료하며, 목 아래의 임파선염을
치료한다. 모든 풍사(風邪)로 인한 병을 치료하고 허리와 무릎을
따뜻하게 하며, 눈을 맑게 한다.

백두옹에는 아메바 균의 성장을 억제하는 물질이 함유되어 있
어 여자의 질 내의 트리코모나스(Trichomonas)균의 질염에도 좋
은 치료가 되며, 코피를 흘리거나 치질로 인한 출혈에도 좋다.

11. 이독공독
(以毒功毒)

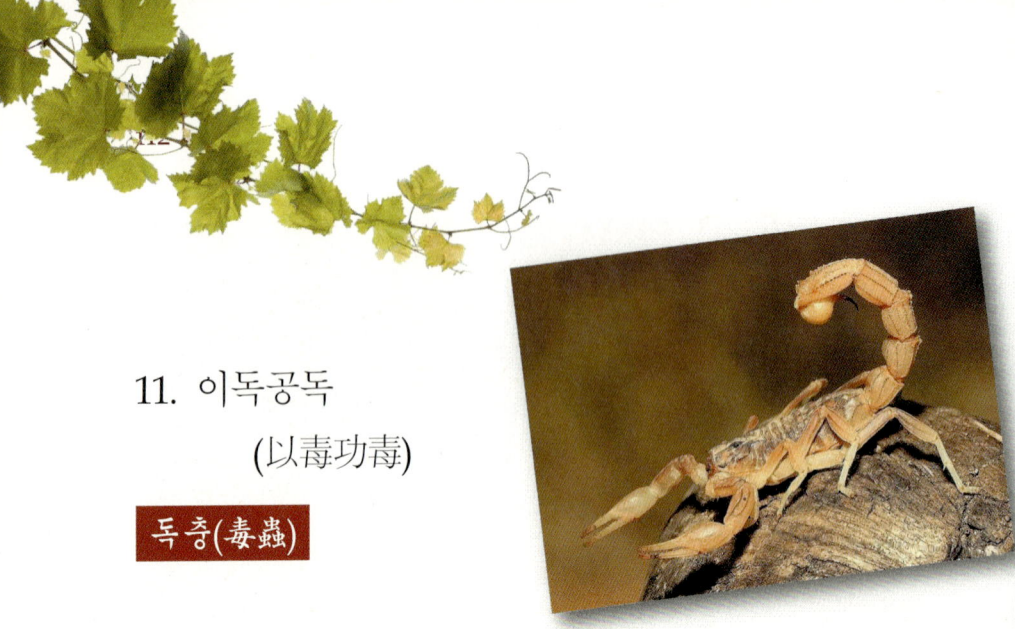

옛날 이 마을 저 마을 물건을 팔고 다니는 한 행상이 있었다. 그 행상은 한쪽 어깨에 긴 막대기를 메고 다녔는데, 막대기에는 소쿠리가 달려 있고 소쿠리 안에는 장사할 일상용품들이 들어 있었다.

행상은 날마다 새벽 일찍 자리에서 일어났다. 부인은 그때까지도 아직 잠에 빠져 있어 자기가 밥을 지어 먹었고, 항상 밥을 먹을 때까지 아직 해가 뜨지 않았다. 그는 컴컴한 새벽에 우물가에 가서 부인이 저녁 찬거리로 준비해 놓은 채소를 깨끗이 씻어 부엌에 가져다 놓았다.

그날도 행상은 매일과 같이 아침밥을 일찍 먹고 소쿠리를 둘러메고 길을 나섰다. 행상을 하며 길을 걸어가고 있는데, 갑자기 배가 아파 왔다. 통증이 몹시 심했다. 마침 날씨마저 가물어 매우 건조한 데다 태양은 내리쬐어 저수지를 찾았지만, 저수지는 말라 바닥을 드러내고 있었다.

장사꾼은 겨우 어느 동네에 다다르게 되었다. 그는 메고 있던 소쿠리를 내려놓고 바로 보이는 집으로 달려 들어갔다. 그 집은 어린아이가 혼자서 놀고 있었다. 어른들은 물을 길러 먼 곳으로 가고 없었다.

"애야! 물 좀 줄 수 있겠니?"

"물이 없어요."

장사꾼은 목이 몹시도 타고 뱃속의 통증은 심해져 죽을 것만 같았다.

"내가 들어가서 물을 찾아봐도 되겠니? 한 모금의 물이라도 좋은데……"

"찾아 보셔요."

물동이고 솥이고 간에 모두 찾아보았으나 물은 없었다. 급히 머리를 드니 바로 머리 위에 선반이 있고 거기에 흙으로 만든 주전자가 있었다. 장사꾼은 황급히 주전자를 내려서 안을 보니 차(茶)물이 절반쯤 있었다.

장사꾼은 생각하고 말고 할 여유도 없었다. 그대로 주전자 꼭지에 입을 대고 물을 벌컥벌컥 다 마셔버렸다. 그런데 이상하게도 물을 다 마시고 나니 배가 편해져서 장사꾼은 어린아이에게 고맙다고 말하고 소쿠리를 메고 다시 시장으로 걸어갔다.

한편, 날이 밝아 장사꾼의 부인이 아침밥을 먹으려고 가마솥을 열었다. 그런데 어찌된 일인지 가마솥 안에는 뱀이 죽어 있었다. 부인은 깜짝 놀라 자세히 보니 독사였다.

"새벽에 채소와 같이 있는 독사를 보지 못하고 급히 끓여서 먹고 나갔으면 남편은 마침내 죽겠군. 어떡하지? 방정맞은 생각

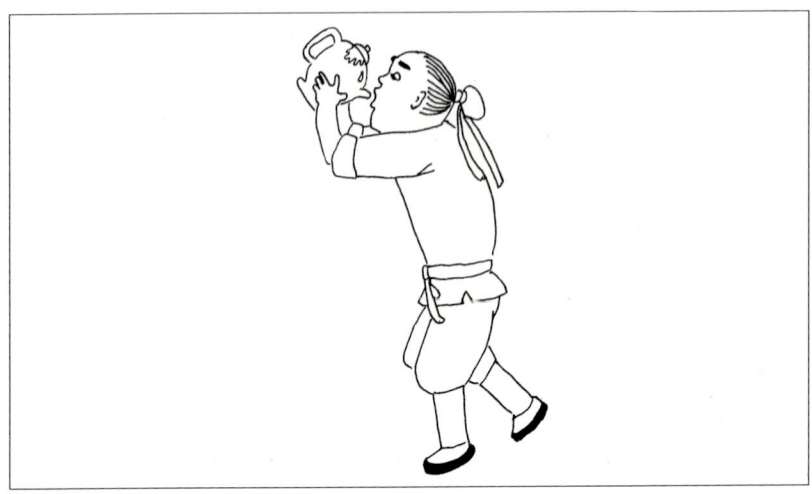

만 드니.”

부인은 밖으로 달려 나갔다. 부인이 시장에서 남편을 발견하였
는데, 남편은 아무 일도 없는 듯 물건을 팔고 있었다. 남편이 부
인을 발견하고는 물었다.

“무슨 급한 일이 있기에 여기까지 왔어?”

“어! 당신 살아 있었구려! 새벽에 당신이 뭘 먹고 나갔는지 알
아요?”

“비름으로 만든 현채탕(莧菜湯)을 끓였지.”

“탕 안에 독사가 있었어요.”

“뭐라고! 그래서 배가 아파 죽을 뻔했군.”

“빨리 의원에게 가 봅시다.”

“아냐! 벌써 나았어.”

장사꾼은 아무 일이 없다는 듯 말했다.

“당신 무슨 약이라도 먹었어요?”

"아냐 아무것도. 다만 하도 목이 타서 어느 집에 들어가 주전자 안에 있는 찻물을 마셨지. 아마도 독사의 독을 해독시키는 성분이 들어 있었나 보지."

장사꾼 부부는 뭔가 이상한 생각이 들어 궁금하기도 한지라 주전자의 물을 먹은 집으로 다시 갔다.

"오늘 아침에 이곳을 지나다가 목이 말라 댁의 집에서 주전자의 물을 먹었습니다. 특별히 감사해서 다시 왔습니다."

"우리 아이는 아무 얘기도 않던데요. 그 주전자는 반 년 이상이나 쓰지 않고 놔두었는데……"

"아닙니다. 그 물이 제 생명을 건졌습니다. 죄송하지만 그것이 무슨 차(茶)입니까?"

주인은 주전자를 꺼내 뚜껑을 열어보고는 기절초풍을 하였다. 주전자 안에는 지내와 전갈이 죽어 있었다.

"그 물은 독(毒)이에요. 빨리 의원에게 가 보세요."

"이젠 괜찮아요. 오늘 새벽에 집에서 나오기 전에 독사탕(毒蛇湯)을 먹게 되었지요. 다행으로 댁의 집에서 지내와 전갈의 독차(毒茶)를 먹게 되어 복통이 나았나 봐요. 독으로 독을 치료하게 된 셈이죠."

이 얘기는 전설인지 실화인지는 모르지만, 독으로 독을 없앤다는 것은 확실하다. 후에 의원들이 독사에서 독을 빼내 약을 만들어 독사에 물렸을 때나 다른 중독증 치료를 하였다.

지내는 오공(蜈蚣)이라고 하며, 식풍(熄風)작용을 한다. 식풍

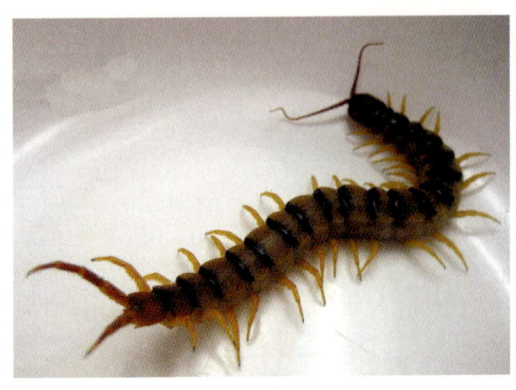

오공(지네)

은 내풍(內風)을 치료하는 방법이다. 내풍에는 실풍(實風)과 허풍(虛風)이 있는데 실풍에는 평간식풍법(平肝熄風法), 허풍에는 자음식풍법(滋陰熄風法)을 쓴다.

식풍작용으로 현운(眩暈 : 머리 어지러움), 고열, 추근(抽筋 : 근육이 뒤틀림), 소아 경기, 전간(癲癇 : 간질병) 등을 진정시키며 통증을 멈추는 효과가 있다. 전갈은 편두통, 악창(惡瘡)과 뱀에 물릴 때 등에 쓰인다.

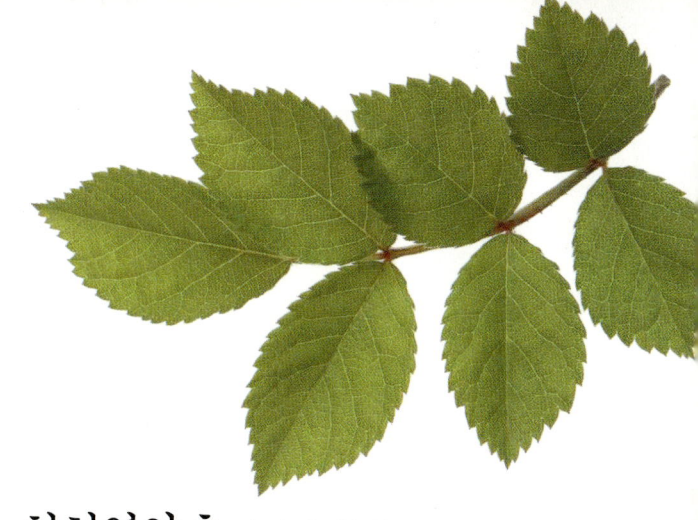

제 6 장 청허열약초 淸虛熱藥草

인체에 심각한 스트레스가 쌓여 그것이 몸으로 나타나는 것이 상열하한(上熱下寒)이다. 이때 열은 대체로 실열(實熱)은 아니고 허열(虛熱)이다. 몸은 음과 양으로 구성되어 있다. 양에는 기(氣)가 속하고, 음에는 혈(血), 진액(津液), 정(精)이 속하는데, 음(陰)이 부족하면 허열(虛熱)이 발생한다. 허열이 생길 때는 양 볼에 불그스레하게 홍조가 생기는데, 이때 이 허열을 없애는 한약재를 청허열약(淸虛熱藥)이라고 한다. 청허열약초로는 청호(靑蒿 : 개똥쑥)·백미(白薇) 등이 있다.

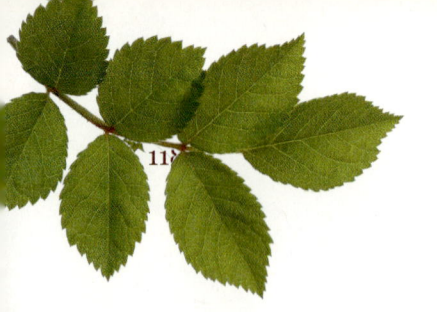

1. 열병환자와 병사

백미(白薇)

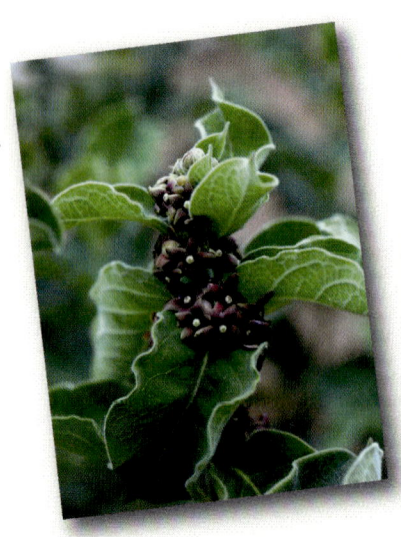

중국 전국시대(戰國時代), 백성들은 흉포한 군사들의 공격이나 전쟁 중의 패잔병과 도적떼들로부터 항상 시달림을 받았다. 그들은 살인과 방화를 밥 먹듯이 하고 부녀자들을 괴롭히고 식량을 약탈하였다.

게다가 승리한 군대는 이긴 포상으로 사병들에게 휴가를 주었다. 이런 사병들은 기회를 틈타서 대낮에도 나쁜 짓을 일삼기 때문에 농민들은 한시도 편할 날이 없었다.

어느 해, 전쟁이 또 시작되었다. 마을 사람들은 안전한 곳으로 피난을 갔지만, 병자는 도망을 갈 수가 없었다. 병자의 처 역시 병에 걸린 남편을 버려두고 마을을 떠날 수 없었다. 부부는 피난을 가지 못하면 위험하다는 것을 알았지만 어쩔 도리가 없었다. 모든 것을 하늘에 맡기는 수밖에 없었다.

어느 날 저녁, 부인이 약을 달이고 있는데 갑자기 문을 두드리는 소리가 났다.

"여보세요! 문 좀 열어주세요."

문을 두드리는 사람의 음성이 매우 다급하고 가련해 보였다. 부부는 서로 얼굴을 보며 문을 열어 주기로 했다. 문을 열자, 다 떨어진 군복을 입은 병사가 문 밖에 서 있었다. 병사는 집안으로 들어오자마자 무릎을 꿇고 부부에게 애걸하였다.

"저를 좀 구해 주세요."

"무슨 일인가요?"

"우리는 싸움에 졌어요. 동료들은 거의 다 죽고 도망을 하고 저는 도망가는 일행과 헤어졌어요. 저에게 옷을 한 벌 주십시오. 이 군복을 입은 채 적군에게 발견되면 죽음을 당할 것입니다."

환자인 집 주인은 병사를 매우 동정하여 부인에게 옷 한 벌을 가져오도록 하고 군복은 대문 밖 개천에다 내다 버렸다.

얼마 안 있어 군대와 말발굽 소리가 들리더니 병사들이 환자의 집으로 들이닥쳤다.

"집안에 숨겨놓은 사람 있지?"

"없습니다."

부인이 말하자 우두머리가 부인의 멱살을 잡고는,

"이 두 사람은 누구지?"

"이분은 제 남편인데 병이 들어 움직일 수 없습니다. 이분은 제가 왕진을 부탁하여 오신 의원입니다. 지금 약을 달이고 있습니다."

우두머리는 약탕기를 발로 걷어차고 부하들에게 명령하여 세 사람을 밖으로 끌어내고 발길과 주먹으로 때렸다. 다른 사병들은 집안에서 값나가는 물건들은 닥치는 대로 끄집어내 가져가고 집에다 불을 지르고는 돌아가 버렸다. 병사들이 멀리 가고 난 후에 그들은 불을 끄고 가구들을 밖으로 끄집어냈다.

"죄송합니다. 나 때문에 당신들이 화를 입어서……."

"개의치 마십시오. 어차피 병들어 오래 살지 못할 목숨입니다."

"경황 중에 잊고 여쭈어 보지도 못했는데, 당신은 무슨 병에 걸렸습니까?"

근 한 해 동안 여러 차례 의원에게 진찰을 받아 보았지만, 어떤 약을 먹어도 치료가 되지 않는군요."

병사는 그에게 다가가 맥을 짚어 보았다.

"당신의 병은 내가 고쳐 주겠습니다. 날이 밝으면 내가 약을 구해 오겠습니다."

이튿날 아침, 병사는 타원형으로 생긴 잎사귀와 검붉은 꽃이 달린 야생초를 한 다발 캐왔다.

"이 뿌리를 깨끗이 씻은 다음 끓여서 국물을 내어 계속 복용하면 좋아질 것입니다. 저를 구해주신 두 분께 감사드립니다. 이제 저는 떠나야겠습니다."

"잠깐만, 당신은 누구시며, 기회가 있으면 다시 만날 수 있을까요?"

"제 이름은 백위(白威)라고 합니다. 만약 기회가 있으면 꼭 다시 방문하겠습니다."

인사를 마친 다음 백위는 떠나갔다. 부인은 백위의 지시에 따라 약초의 뿌리를 끓여 남편에게 복용시켰다. 남편의 병은 점점 좋아져 한 달이 지날 즈음에는 완전히 나았다. 피난을 갔던 마을 사람들이 하나씩 돌아왔다. 그들은 환자가 병이 완전히 나은 것을 보고 놀라 어떻게 치료하였는지 물었다.

"친구가 약을 가져왔습니다. 이것이 약초의 뿌리입니다."

"이 약초의 이름이 뭡니까?"

"저도 모릅니다. 그가 다시 온다고 하니, 다음에 물어보죠."

몇 년이 흘렀지만, 백위는 다시는 그 마을에 나타나지 않았다. 후에 사람들은 그 약초의 이름을 백위(白威)라고 지었는데, 그 후로 언제인지는 모르지만, 백위의 위(威)는 미(薇)로 바뀌었다. 이 두 글자의 중국식 발음이 같고, 약초가 풀 종류이기 때문에 미(薇)에는 풀 초(艹)가 있는 것이 합당하였기 때문이다.

백미(白薇)는 다년초로서 높이 50cm 내외이며, 전체에 털이 밀포되고 줄기는 곧게 선다. 잎은 마주나고 잎자루는 짧고 굵으며 타원형이다. 꽃은 흑자색으로 5~7월에 피며 꽃자루(花柄)가 있고, 꽃받침은 녹색으로 5개로 갈라지며 잔털이 있고, 종자에는 긴 백색 털이 있다. 뿌리 표면은 황갈색이다.

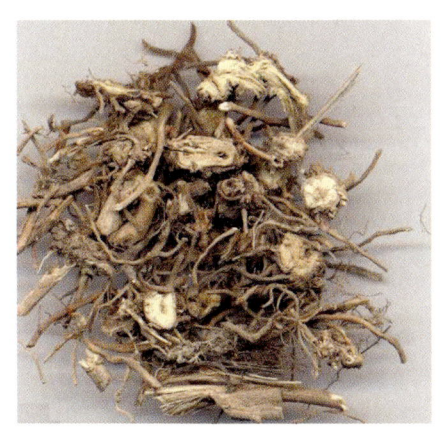

백 미

뿌리와 근경(根莖)을 봄과 가을에 채취하여 이물질을 제거하고 잘게 썰어서 사용한다. 백미는 열로 인한 다면증(多眠症), 임 파선 결절, 신경통에 좋은 효과가 있다. 또 열을 식혀주고 피를 맑게 해주며 소변을 잘 나가게 해주고 종창을 치료하는 데 쓰이 며, 소변에 피가 섞여 나오고 그로 인한 통증이 있을 때도 효과가 있다.

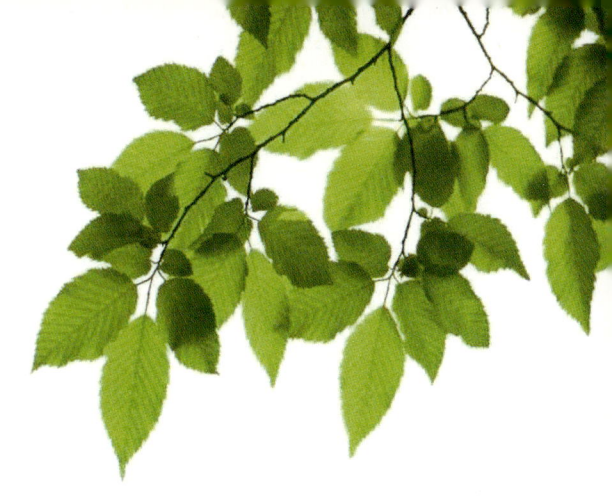

제 7 장 사하공하약초 瀉下攻下藥草

음식물이 몸 안에 적체(積滯)된 것
을 잘 내려가게 하고 사기(邪氣)를 공
격하는 약초이다. 사하공하약초로는 대
황(大黃) 등이 있다.

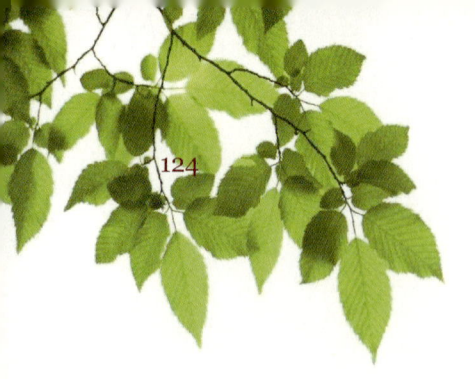

1. 오황선생의 죄

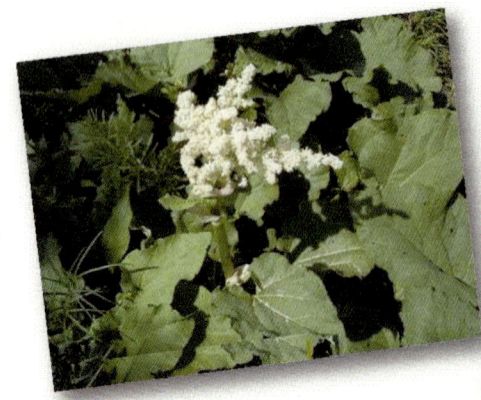

대황(大黃)

약재 가운데 대황(大黃)이라는 것이 있는데, 옛날에는 황근(黃根)으로 불렸다. 그 황근을 대황으로 불리게 된 이야기가 있다.

옛날 황(黃)가 성(性)을 가진 의원이 있었다. 그의 집안은 대대로 약초를 채집하였는데, 그것도 황련(黃連)·황기(黃耆)·황정(黃精)·황금(黃芩)·황근(黃根) 다섯 가지 약재를 주로 채집하였다. 그리고 황의원 대에 와서는 다섯 가지 약재를 사용하여 병을 치료하여 사람들이 그를 「오황선생(五黃先生)」이라 불렀다.

매년 약초가 자라는 음력 3월부터 오황선생은 산에 올라가 약초를 채집하였다. 산기슭에는 조그만 부락이 있었는데, 오황선생은 매년 약초 채집 기간에는 그 부락의 마준(馬駿)이라는 농부의 집에 머물다가 가을이 되면 집으로 돌아갔다. 마준은 부인과 어린아이 셋이 살고 있었으며 오황선생과 마준 식구와는 친분이 매우 두터웠다.

어느 해 봄, 오황선생은 이전처럼 마준의 집으로 가기 위해 산기슭에 다다랐는데, 거기 있어야 할 마준의 집이 보이지 않는 것이었다.

　"마준네 집은 불이 나 전부 탔습니다. 불쌍하게도 부인은 불타죽었고 마준은 아이를 데리고 산속에 있는 동굴로 갔어요."

　부락의 사람이 그에게 알려주었다. 오황선생은 너무 가슴이 아파 마준 부자를 찾으러 동굴로 갔다. 마준은 오황선생을 보자 엎드려 통곡을 했다.

　"모든 것은 이미 불타 잃었고, 이제 용기를 내서 새 삶을 살아야 하지 않겠나. 나랑 약초를 캐면서 생활을 하면 어떻겠나?"

　마준은 오황선생의 말에 악몽과도 같았던 지난 일을 생각하지 않기로 다짐하고, 그날부터 마준 부자는 오황선생을 따라 이 산 저 산을 누비고 다녔다. 불과 반년이 되지 않아 마준은 오황(황련·황기·황정·황금·황근)의 채집 방법을 알게 되었다. 그러나 오황선생은 그에게 오황으로 병을 치료하는 방법을 알려주지 않았다.

　어느 날, 마준이 입을 열었다.

　"선생님, 약초 채집법은 이미 다 알게 되었습니다. 이제 저에게 병을 치료하는 방법을 알려주세요."

　"너는 성질이 급하구나! 의원이 될 때까지는 좀 더 기다려야 한다."

　오황선생은 미소 지으며 말하였다. 마준은 마음속에 불만을 갖게 되었지만 겉으로는 나타내지 못하였다. 이후로 오황선생이 환자를 치료할 때 마준은 어떤 약재를 사용하는지 몰래 엿보았다.

　그러면서 세월은 지나갔다. 마준은 적지 않은 지식으로 오황선생 몰래 환자를 보았고, 몇몇 환자는 자기의 처방으로 약을 복용하고 병이 치유되어 마준은 매우 기뻤다.

어느 날, 오황선생의 출타 중에 빼빼마르고 허약한 임산부가 진찰을 받으러 왔다. 마준이 물었다.

"어디가 불편하십니까?"

"설사를 합니다."

임산부는 힘없이 대답했다.

설사를 멎게 하는 약은 당연히 황련을 써야 하는데 마준은 열을 내리는 황근을 썼다. 환자는 집으로 돌아가 두 첩의 약을 복용한 후에 설사가 더 심해졌으며 이틀 후에는 그만 죽어버리고 말았다.

죽은 환자의 집에서는 마준을 관가에 고발했다. 심문 결과 마준이 처방한 약을 먹고 죽었다는 사실이 판명되어 관가에서 마준을 압송하였다. 오황선생은 소식을 듣고 다급히 관가로 달려가서 사또 앞에 무릎을 꿇고 말했다.

"사또! 제가 죄인입니다. 저에게 벌을 주십시오."

"아니, 오황선생 아니시오! 선생께서 어찌 죄가 있단 말이오? 자초지종을 이야기해 보시오."

"마준은 제 제자입니다. 제가 제대로 가르쳐주지 않은 까닭에 사람을 죽였으므로 제가 죄인입니다."

마준은 급히 입을 열었다.

"사또! 제가 선생님의 처방을 몰래 사용하였습니다. 오황선생께서는 아무런 죄가 없습니다."

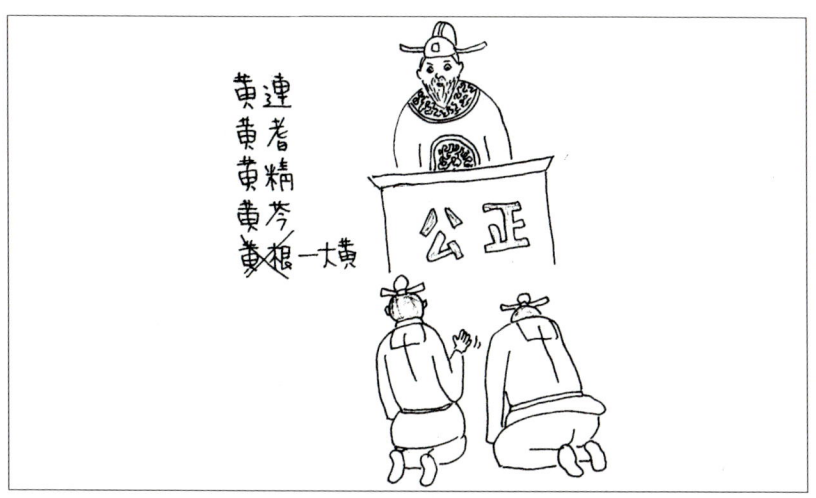

　사또는 오황선생과 마준의 관계를 묻고, 두 사람의 오랜 친분으로 서로 죄를 담당하려는 마음에 감동이 되었고 오황선생의 명성 또한 익히 들어 아는 터라 마준의 죄를 경감하였다.

　"마준은 죽은 가족에게 배상금을 물도록 하라!"

　사또는 그런 다음 두 사람을 석방하도록 분부를 내려 돌려보냈다. 마준은 자기의 행위를 뉘우치고 오황선생 앞에 무릎을 꿇었다.

　"저는 선생님의 말을 듣지 않은 까닭에 이런 일이 발생되었습니다. 이후로는 마음을 고쳐먹겠습니다."

　"의술을 배우는 일에 절대로 조급함이 있어서는 안 된다. 만에 하나 약을 잘못 쓰면 이번처럼 사람의 생명을 빼앗을 수가 있느니라."

　그런 이후로 마준은 묵묵히 약초를 채집하는 일에만 전념하였다. 그의 성격은 완전히 바뀌었고, 모든 사물을 보는 일이 조심성 있고 진지하게 되었을 때 오황선생은 그에게 의술을 가르쳤다.

약을 잘못 사용하여 귀중한 생명을 잃는 교훈을 영원히 마음 속에 기억하도록 오황선생은 다섯 가지 약초 중에 하나인 황근(黃根)을 대황(大黃)으로 바꾸었다. 약재의 구별에 혼동을 일으키지 않고, 훗날 똑같은 착오가 없도록 경각심을 주기 위해 이름을 대황으로 바꾼 것이다.

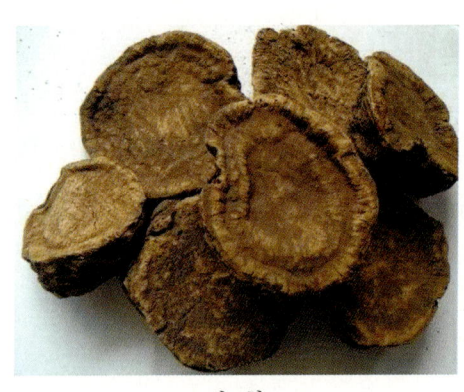

대 황

대황은 변비에 사용하며 또한 출혈이 있을 때, 폐경 또는 어혈로 종양이 있을 때 치료한다. 포도구균(staphylococcus aureus), 탄저간균(anthrax bacillus), 고초간균(hay bacillus), 용혈성련구균(hemolytic streptococcus)을 억제하고, 흑색종(melanoma), 유선암, 복수암을 억제하는 항암작용이 있으며, 기관지의 경련을 없애주고 건위작용도 하며 췌장액 분비를 촉진하고 소변을 이롭게 한다. 또한 노화를 방지하는 좋은 약초이다.

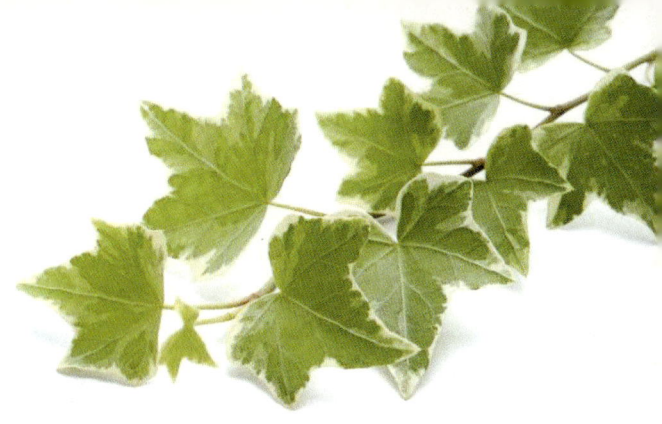

제8장 거풍습약초 祛風濕藥草

풍습사(風濕邪)를 없애고 풍습사로 생긴 병증을 낫게 하는 한약. 일반적으로 맛이 맵거나 쓰고 성질이 따뜻하며 주로 간경(肝經)·신경(腎經)에 작용한다. 경맥이 잘 통하게 하며 통증을 멎게 하므로 주로 비증(痺證), 관절이 아픈 증세와 운동장애, 반신불수, 팔다리가 오그라드는 데 쓴다. 거풍습약초로는 오가피·위령선(威靈仙)·상기생(桑寄生)·창출(蒼朮) 등이 있다.

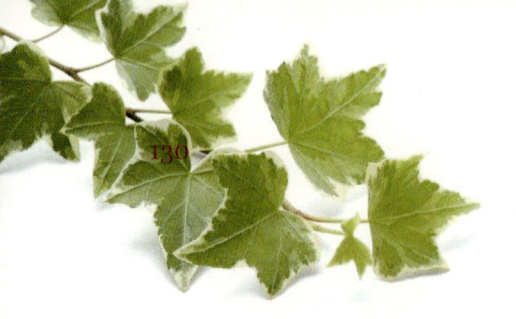

1. 병든 남편에 대한
아내의 순애보

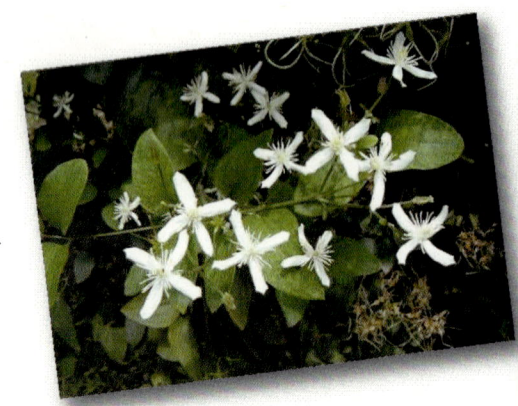

위령선(威靈仙)

　중국 하남성(河南省)에 고도 낙양(洛陽)이 있고, 낙양의 남쪽, 즉 숭현(嵩縣)의 서남쪽에는 광대한 산맥이 있는데, 그 산맥에는 소가 엎드린 모양의 복우산(伏牛山)이 있다. 복우산에는 한 작은 산간마을이 있는데, 그곳에 금슬이 좋은 한 부부가 살고 있었다. 그들은 부모도 없고 자식도 없었다. 부부는 항상 같이 일을 하여 생활에는 그다지 곤란을 겪지 않고 살고 있었다.

　어느 해 9월, 매년 항상 그때면 가을바람이 불어와 서늘한 날씨였는데, 그 해는 유난히도 무더운 날씨가 계속되었고, 태양이 기울어진 후에는 날씨가 서늘하지만, 낮에는 불볕더위가 계속되는 데다 열풍이 온 마을을 휩쌌다. 그래도 그 해는 적당한 비로 마을 사람들은 풍년을 기약하며 풍성한 수확을 눈앞에 그리고 있었다.

　어느 날 밤, 남편은 밭일을 마치고 집으로 돌아왔다. 얼굴이 온통 흙투성이라 부인이 대야에 물을 떠다 주었다.

　"얼굴을 씻으세요."

남편이 얼굴을 씻는 동안 부인은 밥상을 차려 왔다. 밥상에는 술이 있었다. 그는 부인에게 감사하며 부인과 이야기를 나누며 식사를 했다. 식사가 끝나자, 남편은 부인에게 말했다.

"먼저 잠자리에 들어요."

그는 술을 마신 탓으로 온몸에 열이 나서 문 밖 계단 돌기둥에 기대고 앉아 바람을 쐬고 있었다. 밭에서 일하는 것이 힘들지만, 저녁의 술과 음식으로 하루의 피곤을 잊어버렸다. 그러다 그는 돌계단에 앉아서 잠이 들고 말았다.

먼저 잠자리에 든 부인이 자다가 밤중에 깨어 남편이 없는 것을 알고 남편을 부르면서 문 밖으로 나왔다. 돌기둥에 기대서 자고 있는 남편을 깨우니, 그는 이미 바람을 맞아 사지를 쓰지 못했다. 남편은 일어서려 했지만, 그만 땅바닥에 쓰러지고 말았다. 부인은 남편을 부축해서 방으로 들어와 다리를 주물러 주며 남편에게 물었다.

"도대체 어떻게 된 일이에요?"

날이 밝자, 부인은 급히 의원을 청해 왔다. 약을 복용했는데도 병은 낫지 않고 점점 더해졌고, 아내는 성성껏 간호하여 주었다.

아내가 남편의 병을 간호해 온 지도 어느덧 10년이란 세월이 흘렀지만, 남편은 중풍으로 하지를 못 쓰게 되었고, 손발까지 마비가 왔다. 온몸이 풍습사(風濕邪)의 침입으로 혼자서는 돌아눕기조차 곤란하였다.

병에 걸린 남편은 자기 아내가 자신의 병간호로 몸이 쇠약해진 것을 보고 부인에게 말했다.

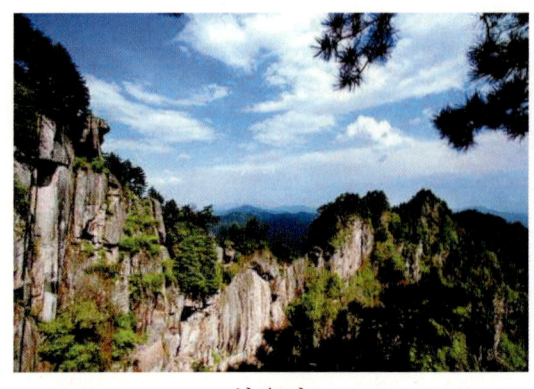
복우산

"여보, 내 병은 결코 나을 수 없는 병인가 보오. 매일 당신이 나를 위해 병간호를 하다 보니 당신도 쇠약해졌구려. 이제 당신 몸을 생각해서라도 이제 그만 나를 버려두오."

남편은 말이 끝나자 눈물을 주르륵 흘렸다.

"아니에요."

부인은 남편을 끌어안고 울었다.

"내가 곧 당신 병을 고쳐 드리겠어요. 시간이 얼마나 걸리더라도 꼭 고쳐 드리겠어요. 만약 병이 낫지 않으면 나도 당신을 따라가겠어요."

두 사람은 한없이 눈물을 흘리다가 부인이 말했다.

"내일부터 우리 힘을 합해 병을 치료합시다."

이튿날 아침, 부인은 인근 사람을 청하여 자기 남편을 참대로 만든 가벼운 침대 위에 눕혀 사람이 왔다 갔다 하는 길에다 내놓고 남편의 곁에 앉아 소리를 쳤다.

"제발 남편의 병을 좀 고쳐 주셔요!"

길가는 사람들이 모두 동정해서 발걸음을 멈추었다. 이렇게 하루 이틀이 지나고 열흘이 지났다. 이제는 부인도 지쳤다. 남편이 부인에게 말했다.

"벌써 여러 날이 지났소. 아직도 나를 구해 주겠다는 사람이 나타나지 않고 있소. 이러다간 당신도 병에 걸려 눕게 되겠소. 집으로 갑시다."

들녘으로 황혼이 지고 어느 사이 밤이 다가와 많은 집들의 불빛이 보였다. 그때 부인 앞에 한 사람이 나타났다. 그는 지팡이를 짚고 어깨에는 큰 보따리를 둘러메고 있는 흰 수염을 늘어뜨린 노인이었다. 그 노인은 바로 의원이었다.

"당신 남편의 병은 풍습사(風濕邪)로 온 중풍입니다."

노인은 어깨에 멘 보따리를 내려놓더니 약초를 꺼냈다.

"부인, 이젠 걱정 마시오."

부인은 무릎을 꿇고 감사의 뜻을 표시하였다. 10여 년 동안 매일 남편의 병을 위하여 살다가 마지막에는 거리까지 나왔는데, 마침내 의원을 만나 희망이 있다고 생각하니 울음이 터져 나왔다. 남편도 울었다. 부부는 의원을 모시고 집으로 왔다. 의원은 부인에게 약을 달이는 방법을 일러주었다.

이튿날 아침, 의원은 약초를 부인에게 보여주었다.

"이런 약초는 이 근방에서도 구할 수 있습니다."

의원은 부인을 데리고 산으로 가서 약초를 채집하였다. 부인은 약초를 캐면서 말했다.

"의원님! 정말 이 풀로 병을 고칠 수 있습니까?"

부인은 믿기가 어려웠다. 산에는 이런 풀이 많았다. 얼마 안돼서 바구니는 약초로 가득 찼다. 집으로 돌아와 작은 뿌리는 잘라

버리고 물에 불렸다가 뿌리를 손가락 마디씩 잘라 말린 후 쌀로 만든 황주(黃酒)에 넣어두었다가 가마에 넣고 끓여 환자에게 하루에 세 번씩 복용시키고, 또 약재를 가루를 내어 식초와 반죽하여 사지의 관절에 싸매 주었다.

며칠 안돼서 환자는 사지를 움직이기 시작하고, 한 달 후에는 점점 나아지더니 몇 개월 뒤에는 지팡이를 짚고 걸을 정도가 되었다. 10여 년을 병마에 시달린 남편은 정말 상상조차 할 수 없을 정도로 좋아졌다. 어느 날 아침, 부부와 의원은 아침식사를 마치고 이별을 하였다.

"의원님, 우리 집에 더 계십시오. 우리 부부는 참으로 무엇으로 보답을 해드려야 할지 모르겠습니다. 우리는 자식도 없고 부모 형제도 없습니다. 우리가 친부모처럼 모시겠습니다."

"감사하오. 하지만 다른 곳에서도 나를 기다리는 사람들이 있습니다. 무엇보다도 이 약재를 만드는 방법을 기억하여 두시오. 이후 이 마을에 같은 환자가 생기면 당신들이 나처럼 그들에게 가르쳐 주시오. 그러면 많은 환자들을 구할 수 있을 것이오."

그리고 의원은 떠나갔다.

"의원님! 이 약의 이름은 무엇입니까?"

"아직 이름이 없는데……"

의원은 쫓아와서 물어보는 부부에게 말했다.

"위령선(威靈仙)이라면 어떨까?"

"위령선?"

"위(威)는 강하다는 의미이고, 영선(靈仙)은 효력이 신선(神

仙)과 같이 영험한 의사라는 뜻이오."

의원은 크게 웃고는 길을 떠났다.

이때부터 복우산 일대의 사람들은 그 약초를 위령선이라 불렀으며, 풍습사(風濕邪)로 인한 신경통, 무릎과 허리의 통증, 마비 등에 위령선을 사용하여 좋은 효과를 보았다.

위령선, 즉 으아리는 우리나라 각처의 산과 들에서 자라는 낙엽 덩굴식물이다. 효능은 풍을 없애주며 허리와 무릎이 시리고 아플 때 효과가 있다. 경락이 막힌 곳을 풀어주고 순환이 잘 되게 하

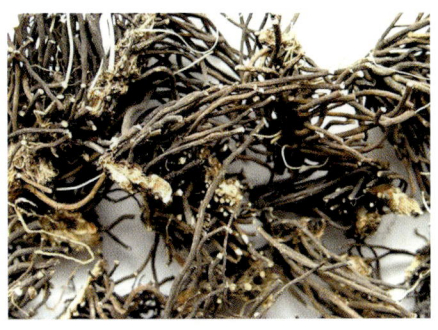
위령선

여 통증을 완화시켜 주는 작용이 있어 풍이나 습으로 몸이 아프고 쑤신 증상을 멎게 한다.

설사와 이질, 탈항, 임산부의 부종, 토사곽란, 장에 가스가 차고 소리가 날 때 효과가 우수하며, 이뇨작용도 뛰어나 신장염으로 인한 부종에도 좋다. 그러나 아네모닌과 아네모놀 독성 성분이 들어 있어 한 번에 너무 많은 양을 사용해서는 안된다.

신경통, 안면신경마비, 중풍, 편두통, 근육마비, 류머티즘 관절염, 손발의 마비, 특히 관절염으로 걸음을 걷지 못하는 환자가 아침에 위령선을 복용하면 저녁에 걸어 다닐 수 있을 만큼 약효가 빠르다.

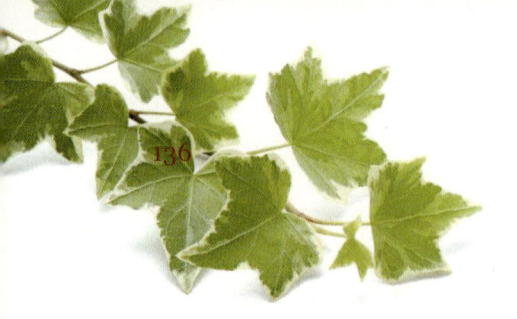

2. 동자승의 꾀

위 령 선(威靈仙)

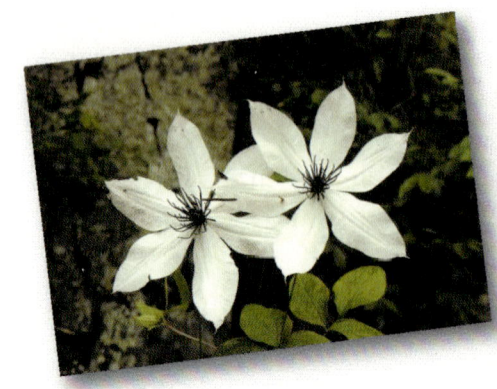

중국 양자강(揚子江) 남쪽 기슭에 큰 산이 있고 산중에는 위령
사(威靈寺)라는 오래된 절이 있다. 위령사에는 한 늙은 스님이 있
는데 약초에 대한 연구를 많이 하였고, 게다가 풍습병(風濕病 :
신경통)과 뼈가 목에 걸렸을 때 쓰는 약초에 대하여 자세히 알고
있었다.

이 지역 사람들은 바람이 불고 비가 자주 와서 그런지 풍습병
에 걸린 사람이 상당히 많았고, 그 밖에 수렵을 하는 사냥꾼들이
노획한 동물의 뼈가 목에 걸리는 일이 흔히 있었다. 그럴 때마다
마을 사람들은 절을 찾아가 스님에게 치료받았다.

위령사의 늙은 스님은 술수가 많은 사람이었다. 환자가 오면
먼저 불상 앞에다 향을 피우고 경을 외고 난 다음, 향을 피우고
난 재를 환자에게 주어 마시게 하였다. 이상하게도 환자가 향불
재를 물에 타서 마시고 나면 병이 나았다. 늙은 스님은 그때마다
말했다.

"이것은 석불의 자비입니다."

이런 식으로 스님은 많은 향불 헌금을 거두어들였다.

실제로 그는 먼저 약을 끓여서 그릇에 담아 놓고 향불 피운 재를 그 그릇에다 부어 마시게 했던 것이다. 그러나 마을사람들은 조금도 그런 눈치를 채지 못했고, 마음속으로 위령사의 불타(佛陀)가 매우 영험한 줄 믿었고, 한편으로 늙은 스님을 존경하여 살아 있는 부처로 여겼다.

이렇게 되니 위령사 부근은 말할 나위도 없고, 먼 지방에서까지 많은 사람이 찾아와 복을 빌며 기원을 하였다. 향불재의 소문으로 많은 선남신녀(善男信女)들을 속였지만, 약초를 채집하여 끓이는 위령사의 동자승만은 이런 사실을 환히 알고 있었다.

동자승은 약을 달이는 일 외에도 많은 잡다한 일을 하여 아침 일찍부터 저녁 늦게까지 쉴 틈이 없었다. 그런데도 늙은 스님은 항상 그에게 좋지 않은 얼굴을 했다. 동자승을 마치 소나 말과 같이 부려먹고 온종일 욕을 해대며 때리기까지 하였다. 동자승은 노승이 자기한테 너무 심하게 대한다고 생각하였다.

'좋아! 앞으로 약을 달이라고 시키면, 사람에게 해가 가지 않는 다른 약을 달여 주자.'

어느 날, 사냥꾼이 목에 동물 뼈가 걸린 어린아이를 데리고 와 치료해 주기를 청했다. 생불(生佛)인 노승은 항상 똑같이 향불을 피우고 남이 알아듣지 못하는 소리로 경(經)을 중얼거렸다.

"태양은 동에서 서로 넘어가고, 손에 금 채찍을 쥐고 소를 몰며, 양자강의 물은 크게 외치며 굽이굽이 흐르고, 아미타불(阿彌陀佛)에게 청하오니 이 아이의 병을 고쳐 주소서!"

노승은 경을 끝내고 향이 거의 다 탔을 때 향의 재를 미리 준비한 약사발에 넣고 저어 어린아이에게 먹였다. 전 같으면 향불재를 먹고 난 후 목구멍에 걸린 뼈가 녹아서 내려갔는데, 어찌 된 일인지 이번에는 듣지 않았다.

"네 몸은 부정(不淨)하여 부처가 화가 나셨다. 돌아가라! 부처가 네 일에 자비를 베풀기를 원치 않는다."

사냥꾼은 도리가 없어 머리를 숙이고 한숨을 쉬며 불당을 나왔다. 동자승은 이런 모습을 보고 어린아이가 목에 뼈가 걸려 아파하는 것을 동정하여 후문까지 쫓아갔다.

"생불이 고치지 못한다면 이 약을 마셔 보셔요."

사냥꾼은 어린아이에게 동자승이 갖다 준 약을 먹였다. 얼마 안돼서 뼈가 녹아 내려 어린아이는 나았다. 사냥꾼은 동자승에게 감사하다고 몇 번이나 절을 하고 집으로 돌아갔다.

이 사건이 있은 후로 생불의 향불 재는 영험이 없어졌고, 그럴 때마다 환자에게 불심이 부족해서 부처가 생명을 구해주지 않는다고 하였다. 이런 일이 한 번 두 번 계속 발생하자, 사람들은 노승의 향불재가 병을 치료할 수 없다고 여겨 위령사의 향불 헌금은 날이 갈수록 줄어들었다.

그와는 반대로 동자승을 찾는 사람은 날이 갈수록 늘어났다. 마을 사람들은 이런 말을 하였다.

"위령사의 앞문에 있는 향불재는 병을 못 고치지만, 뒷문에 있는 약은 매우 효험이 있다."

동자승은 노승이 전혀 눈치를 채지 못하게 환자들에게 몰래

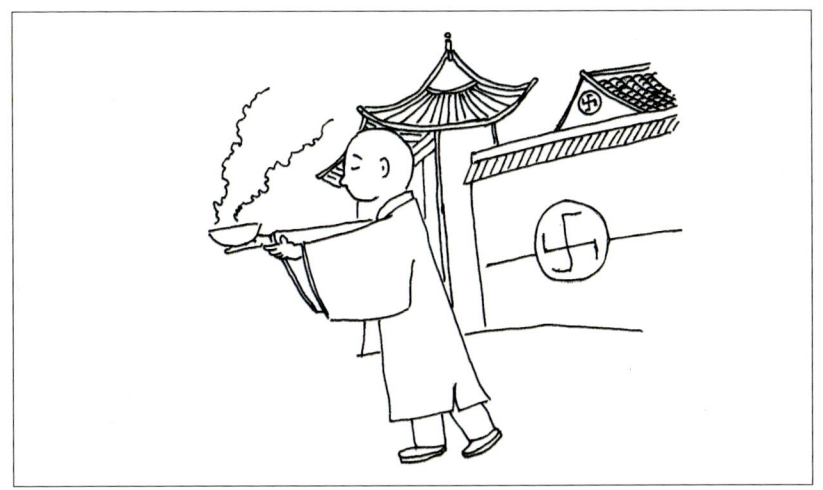

약을 주었다.

어느 날, 풍습병에 걸린 나무꾼이 찾아왔다. 그는 뒷문으로 가는 것을 잊어버리고 직접 불당으로 가서 동자승을 찾았다. 그래서 끝내는 노승이 알게 되었다.

'오라! 향불재가 효력이 없어진 원인은 요 동자승 놈에게 있구나.'

노승이 사실을 알게 되자, 온몸이 떨리고 이가 부득부득 갈렸다. 어찌나 괘씸한지 동자승을 불러 치도곤을 치려했지만, 나무꾼이 앞에 있어 그렇게는 하지 못하고 억지로 참았다. 마침내 노승은 참다못해 동자에게 가려고 계단을 내려오는데, 그만 발을 헛디뎌 굴러 떨어져 그 자리에서 죽어버리고 말았다.

뒷날, 동자승은 위령사의 주지가 되었고, 그는 풍습병과 뼈를 연화(軟化)시키는 약초로 병자들을 고쳐 주고, 돈이 없는 가난한 사람들에게는 돈도 받지 않았다.

이 약초는 잎은 작게 자라고 가을에 하얀 꽃이 피었다. 스님은 이 약초를 끓이면서도 약초의 이름은 알지 못했다. 나중에는 위령사에 약을 구하는 사람이 날이 갈수록 많아지고, 약초가 선인초(仙人草)와 같이 효력이 있어서 절의 이름을 따서 위령선(威靈仙)이라고 하였다.

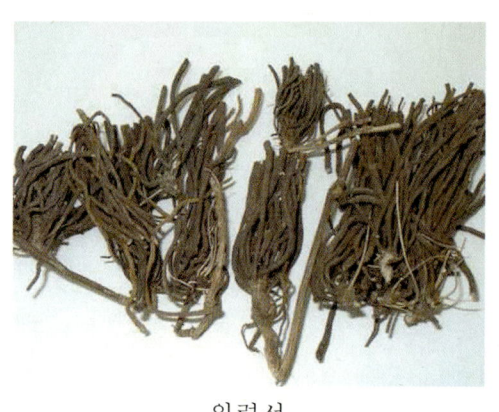

위령선

위령선은 아네모닌(Anemonin)과 맹독성 휘발성분인 아네모놀(Anemonol)이 함유되어 있어 많은 양을 먹는 것은 금물이다. 위령선은 순환계통과 평활근에 자극을 주며 혈당을 강화시키고 이뇨작용을 한다. 무릎과 허리가 차고 시릴 때, 학질·파상풍·편도체염·신경통에 유효하며 뼈가 약할 때 도와주고 몸의 경락을 잘 순환시킨다.

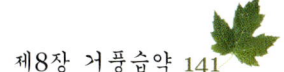

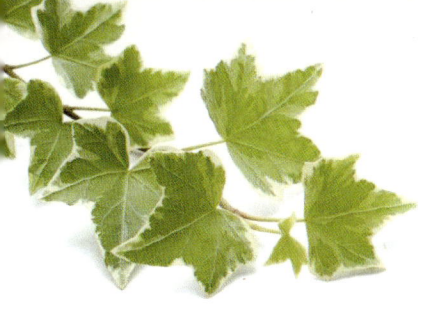

3. 하인의 꾀

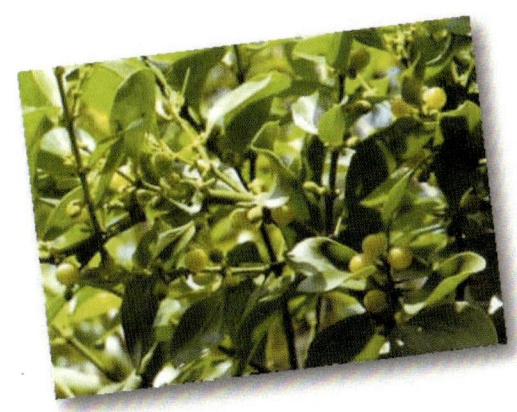

상기생(桑寄生)

옛날, 어느 고을 부잣집 아들이 풍습병(風濕病 : 신경통)에 걸렸다. 증세는 허리가 아프고 무릎에 통증이 심해 움직일 수가 없어 오랫동안 병상에 누워 있었다. 의원들에게 치료를 받아 보았지만, 아무 효과가 없었다.

어느 날, 부자는 남산(南山)에서 약초를 재배한다는 사람에 대한 이야기를 들었다. 즉시 약초 재배하는 농부를 청하여 아들의 병에 처방을 내리도록 하였다. 부잣집에서 남산까지는 약 20리정도 거리였다. 그래서 부자는 어린 하인을 시켜 하루걸러 그곳에 가서 약을 가져오도록 하였다.

약 재배 농부가 주는 약초는 매번 달랐으며, 아들의 병은 조금도 낫는 기색이 보이지 않았다. 그 해 겨울은 눈이 예년에 비해많이 내렸다. 며칠간 계속해서 눈이 한 자씩이나 쌓이는 바람에하인은 다리가 푹푹 빠지는 길을 걸어서 간신히 다녀오곤 했다.

그런 어느 추운 날, 하인은 면 솜이 없는 얇은 옷을 입고 있어온몸이 와들와들 떨려 20리나 되는 남산까지 가기가 싫었다.

"약을 안 가지고 돌아간다면 주인이 난리가 나겠지?"

그는 마을 밖 길가에 서 있는 한 그루의 큰 뽕나무를 발견하였다. 그 뽕나무에는 구멍이 나 있고 그곳에 많은 가지가 나와 있는 것을 보았다.

"옳지! 이것이 우리 도련님의 약과 매우 비슷하구나. 어쨌든 이것을 먹는다고 나쁠 건 없겠지. 오늘은 이걸 따가지고 가자."

그래서 어린 하인은 가지를 꺾어서 근방에 사는 친구 집에 가서 잘게 잘라 종이에 싼 다음 남는 시간은 친구 집의 일도 도와주고 몸도 녹이고 한 다음 주인 집으로 돌아갔다. 주인은 전과 마찬가지로 하인을 시켜 약을 달여 아들에게 먹이게 하였다.

어린 하인은 주인이 전혀 눈치를 채지 못하자, 그날 이후로는 이틀에 한 번 다녀오는 남산에는 가지 않고 그 큰 뽕나무에 기생하는 나뭇가지를 따가지고 친구 집에서 놀다가 오는 일이 일과가 되었다.

그 춥던 겨울도 가고 봄이 찾아왔다. 눈은 녹고 부잣집 아들의 병은 점점 좋아졌다. 남산의 약초 재배 농부는 부잣집 아들의 병이 좋아졌다는 소식을 듣고 이상하게 생각하였다.

"겨울 들어서는 한 번도 약을 가져가지 않았는데, 도대체 무슨 약을 먹고 좋아졌나?"

어느 날, 약초 재배 농부는 부잣집을 방문하였다. 그가 집 앞에 당도하자, 마침 하인 소년과 마주쳤다.

'이거 큰일 났다! 농부와 주인이 만나면 모든 일이 탄로가 나 버릴 텐데. 이제 꼼짝없이 죽었구나!'

어린 하인은 이렇게 된 바에야 모든 일을 농부에게 털어놓기로 마음먹었다.

"제가 잘못했습니다. 저를 용서해 주세요. 제발 주인께 이르지 마세요."

어린 하인은 연신 고개를 숙이고 두 손 모아 빌었다.

"아니, 대관절 무슨 일이기에 네가 이렇게 나에게 비는 게냐? 주인께 이르지 말라니, 도대체 네가 무슨 일을 저지르기라도 했단 말이냐?"

어린 하인은 자초지종을 애기했다.

"그래, 네가 마을 밖 길가의 뽕나무 구멍에 있는 작은 가지를 따다 주었단 말이지? 뽕나무에 기생하는 가지가 풍습병을 치료한다는 말은 들어 본 적이 없는데……"

약초 재배 농부는 하인 소년을 데리고 마을 밖에 가서 뽕나무에 기생하는 회화나무(槐樹) 잎과 같이 생긴 잎과 가지를 따가지고는 그대로 남산으로 돌아갔다.

"내가 한번 시험해 보자."

과연 풍습병(風濕病) 환자에게 달여 먹여 보았더니 효과가 좋았다. 그래서 뽕나무에 기생한다는 뜻의 뽕나무 상(桑)과 기생(寄生)을 합하여 「상기생(桑寄生)」이라고 이름 지었다.

상기생은 다른 나무에 기생하여 사는 반 기생식물이다. 형태가 마치 새가 그 위에 서 있는 것과 비슷해 보이기 때문에 기생수(寄生樹), 우목(寓木), 조목(蔦木), 겨우살이라고 불렀다. 이 약은 냄

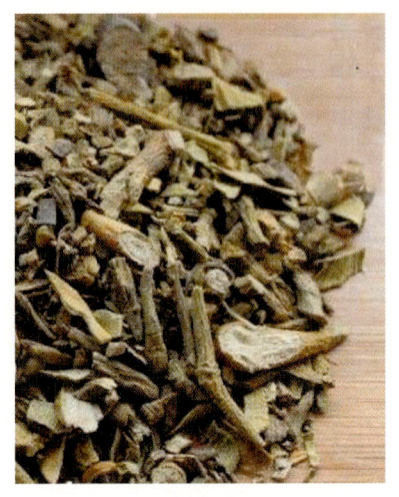

상기생

새가 거의 나지 않고, 맛은 쓰고 달며, 기운은 뜨겁거나 차갑지 않고 평하다.

혈압을 떨어뜨리며, 이뇨작용과 척수회질염(脊髓灰質炎)에 유효하며, 장도(腸道)의 병독을 없애준다. 또 간장(肝臟)과 신장(腎臟)을 보하여 근육과 뼈를 강하게 만들어 준다. 몸의 경락을 잘 통하게 하며 임산부에게는 태아를 안정시킨다. 또한 허리와 무릎이 시리고 아플 때와 산후에 젖이 잘 나오지 않을 때 효과가 있다. 또한 관상동맥을 확장시켜 혈류량을 증가시키고 혈소판 응집을 억제하고 혈전 형성을 막아준다. 혈압을 떨어뜨리며 소변도 원활하게 하여준다.

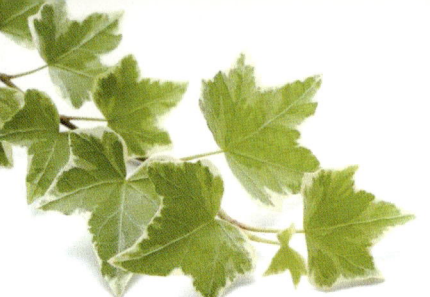

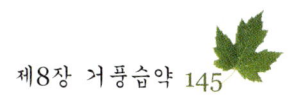

4. 술독에 빠진 뱀과 사람

오풍사(烏風蛇)

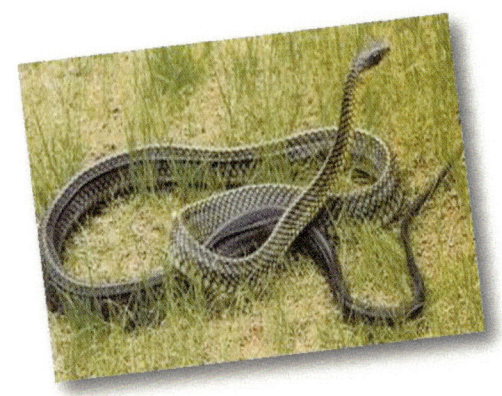

옛날 어느 고을 술 만드는 양조장에서 화롯불을 관리하는 젊은 사람이 있었다. 오랫동안 술 만드는 일을 해온 까닭에 그는 습기(濕氣)의 영향을 받아서 머리에 부스럼이 생기기 시작하였다. 부스럼이 점점 번져 온 몸으로 번졌고, 나중에는 손발의 관절에 통증이 생기고 몸을 자유자재로 움직이기가 힘들어졌다.

양조장 주인은 그런 젊은 청년이 눈엣가시처럼 여겨졌다. 때때로 그에게 대놓고 못할 소리를 하더니, 마침내는 그를 품삯도 주지 않고 내쫓아 버렸다. 청년은 어떻게 대항할 방법이 없었다. 그는 어려서 부모를 잃고 어디 갈 곳도 없었다.

"어차피 길에서 얼어 죽든지, 아니면 굶어 죽든지 마찬가지다. 그럴 바엔 여기서 죽는 게 낫겠다."

마침내 그는 죽기로 작정을 했다.

"여기는 술이 많으니까 술을 잔뜩 마시고 죽든지, 아니면 술독에 빠져 익사해 버려야지."

그는 이왕 죽을 바에야 주인에게 복수도 할 겸 자살할 적당한 방법을 생각하였다.

저녁이 되어 청년은 주위 사방이 컴컴해지기를 기다려 뒷마당으로 살금살금 빠져나갔다. 뒷마당에는 담근 지 오래된 큰 술독이 있었다. 청년은 술독 뚜껑을 열고 술을 퍼마시기 시작했다. 이렇게 술을 마시는데, 얼마나 마셨는지 모를 정도로 마시고는 그는 정신이 혼미해지더니 인사불성이 되었다.

이튿날 아침, 날이 밝아오고 새벽 찬 바람이 그를 깨웠다.

"이렇게 해도 죽지 않는구나. 날이 벌써 밝아 오는군. 주인에게 발각되면 안 되지."

끝내 청년은 큰 술독에 빠져 버렸다. 그때 마침 사람이 지나가다 소리를 들었다.

"아니, 사람이 술독에 빠졌다! 사람 살려!"

사람들은 급히 뒷마당으로 달려와 청년을 술독에서 건져 내었다. 주인의 욕 소리에 취한 술이 깨었다. 주인은 무섭게 화를 내며 말했다.

"죽고 싶으면 나가서 죽지! 잘 만든 술을 망쳐 놓다니!"

끝내 청년은 양조장에서 쫓겨 나왔다.

"아! 죽는 것도 맘대로 안 되는구나. 그럴 바엔 거지로 살아가는 도리밖에 없구나."

청년은 긴장이 풀리고 나자 온몸이 근질근질 가렵기 시작했다.

"왜 이렇게 가렵지? 술독에 빠져서 그런가?"

얼마 안 되어 피부가 건조해지며 피부의 곱쟁이가 떨어지고 있었다. 몇 개월 후 새로운 피부가 나왔고 관절도 아프지 않았다.

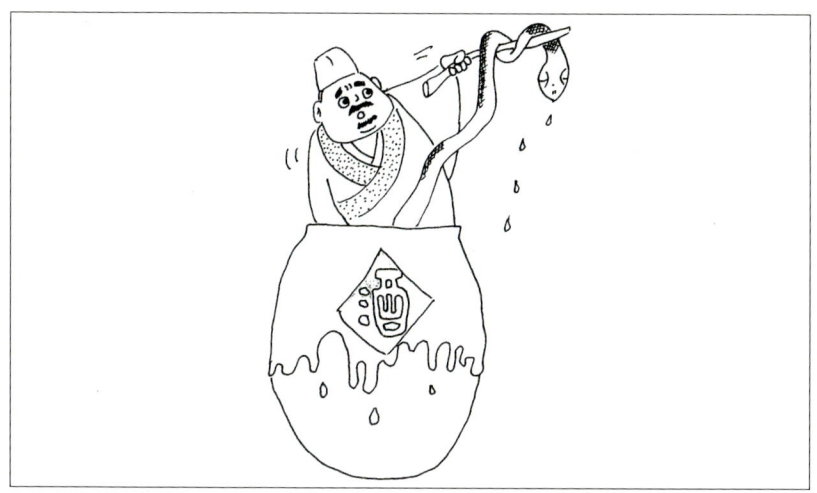

게다가 몸도 좋아져 활동을 맘대로 할 수 있었다. 밥 빌어먹던 바구니와 이빨 빠진 밥그릇을 내던져 버리고 기뻐하며 양조장으로 갔다. 모두들 청년이 건강해져서 그를 한눈에 알아볼 수가 없었다. 주인도 청년을 바라보며 눈을 껌벅거렸다.

"몸이 건강해졌구나!"

"네. 제가 뒷마당에 있던 술을 마시고 또 술독에 빠졌던 때문에 이렇게 회복된 것 같습니다."

"허 참! 이상한 일이군."

주인은 즉시 뒷마당으로 달려가 술독에 머리를 넣어 술독 안을 들여다보았다. 그런데 이게 어찌된 일인가! 술독 안에는 검은 뱀 한 마리가 있는 것이 아닌가! 오래 전부터 술독에 뱀이 들어와 빠져 있었던 것이었다. 그 술이 바로 풍습(風濕)병과 개선(疥癬)을 치유시켰던 것이다.

풍습병은 병을 일으키는 사기(邪氣) 가운데 풍(風)과 습(濕)의 나쁜 사기가 몸을 침범하여 생기는데, 신경통도 여기에 속하며 개선은 피부병을 말한다.

양조장 주인은 술독을 다시 봉(封)하고 그 술을 병을 치료하는 전문 약술(藥酒)로 만들었다. 그 후 이 사건의 소문이 퍼져 사람들은 오사(烏蛇 : 검은 뱀)의 약술(藥酒)이 혈액순환을 촉진시키고 해독을 하여 준다는 것을 알게 되었다.

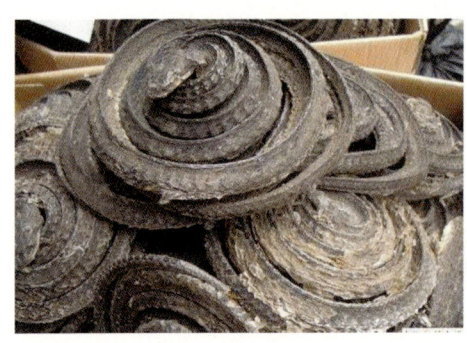
오풍사

오풍사(烏風蛇)는 풍습을 없애 주고 몸의 경락을 통하게 한다. 풍습병은 현대의 신경통과 유사하다. 또한 관절의 결핵이나, 파상풍과 소아마비에도 효과가 있다. 독이 약간 있다. 폐경(肺經)·비경(脾經)에 작용한다. 풍습사(風濕邪)를 없애고 경맥을 잘 통하게 한다. 비증(痹證), 마목(麻木), 소아마비, 골관절결핵, 한센병, 파상풍(tetanus), 옴 등에 쓴다.

제 9 장 방향화습약초(芳香化濕藥草)

습(濕)한 사기가 비장과 위에 작용하면 기(氣)의 정체(停滯)가 일어나 복부 팽만·구토·식욕감퇴 등의 증상이 나타나는데, 방향화습약이 비장의 습(濕)을 제거하고 정체된 기의 순환을 도와 소화를 도와주는 작용을 하는 약재이다. 방향화습약초로는 창출(蒼朮)·패란(佩蘭)·곽향(藿香) 등이 있다.

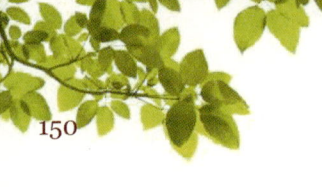

1. 돌팔이가 준 약초

창출(蒼朮)

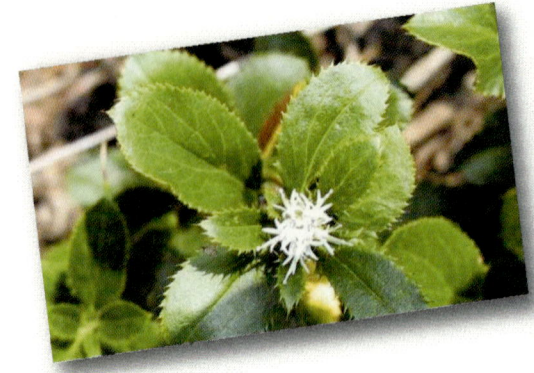

옛날, 한 산골짜기 마을에 가난한 어머니와 아들이 살고 있었다. 그런데 하루는 아들이 갑자기 병이 났다. 양 무릎이 힘이 없어 산에 올라가 나무도 못하게 되었다.

"애야, 내가 듣기로는 산 너머에 한 고명한 의원이 있다고 하는데, 내가 가서 약을 지어 오마."

어머니는 의원의 집 앞에 도착해서 조심스럽게 걸어가 의원 앞으로 다가가서 말했다.

"의원님! 제 자식이 병이 났습니다. 양쪽 무릎에 힘이 없어 일어서지도 못합니다. 약을 좀 처방해 주십시오."

의원은 어머니의 행색을 살펴보더니 말했다.

"돈 가져왔소?"

"의원님, 돈이 없어 그냥 왔지만, 아들의 병이 나으면 산에 가서 나무를 해 번 돈으로 약값을 치르겠습니다."

의원은 어머니의 애걸복걸하는 모습을 보고 무성의하게도 이미 꽃도 피어 져버린 풀을 끄집어내어 그녀에게 주었다.

어머니는 그 풀을 가지고 가서 정성스럽게 달여 아들에게 먹였다. 며칠 안돼서 아들은 다시 걷게 되고 병은 회복되었다. 그는 나무를 해서 팔아 번 돈을 가지고 곧 의원 집으로 갔다.

"의원님의 약이 좋아 저는 이렇게 회복되었습니다. 그래서 이렇게 약값을 가져왔습니다."

아들은 돈을 꺼내 책상 위에 놓았다. 의원은 웃으면서 그의 돈을 받았다.

"의원님, 그 약초의 이름이 무엇입니까?"

의원은 말을 못하고 멍하게 있었다. 그는 원래 고명하지도 않고, 오로지 안다는 것은 돈뿐이었고, 그 약초의 이름마저도 모르고 있었다.

뒤에 아들은 여러 곳으로 알아보아, 이 흰 꽃의 약초가 창출(蒼朮)이라는 것을 알았다. 그는 나무를 하면서 한편으로는 약초를 재배하여 사람들의 병을 치료하여 주었고, 약초에 대한 공부를 열심히 하여 마침내는 의원이 되었다.

그는 경험을 얻어 창출이 풍한습(風寒濕)으로 인한 비통(痺痛 : 신경통)을 치료할 뿐만 아니라, 구토, 설사 등의 병도 치료할 수 있다는 것을 알게 되었다.

창출은 국화과에 속하는 다년생초인 삽주의 당줄기이며 땅줄기를 캐어 줄기와 뿌리를 다듬어 버린 다음 물에 씻어 햇볕에 말린 것을 창출이라고 한다. 성질이 따스하며 맛이 쓰고 매우며 독이 없고 비, 위, 소장, 심경에 들어간다. 늦가을에서 겨울에 채취

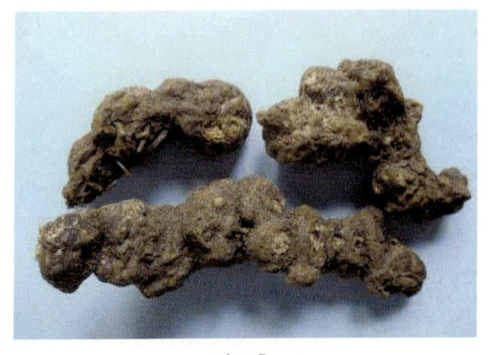

창 출

하는 게 약효가 좋다.

또한 창출(삽주)은 우리 몸 안에 불필요한 수분, 즉 습한 것을 다스리는 중요한 약초이다. 황달, 두통, 부종, 구토, 설사 및 소화 장애를 낫게 하며 땀을 멈추고 열을 내리며 가래를 삭인다.

창출(蒼朮)은 삽주의 뿌리껍질을 벗기지 않고 말린 것을 말하고, 뿌리껍질을 벗기고 말린 것을 약재로 쓰는데, 이것을 백출(白朮)이라 한다. 백출이나 창출 모두 같은 풀인 삽주를 두고 상태에 따라 달리 부르는 한방용어이다.

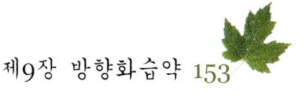

2. 일곱 개의 반점

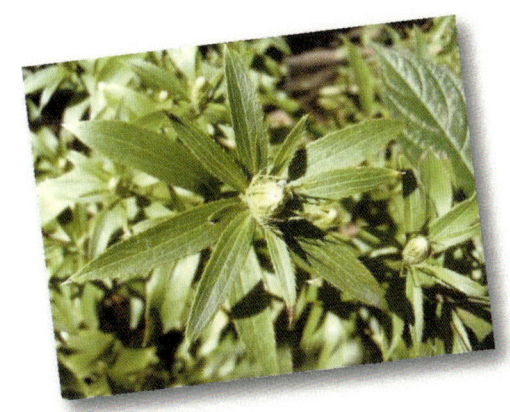

창출(蒼朮)

모산에서 나는 창출(蒼朮)이라는 약초의 단면을 칼로 잘라 보면, 빨간 반점이 일곱 개가 있고, 향기가 강하고 특이하며 오래 두어도 변하지 않는다.

《본초강목(本草綱目)》과 《금담현지(金罈縣志)》에 「모산(茅山) 석문(石門)에서 나는 창출을 쪼개보면 빨간 반점이 있으며 진귀한 약재이다」 라고 씌어 있다.

어느 날, 이시진(李時珍)이 모산에 와서 약재를 채집하다가 바위 사이에서 자라고 있는 큰 창출을 발견하였다.

"창출 냄새가 매우 강하군!"

냄새가 코를 찌르는데다가 더욱 이상한 것은, 창출은 바윗돌 위에서 자라고 있었는데, 그 바위가 마치 하얀 머리와 회색의 날개와 붉은 벼슬을 하고 있는 선학(仙鶴)과 같은 형상을 하고 있었다.

"바위가 마치 학과 같이 생겼군."

이시진은 암벽으로 기어가 창출을 파냈다. 괭이질을 한 번, 두

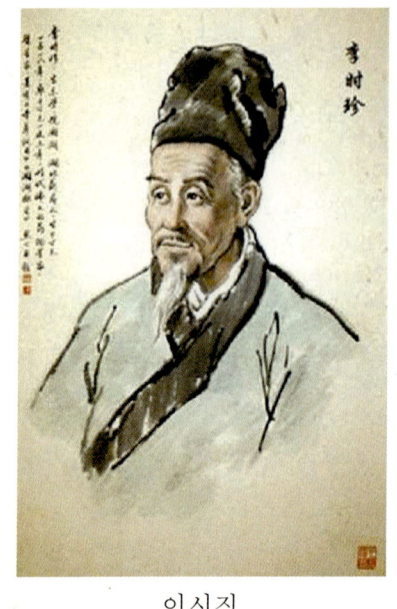

이시진

번, 세 번 하는데 덜거덕 소리와 함께 조그만 돌이 튀어 나왔다. 바로 학처럼 생긴 바위의 벼슬과 같은 돌인데, 그 돌이 빠지자 피가 뚝뚝 일곱 방울이 떨어져 이시진은 이상하여 뒤로 물러섰다. 펑하는 소리와 함께 암식이 아름다운 학으로 변하여 세 번 울며 하늘 높이 날아갔다.

이시진은 창출을 집어보니 안에 피와 같은 일곱 개의 빨간 반점이 있었다. 이때부터 모산의 창출은 빨간 반점이 있고, 다른 산지에서 나는 것보다 효과가 뛰어났다.

창출은 비장을 튼튼하게 하며, 습한 것을 막아 주고, 위장을 튼튼하게 하며 정신을 안정시켜 준다. 또한 혈당을 떨어뜨리는 작용이 있다.

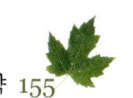

3. 불로장생약

창출(蒼朮)

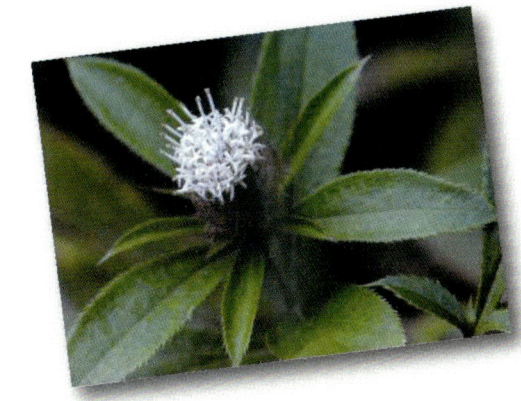

한(漢)나라 말 기원 200년경 이야기다.

전쟁이 계속 일어나고, 게다가 백성들은 천재지변으로 지금의 하남성(河南省) 남양(南陽)시 주변에는 굶어 죽는 사람이 매일 수 백, 수천 명이나 되었다. 살아남은 사람은 다른 지방으로 식량을 구하러 방랑길을 떠났다. 초원의 풀포기 하나, 나뭇잎 하나 모두 뜯어먹어 많은 사람들은 깊은 산속으로 들어갔다. 풀뿌리와 잡초 는 일시적인 식량은 될지 모르지만, 장기적으로는 영양 부족으로 목숨을 잃어 갔다.

어느 날, 성씨가 문(文)인 한 여자가 남양 근처에 나타났다. 그 녀는 먹을 것이 없어 산속으로 들어가 10여 년을 살다 고향이 그 리워 산을 내려온 것이었다. 산에서 내려와 보니 고향사람들이 그녀를 알아보지 못했다.

"아니, 누군가?"

"저를 못 알아보서요? 제가 문(文)입니다."

"아니, 이렇게 젊어지고 아름다워지다니!"

여자는 10여 년 동안 늙지도 않고 오히려 젊어진 데다 피부는 소녀와 같아서 고향 사람들 모두가 알아보지 못했다.

몇 년 후, 그녀의 친구들은 모두가 나이가 들어 변해 갔는데, 오직 문씨만은 늙지를 않았다.

"어찌 된 거야?"

"나와 같이 산으로 도망간 사람들은 잡초와 나무뿌리를 먹으며 견디다 많은 사람들은 죽고 말았어."

"그래서?"

"나는 생각했지. 이렇게 살다가는 죽는 수밖에 없다고. 그래서 나는 더 깊은 산속으로 들어갔지. 나는 거기서 한 늙은 신선을 만났어."

그녀는 눈을 동그랗게 뜨고 귀를 기울이고 있는 친구들에게 얘기를 계속하였다.

"산신이 내 모양을 보더니 창출(蒼朮)을 캐 먹으라고 했지. 나는 그때부터 매일 창출 뿌리로 배를 채웠어."

문씨는 창출을 먹은 후부터 배고픔이 없어지고 점점 몸에 기력이 생기기 시작했다. 문씨의 얘기가 사람들에게 전하여지자, 남양 지방에 창출이 신약으로 알려지게 되었다.

어느 해, 남양현 성내에 진자황(陳子皇)의 부인이 병에 걸렸다. 그는 식욕이 고르지 못하고, 얼굴빛이 누렇고 병이 든 이후부터는 침대에서 떠나지 못하였다. 진자황은 매우 걱정이 되고 조급하여졌다. 사방에서 의원을 청하여 치료하였으나 효과가 없었다.

그러던 중 문득 진자황은 문씨의 말이 생각이 났다. 그는 반신반의하면서 물에 빠진 사람이 지푸라기도 잡는다는 심정으로 산에 가서 많은 창출을 캐 왔다. 창출을 달여서 부인에게 복용시켰다. 며칠이 지나 부인의 건강은 회복되고 계속 복용을 시키니 병이 들기 전보다 훨씬 젊어 보였다.

남양 성내, 허(許)씨 성의 문장가가 있었다. 그는 매일 시를 읊고 문장을 짓는 데 시간을 보내다 보니 운동이 매우 부족하였다. 세월이 가면서 소년시절의 건강한 체력이 점점 쇠약하게 되어 식욕이 부진해졌다. 의원이 그를 진단해 보더니 입을 열었다.

"병은 음벽(飮癖)이요."

음벽은 소화기계통의 질병으로, 명치가 더부룩하고 식욕이 없으며 위는 차 있는 것 같으며, 신물을 토하기도 하고, 여름이 되면 몸의 한쪽은 땀이 나지 않고 다른 부분은 땀이 나곤 하였다.

그는 젊었을 때, 몇 잔의 술을 마시고 잠을 자다 병이 나서 의원을 부른 적이 있었다. 그때 의원이 준 약이 효력이 좋아 병이 회복되었다. 그래서 허씨는 30여 년 동안 약을 꾸준히 먹었다.

하루는 의원이 장안성(長安城)에 있는 친구에게서 창출에 대한 애기를 들었다.

"음벽을 치료하는 데는 창출이 좋다더군."

의원은 집으로 와 창출과 대추를 갈아 꿀에다 반죽하여 환을 만들어 허씨에게 매일 공복에 먹으라고 하였다. 하루에 세 번씩 복용을 하여 3개월 후에 허씨의 음벽증은 완전히 나아, 훗날 남양성에서 가장 유명한 시인이 되었다.

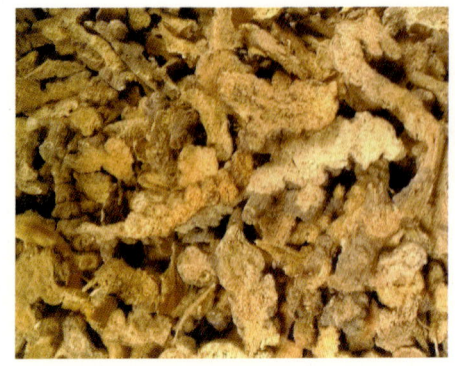

창 출

창출은 내복만 하는 것이 아니라, 피부 습진에도 바르고, 목욕물에다 넣어 목욕을 하면 피부가 윤택해진다. 고대에는 한 해의 무병을 비는 마지막 날에는 창출을 태워서 마귀를 쫓기까지 하였다. 창출은 소화불량·구토·설사·감기·발한·야맹증에도 사용하고 창출과 쑥을 같이 태워 몸에 쪼인다든지 코로 냄새를 맡으면 감기예방을 하며 기관지염도 치료한다. 불로장생을 하려면 창출을 복용하라는 전설도 있다.

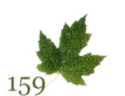

4. 두 여승

창출(蒼朮)

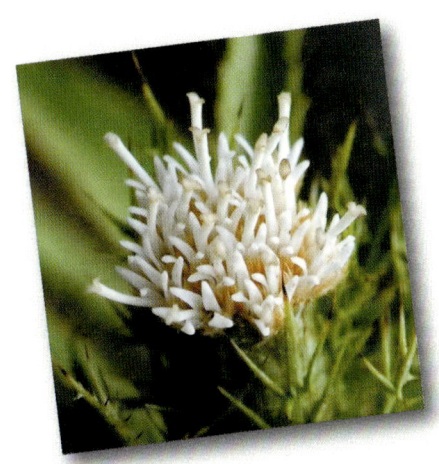

옛날, 강소성 모산(茅山)의 관음암(觀音庵)에 한 늙은 여승이 있었다. 그는 의술이 높고 약초에 대한 지식이 매우 풍부하여 마을사람들이 병이 나면 관음암을 찾았다.

여승은 환자만 볼 뿐 자기가 직접 약초를 캐러 다니지 않았다. 약 달이는 일에서부터 여러 가지 일을 젊은 여승을 시켰다. 젊은 여승은 늙은 여승이 시키는 대로 산과 들에 가서 약초를 채집하였는데, 그 약초가 어떤 약초이며 어떤 병을 치료하는지도 모르고 묵묵히 약초만 채집하였다.

늙은 여승은 재물을 좋아하여 치료비로 예물(禮物)을 많이 가지고 오는 환자는 좋은 약을 주고, 예물을 가져오지 않은 환자는 효과가 없는 약초를 주었다. 젊은 여승은 늙은 여승의 태도에 대하여 불만이 있었지만, 자기는 약초에 대한 지식이 없어 말할 처지가 되지 못했다.

어느 날, 가난한 사람이 약을 구하러 왔다. 그 가난한 사람은 돈이 한 푼도 없었다. 늙은 여승은 그것을 알고 한 마디도 물어보

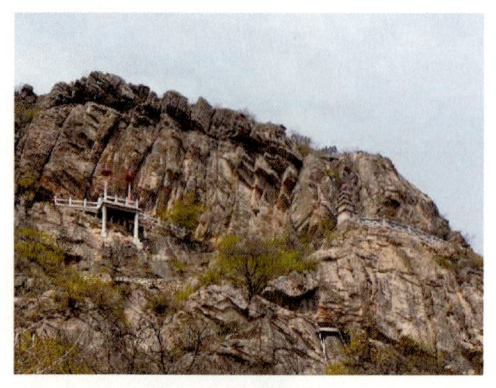

강소성 모산(茅山)

지 않고 그를 내쫓아 버렸다. 젊은 여승은 그 광경을 보고 마음이 편치 않아 손이 가는 대로 하얀 꽃의 약초를 한 움큼 쥐고 가난한 사람을 쫓아 갔다.

"여보세요! 이 약초를 달여 잡수어 보세요."

가난한 사람은 고맙다고 인사를 하고 약초를 받아 가지고 갔다. 그 사람이 안 보일 때쯤 젊은 여승은 덜컥 겁이 났다.

"그 사람이 무슨 병인지도 모르고 아무 약초나 주었으니, 혹시나 병이 더 나빠지면 어쩌지?"

얼마가 지난 뒤 어떤 사람이 암자에 찾아와 늙은 여승에게 감사 인사를 드렸다.

"스님 덕택에 저희 아버지의 병이 나았습니다. 저희 아버지는 무릎이 아파서 거동을 잘 못하셨습니다."

늙은 여승은 마음속으로 생각하였다.

'이상하다. 그때 약을 주지 않았는데? 그리고 무릎을 고치는 약은 나에게는 없는데, 어찌된 일일까?'

늙은 여승은 젊은 여승을 불렀다.

"바른 대로 말해라! 네가 약을 훔쳤지? 사실대로 말해!"

젊은 여승은 처음에는 도대체 무슨 일이 어떻게 돌아가는지 몰랐다. 나중에 비로소 전에 가난한 사람에게 약초를 준 일이 생각났다.

하얀 꽃의 약초는 창출(蒼朮)이었고, 늙은 여승이 채집해 오라고 시킨 약초 속에 섞여서 들어온 약초였다. 그 약초는 늙은 여승이 약초를 정리할 때 쓰지 않고 버리는 풀이었다. 젊은 여승은 그 풀이 약초로 효험이 있다는 것을 알았다. 그런 일이 있은 후, 젊은 여승은 늙은 여승이 미워하는 눈초리를 견딜 수 없어 마침내 관음암을 떠나 속세(俗世)로 돌아왔다.

이후 그는 창출을 가지고 무릎 통증으로 거동이 불편한 환자를 치료해 주었고, 사람들은 창출이 무릎 질병과 구토, 설사 등에 효과가 있다는 것을 알게 되었다.

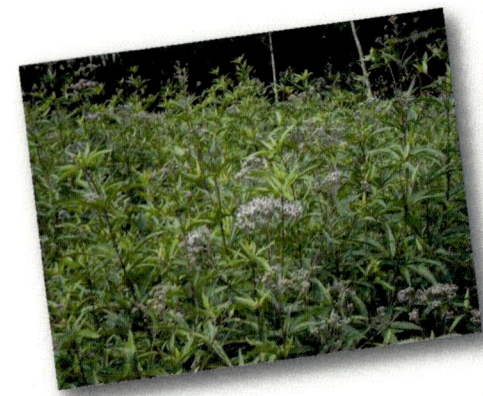

5. 시누이와 올케의 사랑

패란(佩蘭) · 곽향(藿香)

옛날 어느 마을에 곽향(藿香)이라는 처녀와 그의 올케 패란(佩蘭)이 함께 살고 있었다. 곽향의 오빠는 전쟁터에 나가고 집에 없었다. 올케 패란은 시누이 곽향을 매우 좋아하였고 곽향은 올케 패란을 마음속으로 무척 따랐다. 두 사람은 매일같이 밭에 나가 일을 했고, 집에서도 합심해서 집안일을 하였다.

어느 여름날, 올케가 더위를 먹어 머리가 아프고 어지러운 데다 가슴이 두근거리고 토하기까지 하였다. 곽향은 올케를 자리에 눕히고 말했다.

"언니, 오빠가 전에 더위 먹었을 때 먹는 약초를 가르쳐 주었어요. 내가 그 약초를 캐러 산에 갔다 올게요. 그 약초를 달여 먹으면 금방 나을 거예요."

곽향은 약초를 캐다가 올케의 병을 치료하기 위해 오빠의 옷으로 남장을 하고 산으로 올라갔다. 패란은 어린 시누이가 무슨 일이라도 생기지 않을까 걱정했다. 초조하게 시누이를 기다리는데, 어느덧 해가 지기 시작하였다. 그때 곽향이 집으로 돌아오는 소리를 듣고 패란은 한숨을 놓았다. 그런데 곽향이 몸을 움직이는 것이 이상하다는 것을 발견했다. 곽향은 눈을 크게 뜨고 손발에 힘이 없이 문 앞에 기대 서 있다가 쿵하고 땅에 쓰러졌다.

"무슨 일이야?"

"독사에 물려서……"

올케는 대단히 놀랐고, 시누이가 손으로 가리키는 발을 보니 발바닥이 벌겋게 부어올랐고 장딴지가 퉁퉁 부었다.

"불쌍해라! 다리가 온통 부었구나! 빨리 독을 빼내야 탈이 없을 텐데."

"언니 이제는 어쩔 수가 없어요."

패란은 시누이의 다리를 쥐고 입을 상처 난 곳에 갖다 대고 독을 빨아냈다.

"안 돼! 그러면 독으로 언니까지 죽게 돼."

곽향은 울면서 힘껏 올케를 떼밀었다. 패란은 어린 시누이의 다리를 단단히 잡고 말했다.

"우리는 죽어도 같이 죽어야 해! 네가 죽고 내가 혼자 살아 무슨 의미가 있겠니?"

이튿날 이웃집 사람이 문 앞에 두 사람이 쓰러져 있는 것을 발견하였다. 곽향은 벌써 몸이 싸늘하여졌다. 패란도 숨이 거의 끊어져 가고 있었다. 패란은 광주리 안에 있는 약초를 입에 물고 울면서 말했다.

"나는 이 약초의 이름도 모르지만, 이것이 우리 가문에 내려오는 비방입니다. 약초 잎은 둥그렇고 뿌리는 비교적 굵은데, 이

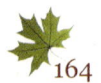

것으로 더위를 먹었을 때 치료하며, 두통과 열이 날 때 효과가 있고, 배가 부어오르고 가슴이 답답하거나 울렁거리거나 설사를 할 때 효과가 있습니다. 이 약초에다 곽향이라고 이름을 붙여 주세요. 그리고 이 약초는 잎이 뾰족하고 줄기가 가늘며 이것 또한 주로 더위 먹었을 때, 두통과 가슴이 울렁거릴 때 효과가 있습니다. 이 약초에는 패란이라는 이름을 붙여 주세요."

이 말을 끝으로 패란은 숨을 거두었다. 사람들은 패란이 남겨 준 약초를 재배하여 사람들이 더위를 먹었을 때 달여 먹으면서 패란과 곽향을 생각하였다.

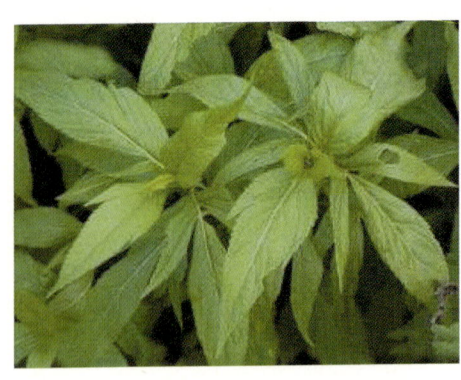

패 란

패란은 잎이 마란(馬蘭)과 비슷하고 연못 가장자리에서 자라기 때문에 난택(蘭澤)이란 이름이 붙었고 잎이 갈라져 있어서 연미향(燕尾香)이라고도 부른다. 또 끓여서 기름과 섞어 머리에 바르거나 목욕할 때 사용하여 풍병(風病)을 치료하기 때문에 향수란(香水蘭)이라고도 불렀다. 중국의 무강주 도량산에서 생산되어 도량향이라고도 했다. 이 약은 냄새가 좋고 맛은 약간 매우며 성질은 한쪽으로 치우치지 않고 평하다.

패란은 여름철 습지 비위에 정체되어 나타나는 소화불량, 복부

창만, 구토, 설사, 갈증, 소갈증과 간경변으로 인한 복부팽만, 타박상에 쓰인다. 또한 방향성이 있어서 가슴이나 배가 답답하거나 입 안에서 냄새가 나는 증상에도 사용된다.

곽향은 잎이 콩잎을 닮아 콩이라는 뜻인 곽(藿)과 향이 난다는 뜻의 향(香)을 합해 곽향이라고 불리게 되었다는 설도 있다.

이 약초는 특이한 향기가 있고 약성은 맵고 약간

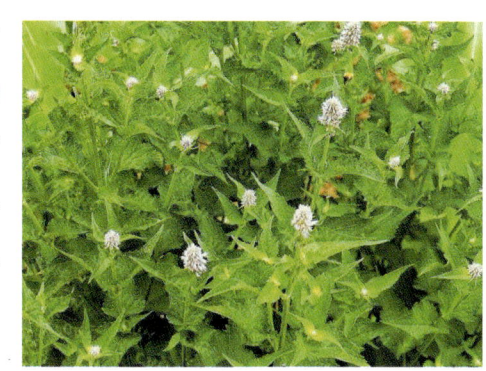

곽 향

따듯하다. 비위에 습이 정체되어 복부창만, 식욕부진, 메스꺼움, 구토, 설사 등을 치료한다. 소화 장애를 동반한 감기, 여름철 식체로 인한 구토, 설사, 구취, 옴이나 버짐 등에 효과가 있다. 약리작용으로 피부진균, 대장균, 이질균, 폐렴균, 용혈성연쇄상구균 억제, 위액분비촉진작용 등이 있다.

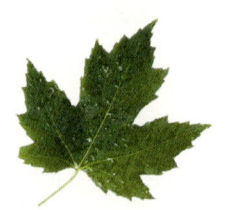

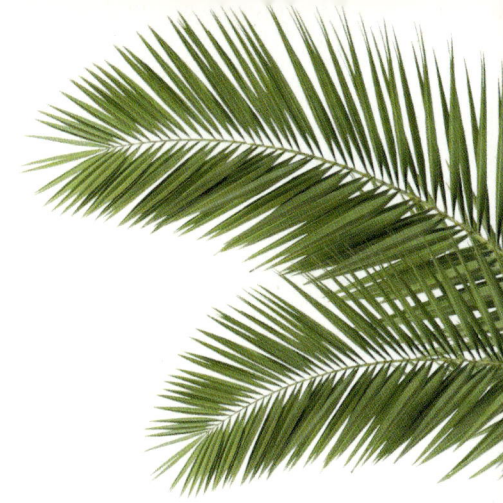

제 10 장 이수삼습약초 利水滲濕藥草

체내에 수분이 축적되어 일어나는 부종과 소변을 순조롭게 하여 치료하는 약물이다. 소변 양의 증가를 보이는 이뇨제로 쓰이며, 비뇨기계 질환과 관절의 부종, 황달, 복통, 설사 등의 병증을 담당한다. 이수삼습약초로는 복령·의이인·차전초·금전초·인진 등이 있다.

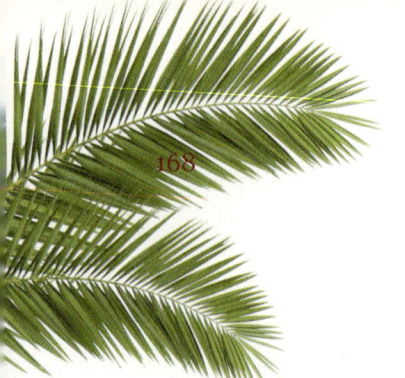

1. 남편을 독살한 아내

복령(茯苓)

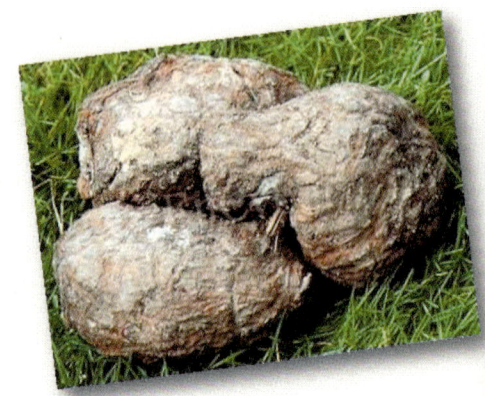

때는 명(明)나라 영락년(永樂年) 여름, 아미주(阿迷州)에 한 가난한 농부가 살았다. 아미주는 지금의 개원(開遠)시다. 농부는 자식이 없어서인지 사소한 일을 가지고도 아내와 곧잘 다투곤 했다. 농부의 아내 역시 남편의 그런 태도를 못마땅하게 여기고 남편을 멀리하게 되었다.

그러다가 마침내 아내는 다른 남자와 눈이 맞았다. 그리하여 부인은 남편과 더 이상 살 수가 없었다. 다른 남자와 같이 살려니 남편을 없애버리는 방법밖에 없었다. 부인은 남편을 죽이자니 힘으로는 안 되겠으니까 의원에게 찾아가 대담하게도 이렇게 말했다.

"제 남편이 못돼서 더 이상 같이 살 수가 없어요. 어떻게 남편이 눈치 채지 못하게 죽일 방법이 없을까요?"

선량한 의원은 부인의 말을 들어줄 수가 없었다. 그래서 묘안을 짜내 부부가 서로 마음을 합하여 다시 살도록 해주기로 했다.

"이것은 독약입니다. 매일 닭 한 마리에 이 약 한 근을 넣고 푹 삶아서 남편을 먹이시오. 그리고 이 약을 복용시킬 때는 절대로 싸우면 안 됩니다. 싸우면 독성에 영향을 미치게 됩니다. 그러면 보름 안에 목적을 달성하게 될 것입니다.”

의원은 복령(茯苓) 15근을 주었다. 부인은 마음을 단단히 먹고 의원이 시키는 대로 매일 정성껏 복령과 닭을 같이 푹 고아서 밭에서 일하는 남편을 먹였다.

며칠이 지나자, 남편은 몸이 좋아지고 부인에게 고마운 심정으로 밭일을 열심히 하였고, 매일 일찍 일어나 근면하게 나무를 하고 물을 긷고, 말과 소들에게 여물을 먹이며 더욱더 열심히 일을 하였다.

‘웬일이지? 마누라가 마음이 바뀌었나?’

보름이 지났다. 남편은 날로 몸이 좋아지고, 반대로 부인의 마음은 날이 갈수록 복잡하여졌다.

‘도대체 어떻게 된 일이지? 약이 효과가 없나!’

그러던 어느 날 정오에 그는 점심을 싸 들고 밭에서 일하는 남편에게 갔다.

“여보! 깜빡 잊고 젓가락을 가져오지 않았어요. 잠깐 계셔요, 가서 젓가락을 가져오죠.”

“잠깐. 여기 버드나무가 있으니 가지를 꺾어서 젓가락으로 쓰면 되지 뭐.”

남편은 부인이 더위에 힘들까봐 밭머리에 있는 버드나무가지를 꺾어서 껍질을 벗겨 젓가락을 대신했다. 점심을 먹고 조금 있자니 배가 아프기 시작했다.

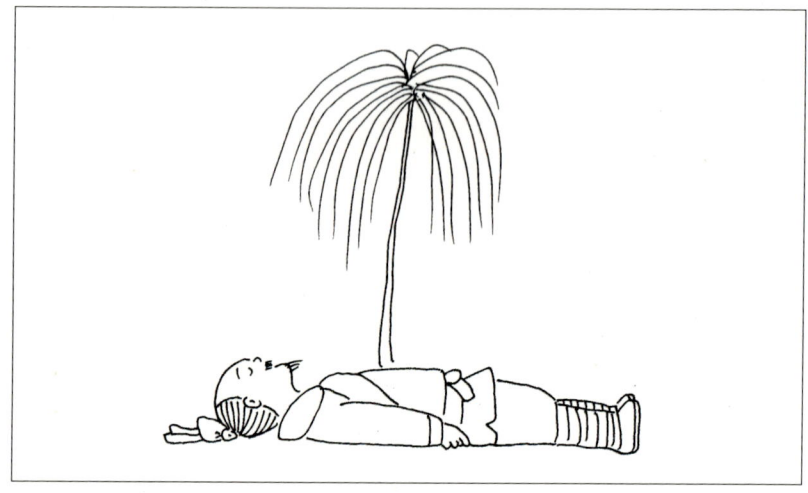

"어이구 배야! 배가 아파 죽겠네!"

남편은 사지에 경련을 일으키더니 그만 축 늘어져 버렸다. 부인이 가만히 살펴보니 남편의 숨이 끊어져 버린 것이다. 부인은 남편이 막상 이렇게 갑자기 쓰러져 버리니 당황하면서도 속으로는 크게 기뻐하였다.

'약효가 이제야 나타나는구나!'

부인은 의원에게 달려갔다.

"남편이 죽었어요. 의원님의 약이 효과가 나타났어요. 고맙습니다."

부인은 의원에게 선물을 가져와 치하했다. 의원은 깜짝 놀랐다.

"남편이 어디에 있습니까? 어디 가 봅시다."

의원은 믿을 수가 없었다. 도대체 남편이 왜 죽었는지 믿을 수가 없었다. 현장에 달려가 보니 복령과 닭을 넣고 끓인 음식에 젓

가락이 놓였는데, 젓가락을 보니 버드나무 가지로 만든 것이었
다.

"아차! 복령과 버드나무가 상극관계라 죽었구나."

복령과 버드나무를 같이 사용한 비극이었다. 그래서 그 후로
사람들에게 복령과 버드나무는 같이 쓰지 말라고 하였다. 복령은
닭과 사용하면 보양(補養)하지만, 버드나무와는 상극관계로 여겨
지고 있다.

복령은 옛 문헌에 복
령(茯靈), 복신(茯神)이라
고 표기되어 있는데, 소
나무의 신령스런 기운이
땅속에 스며들어 뭉쳐졌
기 때문에 생긴 것이라
고 여겨졌으며 주먹 크
기의 복령을 차고 다니

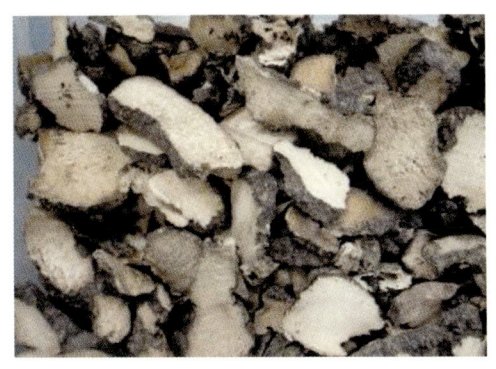

복 령

면 모든 귀신과 재앙을 물리친다는 기록도 있다.

복령은 소나무의 정기가 왕성하여 바깥으로 빠져나가 뭉쳐져
서 만들어진 것으로 나머지 령(靈)의 의미에서 령(苓)이라는 명칭
이 생겼다고도 하며 소나무의 진액이 왕성하지 못하면 나무뿌리
주변에 생겨서 뿌리에서 떨어지지 않고 뿌리를 감싸게 되는데 이
것을 복신이라 부른다고도 전해진다.

복령은 거의 냄새가 없고 약간의 점액성이고 밋밋한 단맛이며

성질은 한쪽으로 치우치지 않고 평하다.

소변을 못 보고 배와 전신의 부종, 담음으로 해수, 구토, 설사가 있을 때 및 신경과민에 의한 건망증, 유정에 쓰며 심장부종에도 사용한다. 약리작용으로는 이뇨, 억균작용, 장관이완작용, 궤양예방효과, 혈당강하작용, 심장수축력 증가, 면역증강작용, 항종양작용 등이 보고되어 있다.

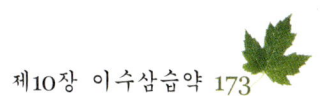

2. 이루어질 수 없는 사랑

복령(茯苓)

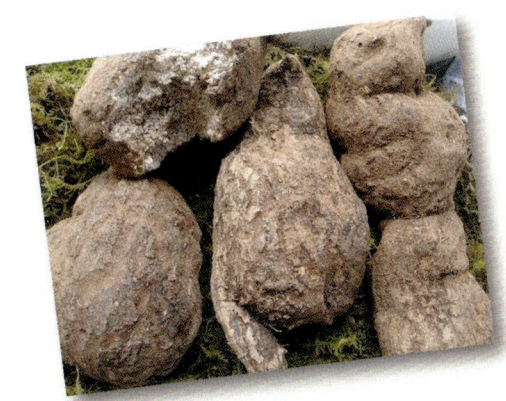

옛날, 어느 고을에 한 관리가 살았는데, 그에게는 소령(小玲)이라는 딸이 하나 있었다. 집에는 남자 하인이 있었는데 이름을 소복(小伏)이라고 불렀다.

딸 소령이 자라 처녀가 되어 하인 소복을 보니, 성품이 좋고 총명하였으며, 근면하여 항상 마음에 두어 오다가 마침내는 그를 사랑하여 몰래 만나 서로 얼싸안을 정도가 되었다.

딸의 아버지 관리는 이러한 사실을 눈치 채기 시작하였다. 관리는 마음속으로 생각하였다.

'어찌 하인을 사위로 맞아들인단 말인가!'

그는 중매쟁이를 통하여 딸 소령을 부잣집 아들과 혼인을 시키고자 하였다. 이런 낌새를 눈치 챈 소령은 소복을 불러 의논했다.

"어떡하지? 아버지가 다른 사람과 혼인시키려 하는데."

"우리가 결혼할 수 있는 무슨 방법이 없을까?"

"달아나 버리자."

그들은 한밤에 몰래 집을 뛰쳐나왔다. 둘은 한참을 걸어 어느 작은 마을에 도착했다.

　배고픔과 추위에 소령은 풍습병(風濕病)에 걸려 자리에서 일어나지 못했다. 풍습병의 원인이 사기(邪氣)인 풍(風)과 습(濕)이 몸에 침입하여 뼈마디가 아픈 병으로 현대의 류머티즘 관절염을 말한다.

　소복은 주야로 그를 간호하였다. 하루는 소복이 소령을 위하여 약초와 먹을 것을 구하러 활을 메고 산으로 들어갔다. 갑자기 눈 앞에 한 마리의 산토끼가 뛰는 것을 보고 그는 활시위를 당겼다. 화살은 토끼 뒷다리에 맞았다. 토끼는 화살 맞은 다리를 끌며 그대로 달아나기 시작했다.

　소복은 토끼를 쫓아갔다. 한 그루의 소나무가 보이더니 토끼는 온데간데없어졌다. 소복은 소나무 밑에서 화살을 발견했다.

　"토끼는 안 보이고 화살만 남아 있다니. 이상하군?"

　소복이 다가가 화살을 집어 당기니 검은색의 둥그런 곳에 구멍이 났다. 그곳을 보니 마치 흰 감자 같은 것이 있어 소복은 놀라며 한편으로 이상하게 생각하여 그것을 파서 집으로 가져왔다. 배가 고팠던 두 사람은 그 하얀 것을 끓여서 다 먹어 버렸다. 다음날 소령은 몸이 한결 가뿐해졌다.

　"몸이 좀 나은 것 같아요."

　소령의 말에 소복은 어제 그곳으로 다시 가서 소나무 밑에 있는 하얀 감자 같은 것을 더 캐어 와서 소령에게 계속 먹이니 소령의 병이 점점 나아 마침내는 완쾌되었다.

이 약초는 소복(小伏)과 소령(小玲)이 처음 발견 했다 하여 사람들이 「복령(茯苓)」이라고 불렀다.

복령은 비장(脾臟)을 튼튼하게 하고 몸의 수분을 잘 순환시키며 정신을 안정시키는 좋은 약초로 한방에서 많이 쓰인다. 복령은 소나무의 적송(赤松)이나 마미송(馬尾松) 등의 뿌리에 기생하는 균사체로 7월에서 9월에 걸쳐 채집한다.

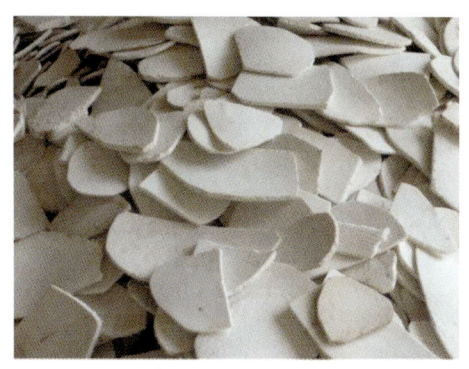
복 령

얼굴의 주근깨를 없애는 데 복령을 가루를 내어 꿀에 버무려 주근깨 부위에 붙이고 자면 주근깨가 없어진다고 하며, 건망증에도 좋고 남성들의 꿈을 꾸며 사정하는 몽정(夢精)에 효과가 있으며, 또한 임질에 유효하다. 또한 이뇨작용과 항균작용을 하며, 가슴이 두근거리거나 잠을 못 이룰 때도 효과가 있다. 종양을 없애는 작용을 하며 혈당을 떨어뜨리고 간을 보호하고 위궤양을 막아 준다.

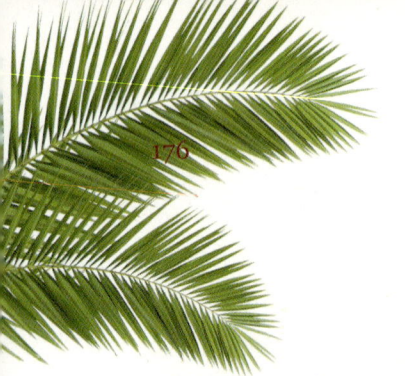

3. 의이명주(薏苡明珠)

의이인(薏苡仁)

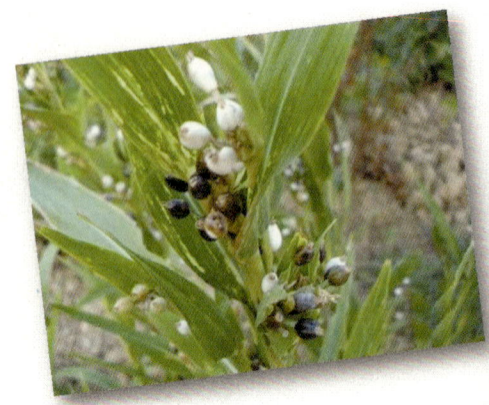

　동한(東漢)시대 초엽 광무제(光武帝) 유수(劉秀) 휘하의 마원(馬援)은 큰 싸움에서 공을 세워 장수로 임명되어 광무제의 신임을 얻게 되었다. 기원 40년에 마원은 광무제의 명에 따라 교지(交趾)를 정벌하러 출정 길에 올랐다.

　교지는 지금의 월남(越南) 하내북(河內北) 지역으로 당시는 황폐한 땅이었다. 그런데 이 지방에는 의이(薏苡)라고 불리는 식물이 자라고 있었다. 의이의 열매를 미인(米仁)이라고 하는데, 지금은 보통 율무라고 부른다.

　평상시 자주 먹으면 몸이 건강해지고, 중국 남방의 삼림 속에서 발생하는 말라리아 종류의 병을 막아준다. 그리하여 마원은 풍토병을 예방하기 위해 율무를 계속해서 먹었다. 얼마 안 되어 마원은 교지를 함락시켰다. 하루는 그가 율무를 보면서 부하에게 말했다.

　"북방에선 보기 힘든 씨알이 좋은 율무로구나. 가져다가 우리 고향에다 심으면 좋겠구나."

그래서 그는 군사를 거느리고 돌아올 때 한 수레의 율무를 싣고 와 북방에 심어 재배하려고 했다. 마원 장군이 서울로 돌아오자, 사람들은 그가 수레에 가득 싣

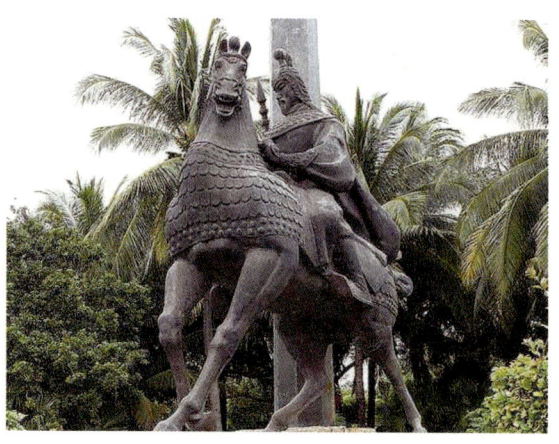

복파장군 마원

고 온 물건을 보고 모두들 수군댔다.

"진주(眞珠)와 서각(犀角)을 많이도 가져왔군."

보통 남방 정벌을 하고 돌아온 장수들은 보물인 진주와 코뿔소의 뼈인 서각을 전리품으로 가져오기 때문이었다.

풍토병인 말라리아로 말미암아 마원의 군사는 적지 않은 숫자가 병에 걸려 죽었다. 마원도 서울에 돌아와 큰 병에 걸렸다.

하루는 광무제의 사위 황문랑(黃門郞) 양송(梁松)이 문병을 와서 마원에게 큰 예를 올렸는데도 마원은 일어나지 않고 누운 채 답례만 했다. 양송이 돌아간 후 마원의 아들이 아버지에게 물었다.

"아버님, 양송은 황세의 사위입니다. 권세가 대단한 데다 조정에서는 그를 두려워하지 않은 사람이 없습니다. 아버님, 왜 일어나서 답례를 하시지 않았습니까?"

"나는 그의 부친과 오랜 친구이다. 그가 비록 황제 폐하의 사

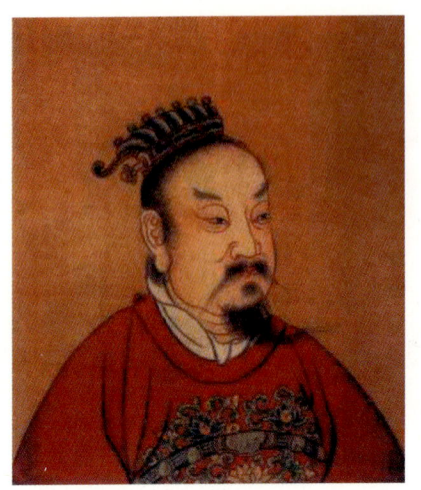

후한 광무제 유수

위지만, 내가 그에게는 연장자인데 어찌 일어나서 답례를 하겠느냐?"

며칠이 지나 마원은 황제의 명령을 받고 오계만(五溪蠻)에 있는 오랑캐를 징벌하러 갔는데, 마원 장군은 불행하게도 말라리아에 걸려 마침내 죽고 말았다. 그가 죽기 전 양송은 군대를 감찰하는 임무를 띠고 흠차대신(欽差大臣)으로 마원 장군에게 갔을 때 마원은 양송이 왔는데도 앉아서 답례를 하니, 같이 대동한 황문시랑(黃門侍郞)들이 불쾌하게 생각하여 돌아가 광무제에게 상소를 올렸다.

"마원은 전번 남정 때 한 수레의 진주와 서각을 가져왔는데도 폐하께 보고를 안 한 큰 죄를 지었습니다."

옆에 있던 양허후(揚虛侯) 마무(馬武)와 우릉후(于陵侯) 후욱(侯昱)도 거들어 같이 모략을 하자, 광무제는 화를 내며 급히 마원장군 신식후(新息侯)의 관직을 박탈했다.

마원의 처와 아들은 아버지가 어떻게 하였기에 광무제의 노여움을 샀는지 몰랐다. 그들은 아버지의 시신을 선영에 안장하지 못하고 낙양(洛陽) 서쪽 교외에 땅을 사서 그곳에 대강 안장을 했다.

그리고 마원의 부인과 아들, 그리고 조카들까지 함께 새끼줄을 묶고는 궁에 들어가 광무제에게 속죄했다.

"황제 폐하, 황공하오나 소인의 지아비가 무슨 죄를 지었는지 알려주십시오."

광무제가 입을 열었다.

"들기로는 마원 장군이 교지(交趾)에서 돌아올 때 많은 진주와 서각을 가지고 왔는데, 보고를 하지 않았으니 경한 벌로 신식 후의 관직을 박탈한 것이다."

마원의 처는 울면서 말했다.

"지아비가 황제 폐하께 충성하였는데, 어찌 그런 일이 있었겠사옵니까? 지아비가 교지에서 돌아올 적에 분명 한 수레의 물건을 가져왔사옵니다. 하오나 그것은 율무(薏苡仁)라는 열매로 그곳의 율

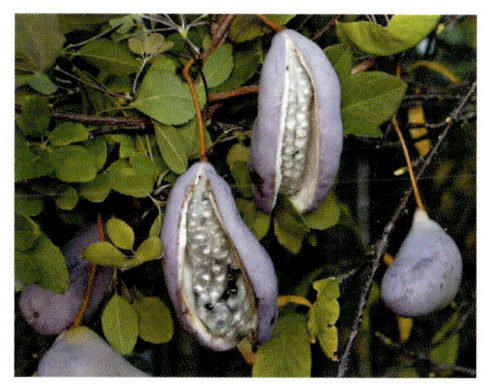

의이인

무는 알이 커서 희고 빛이 나서 마치 진주와 같았습니다. 폐하! 소인의 집에 적지 않은 율무가 있어 이를 증명할 수 있사옵니다."

광무제는 비로소 마원 장군이 억울하게 관직을 박탈당했다는 것을 알게 되어 명을 거두어들이고 마원의 관을 선친의 묘지에 이장시키도록 했다. 이 일로 뒷날 의이명주(薏苡明珠)라는 말이 생겼고, 이 말은 청백한 사람이 모함을 당해 억울한 누명을 썼을 때 쓰이게 되었다.

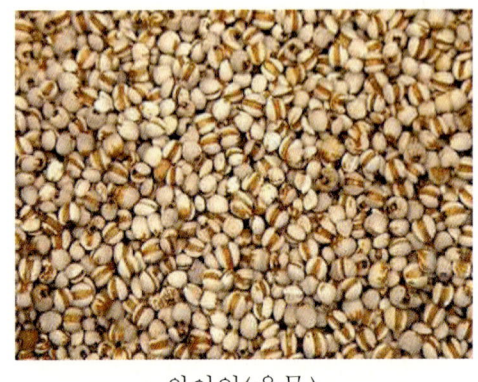

의이인(율무)

율무의 약명인 의이인 (薏苡仁)은 자양강장하며 배농(排膿)하여 주고 이뇨에 좋은 약이다. 폐수종과 폐농양 또는 소변을 못 볼 때, 폐결핵에도 좋으며 아미노(Amino)산인 로이신 (Leucine)과 타이로신 (Tyrosine)이 풍부하며, 특히 피부질환에 좋은 효과가 있어 피부암에도 탁월하다.

4. 마차 앞에서
발견한 약초

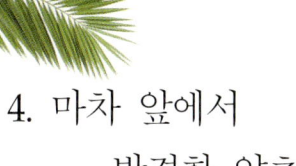

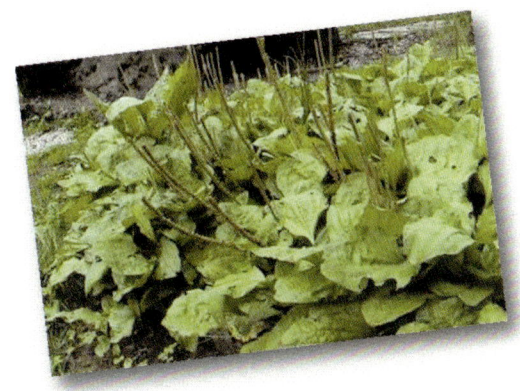

중국 서한(西漢)시대 때, 대장 마무(馬武)가 왕의 명을 받고 군사를 이끌고 출병하였다. 군대는 산을 넘고 강을 건너 긴 행진을 하여 사람과 말 모두 너무나 지쳐 있었다.

"장군! 군사들이 너무 지쳐 있습니다."

6개월 동안이나 오랜 가뭄이 있었고, 폭염이 내려쬐는 한여름이라 농작물은 말라 죽고 땅은 갈라져 있었다.

"군사들이 너무 지쳐 있구나, 군량미는 얼마나 있느냐?"

"군량미도 떨어졌습니다."

"회군하자."

마무 장군은 군사를 이끌고 회군을 하다가 인가도 없는 황야를 지나게 되었다. 그곳은 먹을 것은 고사하고 마실 것조차 없었다. 굶어서 죽어가는 병사들이 여기저기에 생겨났다.

"여기서 쉬었다 가자."

"군사들이 병이 들어 걱정입니다."

"무슨 병인가?"

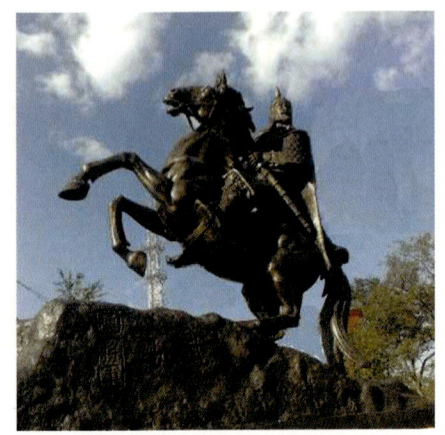

마 무

병사들은 몸에 수액(水液)이 부족하였고, 대부분 아랫배가 팽창되고 피오줌을 보는 질병이 사병들뿐만 아니라 말들에게까지도 이런 증세가 나타났다. 이깃은 방광의 습열(濕熱)로 인한 것이었다.

마무 장군 수하에 말을 관리하는 사병이 있었다. 그는 세 필의 말과 한 대의 마차를 책임지고 있었는데, 말 세 마리가 모두 피가 섞인 오줌을 누어 걱정을 하였다.

"말들이 너무 지쳐 있는 데다 피오줌을 누고 먹이도 없으니 이러다간 말도 죽겠군."

병사는 말이 굶는 것이 애처로워 말로 하여금 스스로 먹이를 구하도록 말고삐를 풀어 자유로이 뛰어다니도록 했다. 그런데 이틀이 지나자 말이 정상으로 회복되어 병사는 의아해 했다.

"도대체 무엇을 먹었기에 회복이 되었지?"

그래서 그 말이 무엇을 먹었는지 찾기 시작하였다. 마침내 병사는 말이 먹었던 풀을 찾아냈다. 돼지의 귀같이 생긴 타원형의 풀이었다.

"그래, 맞아! 이 풀이 피오줌과 배가 팽창되는 것을 치료한 풀이군."

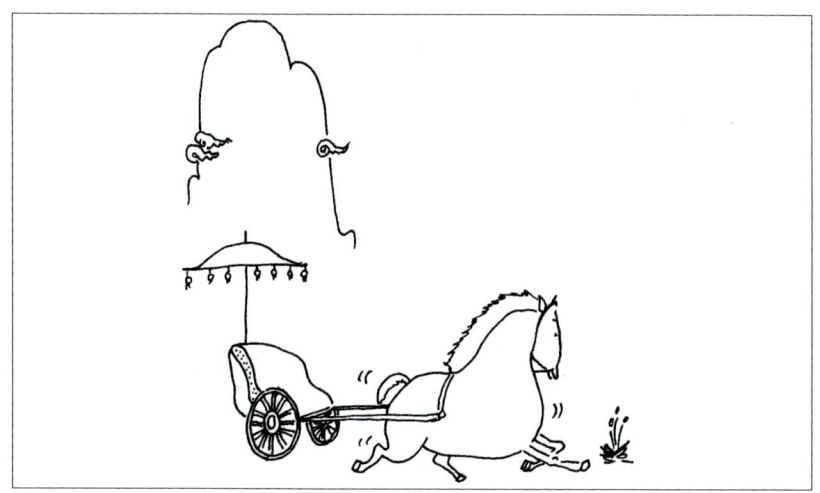

 그 풀을 뜯어 끓여서 복용하니 며칠 후 과연 오줌에 피가 섞여 나오지 않고 병이 나았다. 병사는 즉시 장군에게 달려가 보고했다. 장군은 모든 병사들과 말에게 그 풀을 끓여 복용하게 하였다. 며칠 후, 병사와 말들 모두가 병이 나아 마무 장군은 기뻐하며 그 병사에게 물었다.

 "그 풀이 매우 영험한 풀이로구나. 그래, 이 풀을 어디에서 구했느냐?"

 병사는 멀지 않은 곳을 가리키며 대답했다.

 "장군님, 바로 저 마차 앞에 있는 풀입니다."

 그리하여 마차 앞에 있는 풀이라 하여 「차전초(車前草)」라고 불리어졌고, 또 잎 모양이 돼지의 귀와 비슷하다 하여 「저이초(猪耳草)」라고도 한다.

 차전초는 질경이풀이라고도 불리며 아우쿠빈(Aucubin)과 플

랜타긴(Plantagin)이 함유되어 있으며 이뇨작용과 몸의 열을 없애주고 황달과 몸이 부었을 때, 눈이 충혈되었을 때 좋은 치료제가 된다.

자선초(질경이)의 학명은 '*plantao adiatica*'로 「발바닥으로 옮긴다」는 뜻을 가지고 있다. 질경이 씨앗에는 종이 기

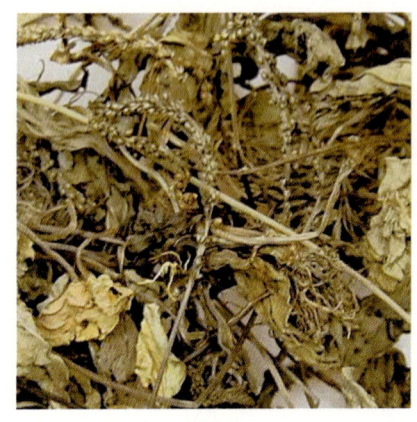
차전초

저귀에 사용하는 것과 흡사한 화학구조를 가진 젤리 모양의 물질이 있어 물에 닿으면 부풀어 오르며 달라붙는다. 질경이는 이 성질을 이용하여 씨앗을 퍼뜨린다. 사람이나 동물의 발에 붙어 새로운 거처를 찾아가는 것이다.

차전초는 뿌리부터 씨앗에 이르기까지 먹지 않는 부분이 없다. 만병에 좋은 약으로, 음식 재료로서도 전혀 손색이 없다. 피를 멎게 하는 효과가 있는 것으로 알려져 있다.

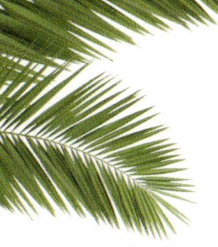

5. 담석을 녹여버린 풀

금전초(金錢草)

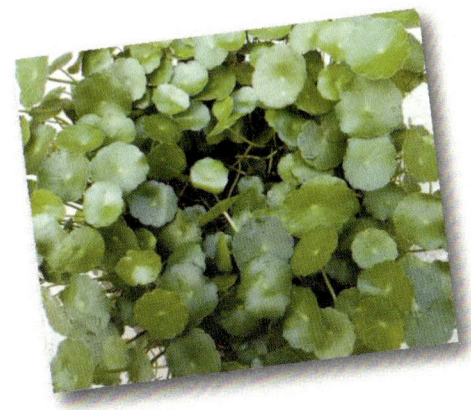

옛날, 어느 마을에 금슬이 아주 좋은 젊은 부부가 행복하게 살고 있었다. 그런데 어느 날, 남편이 돌연 옆구리가 아프다고 통증을 호소했다. 고통은 참을 수가 없었다.

"여보! 별안간 옆구리가 아픈데, 참을 수가 없구려."

그리고는 며칠 되지 않아 남편은 세상을 떠나고 말았다. 부인은 너무도 슬펐으며, 도대체 남편이 왜 그렇게 갑작스럽게 죽을 수밖에 없었는지 알고 싶었다. 부인은 울면서 의원에게 사인에 대해서 알아보아 줄 것을 부탁하였다. 의원은 남편의 시신을 해부해 보기로 하였다.

"부인, 남편이 죽기 전에 어디가 아프다고 했습니까?"

"갑자기 옆구리가 아프다고 했어요."

의원은 부인이 가리키는 곳을 해부하여 보니 담낭에 돌멩이(담석) 같은 것이 가득 차 있었다.

"이 돌멩이들이 내 남편의 생명을 앗아갔구나!"

부인은 빨강색과 녹색의 작은 주머니를 만들어 남편의 담낭에

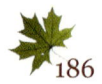

있던 담석을 담아 목에다 걸고 다니며 남편을 생각하였다. 그 후 어느 가을날, 그녀는 땔감을 하러 산에 가서 풀을 베어 묶어 집으로 가져왔다. 집에 돌아와 보니 목에 걸었던 주머니 안에 있는 담석이 녹아서 절반으로 줄어 있는 것을 발견했다.

"아니, 이상한 일이군! 담석이 줄어들다니?!"

그녀는 만나는 사람마다 이 일을 애기하였고, 이 애기가 온 마을에 퍼져 전에 남편의 시신을 해부했던 의원의 귀에까지 들어가게 되었다. 의원은 즉시 그녀를 방문하였다.

"애기를 듣자니, 그날 벤 풀들이 담석을 녹이는 성질이 있는 약초 같군요. 나와 같이 산에 가서 그 풀을 찾아줄 수 없겠소?"

"내일 같이 산에 가서 알려드리죠."

이튿날, 그녀는 의원을 안내해서 산으로 올라갔는데, 그 풀들은 이미 베어져서 찾을 수가 없었다.

"부인, 내년 가을 나와 같이 산에 올라 그 풀을 알려주시오."

"예! 그러죠."

이듬해 가을이 되어 의원과 그녀는 산에 올라가 풀을 베었던 곳을 찾아 풀을 베어 산을 내려왔다. 그러나 목에 있던 담석은 조금도 용해돼 있지 않고 이전과 같이 딱딱한 채 그대로였다. 그러나 의원은 조금도 낙심하지 않았다.

"내년에도 또 올라가서 그 풀들을 찾아봅시다."

삼 년째 되는 가을에 또 의원은 그녀와 함께 산을 올라가 풀을 베었는데 이번에는 풀의 종류별로 따로 따로 묶어서 그 묶음마다 그녀의 목에 걸고 다니는 담석을 조금씩 넣어 보았다.

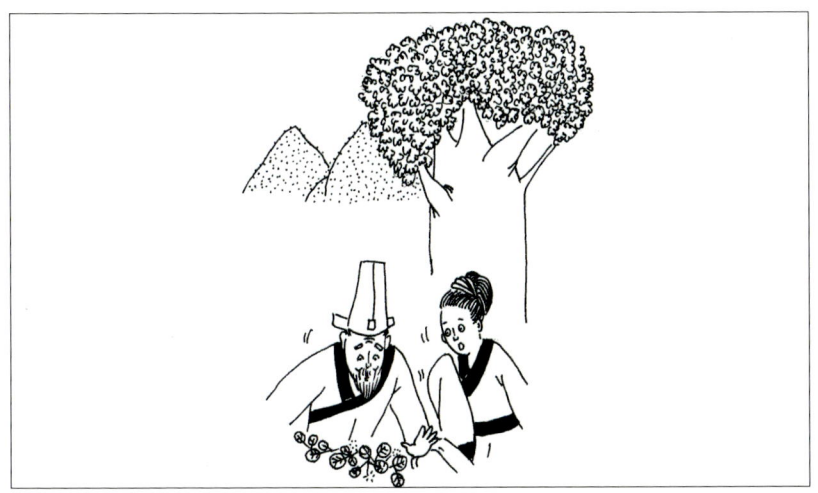

　그 중에 한 다발의 풀에 있는 담석이 용해되었다. 의원은 대단히 기뻐하면서 말했다.

　"그래 이 풀이야! 담석증도 이제는 치료할 수 있게 되었네!"

　의원은 산에서 그 풀을 뜯어다가 많은 담석증 환자를 치료하였다. 그런 연유로 그 풀은 담석에 좋은 약초라는 것을 알게 되었다. 그때까지 그 풀은 이름이 없었다.

　"이 풀의 잎이 금색으로 마치 동그란 동전과 같이 생겼군! 약초이름을 금전초라 해야겠다!"

　의원이 약초 이름을 「금전초(金錢草)」라고 이름을 지어 지금까지 그렇게 불리고 있다. 또 다른 이름은 「화석단(化石丹)」이라고 불린다. 그것은 돌을 용화(溶化)시킨다는 뜻이다.

　금전초는 여름과 가을에 채취하여 말려서 약으로 쓰는데 소변을 잘 나가게 하고 황달을 없애주고 몸이 붓는 것을 막아 준다.

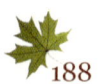

금전초는 방광과 요도의 결석과 담낭의 결석을 녹여주는 작용을 하며 《백초경(百草鏡)》에는 「타박상, 학질, 산후 경풍, 치루, 변독으로 통증이 있을 때 유효하다」고 하였다.

《본초구원(本草求原)》에도 「풍습(신경통)병과 뼈마디가 아플 때 좋으며 타박상에 즙을 내어 술과 함께 복용하면 좋다」고 하였다. 그 외에도 토혈이나 하혈할 때 만성 폐렴에도 쓰며 위통, 월경 중에 복통과 산후 어혈로 인한 복통, 넘어지거나 삐어서 생긴 어혈에도 좋은 효과를 기대할 수 있다.

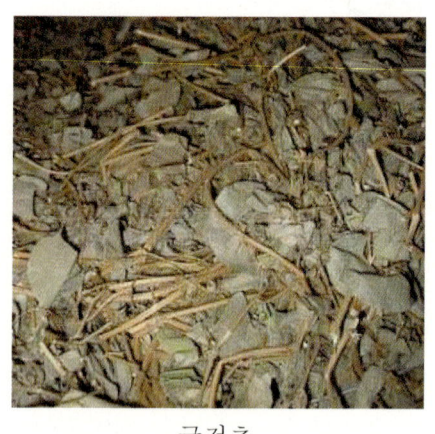

금전초

금전초는 담석을 녹이고 각종 결석 즉, 신장결석, 수뇨관결석, 방광결석, 요도결석을 없애는 작용을 하며 관상동맥, 신장, 뇌에 혈류량을 증가시키고, 관심병과 뇌혈관 경화를 치료하며, 항균작용이 있어, 금황색포도구균(staphylococcus aureus), 상한간균(typhoid bacillus), 이질간균(shigella shigae), 녹농간균(pseudomonuas aeruginosa), 백색염주균 등을 억제하는 작용이 있다.

6. 3월 쑥은 약,
4월 쑥은 불쏘시개

인진(茵蔯)

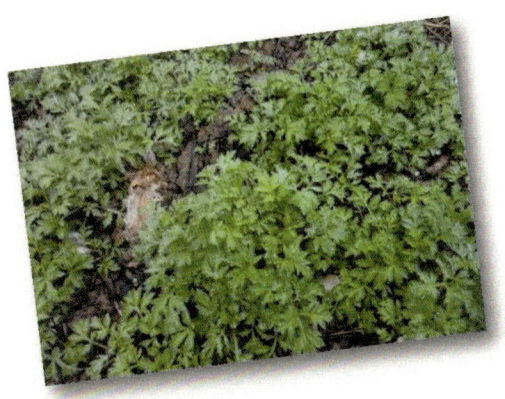

중국 어느 지방에 얼굴색은 마치 생강같이 노랗고 눈은 쑥 들어가고 비쩍 마른 한 병자가 있었다.

어느 날, 그 사람은 지팡이를 짚고 힘들게 걸어서 명의 화타를 찾아갔다.

"의원님, 제 병을 고쳐 주십시오."

화타가 보니 황달인 것을 즉시 알 수 있었다.

"황달을 치료하는 의원은 한 분도 없었습니다. 저도 방법이 없군요."

병자는 화타마저도 치료하지 못한다는 말을 듣고 대단히 실망을 해서 무거운 발걸음을 돌렸다. 그저 죽기만을 기다리는 일밖에는 달리 아무런 방도가 없었다. 불행인지 다행인지 병자는 그렇게 반년을 죽지 않고 보냈다.

어느 날, 화타는 길을 가다가 우연히 황달에 걸렸던 병자를 다시 만났다. 그 병자는 죽지 않고 오히려 얼굴색이 매우 좋았으며, 병은 완전히 나은 것 같았다. 화타는 놀라서 물었다.

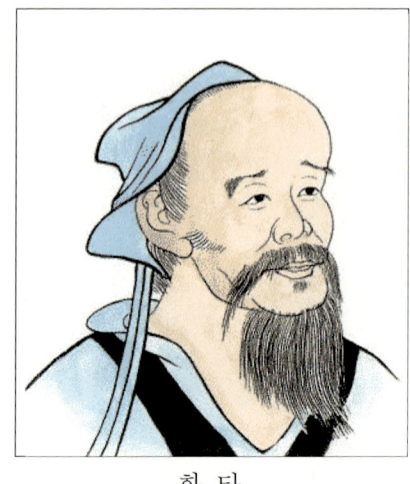

화 타

"당신의 병을 어느 의원이 치료했습니까? 저에게 알려 주십시오. 제가 그에게 가서 의술을 더 배워야겠습니다."

"전에 선생님을 뵙고 그 후로는 의원에게 찾아간 적이 없습니다. 자연적으로 나았습니다."

화타는 믿지 못하겠다는 얼굴로 또 다시 물었다.

"그러면 어떤 약을 먹었습니까?"

"아무런 약도 안 먹었습니다."

"참으로 이상한 일이군요!"

화타는 머리를 갸웃거리면서 생각했다. 그러자 그 사람이 말을 이었다.

"초봄에 집에 양식이 없어서 산에 있는 풀을 뜯어먹으며 살았지요."

"맞아! 바로 그거야! 풀에는 약의 성분이 있어 당신도 모르는 사이에 병이 치료된 거요. 저에게 알려 주시겠습니까? 당신이 어떤 풀을 먹었고, 또 얼마나 먹었는지?"

"저는 풀이름은 모르지만, 대충 한 달 가까이 먹었습니다."

화타는 그가 도대체 어떤 풀을 먹었는지 알고 싶어 그와 같이 산에 올랐다. 산허리까지 가서 그 사람은 부근에 있는 풀을 가리켰다.

"이것은 쑥이 아닌가?! 아니, 그럼 이것이 황달을 치료하는 풀이란 말인가? 그래, 내가 이 풀을 캐다가 시험을 해보자!"

화타는 황달에 걸린 환자에게 쑥을 복용하도록 하였다. 몇 번 복용하였지만, 병이 나아지는 기색을 찾아볼 수 없었다. 화타는 지난번에 황달병 환자가 약초를 잘못 알려준 게 아닌지 해서 다시 그를 방문했다.

"당신이 정말 이 쑥을 먹었습니까?"

"맞아요! 바로 이 풀이에요. 틀림없어요."

그 사람은 확신했다. 화타는 잠시 생각하다가 다시 물었다.

"당신이 언제 쑥을 먹었지요?"

"음력 3월경이죠."

"그렇군! 춘삼월에는 만물이 생기를 충만하게 받지. 맞아! 3월의 쑥이 효과가 있는 거야."

이듬해 춘삼월, 화타는 쑥을 뜯어 황달 환자에게 복용시키니 이번에는 효과가 매우 좋았다. 환자는 점점 병의 상태가 호전되었다. 이상한 것은 봄이 지난 쑥은 아무 효과가 없었다는 것이다.

화타는 쑥의 약효를 조사하기 위하여 매년 시험을 해보았다. 달마다 채집한 쑥의 뿌리, 줄기, 잎을 구분하여 보관하고 환자에게 복용시켜 보았다. 시간이 흐른 뒤 마침내 새싹의 잎과 줄기가 황달을 치료하는 약이 된다는 연구 결과를 얻을 수 있었다.

화타는 이런 시를 지었다.

삼월의 쑥은 인진이라 부르고,

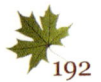

사월에 생긴 것은 쑥이다.
후세 사람들은 꼭 기억하길 바란다.
삼월의 인진은 병을 치료하지만,
사월의 쑥은 단지 불쏘시개감이다.

三月的蓬叫茵蔯　　　삼월적봉규인진
四月生的只是蓬　　　사월생적지시봉
希望後人要牢記　　　희망후인요뢰기
三月的茵蔯能治病　　삼월적인진능치병
四月的蓬只能當柴燒　사월적봉지능당시소

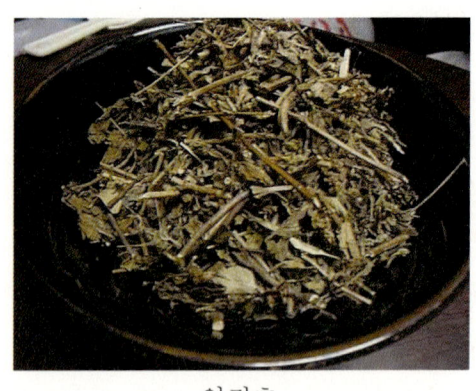
인진호

화타는 사람들에게 구별시키기 위해 새싹의 잎을 인진(茵蔯)이라 이름 지었다. 황달이 치료되지 않은 원인이 오래된 쑥이었기 때문이라는 뜻의 인진(因陳)에다 풀 초(⺿)를 붙여 인진(茵蔯)으로 명명하였다.

인진은 습열(濕熱)로 인한 황달 즉 급성간염, 소변이 붉고 적은 증상 등에 사용한다. 또한 만성간염, 담낭결석에도 사용한다. 습진, 옴, 버짐, 풍진 등의 피부 질환과. 약리작용으로 담즙 분비 촉진작용 등이 보고되었다.

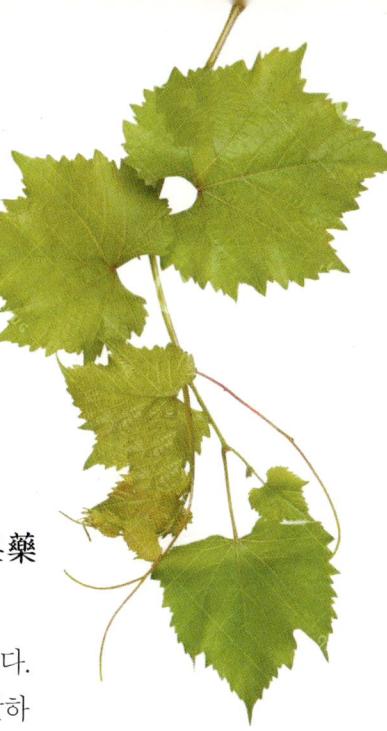

제 11 장 온리약 溫裏藥

인체에는 표(表)와 이(裏)가 있다.
표는 피부를 말하고 이는 내장을 말하
는데, 내장을 따뜻하게 하는 약을 온
리약이라고 한다. 온리약에는 생강·
오수유 등이 있다.

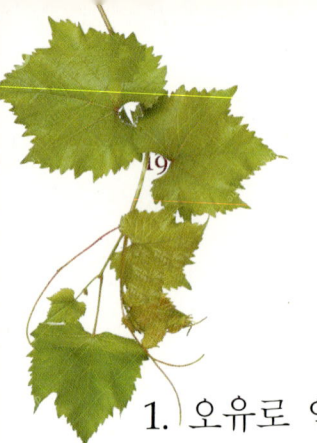

1. 오유로 인한
단교와 국교

오수유(吳茱萸)

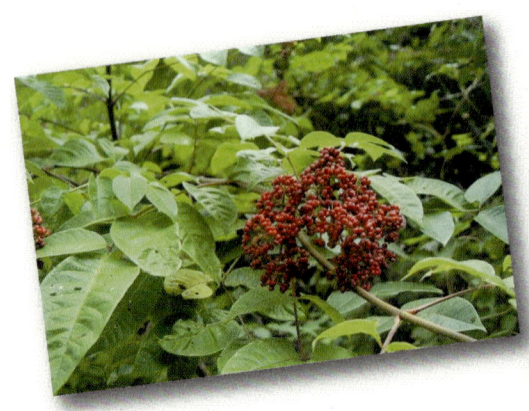

중국 춘추전국시대 때 이야기다. 오수유(吳茱萸)는 통증을 멎게 하는 좋은 약으로, 당시에는 오수유를 오유(吳萸)라고 불렀다. 오유의 산지는 오(吳)나라이고, 지금의 강소(江蘇)성 남쪽에서 절강성 북쪽이다.

오나라는 초(楚)나라의 변방에 있는 작은 나라로, 관례에 따라 매년 초나라에 조공을 바쳐 왔다.

어느 해, 오나라의 조공(朝貢) 물품 가운데 오유가 들어 있었다. 초나라 왕은 생각지도 않은 오유를 보자 매우 화가 났다.

"조그만 오나라가 감히 국명(國名)을 넣은 약재를 조공물로 보내다니, 우리 초나라를 깔보고 있는 건가? 즉시 돌려보내라! 보기도 싫다!"

뜻밖에 초나라 왕이 화를 내자, 오나라 사신은 겁에 질려 어찌할 바를 몰랐다. 이때 초왕의 시의(侍醫)인 주(朱)씨 성을 가진 사람이 왕에게 아뢰었다.

"오유는 복통에 효과가 있으며, 토하는 것을 막아주고 설사

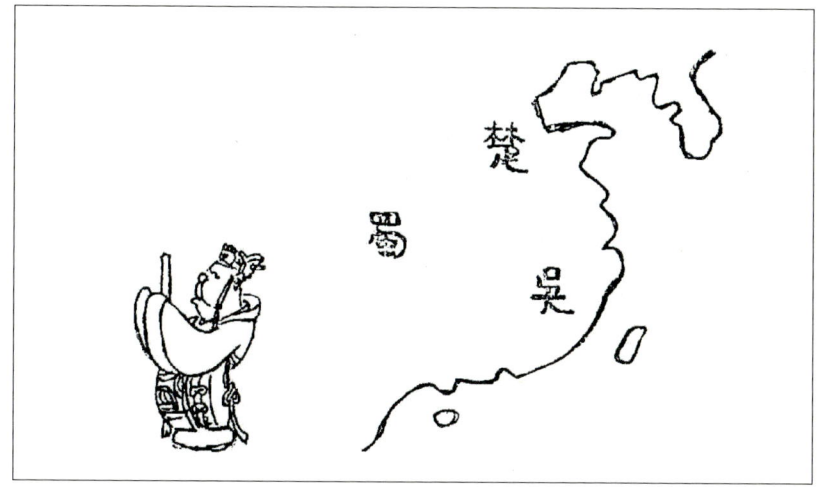

도 멎게 하는 좋은 약입니다. 오나라 왕이 대왕의 고질병을 알고 공물에 이 약을 보낸 것 같습니다. 만약 오유를 받아들이지 않으면 두 나라의 관계가 나빠질까 걱정되옵니다.”

“헛소리 하지 마라! 나는 이런 하잘것없는 물건은 필요치 않아!”

사자(使者)는 얼굴을 들지 못하고 오나라로 돌아가려 하였다. 주 시의는 매우 안됐는지 몰래 사자를 쫓아가서 달랬다.

“우리 대왕의 결례를 용서하시고 오유를 저에게 주시겠습니까? 부디 가셔서 오나라 왕의 마음을 이해시켜 주시고, 저는 대왕께서 오해를 풀게 하겠습니다.”

시의는 약초 오유의 효능을 잘 알고 있는 터라 오나라 사신에게 부탁하여 오유를 얻어다가 자기 집 뜰에다 심었다.

한편으로 오왕은 초왕의 행동을 보고받고 기분이 매우 불쾌하였다.

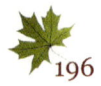

"조공을 거절하더란 말이지!"

"그렇사옵니다."

"우리 성의를 무시하다니, 초나라와는 국교를 단절하겠다!"

마침내 초나라와 오나라는 국교를 단절하였다. 이렇게 몇 년이 지났다. 주 시의(朱侍醫)는 오유를 정성을 다해 재배하여 열매를 많이 맺었다. 열매는 미성숙한 것을 음지에 말린 다음 저장을 해 놓고 약재로 썼다.

어느 날, 초나라 왕이 고질병인 복통이 재발하였다. 통증이 매우 심해 이마에는 구슬 같은 땀방울이 뚝뚝 떨어졌다. 어의(御醫)들은 각종 약을 처방하여 치료하였지만 별 효과를 보지 못했다.

이때 주 시의는 오유를 달여 초왕에게 보냈다. 초왕은 약을 두세 차례 복용하고 통증이 감소하였고, 계속해서 두세 차례 더 복용한 후 복통은 완전히 치유가 되었다.

"음, 속이 편해. 이 약이 효험이 있구나. 대체 무슨 약인가?"

"먼저 역정을 내시지 않는다는 약조를 해주시기 바랍니다."

"그래, 말해 보아라!"

"이 약은 전에 오나라의 사신이 가져온 공물 중에 들어 있던 오유입니다."

초왕은 오나라 사신에게 무례하게 대했던 일이 생각이 나서 마음 깊이 후회하였다. 즉시 오나라로 화해 사신을 보냈다. 한편으로는 나라 안에 오유 심기를 장려하였다.

어느 가을, 초나라에는 온역(瘟疫)이 유행하였다. 온역은 유행성 질병으로 많은 백성이 심하게 설사와 구토를 했다. 초왕은 시의에게 명령을 내려 백성들을 질병으로부터 구하도록 하였다.

시의는 오유를 가지고 많은 백성들을 질병에서 구하였다. 초나라 왕은 시의의 노고를 치하하고 「오유」의 가운데다가 시의의 성인 주(朱)를 넣어 「오주유(吳朱萸)」로 명명하였다. 오주유는 식물이기에 사람들이 주(朱)에다 풀 초(艸)를 붙여 「오수유(吳茱萸)」라고 이름 지었다.

오수유의 열매는 삭과로 둥글고 가을에 익으며 붉은 빛이 돌며 유선(油腺)이 있다. 한방에서는 9월경에 녹갈색의 미숙과를 채취하여 말린 것을 오수(吳茱) 또는 오수유라고 한다.

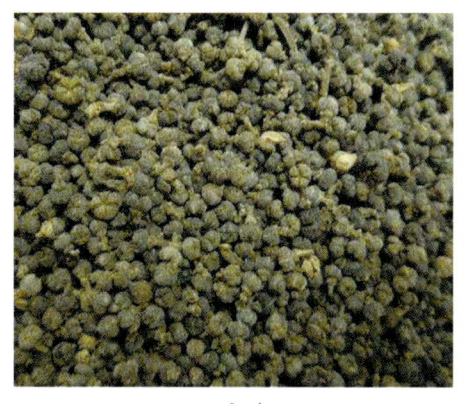

오수유

오수유에는 에보덴 (Evoden)과 루테카르핀 (Rutaecarpine) 등이 함유되어 있어, 중추신경을 자극하여 흥분작용을 하고 또 지통작용도 한다. 건위·구충·해독 및 이뇨제로 사용한다. 또한 배를 따뜻하게 하여 주므로 배가 차고 통증이 있을 때 효과가 있으며, 설사를 할 때도 효과가 있다. 그리고 치통과 습진에도 유효하다.

만성습진과 피부염에는 분말로 만들어 환부에 붙이면 염증을 제거하고 신생조직의 재생력을 촉진시킨다. 이밖에 이른 새벽에

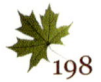

설사를 하거나, 부인이 하복부가 차서 발병하는 월경통에도 효과가 있다. 금기로는 임신부에게 사용하지 않는다. 한방에서는 중정도로 이용하고 있으며, 대표적인 처방으로는 오수유탕이 있다.

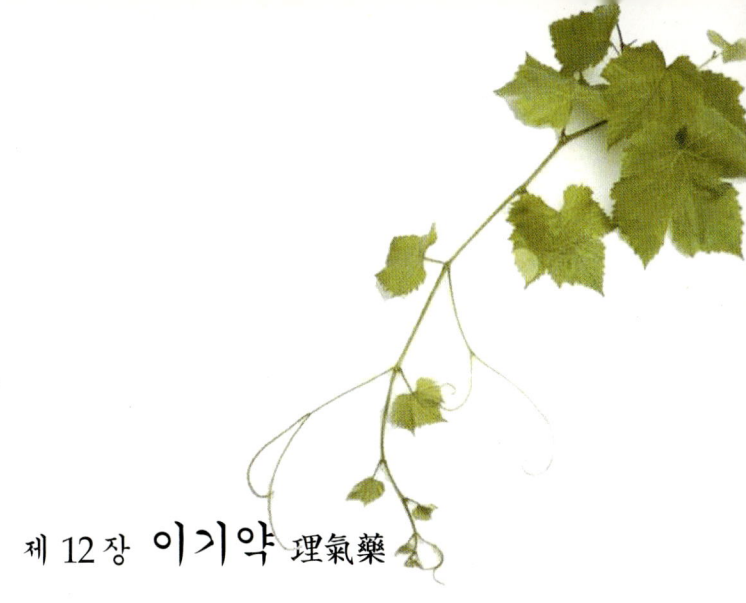

제 12 장 이기약 理氣藥

인체에는 기(氣)가 순행하고 있는데 기(氣)를 잘 순환하게 하는 약이 이기약(理氣藥)이다. 이기약으로는 팔월찰 · 오약 등이 있다.

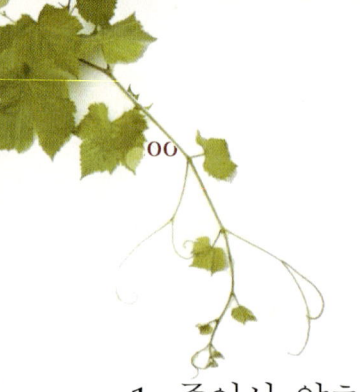

1. 죽어서 약초가
된 아버지

팔월찰(八月札)

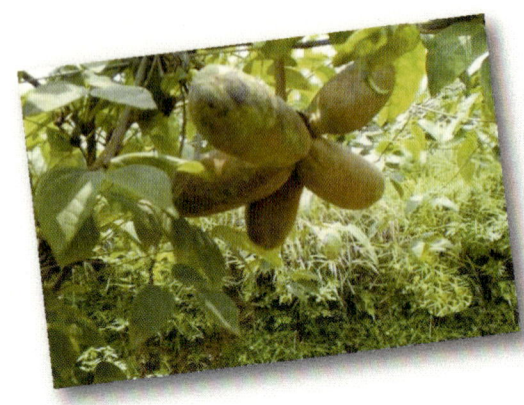

매년 8, 9월 사이에 산비탈과 밭 주위에 팔월찰(八月札)이라고 부르는 약초가 자라는데, 이 약초는 배앓이에 효과가 있다. 사람들은 고다채(苦爹菜)라고 부르기도 한다.

옛날, 천태산(天台山) 아래 한 가난한 농부가 살고 있었다. 그는 가난한데다 나이가 이미 마흔이 되었으나 아직 장가를 가지 못하였다. 하루는 그가 밭에서 돌아오는 중 정자를 지나다가 우연하게도 통통한 사내 어린아이를 얻게 되었다. 그는 어린아이를 길에서 얻었다고 해서 노득(路得)이라고 이름을 짓고 아들을 삼아 이때부터 부자는 서로 의지하며 살았다.

가난한 농부는 어린아이를 얻기까지 이름이 없었다. 그래서 마을 사람들은 그를 고랑(苦郞)이라고 불렀는데, 사내아이를 얻게 되어 이름을 「고다(苦爹)」로 불렸다.

어느 여름날, 아버지 고다와 아들 노득은 밭에서 일을 마치고 집으로 돌아왔다. 부엌에 보니 한 사발의 죽이 있었다. 그것을 솥에다 넣고 따끈하게 데워서 둘은 단숨에 먹어치웠다. 밤이 되자 고다는 배가 아파서 견딜 수가 없었다. 하룻밤에 열 차례나 토하고 설사를 하였다. 이튿날 아침에는 자리에서 일어나지도 못했다.

아들 노득도 설사를 했지만, 몸이 비교적 건강한 탓으로 고다만큼은 심하지 않았다. 노득은 배가 아픈 것을 참아 가면서 나가서 약초를 찾았다. 약초를 찾아 끓여서 복용하였지만 고다의 병은 좀처럼 낫지 않았다. 닷새가 지나자 고다는 살이 쭉 빠지고 가죽만 남은 데다 겨우 숨이 붙어 있었다. 그는 노득에게 말했다.

"애야! 나는 안 되겠다. 그렇지만 너에게 병이 있는 것이 마음이 놓이지 않는구나!"

노득은 눈물을 흘리면서 말했다.

"아버지, 걱정하지 마세요. 제가 꼭 약초를 구해다 아버지의 병을 고쳐 드리겠어요."

고다는 눈물을 뚝뚝 흘리면서 말했다.

"애야! 내가 지금까지 약초를 구하지 못했는데, 네가 어딜 가서 구하겠니? 내가 죽으면 음지에다 묻어라. 내가 죽어 약초가 되어 네 병을 고쳐주마."

아버지는 말을 마치자 눈을 감고 숨을 거두었다. 노득은 아버지의 유언대로 음지에 안장하고 묘 앞에서 울기 시작했다. 그때 별안간 그는 이상한 새 울음소리를 들었다. 머리를 들어 보니 묘 앞 소나무에 한 마리의 작은 새가 앉아 있었다. 새는 머리가 하얗고 꼬리는 까만색이었다. 새는 노득을 보고 소리쳤다.

"팔월찰, 팔월찰은 배앓이에 좋은 약이다."

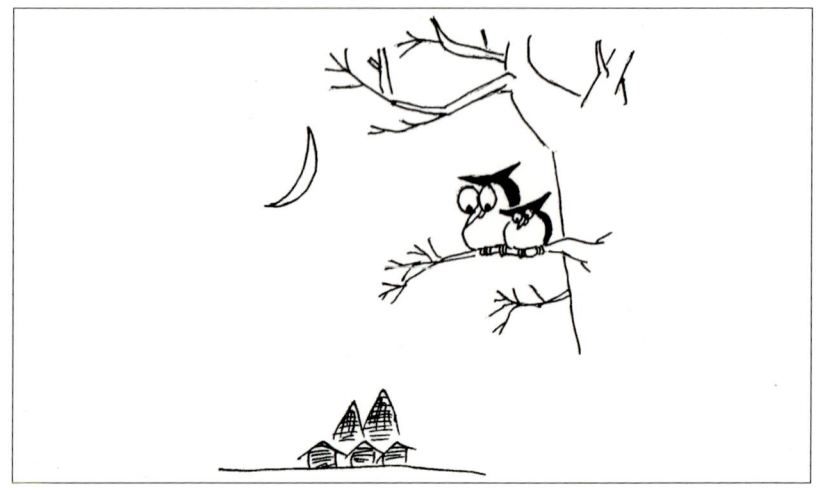

　노득은 이상히 생각하여 눈물을 닦고 묘 주위에 자라난 푸른 작은 풀을 발견하였다. 크기는 3, 4척쯤 되고 가지마다 녹색의 잎이 세 개가 달렸고 하얀 꽃이 피어 있었다.

　노득은 땅에서 보물이라도 주운 것같이 기뻤다. 얼른 풀을 뽑아서 집으로 돌아와 달여 먹었다. 그날 밤에는 배가 아프지 않았고 설사도 멈추었으며, 마침내 세 번을 먹으니 병이 다 나았다. 이때부터 팔월찰은 배앓이에 쓰였다.

　그래서 마을 사람들은 말하기를,

　"고다가 죽어 변한 것이다."

　라고 해서 팔월찰을 고다채(苦爹菜)라고도 불렀다.

　팔월찰은 열매를 씹을 때 차가운 느낌이 얼음 같다고 어름나물 또는 어름나무라 하고 열매를 어름으로 부른다. 동의보감에서는 통초라고 불렀는데 중국문헌에서도 명나라 이전까지는 지금

의 약재명 통초(통탈목)와 구
분 없이 통초라고 불렸기 때문
이다.

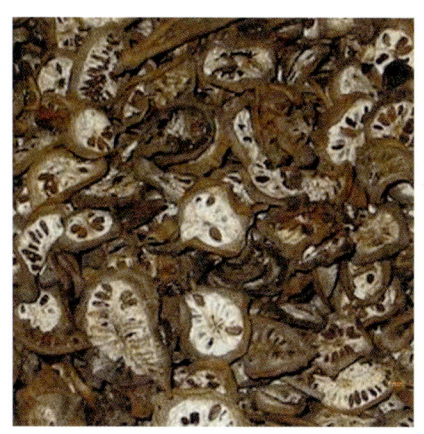

팔월찰

팔월찰은 그 열매를 부르는
별명이 매우 다양하다. 여름에
열매가 익은 모습으로 「임하
부인(林下夫人)」 으로 불렸고
일본에서는 같은 맥락으로
「산처녀」 라는 의미로 불리
기도 한다.

약재명으로는 「앞일을 미리 알 수 있다」 는 의미의 「예지자
(預知子)」 로 불리는데, 예로부터 불면증, 화병 등을 치료하는 신
경안정제로 사용했었다.

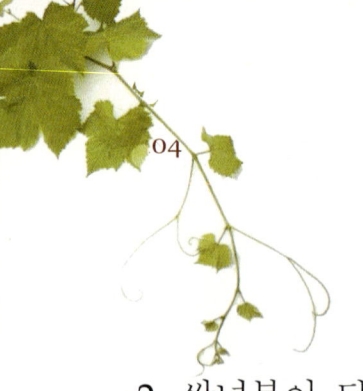

2. 쌍녀봉이 된
두 선녀

오약(烏藥)

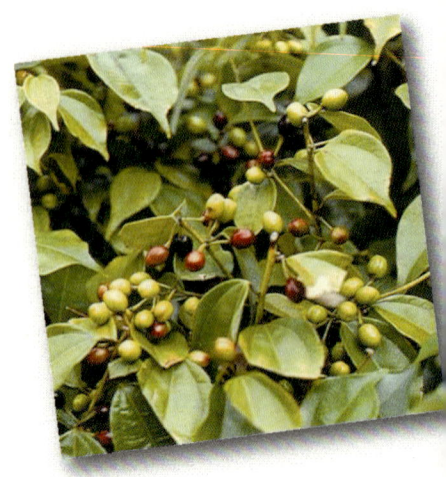

한(漢)나라 영평(永平) 5년에 지금의 승현(嵊縣)인 절강(浙江) 섬현(剡縣)에 이름이 유신(劉晨)과 완조(阮肇)라는 두 청년이 있었다. 그들은 마을에 유행하는 심통병(心痛病)을 치유할 약초를 구하러 먹을 양식을 챙겨 가지고 먼 곳에 있는 천태산으로 오약(烏藥)을 채집하러 떠났다.

심통병은 심장 부위가 통증이 있는 병이다. 그들은 오약을 찾아 천태산을 헤맸지만, 아무리 해도 찾을 수가 없었다.

어느 날, 그들은 오약이 도원동굴(桃源洞窟) 일대에 있다는 얘기를 듣고는 즉시 도원 동굴을 찾아 나섰다. 그들은 가지고 온 양식이 떨어져 얼마 못 가서 배가 고파 주저앉아 잠이 들고 말았다.

얼마의 시간이 흘렀는지도 모르는데, 그들은 돌연 한 조각의 붉은 구름이 다가오는 것을 바라보면서 정신을 차렸다. 잠깐 사이에 붉은 구름은 많은 탐스런 복숭아로 변하는 것이었다.

두 사람은 복숭아를 손으로 잡아 쥐고 정신없이 먹었다. 먹고 나니 몸이 가벼워지고 힘이 솟아 계속 길을 걸었다.

산령(山嶺)을 막 넘어 내려다보이는 곳에 연못이 있었는데, 연못가에 두 소녀가 있었다. 한 소녀는 빨간 옷을 입고 한 소녀는 녹색 옷을 입고 있었다. 그들이 바라보자 두 소녀는 미소를 띠며 그들의 이름을 불렀다.

"유신씨! 완조씨!"

그들은 너무나도 이상하다는 느낌이 들어 물었다.

"당신들과 우리는 피차 모르는 사인데, 어떻게 우리의 이름을 알고 있습니까?"

"혹시 당신들은 선녀가 아닙니까?"

두 소녀는 웃으며 머리를 끄덕이고는 녹색 옷의 소녀가 말했다.

"제 이름은 벽도(碧桃)이고, 여기는 홍도(紅桃)입니다. 저희 집은 도원 동굴에 있으며, 오늘 당신들을 모시려고 여기서 기다렸습니다."

유신과 완조는 두 선녀를 따라 도원 동굴로 들어간 후, 그들 자매가 하늘에서 약을 관리하는 선녀라는 것을 알게 되었고, 명령에 따라 선약(仙藥)을 지키고 있었다는 것도 알게 되었다. 그들은 서로가 한눈에 반해 서로 서로 짝을 맺어 부부가 되었다.

눈 깜짝 할 사이에 반년이 지나고, 겨울이 지나 봄이 되었다.

어느 날 유신이 완조에게 근심하며 말했다.

"우리가 산에 들어온 지 이미 반년이 지났는데, 오약을 아직 채집 못하였으니 어쩌면 좋은가?"

바로 그때, 두 선녀가 손에 오약을 들고 들어왔다.

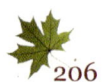

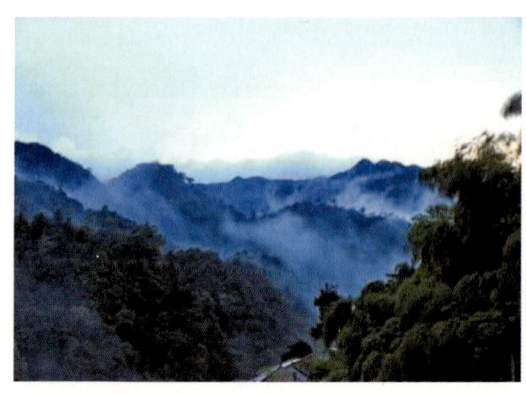
천태산

"우리가 천신만고 (千辛萬苦) 끝에 오약을 채집하였습니다."

이튿날 아침, 두 선녀는 유신과 완조를 송별하러 도원 농굴을 나왔다. 유신과 완조는 그동안 부인이 된 선녀들을 너무도 사랑하여 눈물을 폭포수같이 흘렸다.

"우리가 지금 가지만, 반드시 이곳으로 다시 돌아올 거요. 돌아와서 영원히 당신과 함께 살겠소. 기다려요!"

유신과 완조는 고향으로 돌아와 보니, 고향의 모습은 전과 달랐고, 마을 사람들은 하나도 알아볼 수 없었다. 그들은 백 세가 된 노인을 찾아갔다. 노인은 그들을 보고 말했다.

"내가 어릴 때 웃어른들에게 들었습니다. 마을에 두 분의 어른이 천태산으로 약을 채집하러 가 지금까지 아무 연락이 없다고."

유신과 완조는 깜짝 놀랐다.

"우리가 산으로 들어간 것이 반년밖에 되지 않았는데, 사람들은 벌써 세대가 일곱 번이나 바뀌었다니!"

유신과 완조는 오약을 화원에 심었더니 하루 사이에 만발하였다. 그들은 오약을 동네의 심장이 아픈 사람들에게 나누어주었고, 그들은 그것을 먹고 즉시 통증이 멎어 기운을 차리고 몸이 건강하여졌다.

3개월이 지난 뒤 유신과 완조는 다시 도원 동굴로 돌아갔다. 동굴 입구에 다다르자, 암벽에는 이끼가 끼었고 동굴문은 막혀 있었다. 그들은 두 선녀를 볼 수가 없었다. 후에 그들은 그곳에 있는 백발의 노파로부터 얘기를 들었다.

"자네들이 떠나간 후, 두 선녀는 오약을 자네들에게 준 죄로 하늘의 서왕모(西王母)에게 미움을 사 도원 동굴 옆에 산봉우리가 됐다네."

두 사람이 얼굴을 돌려 산봉우리를 쳐다보니 그 형상이 마치 선녀와 같았다. 지금도 절강성 승현

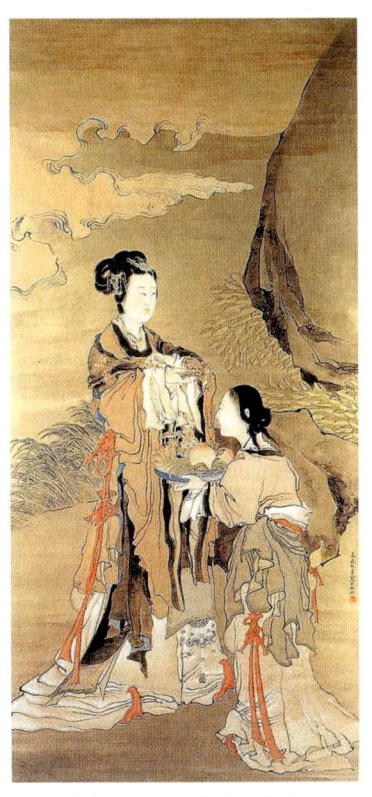

서왕모(淸 화가 임훈)

에서 멀리 바라보면 「쌍녀봉(雙女峰)」이 보인다.

이 이야기는 후세에 전하여지는 미담(美談)으로 지금도 오약을 「천태오약(天台烏藥)」이라고 부른다.

오약은 몸의 기(氣)를 순환을 시키며 추위를 막아주고 통증을 없애 준다. 소화를 못하여 토할 때, 소변을 자주 볼 때 효과가 있다.

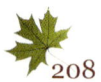

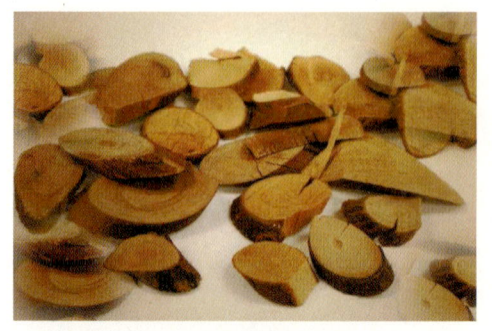

오 약

오약(烏藥)은 추위로 인해 기가 꽉 막혀 고환이 당기거나, 통증이 여기저기 동시다발로 발생한 데 주로 쓰이며, 익지인(益智仁 : 생강과 식물)과 함께 써서 오줌싸개나 요실금 등을 고치는 효능이 있다.

오약이 들어간 대표 처방으로 오약순기산(烏藥順氣散)이 있는데, 어깨 결림이나 팔다리 아픈 데 주로 쓰며, 기가 체(滯)했을 때 주로 쓴다. 교통사고나 낙상, 싸움 등으로 인해서 전신에 타박상 같은 어혈증이 있을 때 주로 당귀수산(當歸鬚散)이란 처방을 쓰는데 오약과 향부자가 기체를 풀어줄 목적으로 많이 들어간다.

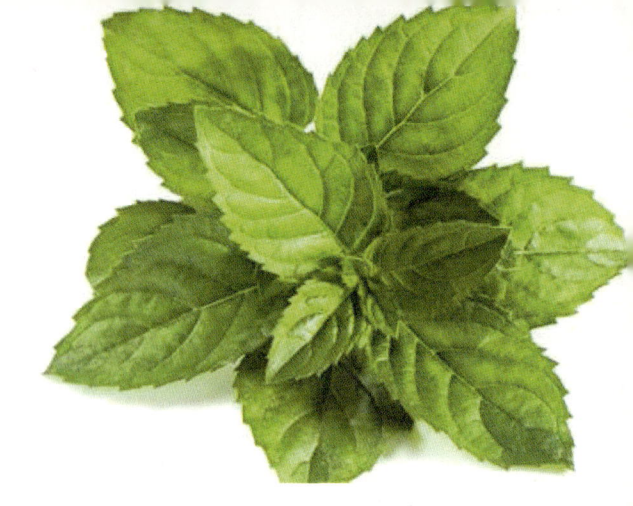

제 13 장 소식약 消食藥

음식물을 잘 소화시켜 주는 약초이
다. 소식약으로는 산사·신곡 등이 있
다.

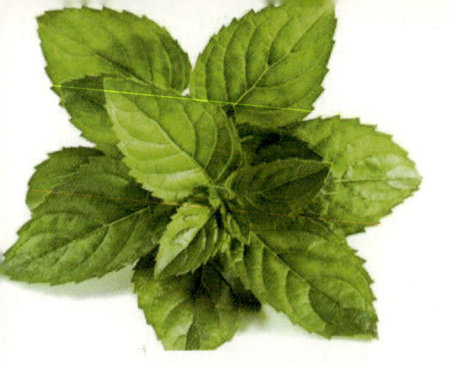

1. 계모의 흉계

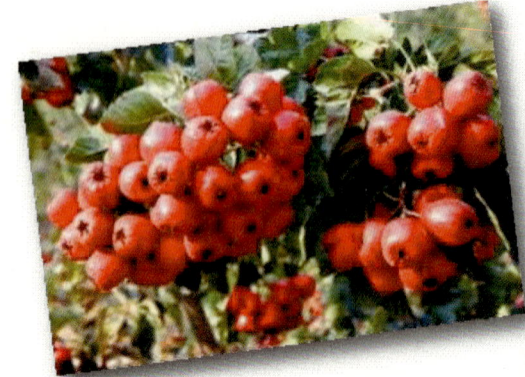

산사(山楂)

옛날, 어느 마을에 부부와 두 아들이 살고 있었다. 이 집 주인은 밭에 나가 일도 하고, 행상을 하러 나다니기도 했다. 두 아들 중 큰아들은 전처에게서 났고, 둘째아들은 현 부인의 아이였다.

부인은 자기가 낳은 아들은 끔찍이 사랑하였고, 자기 아들에게 밭과 집을 상속시키려고 큰아이를 미워하였다.

어느 날, 남편은 장사하러 집을 나설 채비를 했다. 아버지는 큰아이에게 말했다.

"너 어머니 말씀 잘 들어야 한다."

아버지는 큰아이에게 다짐하며 집을 떠났다. 부인은 남편이 집을 나서자마자 큰아이에게 일을 시켰다.

"아버지가 집에 없을 때는 그만큼 집안 일이 많으니 네가 도와야 한다. 너는 아직 어리지만 네 할 일은 해야 돼. 너는 나가서 밭을 지키거라!"

그리하여 밭작물을 산짐승들로부터 피해입지 않도록 큰아이는 비가 오나 바람이 부나 밭을 지켰다.

계모는 매일 큰아이에게 설익은 밥으로 참을 만들어 주고 그 것을 싸들고 가서 밭을 지키게 하였다. 어린아이가 매일 설익은 밥을 먹으니 위에 장애를 받게 되어 점점 마르기 시작하였다.

"어머니! 밥이 너무 딱딱해서 먹고 나면 배가 아파요."

"나쁜 자식! 도와주진 못할망정 어미가 만든 도시락을 먹기가 거북하다니. 먹든지 말든지 맘대로 해라!"

어머니에게 꾸지람을 듣고 큰아이는 대꾸도 못하고 그저 산에 올라가 울었다. 산에는 야생 산사(山楂)가 자라고 있었다. 열매는 붉은빛을 띠고 있었다. 밥을 먹고 배가 아프면 큰아이는 산에 올라가 산사 열매를 따먹었다. 산사를 먹고 나니 배도 아프지 않고 목도 마르지 않았다. 이후로 큰아이는 산사를 먹으며 밭을 지켰다. 이상한 것은 거북한 뱃속이 편해지고 아프지도 않고 소화도 잘 됐다.

나쁜 마음을 먹고 있는 어머니는 매우 놀랐다.

"어찌 된 일이지? 날이 갈수록 말라야 되는데, 죽지도 않고 반대로 살이 찌지? 이 아이를 천지신명이 보호하나?"

그로부터 새엄마는 큰아이를 학대한 일을 두려워하지 않을 수 없었다. 며칠이 지난 뒤 남편이 집으로 돌아왔다.

큰아이는 아버지한테 그동안 있었던 일을 자세히 이야기했다. 장사꾼인 아버지는 머리가 빨리 돌아갔다. 아버지는 산사를 먹은 후 위통이 없어진 것을 아들에게서 듣고 즉시 산으로 가서 산사를 따다가 위장병을 치료하는 환약으로 만들어 팔았다.

훗날 사람들은 산사가 소화기능을 촉진하고 소화력을 도와준

다는 것을 알게 되었다.

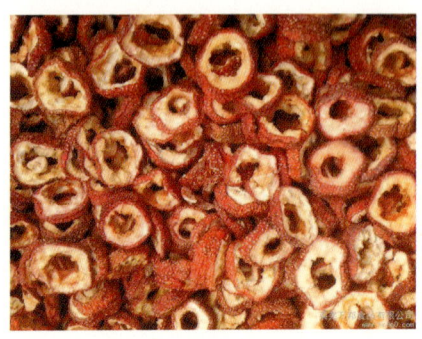

산 사

산사는 혈압을 떨어뜨려 고혈압 환자에게 좋으며 이질균, 대장간균을 억제시키며 트림이나 설사, 요통에 효과가 있다. 또 콜레스테롤(Cholesterol)과 중성지방인 트리글리세라이드(Triglyceride)를 제거해 주어 콜레스테롤이 높은 사람에게 유효하다. 또한 산사는 심장을 강하게 해주고 혈압을 떨어뜨리며 혈관을 확장시킨다. 위(胃) 중에 효소를 증강시켜 소화를 촉진시킨다.

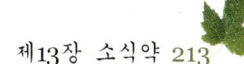

2. 달걀 도둑

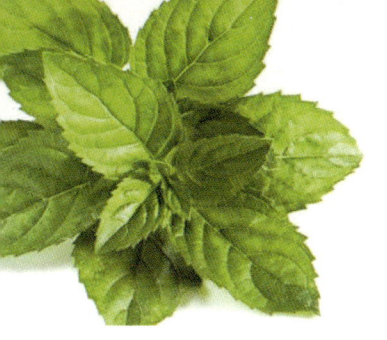

신곡(神曲, 약누룩)

한약재중 신곡(神曲)이라는 약재가 있는데, 이것은 보통 건곡 (建曲)으로 불리며, 범지(范志)라는 사람이 만들었다고 한다. 범 지는 중국 복건(福建) 사람으로 조상이 천주(泉州)에 살았으며, 집에서 십여 마리의 닭을 길러 매일 일곱 개에서 여덟 개의 달걀 을 얻었다. 그는 매일 닭에게 모이를 주고 알을 주웠다.

어느 날이었다. 그날도 언제나처럼 닭이 우는 소리를 듣고 닭 이 알을 낳은 줄 알고 닭장에 가 보았지만 알은 보이지 않았다.

"누가 알을 도둑질해 갔나?"

범지는 누가 달걀을 훔쳐갔는 줄 알았다. 이튿날 아침, 범지가 닭장에 가 보니 큰 뱀이 닭이 알을 낳는 것을 기다렸다가 접근하 여 닭이 놀라 도망가자 입을 벌려 달걀을 삼키는 것이 아닌가! 뱀 이 달걀을 삼킨 후에는 바위에 나 있는 구멍으로 기어 들어갔다 가 나오더니 목구멍에 있던 달걀을 깨뜨려 소화를 시키고는 여유 있게 숲속으로 사라졌다.

범지는 달걀을 도둑맞는 데 화가 났다. 그는 달걀을 훔쳐가는

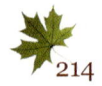

뱀을 골탕 먹일 생각을 곰곰이 하였다.

"그래, 좋은 방법이 있어!"

그는 나무토막을 깎아서 달걀처럼 만들어 닭장에 넣어 놓았다. 이튿날 아침, 그는 닭장에 가서 뱀이 오기를 기다렸다. 마침내 큰 뱀이 닭장에 또 다시 와서 달걀을 삼키는데, 바로 나무로 깎아 만든 달걀이었다. 뱀은 달걀을 소화시키러 바위 구멍으로 기어 들어가려다가 달걀이 터지지 않자, 놀라서 급히 숲속으로 도망을 쳤다.

그 광경을 본 범지는 뱀을 따라갔다. 뱀은 큰 바위 밑에 있는 파란 풀을 뜯어먹고 흐르는 계곡 물을 마시더니 목에 걸린 나무로 만든 달걀을 소화시켜 버리고는 사라졌다.

어떻게 파란 풀이 나무로 만든 달걀까지도 소화를 시키는지 범지는 너무도 놀랐다.

"이 풀이 소화를 시키는 강한 힘이 있구나!"

그래서 범지는 뱀이 먹은 풀을 채집하여 집으로 돌아왔다. 그 풀의 성질이 맹열(猛熱)하여 곧 소맥(小麥)·청호(靑蒿)·행인(杏仁) 등을 혼합하여 가루를 내어 네모꼴로 만들어 말려 지금과 같은 신곡을 만들게 되었다.

처음에는 사람들이 섣불리 사용하지 않다가 훗날 마치 신(神) 같은 효험을 보아 이름이 널리 퍼지게 되었다.

"효험이 신통(神通)하구나!"

범지가 죽은 후, 그 비방(秘方)이 그의 처 오씨(吳氏)에게 전하여졌고, 후에 각처로 알려져서 오늘까지 전해 내려왔다.

신곡은 한약재로서 소맥(小麥)·행인(杏仁)·적소두(赤小豆)·청호(靑蒿)·창이(蒼耳)의 가루와 날료(辣蓼)의 자연즙으로 혼합하여 발효시킨 것으로 강한 소화력이 있다. 건곡(建曲)은 신곡에다 자소(紫蘇)·형개(荊芥)·방풍(防風)·강활(羌活)·후박(厚朴)·백출(白朮)·목향(木香)·지실(枳實)·청피(靑皮) 등을 가미한 것으로 일명 범지곡(范志曲)이라 한다.

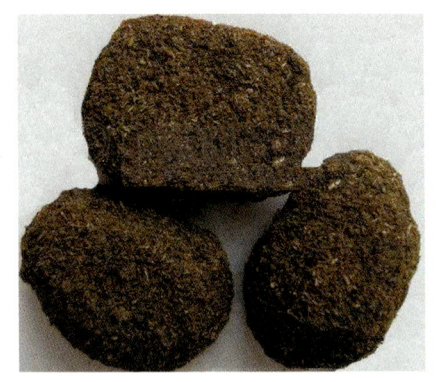

건 곡

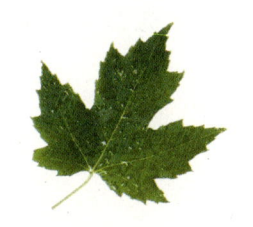

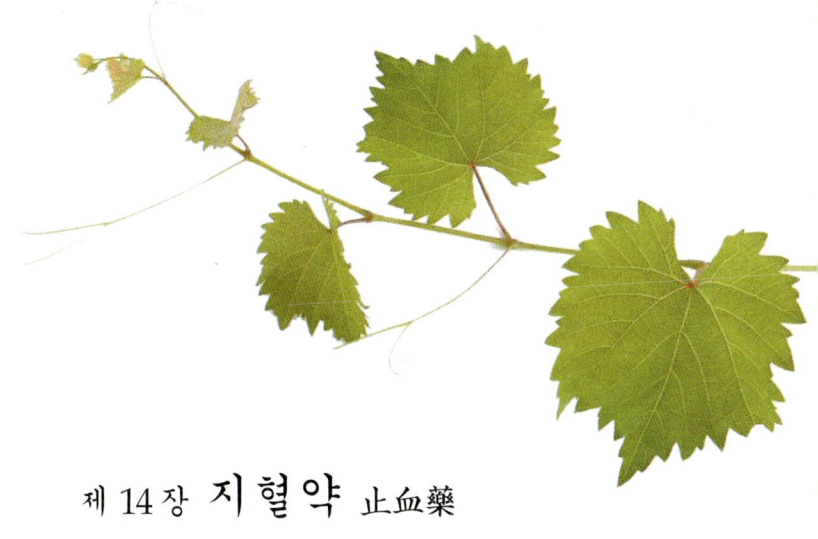

제 14 장 지혈약 止血藥

피를 멎게 해주는 약초이다. 지혈약
으로 선학초·백급 등이 있다.

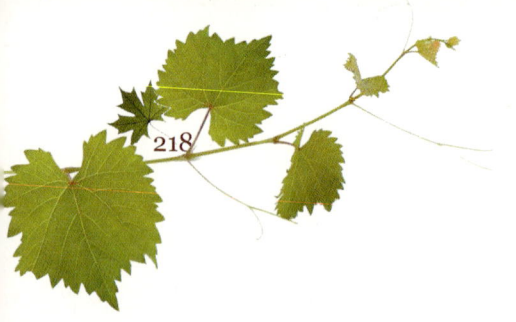

1. 학이 물어다 준 약초

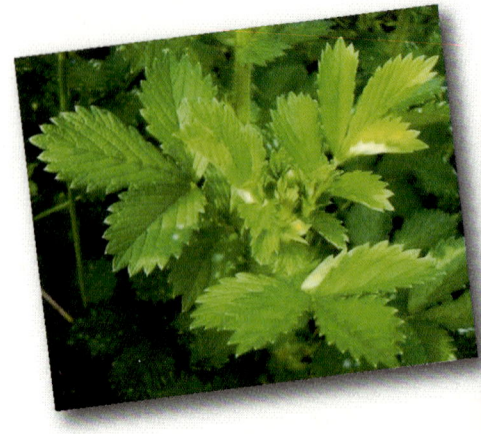

선학초(仙鶴草)

선학초는 산과 들에 자생하는 풀로 《도경본초(圖經本草)》에
는 용아초(龍芽草)라고 하였는데, 후에 선학초라고 불렀다.

옛날 어느 마을에 과거 준비를 하는 서생(書生) 둘이 있었다.
어느 여름날, 두 서생은 마침내 과거시험을 보기 위해 서울로 가
는 장도에 올랐다. 두 사람은 길을 걸었다. 마을을 지나고 또 마
을을 지나 계속 걸어가는 두 사람은 몹시 지쳐 있었다.

그들은 무거운 발을 이끌고 계속 걸어가다가 어느덧 들판에서
길을 잃고 헤매는 신세가 되었다. 두 사람은 목이 타고 배에서는
꼬르륵 소리가 날 정도로 배가 고팠다. 들판에서는 물도 구할 수
없었고 먹을 것도 찾아볼 수 없었다.

"목이 타는군."

"배도 고파."

갑자기 그 중 하나가 코피를 쏟았다. 코피는 멈추지를 않고 계
속 흐르는 것이었다. 다른 하나가 급히 봇짐을 끌러 책을 꺼내 책
장을 찢어 콧구멍을 막았다. 그래도 코피는 계속 흘러 내렸다. 두

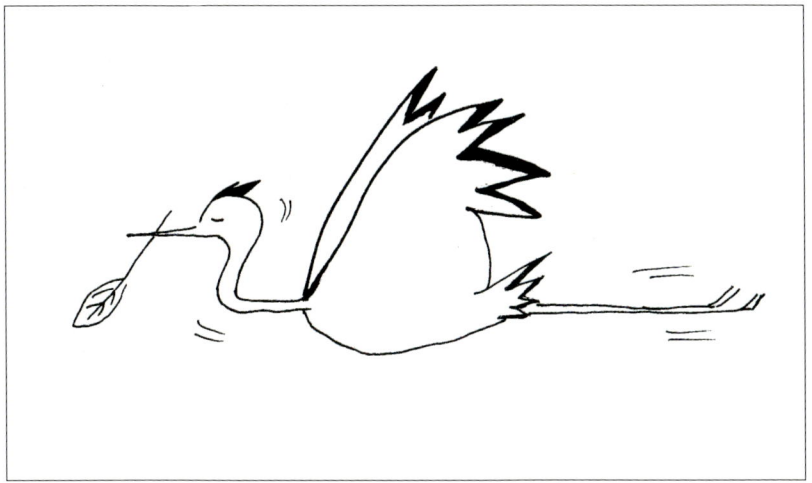

사람은 속수무책이었다.

"먹을 물이라도 있었으면……"

"새벽이슬에 젖은 돌멩이라도 있으면 입에 물고 있어도 좀 나을 텐데."

"사방이 황폐한 들판인데, 어디 가서 물을 찾지?"

두 사람이 탄식을 하고 있을 때, 마침 한 쌍의 학이 하늘을 날아갔다. 코피를 흘리는 청년이 학을 향해 두 손을 벌렸다.

"학아, 네 날개를 빌려주면 이 황폐한 들판을 벗어날 텐데!"

공중을 날던 학은 갑자기 청년이 손을 휘젓는 바람에 놀라서 입을 물고 있던 풀잎을 떨어뜨렸다. 다른 한 청년이 풀잎을 집어들며 말했다.

"날개 대신 풀잎을 주었군."

그는 풀잎을 코피를 흘리고 있는 친구의 입에다 물려주었다. 그런데 잠시 시간이 지나자 생각지도 않게 코피가 멎었다. 두 사

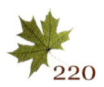

람은 너무 기뻐서 약속이나 한 듯이 입을 모아 말했다.

"학이 선인초(仙人草)를 가져다주었군."

학은 신선들과 노는 새로 여겨져 왔기 때문에 신선들이 사용하는 풀을 생각하였다. 그들은 다시 힘을 내어 길을 걷기 시작해서 마침내 서울에 도착하여 과거시험에 응시하였고, 또 둘 다 좋은 성적으로 합격하여 몇 년 후 두 사람은 관직에서 일을 하게 되었다.

어느 날, 두 사람이 만나 옛날 황량한 들판에서 있었던 일을 추억삼아 이야기했다.

"자네가 그때 너무 코피를 쏟아 죽는 줄 알았어."

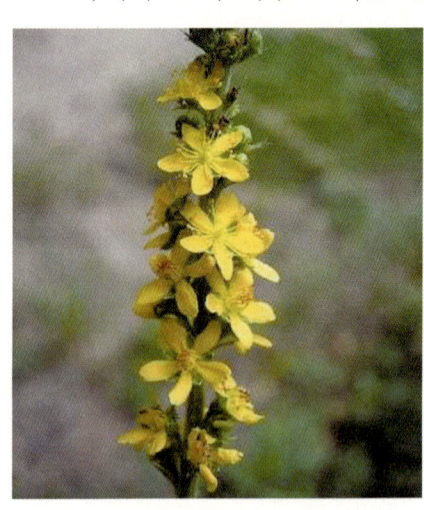

선학초 꽃

"학의 입에서 떨어뜨린 풀잎이 바로 지혈작용을 하는 약초가 분명해."

"우리 한번 그 약초를 찾아보세!"

"그래, 그 풀잎이 우리를 구한 게 아닌가!"

그들은 여러 의원들에게 이야기를 해 보았지만 아는 사람이 없었다. 두 사람은 기억을 더듬어 그 약초의 형상을 그려 가지고 부하 관리들에게 명령했다.

"이렇게 생긴 약초를 찾아보아라!"

여러 사람들이 열심히 찾아 나선 끝에 마침내 그 약초를 발견했다. 그 약초는 긴 날개 모양의 잎사귀로, 가을에 하얀 꽃이 피며 지혈에 아주 효과가 있었다. 학이 물어다 떨어뜨린 그 약초를 두 사람은 「선학초(仙鶴草)」라고 이름 지었다.

선학초는 지혈제로 각종 출혈에 쓰이며, 설사나 이질에도 쓰이고 과로로 인한 탈력(脫力)증에도 효과가 있으며, 최근에는 적충성(滴蟲性) 음도염(陰道炎)과 음부(陰部) 습양증(濕痒症)에 사용하며, 학질과 치질에도 유효하다.

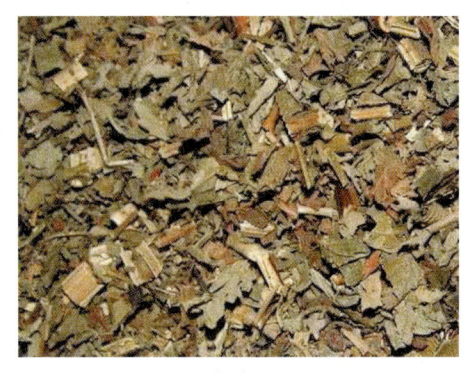
선학초

선학초는 짚신나물이라고도 하며 쌍떡잎식물 장미목 장미과의 여러해살이풀로서, 풀밭이나 길가에서 자란다. 줄기는 높이가 30~100cm이고 전체에 털이 있다. 꽃은 6~8월에 황색으로 핀다.

한방에서 뿌리를 제외한 전체를 용아초(龍芽草)라는 약재로 쓰는데, 소변출혈·자궁출혈·각혈 등 각종 출혈 증상에 사용한다.

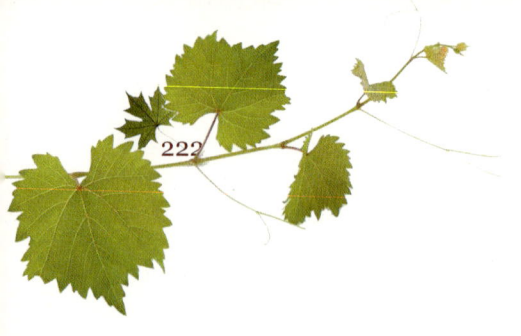

2. 나무꾼과 신선

선학초(仙鶴草)

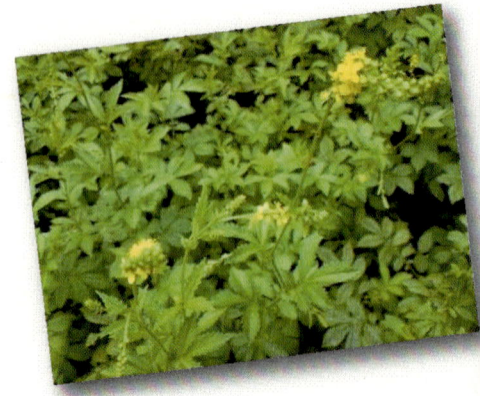

선학초는 산과 들에 자생하는 풀로 《도경본초(圖經本草)》에
는 용아초(龍芽草)라고 하였는데, 후에 선학초라고 불렀다.

옛날, 절강성의 황아첨산(黃芽尖山)에 한 나무꾼이 살고 있었
다. 어느 날, 산에서 나무를 하다가 실수하여 도끼에 팔을 베어
피가 계속 흘러 생명이 위험한 지경에 이르렀다.

"큰일 났네! 피가 멎지를 않네."

이때 어디서 나타났는지 한 백발노인이 그의 앞에 서 있었다.

"살려 주십시오."

"무슨 일인가?"

"도끼에 팔을 베어 피가 흘러 멈추지를 않습니다."

백발노인은 주변에 있던 풀을 캐 찧어 상처에 붙여 주었다.

"어, 피가 멎었네! 고맙습니다."

나무꾼은 넙적 엎드려 절을 했다. 그가 머리를 들고 보니 백발
노인은 온데간데없었다.

그때 한 쌍의 학이 저편 하늘을 향하여 날아가고 있었다.

"그 백발노인은 신선이었구나."

그때 백발노인이 가져다 준 풀이 바로 용아초(龍牙草)인데, 풀의 길이는 2, 3척(尺)이고 잎은 타원형으로 톱날이 있었다. 나무꾼은 신선이 가

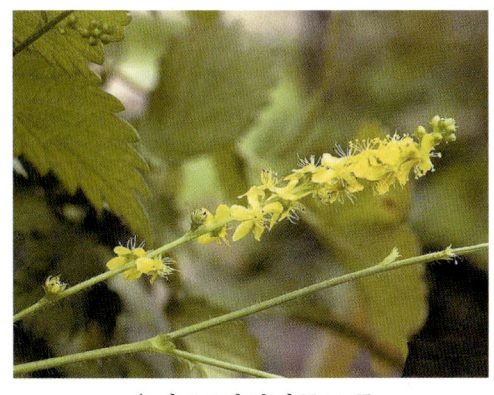
용아초(짚신나물) 꽃

져다주었다고 여기고 약초의 이름을 선학초라고 이름 지어 지금까지 전해 내려온다.

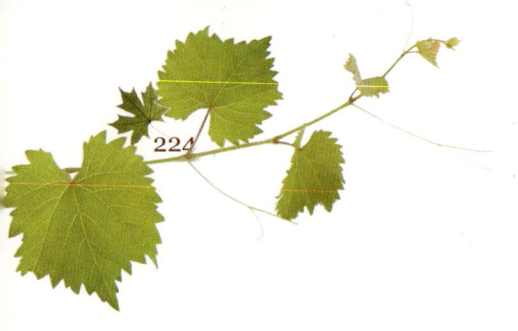

3. 황제의 근위대장

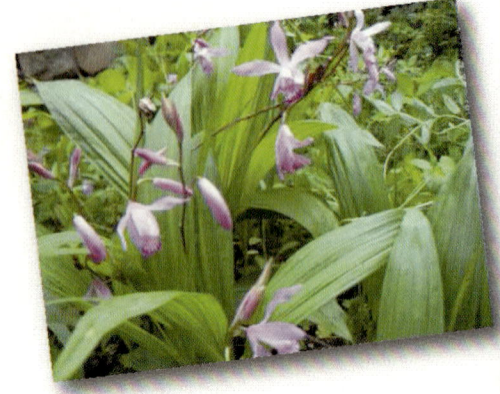

백급(白及)

옛날, 한 장수가 벼슬을 버리고 시골 고향에 묻혀 살고 있었다. 그런데 황제가 명을 내려 자신을 보호하는 근위대장으로 불러 올렸다. 그는 서울로 가는 도중 인근에 있는 서융(西戎)족의 장수 10여 명과 싸움을 벌여 그들을 물리쳤다.

산해관(山海關)에 거의 다다랐을 무렵 함성 소리와 함께 서융족 장수 열 명이 그를 포위하였다.

"네 이놈! 우리 형제들을 죽이고 살아서 돌아가지 못할 줄 알아라!"

"썩 비키지 못하겠느냐! 황제의 명을 받고 가는 몸이다."

장군은 서융족의 장수 열 명과 어우러져 싸움을 벌이는데, 먼 길을 오느라 피곤이 겹친 데다가 이곳에 당도하기 전에 이미 서융족 장수 10여 명과 싸우느라 지쳐 있었고 또 열이나 되는 장수들과 대적할 수가 없었다. 그러나 분기탱천하여 적들을 무찔렀지만 중과부적, 네 군데 칼을 맞았고, 몸 한 군데 화살까지 맞았다. 그러나 그는 의연하게 말 등에 꼿꼿하게 앉아 말을 몰고 황제 앞에 당도했다.

황제는 감동하여 즉시 태의(太醫)를 불러 응급치료토록 했다.

"무엇들을 하느냐! 빨리 태의를 대령시켜 장군의 상처

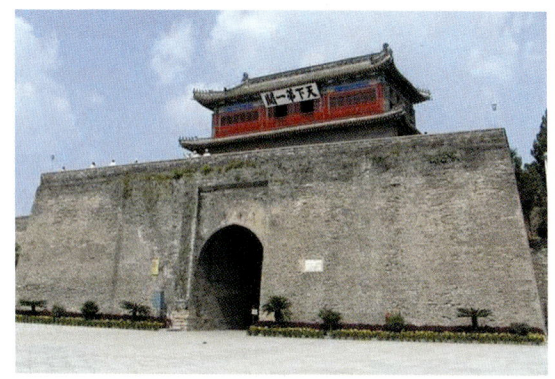

만리장성 제일관 산해관

를 치료해 주도록 하여라."

태의는 즉시 대령하고 응급치료를 해서 피는 멈추고 절단된 근육과 뼈는 다시 붙여졌지만, 바로 폐(肺)에 활촉이 꿰뚫고 나가 호흡이 거칠어지고 피를 토하는 위급한 상태에 이르렀다.

황제는 다급한 나머지 전국에 명의를 초빙하는 방문(榜文)을 내렸다.

이날 한 늙은 농부가 몇 개의 약초를 가지고 왔는데, 잎은 마치 종려잎(棕櫚葉)과 같았고, 뿌리는 마름나무(菱角)와 같았다.

농부는 황제에게 약초를 바치면서 말했다.

"이 약초를 불에 구워 가루로 내어 절반은 물과 함께 들도록 하고, 절반은 상처 난 곳에 싸매 주면 곧바로 치유가 될 것이옵니다."

과연 장수는 약을 복용한 후에 폐의 상처가 아물었다.

황제는 하도 기특해서 늙은 농부에게 벼슬을 내려 관리로 임명하려고 하였으나 농부는 한사코 벼슬을 사양하였다. 황제는 대

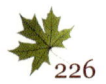

신 은(銀)으로 보상하려고 하였으나, 늙은 농부는 은마저 사양하는 것이었다.

"그럼 그대는 무엇을 원하는가?"

농부는 황송해서 말했다.

"소인은 아무것도 필요 없사옵니다. 이 늙은 놈의 소원은 오로지 황제 폐하께서 이 약초를 태의원(太醫院)의 약서(藥書 : 약초를 기록하는 책)에 편찬하여 천하에 공포함으로써 더 많은 사람들이 폐를 상하여 피를 흘리는 것을 치료할 수 있게 하는 것이옵니다."

황제는 늙은 농부의 마음을 가상히 여겨 고개를 끄덕거렸다.

"가상하도다! 그런데 이 약초의 이름이 무엇인고?"

"아직 이름이 없사옵니다. 폐하께서 이름을 하명해 주시옵소서."

황제는 잠시 생각하더니

"그대의 이름이 무엇인고?"

"소인의 이름은 백급(白及)이라고 하옵니다."

황제는 웃으면서 말했다.

"이 약초의 이름을 백급이라 하라!"

그때부터 이 약초의 이름은 백급(白及)이라 불리게 되었다.

백급은 가을에 덩이줄기를 캐서 물에 씻은 뒤 증기에 쪄서 햇볕에 말린다. 맛은 쓰고 달며 성질은 서늘하다. 폐경(肺經)에 작용한다. 폐(肺)를 강화하고 출혈을 멎게 하며 부기를 가라앉히고 새살이 돋아나게 한다. 약리 실험에서 지혈작용, 위십이지장궤양 치료 작용, 항균작용 등이 밝혀졌다. 폐(肺)가 허하여 기침하는 데, 객혈·코피·외상성 출혈·옹종(癰腫)·창양(瘡瘍)·화상·손발이 트는 데 등에 쓴다.

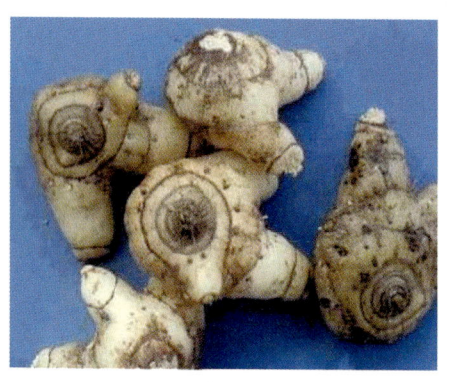
백 급

하루 3~9g을 탕제·환제·산제 형태로 만들어 먹는다. 외용약으로 쓸 때는 가루를 내서 뿌리거나 기초(약)제에 개어 바른다.

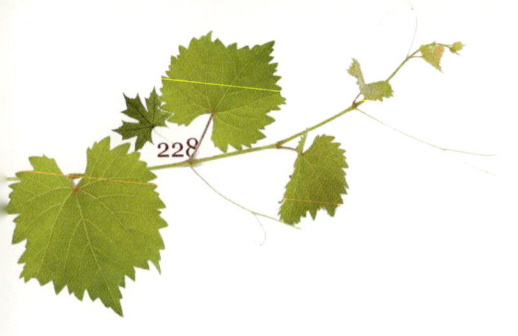

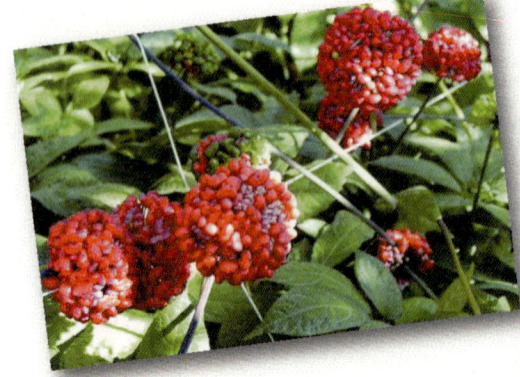

4. 소녀와 원숭이

삼칠(三七)

옛날, 약재를 채집하는 노인이 천목산(天目山)에 올라가서 약초를 찾으러 다니는데, 한 소녀가 소를 몰고 등에는 약초를 지고 산을 내려가는 것을 보았다.

"애야! 등에 있는 풀은 어디에 쓰려는 거니?"

"이 풀은 귀한 풀입니다. 이 풀은 뼈를 붙이는 데 쓰입니다. 제 동생이 손마디가 부러졌을 때 이 풀을 찧어서 싸맸더니 나았습니다."

노인은 그 얘기를 듣고 흥미가 돋아 다시 물었다.

"네 이름이 뭐냐? 그리고 그 약초는 어디서 캤니?"

소녀는 등짐을 내려놓고 약초를 발견하게 된 동기를 노인에게 설명해 주었다.

"제가 3월 7일에 태어났다고 해서 어머니는 저를 삼칠(三七) 이라고 부릅니다. 집이 가난하여 저는 소를 돌보고 옥수수를 심으며 지냈는데, 어느 해 가을 저는 한 떼의 원숭이들을 보았습니다. 원숭이들은 두 그루의 큰 버드나무에서 중간 줄기를 손으로 잡고 그네를 타듯 놀고 있었습니다. 그때 저희 집 옥수수 밭이 쑥 밭이 되었습니다. 아마 원숭이들이 그런 것 같았습니다. 저는 원숭이들이 몹시 미워졌습니다. 원숭이가 놀고 있는 버드나무 줄기를 낫으로 끊어 놓았습니다. 원숭이들이 나무줄기가 끊어져 있으면 다른 곳으로 가겠지 생각했죠.”

　노인은 소녀의 얘기가 점점 흥미진진해지는지 바짝 다가앉아 소녀의 얘기에 귀를 기울였다. 소녀는 얘기를 계속했다.

　“그런데 며칠 뒤에 보니, 원숭이들이 또 버드나무 줄기를 잡고 그네 타듯 놀고 있었습니다. 저는 이상하게 생각하였죠. 내가 줄기를 모조리 끊어버렸는데 어떻게 또 그네를 타나 하고요. 그래서 저는 또 줄기들을 낫으로 끊어 놓고 바위 뒤에 숨어서 관찰하였는데, 원숭이들은 인기척이 없자 그들 중 늙은 원숭이가 사방으로 망을 보고 사람 키만큼 되는 약초를 캐왔습니다. 갈색과 흙색이 나는 약초 뿌리를 원숭이는 입으로 씹어서 즙을 내어 그 줄기가 끊어진 곳에다 발랐습니다. 끊어진 줄기가 다시 이어지고, 또 한 작은 원숭이는 손바닥보다 큰 잎을 가지고 와서 이어 놓은 곳을 싸맸습니다. 마치 붕대같이 감아 놓았어요. 그 뒤 원숭이들이 다른 먹이를 찾으러 그곳을 떠나자, 나는 곧 원숭이들이 이어 놓은 줄기를 두 손으로 잡아당겨 보았어요. 그런데 어쩐 일인지 아주 단단하였어요. 끊어지지 않았던 줄기와 같았습니다. 나는 땅에 떨어져 있는 풀뿌리 열매를 주웠어요.”

　“원숭이들이 가르쳐 준 셈이로군.”

　“네! 저는 이 약초가 끊어진 줄기를 이어놓은 걸 보고, 사람

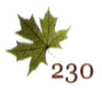

몸의 부러진 뼈도 이을 수 있겠구나 생각하고 그 약초를 많이 캤습니다. 그때 제 동생은 손뼈가 부러져 고생하고 있었습니다. 약초 뿌리를 찧어서 동생의 손뼈가 부러진 부위에 붙이고 천으로 매어 놓으니 부러졌던 손뼈가 다시 전과 같이 붙었습니다."

약초를 캐던 노인은 소녀의 어깨를 두드리며 말했다.

"애야! 네가 귀한 약초를 발견하였구나! 그걸 내게 가르쳐 주어 고맙다."

노인은 약초를 가지고 돌아와 반복해서 여러 가지로 실험해 본 결과 이 약초는 골절에 신기할 정도로 효과가 있었다. 노인은 삼칠이 발견한 것을 기념하기 위하여 그 약초의 이름을 삼칠(三七)이라고 불렀다.

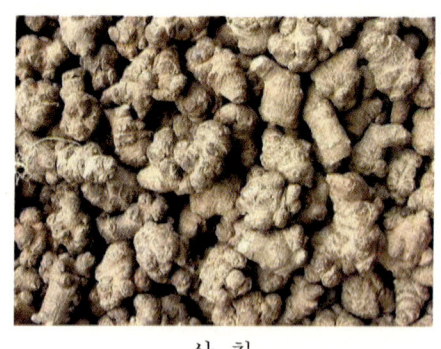
삼 칠

삼칠은 오가피(五加皮)과에 속하며 8월 상순 입추(立秋) 10일 전후에 채집한 것을 「춘삼칠(春三七)」이라고 하고 겨울 11월 종자가 성숙한 후에 채집한 것을 「동삼칠(冬三七)」이라고 한다.

삼칠에는 덴시친(Dencichine) 물질이 함유하여 피를 멎게 하는 지혈작용과 어혈을 없애주며 통증도 가라앉게 해준다. 또 중추신경을 억제하며 혈액 중의 콜레스테롤을 떨어뜨리고 면역기능을 높인다.

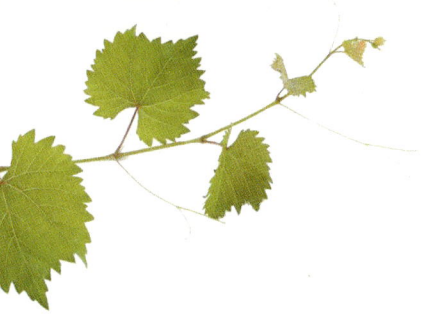

5. 3년에서 7년은 길러야

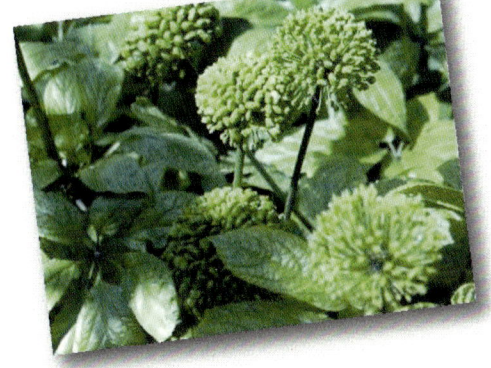

삼칠(三七)

옛날 어느 마을에 아주 사이가 좋은 두 청년이 있었다. 그들은 너무 우애가 좋은 나머지 서로 동고동락하기를 맹세하고 의형제를 맺었다.

그런데 어느 날 갑자기 아우가 병이 났다. 증세는 입으로 피를 토하고 코피를 흘리며, 대변과 소변에 피가 섞여 나왔다. 그러더니 이틀 후에는 얼굴이 누렇게 되고 핏기가 없어졌다. 형은 그런 아우를 보고 뒤뜰에 있는 약초를 캐서 달여 아우에게 마시게 하였다. 몇 차례 마신 후 출혈이 멎고 마침내 병은 완쾌되었다.

"제 병은 형님 덕분에 완전히 회복되었어요. 형님께 어떻게 보답을 드려야 할지 모르겠습니다. 도대체 이것은 무슨 약초입니까?"

"이것은 우리 집안에 대대로 내려오는 비방이라네. 피를 멈추게 하는 좋은 약초지."

그리고 형은 아우를 데리고 뒤뜰로 나갔다. 그곳에는 잎이 무성한 약초가 가득 자라고 있었다. 엷은 황녹색(黃綠色)의 작은 꽃

이 피어 있었다.

"피를 멈추게 하는 것 말고 어떤 효과가 있나요?"

"혈액순환을 촉진시키고, 어혈(瘀血)을 제거하고, 또 부기를 가라앉히고, 통증을 멎게 하며, 타박상이나 찰과상에 효과가 좋다네."

아우는 그 약초를 갖고 싶었다.

"형님! 혹시 제가 이 병이 몇 년 뒤에 다시 재발할까 두려우니 저에게 한 그루 가져가 심게 해주셔요."

"그렇게 하지. 그쪽에 있는 작은 것을 파다가 심게나. 그러나 누가 훔쳐가지 못하도록 절대 다른 사람에게 말하면 안 돼."

아우는 약초를 얻어다가 집 뒤뜰에 심고는 정성을 다해 가꾸었다. 1년이 지나자 약초는 무성하게 자랐다. 이때 아우네 동네의 한 부잣집 아들이 병이 나서 피를 토하고 설사를 심하게 하여 온통 집안이 근심에 싸여 있었다.

여러 의원들이 갖은 처방을 했지만, 부잣집 아들의 출혈은 멎지를 않았다. 부자는 다른 방법이 없자, 물에 빠진 사람 지푸라기라도 잡는 심정으로, 만나는 사람마다 아들의 병을 애기하면서 사정했다.

"누구든지 내 아들을 살려준다면 은 50냥과 쌀 한 섬을 주겠소."

마침 아우가 이 이야기를 전해 듣고는 즉시 뒤뜰에 있는 약초를 캐어 그 부잣집으로 달려갔다. 약초를 달여 몇 차례 환자에게 복용시켰다. 그런데 이게 어찌 된 노릇인가? 부자의 아들은 달여 준 약을 몇 번 마시고 나더니 그만 숨을 거두어 버리고 만 것이다.

이렇게 되자, 부자는 아우를 살인죄로 고발했다. 관가로 끌려간 아우는 심문을 받았다.

"너는 의술을 누구에게 배웠는가? 병자에게 준 약이 어떤 약인가?"

아우는 몹시 겁이 났다. 그동안 의형제인 형님에게 받은 그 약초에 대해 설명을 하였다. 그래서 관리는 사람을 보내 형을 소환했다.

"이 약초는 저희 집 대대로 전해 내려온 비방입니다. 피를 멈추는 데는 아주 효과가 있습니다."

아우는 이 말을 듣고 참지 못해 말했다.

"형님, 거짓말 마세요! 나는 형님 말만 믿고 이렇게 낭패를 당했어요."

"내가 왜 너를 속이겠느냐!"

"그런데 왜 효과가 없는 거죠? 게다가 사람이 죽기까지 하다니요?"

"그건 아우가 단지 1년밖에 키우지 않아서지. 그 약초는 반드시 3년에서 7년은 자라야 효과가 있어!"

아우는 상금과 곡식에 탐이 났던 것이다. 그래서 후회하여도 소용이 없었다. 사람들은 이 약초를 반드시 3년에서 7년은 길러야 효과가 있다는 것을 기억하기 위해 약초 이름을 「삼칠(三七)」이라고 이름 지었다.

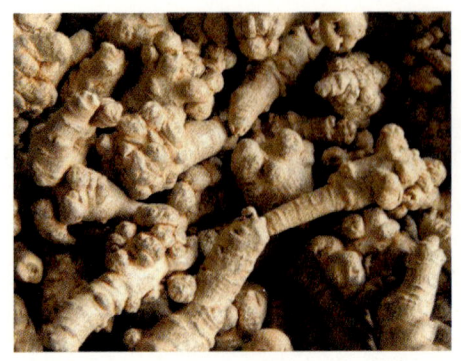

삼 칠

삼칠은 전칠(田七)이라고도 하는데, 아라사포닌(Arasaponin) A와 B가 함유되어 있고 지혈(止血) 효과가 있으며, 어혈을 풀어주고, 토혈과 기침할 때, 잇몸에서 피가 날 때, 변에 피가 섞여 나올 때 효과가 있으며, 산후 어지럼증, 외상으로 인한 출혈에도 좋다. 간질환에 쓰이는 편자광(片仔廣)과 모든 지혈약으로 쓰이는 운남백약(雲南白藥)도 삼칠을 주성분으로 만든 것이다.

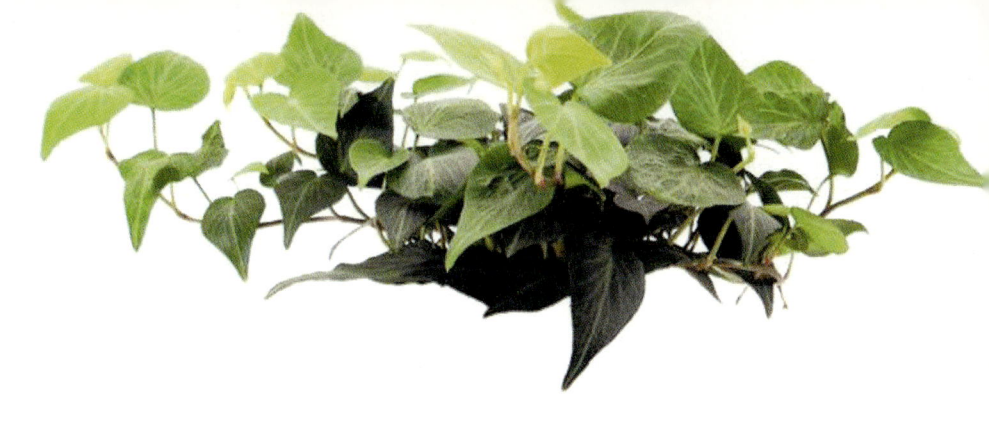

제 15 장 활혈거어약 活血祛瘀藥

어혈을 풀어주며 혈액을 잘 순환시켜
주는 약초이다. 활혈거어약초로는 삼
릉·익모초·우슬·수질 등이 있다.

1. 죽은 아버지의
뱃속에서 나온 덩어리

삼릉(三稜)

옛날 어느 마을에 한 노인이 있었다. 이 노인은 평상시 몸이 건강했다. 그런데 어느 날 갑자기 소화가 안 되기 시작하더니 뱃속이 답답하고 거북했다.

"웬일이지? 평소 소화도 잘되고 아프지도 않았는데?"

노인이 배를 눌러보자, 뱃속에 뭔가 있는 것 같은 느낌이 들어, 매일같이 배를 눌러보며 걱정을 하였다. 그런데 어느 날, 뱃속의 덩어리가 손에 잡혀졌다. 덩어리는 점점 커져 쉽게 손으로 만질 수가 있었다.

"안되겠군. 의원을 불러 치료를 해야지."

여러 의원을 불러 약을 복용해 보았지만 아무 소용이 없었다. 어느 날, 그는 아들을 머리맡에 불러놓고 입을 열었다.

"애야! 내 뱃속에 덩어리가 있어 오래 못 살 것 같구나. 내가 죽거든, 나를 죽게 만든 덩어리를 끄집어내어 나와 함께 관 속에 넣지 말거라."

그런 뒤 얼마 지나지 않아 노인은 마침내 죽고 말았다. 아들은 아버지의 유언대로 아버지의 시신에 칼을 대고 뱃속의 덩어리를 끄집어냈다. 덩어리를 꺼내고 보니 과연 돌같이 단단하였으며, 거위 알과 같이 크고 오색의 무늬가 있었다. 노인의 아들은 그 덩어리를 깎아서 칼자루를 만드니 보기에 좋아 항상 몸에 지니고 다녔다.

하루는 아들이 인근 마을에 갔다가 늦게 집으로 돌아오는 길에 지름길로 오려다가 길을 잘못 들어 들판으로 나서게 됐다.

"아! 길을 잘못 들었구나."

이름 모를 잡풀들이 온 들판에 자라고 있었다. 거친 잡풀이 발에 감겨 잘 걷지도 못하고 엉거주춤하고 있었다.

"잘못하면 발에 감겨 넘어지겠네."

그는 차고 갔던 작은 칼로 들판의 잡풀을 끊으며 나아갔다. 그런데 이상한 일이 생겼다. 그렇게도 보기에 좋고 무늬가 있던 칼자루가 연해지면서 물렁거렸다.

"아니, 이게 무슨 일인가. 돌같이 딱딱했는데?"

그는 계속해서 들판을 걸어가는 동안 칼자루는 마침내 액체로 변하여 녹아버렸다.

아들은 집으로 돌아와 이 일을 가까운 친구에게 말했다. 나중에 친구들과 같이 들판에 나가 그 거친 잡풀을 찾았다. 그 중 한 친구가 그 풀을 알아보았다.

"이 풀은 형삼릉(荊三稜)이야!"

"이 풀이 뱃속에서 끄집어 낸 덩어리(종양)를 녹이는 힘이 있으니, 뱃속에 덩어리를 치유할 수 있을 거야."

그들은 동네의 배가 아프고 뱃속의 덩어리가 있는 환자에게

그 잡풀 형삼릉으로 치료하였다. 이때부터 형삼릉은 혈어기결(血瘀氣結)을 치료하게 되었고 뱃속의 종양을 치료하는 데 좋은 약초로 쓰였다.

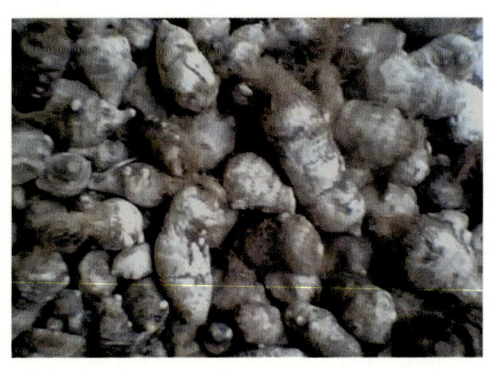
삼 능

형삼릉(荊三稜)은 뒤에 삼릉(三稜)으로 불리게 되었다. 통증을 낫게 하고 어혈을 없애주며, 기(氣)를 돌게 하여 주는 약으로 복부의 종양뿐 아니라 자궁의 종양과 폐경에도 쓰이며, 산후에 어혈로 인한 복통과 소염제로도 쓰인다. 이 삼릉은 임산부에게는 금기 약으로 되어 있으며 암세포를 억제하는 작용이 있다.

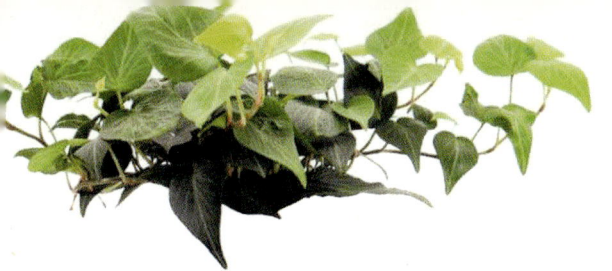

2. 효성 지극한 소년의 기지

익모초(益母草)

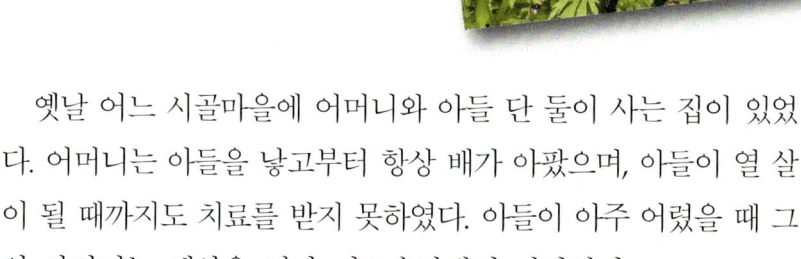

옛날 어느 시골마을에 어머니와 아들 단 둘이 사는 집이 있었다. 어머니는 아들을 낳고부터 항상 배가 아팠으며, 아들이 열 살이 될 때까지도 치료를 받지 못하였다. 아들이 아주 어렸을 때 그의 아버지는 세상을 떠나 편모슬하에서 자라났다.

어린 아들은 항상 어머니가 산후병으로 고생하는 것을 보아왔고, 그 또한 매우 효성이 지극한 소년이었다. 어머니는 병으로 몸이 비쩍 말랐고, 얼굴에는 핏기가 없었으며 새벽부터 저녁 늦게까지 베를 짜 생계를 유지하였다. 소년은 항상 어머니를 걱정하였다.

"어머니, 몸은 괜찮으셔요? 의원님에게 가서 진맥을 받아 보세요."

"애야!"

눈물이 가득 고인 얼굴로 어머니는 말을 이었다.

"내일 당장 먹을 것이 문제인데, 돈도 없이 어떻게 의원한테 가겠니?"

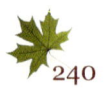

"내가 약초를 캐 파는 약초 아저씨를 찾아가 볼게요."

"참 녀석도, 벌써 다 컸구나, 엄마 생각을 다하고! 돈 낭비는 하지 말아야지. 엄마는 불로장생할 생각은 꿈에도 없단다."

"어머니, 그런 말씀 마셔요. 어머니는 저를 위해 고생을 겪고 계시는데, 조금만 기다리세요. 내가 크면 엄마를 행복하게 해드릴게요. 그러기 위해서는 몸이 건강해야 돼요."

말을 마치고는 소년은 약초 아저씨를 찾아가서 어머니의 병 증세를 자세히 말한 다음 약을 사가지고 왔다. 약을 먹은 후 열흘이 지나자, 어머니의 몸이 많이 나아진 것 같았다. 소년은 매우 기뻐서 약초를 채집한 곳을 알고 싶었다.

"나는 어머니의 병이 완치가 되길 원합니다. 아저씨 완치할 수 있습니까?"

약초 아저씨는 소년의 말을 듣고 웃으며 말했다.

"치료하려면 약을 꾸준히 먹어야 되는데, 돈은 있니?"

"얼만데요?"

"쌀 5백 근(斤)과 은 열량이야."

약값은 너무 비쌌다. 소년은 그 소리 듣고 눈이 휘둥그레져 잠시 대답을 할 수가 없었다.

"어디 가서 돈과 쌀을 구하나? 약값을 치르지 못하면 어머니의 병을 치료하지 못하는데."

소년은 두 손을 잡고 한참 생각하더니 말하였다.

"알았습니다. 내가 돈과 쌀을 마련할 테니 꼭 어머니의 병을 고쳐 주셔요."

소년은 다시 한 번 확인하였다.

"물론이지."

"그러면 어머니의 병이 완치되면 제가 돈과 쌀을 가져오겠습니다."

"좋아, 꼭 약속을 지켜라."

'어린애들은 은 열량이 어느 정도 되는지를 잘 가늠할 줄 모르는군. 내가 큰돈을 벌겠구나.'

약초 아저씨는 마음속으로 돈 계산을 하며 기뻐하였다.

"언제 저에게 약을 주실 거죠?"

"내일 오전 내가 보내 주겠다."

소년은 약초 아저씨와 헤어져서 집으로 가지 않고 몰래 약초 아저씨의 행동을 주시하였다. 이튿날 그가 약초를 채집하러 갈 때까지 기다렸다.

그날 저녁, 그는 가만히 약초 아저씨 집 앞의 큰 나무에 올라가 한잠도 자지 않고 밤을 지새웠다. 새벽 날이 밝을 때쯤 문소리가 들렸다. 문에서 약초 아저씨가 나와 북쪽으로 갔다. 소년은 나무에서 내려와 그의 뒤를 밟았다.

약초 아저씨는 몇 발자국 가다가 누가 따라오나 뒤를 돌아다보았다. 소년은 매우 똑똑하여 일정한 거리를 유지하며 약초 아저씨를 관찰하였다. 소년은 생각하기를, 약초를 캐러 먼 곳으로 가는 줄 알았는데, 불과 3리 밖에 있는 제방 쪽으로 갔다. 소년은 지름길로 돌아 먼저 제방으로 가서 있으니, 과연 약초 아저씨는 제방에서 발을 멈추고 사방에 인기척이 있나 확인한 다음 땅에

앉아 흙을 파기 시작하였다.

그는 몇 그루의 약초를 캐어 꽃과 잎은 물에 던져 버리고 마을로 돌아갔다. 소년은 약초 아저씨가 보이지 않게 되자, 제방으로 올라갔다. 각종 약초가 둑에 자라고 있었다. 소년은 어떤 약초를 캘지 몰랐다. 그때 약초 아저씨가 꽃과 잎을 물에다 던져 버린 생각이 들어 빨리 물가로 가서 버린 꽃과 잎을 주웠다. 잎의 형상은 마치 손바닥같이 생겼고 꽃은 백색과 분홍색이었다. 소년은 똑같은 꽃을 찾아 뿌리를 캐어 가지고 집으로 돌아왔다. 어머니는 밤새 아들을 기다리느라 잠을 자지 못했다. 어머니는 역정을 내며 말했다.

"도대체 밤새 어딜 갔다 오는 거냐?"

"약초를 캐러 갔었어요."

그때 약초 아저씨가 약봉지를 두 첩 가지고 왔다.

"하루 한 첩씩 복용하고, 내일 모래 또 오겠습니다."

약초 아저씨가 돌아간 후 소년은 약봉지를 펼쳐 보았다. 약초는 이미 잘게 부수어 원래의 모양이 아니었다. 냄새를 맡아보니 그가 가져온 약초의 뿌리와 똑같았다. 약초 아저씨가 가져온 약봉지는 다시 그대로 싸고 자기가 캐 온 약초를 달여 어머니에게 드렸다. 이틀이 지나고 나니 어머니는 좋아지는 기색이 보였다. 3일째 약초 아저씨가 또 약을 가져왔다.

"대단히 죄송합니다. 제가 반나절이나 생각했는데, 돈과 쌀을 구하기가 힘들고, 또 어머니가 그렇게 비싼 약을 드시기가 벅차다더군요. 이것은 전번 약값입니다. 이후로는 약을 가져오지 마십시오. 죄송합니다."

"만일 약을 복용하지 않으면 병은 점점 더 중해질 텐데? 금년 추석을 넘기기 힘들 거야."

"돈 있는 사람은 병을 치료하기 위해 약을 사 먹을 수 있지만, 돈이 없으면 할 수 없지요. 인명은 재천이죠. 우리는 가난해서 어쩔 도리가 없군요."

약초 아저씨는 할 수 없이 가져온 두 봉지의 약만 남겨놓고 실망해서 돌아갔다. 소년은 매일 제방으로 가서 약초 뿌리를 캐다가 어머니에게 약을 달여 드렸다. 얼마 지나지 않아 어머니의 병은 완전히 나아 밭일까지 하게 되었다.

그런데 소년은 그 약초의 이름이 무엇인지 몰랐다. 그래서 이 약초를 유익이 있는 곳이라는 익처(益處)와 어머니의 모(母)를 합하여 「익모초(益母草)」라고 하였다.

익모초는 피의 순환이 원활치 않아 생기는 부녀의 어혈증과 폐경, 산후 어혈로 복통이 있을 때, 타박으로 어혈이 있을 때, 소변이

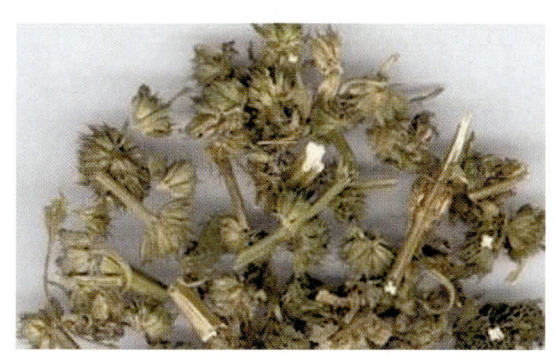

익모초

잘 안 나오고 몸이 부을 때 사용한다.

익모초는 무월경·생리통·산후 자궁수축불량으로 출혈·복

통이 있을 때에 어혈(瘀血)을 제거하고 자궁수축을 돕는다. 가벼운 이뇨작용이 있어서 소변 량이 적어지고 잘 나오지 않을 때, 몸이 부었을 때 사용하며, 습진·가려움증·종기 등에 사용한다. 씨앗인 충위자(茺蔚子)는 생리조절작용, 시력증강작용이 있다.

약리작용으로 자궁흥분작용, 혈전용해작용, 심장과 관상동맥 혈류량 증가작용, 호흡 흥분작용, 이뇨작용, 피부진균 억제작용 등이 보고되었다.

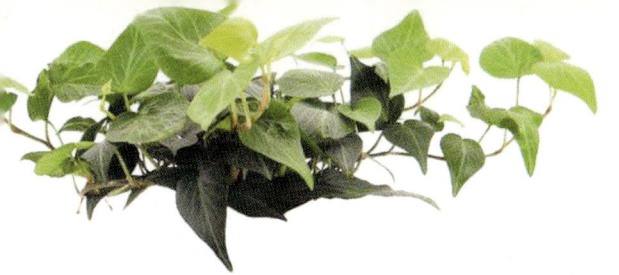

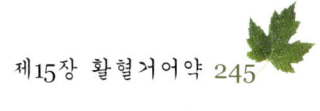

3. 노루의 보은

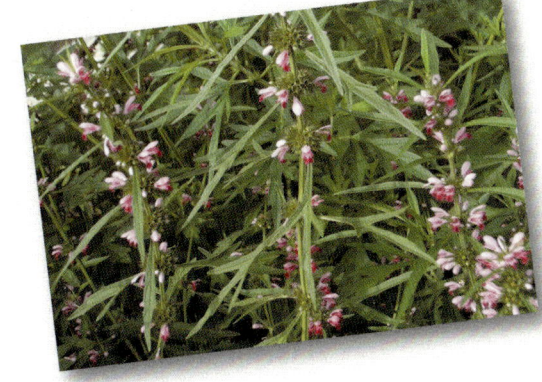

익모초(益母草)

바다 곁에 있는 대고산(大固山)에 오래 전부터 약초가 자라고 있었는데, 이름을 익모초(益母草)라고 불렀던 이야기가 있다.

대고산 아래 수랑(秀娘)이라는 마음씨 착한 소녀가 살고 있었다. 소녀는 나이가 차 시집을 가서 아이를 가졌다. 하루는 그녀가 집에서 물레로 실을 뽑고 있었다. 그때 갑자기 문 밖에서 말발굽 소리가 들려왔다. 그녀가 머리를 돌려 보니 한 마리의 노루가 부상을 입고 집안으로 들어오는 것이었다. 노루는 머리를 들고 소리를 내며, 눈에는 눈물이 가득 고여 있었다.

수랑은 노루가 불쌍했다. 그는 집 밖을 내다보니 멀리 사냥꾼이 이곳을 향해 달려오고 있었다. 그는 노루를 손짓으로 불러 걸터앉아 있던 걸상 밑으로 숨기고 걸상을 천으로 덮어씌워 노루를 감추어 주었다.

사냥꾼이 엽총을 들고 수랑에게 와서 물었다.

"부인, 상처 입은 노루를 못 보았소?"

수랑은 아무 일도 없었던 것처럼 면화에서 실을 뽑으면서 말

했다.

"조금 전에 이쪽으로 와서 동쪽으로 달아났어요."

수랑의 말을 듣자, 사냥꾼은 동쪽을 향해 말을 몰았다. 조금 후 수랑은 걸상 밑에 있는 노루를 나오라고 손짓하며 손을 가리켜 말했다.

"서쪽으로 빨리 달아나거라!"

노루는 말을 알아듣기라도 하듯 앞발을 들고 연이어 머리를 끄덕이며 서쪽으로 도망쳤다.

며칠 후 수랑은 해산을 하였는데, 불행하게도 난산이었다. 산 파도 속수무책이었다. 수랑의 남편은 의원을 청하여 최생약(催生 藥 : 분만촉진제)을 복용시켰는데도 소용이 없었다. 수랑의 시어 머니는 급히 향불을 피우고 천지신명께 빌었다.

"천지신명이시여, 우리 며느리를 살려 주소서!"

그러나 천지신명도 아무 소용이 없었다. 산모는 배가 아파서 울고 있고, 집안 식구는 산모의 생명이 위험해 안타까워했다.

바로 이때, 문 앞에서 무슨 소리가 들렸다. 수랑이 눈을 뜨고 보니, 전에 그가 살려준 바로 그 노루였다. 노루의 입에는 풀잎이 물려 있었다. 노루는 수랑의 침대 앞으로 와서 머리를 끄덕이면 서 인사를 하는데, 눈에는 눈물이 고여 있었다.

"그래, 너로구나!"

수랑은 노루가 온 이유를 알아차리고 남편을 보고 말했다.

"여보! 노루의 입에 있는 약초를 끓여서 주세요."

노루는 약초를 남편에게 입으로 건네주고는 어느새 대고산을 향해 사라졌다. 남편은 급히 약초를 달여 부인에게 복용시켰다. 약초의 향이 폐부를 찌르더니 통증이 점점 둔해지고 몸이 편해졌다. 얼마 안 가서 태아가 내려오는 느낌이 들더니 곧 어린아이를 출산하였다.

"응애, 응애!"

온 집안 식구들은 기뻤으며, 산모의 남편은 약초의 효험에 다시 한 번 놀랐다. 남편은 그 후 대고산에 가서 약초의 뿌리까지 캐 가지고 와 집에다 재배하여 부인과 질병을 치료하게 되어 그 약초를 「익모초(益母草)」라고 불렀다. 지금까지 유용하게 쓰이고 있다.

어머니를 이롭게 하는 풀이라는 뜻의 익모초는 피를 잘 순환시키고 나쁜 피를 없애 주어 몸이 붓는 것을 치료하며 소변을 이롭게 하여 이뇨작용에 효과가 있다.

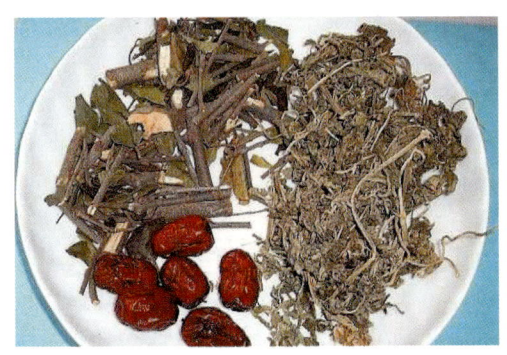
익모초 차

4. 스승과 제자

우슬(牛膝)

옛날 중국 하남성(河南省)에 사는 한 의원이 환자도 보아주고 약도 팔면서 안휘성(安徽省)의 어느 농가에까지 왔다.

의원은 어떤 한 약초의 뿌리를 특별히 연구하여 항상 그 약초로 근육과 뼈에 대한 질환과 간장병과 신장병 환자들을 치료해 왔다. 그는 이제 나이가 많아져 죽는 것에 대해 생각을 했다.

"대대로 내려온 이 비방을 누구에게 전하지?"

의원은 밤낮으로 그 생각에 골똘하고 있었다. 제자들은 의원 앞에서는 잘하였지만, 그러나 진심을 알 수 없었다. 제자들 중에 누구에게 비방을 전수해 주어야 할지를 몰랐다.

속담에 열 길 물속은 알아도 한 치 사람의 마음은 알 수 없다고 하였기에 의원은 생각하고 또 생각하였다. 시간을 두고 시험을 한 다음 결정하기로 했다.

어느 날, 의원은 제자들을 모아놓고 말했다.

"이제 너희들은 공부를 다 마쳤으니, 이제부터는 각자 제 갈 길을 찾아가거라."

　스승의 말을 듣고 한 제자가 마음속으로 생각하였다.

　'스승이 그동안 수많은 환자들을 치료하고 많은 돈을 챙겼을 거야.'

　"스승님은 저에게 의술을 가르쳐 주셨습니다. 저는 그 은혜를 보답코자 스승님을 돌보겠습니다."

　그래서 스승은 그 제자의 집에서 머물게 되었다.

　어느 날, 스승이 다른 마을로 왕진을 나가자, 제자는 몰래 스승의 물건을 조사하였다. 그러나 보따리 안에는 팔다 남은 약초뿐이었다. 제자는 실망이 대단했다. 그런 뒤로부터 제자의 의원에 대한 태도는 돌변했다. 의원은 제자의 마음을 알아차리고 제자의 집을 나와 다른 제자의 집으로 갔다.

　두 번째로 찾아간 제자는, 의원이 모아둔 돈이 없다는 것을 알고 아주 냉담하게 대하였다. 그리하여 세 번째로 다른 제자에게 갔다. 그도 의원을 눈엣가시처럼 여겨 의원은 그만 낙심하고 온종일 길가에 앉아 한숨만 짓고 있었다.

　그때, 제자들 가운데 제일 어린 제자가 의원에게 다가와 말했다.

　"스승님, 저희 집으로 가시죠."

　"내가 가진 것이라고는 단돈 50전뿐이고, 나에게서 어떤 것도 얻을 수 없는데, 네가 나를 돌봐줄 수 있겠니?"

　"스승님 모시기를 부모 모시듯 하겠습니다. 제자가 스승을 모시는 것은 당연한 일이죠."

　어린 제자는 의원의 손을 끌어 자기 집으로 모시고 갔다. 의원

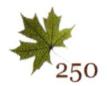

은 어린 제자가 꾸밈없이 대하는 것을 보고 감동했다. 의원은 그렇게 제자와 살면서 행복한 나날을 보냈다.

그런 어느 날, 의원은 갑자기 자리에 눕게 되었다. 제자는 대단히 걱정하며 마치 아버지가 병이 든 것처럼 간호를 하였다. 의원은 그의 진심에 감동이 되어서 제자를 머리맡으로 불렀다. 그는 자기 몸에서 조그만 주머니를 꺼냈다.

"이것은 약초다. 이것으로 환약을 만들면 근골(筋骨)과 간과 신장의 병을 치료한다. 이것이 나의 비방이다. 이것을 너에게 전수하니, 잘 운용하여 많은 병든 사람들을 치료해 주어라."

스승은 얼마 후 세상을 떠났고, 제자는 스승의 교훈을 머리에 세기며 비방을 운용하여 환자를 치료하는 데 열과 성의를 다했다.

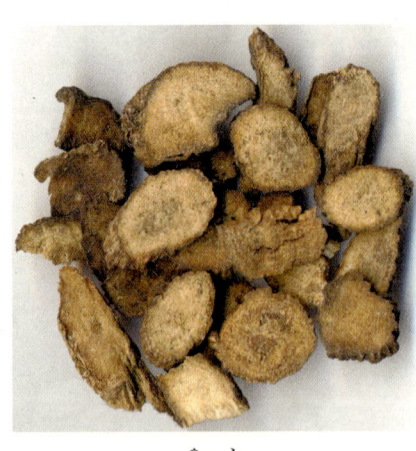

우 슬

우슬초의 뿌리는 마치 소의 무릎과 같이 생겼다 하여 "우슬(牛膝)"이라고 하였다. 우슬은 몸의 어혈을 없애고, 간과 신을 튼튼히 하며, 소변을 잘 통하게 도와주고, 혈압을 강화하며, 자궁 수축과 장 연동자극 작용을 하고 관절염, 타박상 등에도 유효하다.

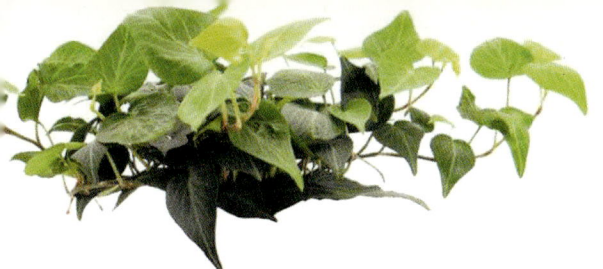

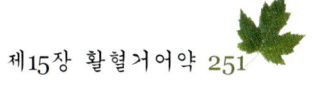

5. 꽃뱀과
유기노의 혈투

유기노(劉寄奴)

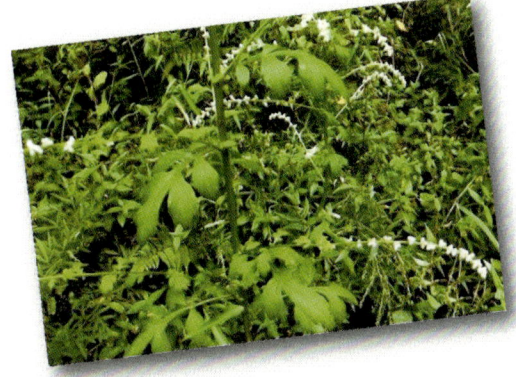

유기노는 남조(南朝) 송(宋)나라 때 고조(高祖) 유유(劉裕, 363~422)의 아명(兒名)이다. 《남사(南史)》에 기록되어 있는 유기노에 대한 이야기를 소개해 보기로 하자.

유기노는 청년시절 무술을 좋아하여 열심히 갈고 닦아 높은 경지에까지 다다랐다. 그러나 유유의 집은 가난하여 산에 가서 나무를 해다 팔아서 근근이 생활을 하였다. 어느 날, 그는 낫과 멜대를 가지고 나무하러 산으로 올라갔다. 멜대는 나무를 묶어서 어깨에 짊어지는 지게 역할을 하는 것이다.

그가 산봉우리를 향해 올라가는데, 돌멩이가 깔려 있는 산길에서 돌연 스무 척(尺)이나 됨직한 큰 꽃뱀 한 마리가 입을 벌리고 혓바닥을 날름거리며 유기노를 덮쳤다. 유기노는 재빨리 몸을 피했다. 꽃뱀은 허공을 덮치자 약이 올라 독을 내뿜으며 몸을 돌려 다시 공격해 왔다. 유기노는 멜대를 손에 쥐고는 젖 먹던 힘까지 다해서 내리쳤다.

멜대는 정확하게 뱀의 목을 내려쳐 뱀은 온몸을 떨더니 꼬리가 땅을 휘둘러 흙먼지를 뿌옇게 날려 마치 안개 속에 있는 듯하였다. 유기노는 먼지를 피해 몸을 비켜서 있다가 먼지가 가라앉고 살펴보니 꽃뱀은 온데간데없이 사라져 버렸다.

유기노는 가만히 생각했다.

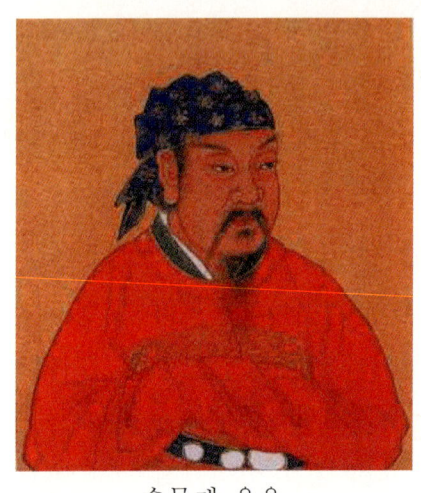

송무제 유유

"이 뱀은 정말 대단한 놈이로군, 바람과 안개까지 일으키다니!"

한편으로 생각하며 계속 산길을 걸어갔다. 그는 땔감이 무성한 높은 산에 도착하여 멜대를 내려놓고 낫을 들고 나무를 할 준비를 하는데, 멀지 않은 곳에서 푸득푸득하는 소리가 들렸다. 마치 사람이 쌀을 짓이기는 소리 같았다. 몸을 돌려 자세히 보니 절벽에 동굴이 있고, 그 어두컴컴한 동굴에서 나는 소리였다.

그는 호기심이 생겨 낫을 들고 풀을 헤치며 절벽을 기어 내려가 동굴로 들어갔다. 기어서 약 십여 장(丈)을 들어갔는데, 동굴은 가면 갈수록 안이 넓고 소리도 점점 크게 들렸다. 그때 밖으로 통하는 틈이 있는지 햇빛이 들어와 동굴 속이 환하게 밝았다. 암석 위에 두 명의 동자가 앉아 약초를 이기고 있었는데, 약초 향기가 코를 찔렀다.

"동자들이 찧고 있는 것은 무슨 약초이기에 이다지도 향기로

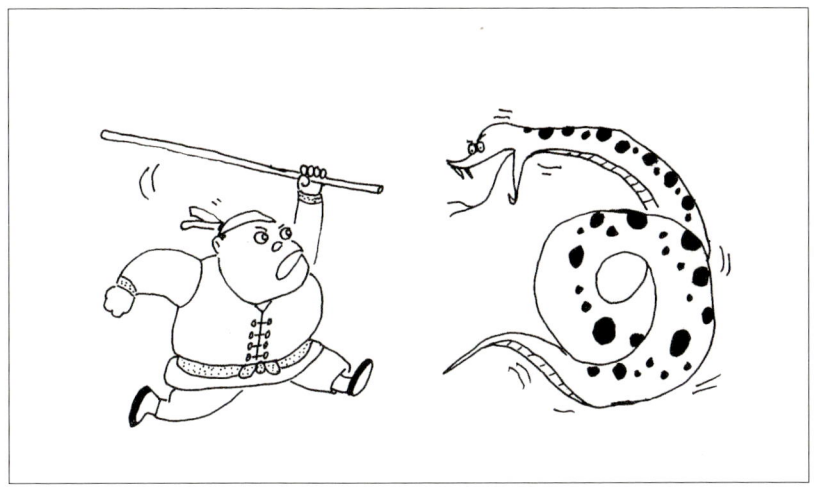

운가?"

동자들은 소리가 나는 쪽으로 머리를 돌려 쳐다보았다.

"너는 어떻게 여길 들어왔는가? 빨리 나가지 못하겠느냐! 용고(龍姑)님의 상처를 치료하고 있는데, 그가 알면 너는 목숨을 부지하지 못해!"

"용고라고? 목숨을 잃는다고? 나 유기노가 한수 가르쳐 주어야겠군!"

두 동자가 그 말을 듣더니 약 찧는 절구를 들고 말했다.

"네가 우리 용고님을 상하게 한 유기노라는 놈이구나! 우리가 복수를 해 주겠다."

유기노는 재빨리 낫을 거머쥐고 그들과 맞섰다. 세 사람은 이리저리 어울려 싸우는데, 유기노가 워낙 강한지라 두 동자는 그의 적수가 되지 못해 혁혁 숨을 몰아쉬었다. 바로 그때 동굴 뒤에서 찢어지는 듯한 여자의 음성이 들려왔다.

"애들아, 너희들은 그의 적수가 못돼. 빨리 도망가자!"

별안간 안개 연기를 피우더니 큰 꽃뱀이 동굴 입구를 향하여 쏜살같이 달아나고 동굴 속은 안개가 자욱했다. 유기노는 눈을 뜰 수가 없었다. 안개가 걷힌 후 살펴보니, 두 동자도 사라져 버리고 없었다. 그러나 약초는 그대로 남아 있어 유기노는 중얼거렸다.

"이것이 상처를 치료하는 좋은 약초인가 보다."

그는 약초를 가지고 집으로 돌아왔다. 마을 사람들은 가난했다. 그들이 상처가 나 피를 흘리면 그는 그 약초를 상처에 붙여주어 즉시 나았다.

뒷날, 유기노는 의병대에 들어가 수령이 되었고, 사병과 장군들이 적의 칼에 상처를 입으면 그는 사람을 시켜 산에 올라가 그 약초를 캐 상처에 붙이게 하였다. 약초의 효능은 금방 전파되었다. 훗날 유유는 남조 송나라의 황제가 되었고, 그 약초의 이름을 자기의 아명인 「유기노(劉寄奴)」라고 지었다.

유기노는 향이 있고 맛은 쓰고 덤덤하며 성질은 따듯하다. 꽃이 달린 전초로서 구부러졌고 줄기의 바깥 면은 황갈색 다갈색이고 가늘고 연한 흰털로 덮였고 질은 단단하며 꺾은 면은 섬유질이고 황백색, 가운데 부분은 희고 연하다.

잎은 어긋나고 시들어서 오그라져 있거나 떨어졌고 앞면은 어두운 갈색, 뒷면은 회록색이고 흰털이 밀생하며 질은 부서지기 쉽고 찢어지거나 떨어지기 쉽다. 꽃이삭은 줄기 끝에 달리고 어두운 황색이다.

유기노는 어혈(瘀血)을 없애
고 월경을 통하게 하며 창(瘡)
을 없애고 부기를 가라앉히는
효능이 있다.

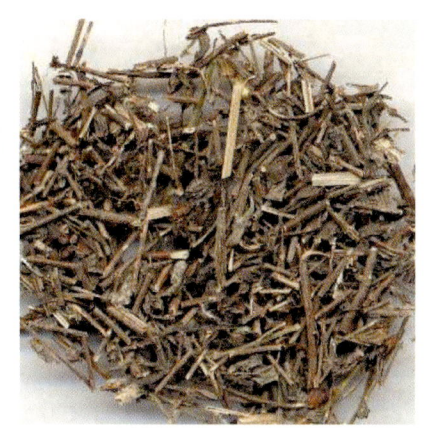

유기노

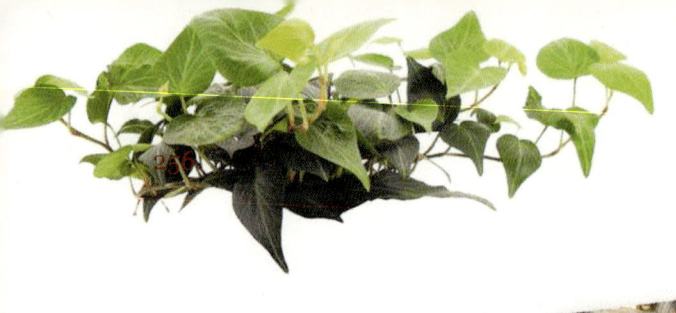

6. 거머리로 어혈치료

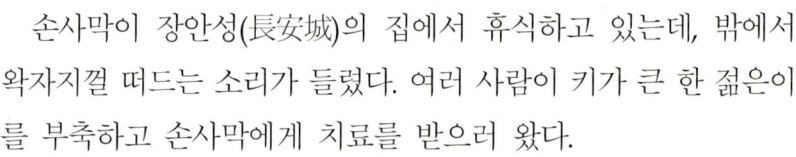

수질(水蛭)

　손사막이 장안성(長安城)의 집에서 휴식하고 있는데, 밖에서 왁자지껄 떠드는 소리가 들렸다. 여러 사람이 키가 큰 한 젊은이를 부축하고 손사막에게 치료를 받으러 왔다.

　손사막이 보니 환자는 한쪽 눈을 얻어맞아 마치 잘 익은 붉은 복숭아처럼 퉁퉁 부어 눈을 뜨지도 못할 지경이었다. 손사막은 상처 부위의 어혈(나쁜 피)을 빨리 뽑아야 하는데, 어혈을 뽑기 위해 삼릉침으로 상처 부위를 잘못 찌르기라도 한다면 자칫 눈을 상할 위험성이 있었다. 삼릉침(三稜針)은 주로 피를 뽑는데 쓰는 침이다.

　"음, 어혈을 빨리 뽑아야 하는데, 어쩐다?……"

　"침으로 피를 뽑으면 위험하지 않을까요?"

　"나도 그걸 걱정하고 있다네."

　그는 눈을 상하지 않고 눈 주위에 있는 어혈을 없앨 방법을 생각하였다. 그는 잠시 뒤뜰로 나가더니 보자기에 무엇인가를 싸가지고 들어왔다.

"환자를 눕히시오."

"의원님, 무슨 좋은 방법이라도 있습니까?"

"방법이 있소."

그는 보자기를 펼쳤다. 거기에는 방금 뒤뜰에서 잡은 거머리 두 마리가 꿈틀거리고 있었다. 손사막은 거머리를 상처 부위에 올려놓았다. 그

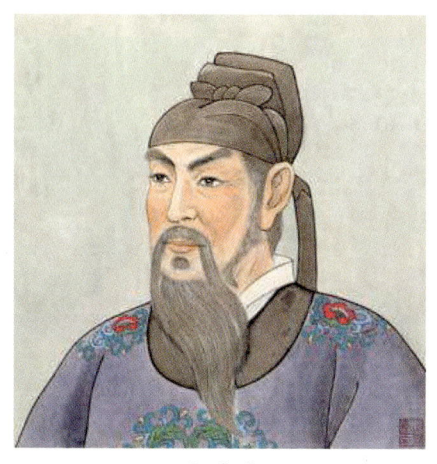

손사막

러자 거머리는 피를 빨아대기 시작했다.

잠시 후 거머리는 몸이 커지고, 반대로 환자의 눈 주위는 많이 가라앉았다. 손사막은 거머리를 떼어버리고 맑은 물로 환부를 깨끗이 씻고 염증을 가라앉히는 약물을 발라주자 며칠 되지 않아 상처는 완전히 가라앉았다.

그로부터 손사막의 거머리로 혈종(血腫)을 흡수하는 신기한 묘법이 그 일대에 전하여졌고 그의 명성은 더욱 높아졌다.

거머리는 한의에서는 수질(水蛭)이라고 하여 몸 안에 종양과 어혈을 없애는 데 유효하다. 특히 타박으로 오는 어혈에도 좋은 효과를 나타낸다. 특히 혈전증(血栓證)과 혈소판증다증(血小板增多證)을 치료한다. 수질을 말려서 가루를 내어 하루에 0.5g씩 복용하는데 임산부에게는 금한다.

한의학에서는 여름에서 가을 사이에 잡아서 석회에 넣고 햇볕

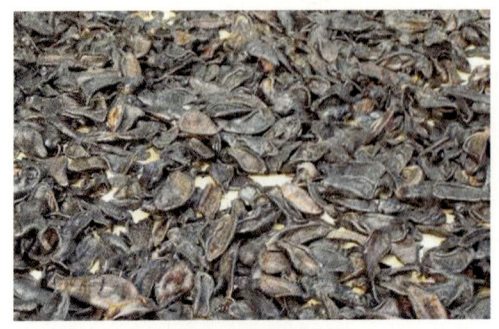

수 질

이나 불로 말린 것을 수질(水蛭)이라 하는데, 어혈(瘀血)을 삭이고 월경 불순을 트이게 하는 효력이 있어 폐경·축혈(畜血)·타박상·충혈·통증 등의 증세에 처방한다. 소·말·사람의 피를 빨아 배가 부른 것이 좋다고 한다.

예로부터 거머리들은 독을 지닌 동물에 쏘였거나 물렸을 때 이로 인해 부어오른 부위로부터 피를 뽑아내는 데 사용되어 왔다. 현재 의학계에서 거머리는 사고로 잘린 손가락이나 귀 등의 접합수술이나 성형수술 등 외과수술 시 응고된 혈액(혈전)이 혈관을 막는 것을 방지하기 위해 의료용으로 이용되고 있다.

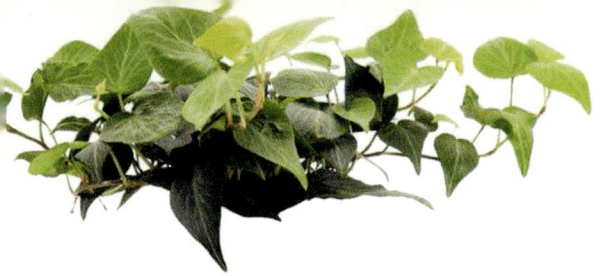

7. 가난한 사람들의 의원

수질(水蛭)

　원(元)나라의 명의 주진형(朱震亨) 의원은 의술을 베풀면서 명예를 탐내지 않고, 물질을 추구하지 않으며, 빈곤한 환자의 고통을 덜어주기 위해 약을 무료로 지어주기도 하고, 환자를 위해 물질적인 도움까지 주었다. 그런 반면, 관리나 돈 많은 부호들에게는 쉽게 처방을 쓰지 않았고, 특별한 치료도 해주지 않았다.

　적안진(赤岸鎭)이라는 곳에 성격이 못된 왕(汪)씨 성을 가진 부호가 있었다. 그런데 이 왕씨 부호가 발찌가 생겨 많은 의원들을 청하여 치료하였지만 아무 효과를 보지 못했을 뿐만 아니라 병은 더욱 심해져 가기만 했다.

　부호 왕씨의 엄청난 돈으로도 그의 발찌를 낫게 할 수는 없었다. 그래서 그는 곰곰이 생각했다.

　"이 병은 오직 주진형 의원만이 고칠 수 있을 텐데……"

　그는 주진형 의원의 성격을 잘 알고 있었다. 왕진을 청하여 치료해 달라고 해도 쉽게 들을 그가 아니기 때문에 그는 한 가지 수를 강구해 냈다.

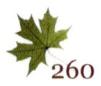

하루는 주진형이 왕진을 갔다 돌아오는 길에 십리양(十里凉) 정자를 지나는데, 갑자기 정자 안에서 무슨 소리가 나는 것을 들었다. 주진형은 그것이 환자의 고통에서 나오는 신음소리라는 것을 알고 급히 정자 안으로 들어가자, 거기에는 얼굴이 야위고 머리는 백발인 데다 누더기 옷을 입은 환자가 신음을 하고 있었다. 주진형이 급히 다가가 물었다.

"영감님, 어디가 아프십니까?"

환자는 신음소리를 멈추고 머리를 들어 주진형을 쳐다보고는 곧 낙심한 듯 슬퍼하며 말했다.

"묻지도 마십시오. 선생께서는 갈 길을 가시오. 나는 전생에 무슨 잘못이 있었는지 이렇게 거지가 되어 죽을병에 걸렸습니다. 왜 이리 팔자가 센지……"

주진형은 얘기를 듣고는 더욱 동정이 갔다.

"영감님께서 가난한 것은 제 힘으로 도와드릴 수 없지만, 병이라면 혹 제가 고통에서 벗어나게 해드릴 수 있을지도 모르겠습니다."

그래도 환자는 고집을 피우며 말했다.

"제 병은 주진형 의원만이 치료할 수 있습니다. 주의원이 치료한다 해도 나는 치료비조차 낼 수도 없는 처지입니다. 그러니 이제 제 걱정은 하지 마십시오. 이 늙은 몸 이제 이 정자에서 죽어도 여한은 없습니다."

주진형은 자기 이름이 환자의 입에서 나오는 것을 듣고 말했다.

"영감님, 세상에는 주진형보
다 좋은 의사가 많이 있습니다.
제가 한번 치료해 보지요."

'이제 됐다!'

환자는 속으로 생각하며 목
뒤쪽의 발찌를 보여주었다. 주
진형이 자세히 들여다보니 발찌
에 푸르스름한 죽은피가 꽉 차
있었다. 그래서 마음속으로 생
각했다.

'바늘로 터뜨려서는 죽은피

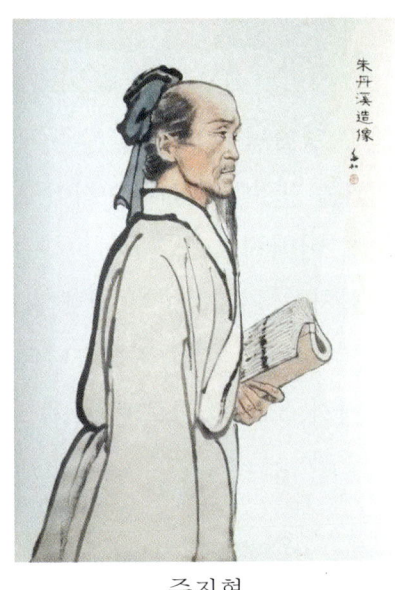

주진형

를 깨끗이 뽑아내기 힘들 것 같
군. 죽은피를 완전히 뽑아내지 못하면 약을 복용해도 효과를 보
지 못 할 텐데……'

주진형은 정자 밖 논을 바라보고 곰곰이 생각하다가 갑자기
무릎을 쳤다.

"옳지!"

주진형은 다리를 걷어붙이고 논으로 들어가 거머리 세 마리를
잡아가지고 와서 환자를 바닥에 엎드리게 했다.

"움직이지 마시오."

거머리 세 마리를 발찌 부위에 올려놓았다. 거머리는 기를 쓰
며 피를 빨아댔다. 주진형은 세 마리 거머리가 점점 커지는 것을
지켜보았다. 환자의 죽은피는 거의 없어졌다. 그러자 주진형은

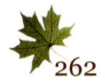

환자에게 말했다.

"영감님께서 가난한 거지였기에 다행스럽게도 저를 만났지, 만약 영감님이 재물이 많은 부호였다면 적어도 2, 3개월 후에야 치료를 받고, 치료비도 적어도 벼 50석(石)은 내야 했을 겁니다. 이제 어떠세요?"

환자는 기뻐하면서 말했다.

"아픈 게 많이 가셨습니다."

거지 노인은 바로 왕씨 부호였던 것이다.

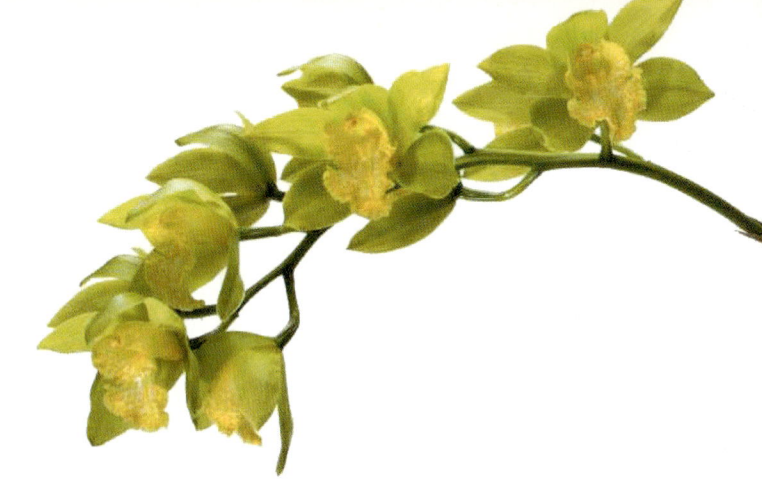

제 16 장 화담지해평천약 化痰止咳平喘藥

몸의 담(痰)을 제거하고 해수를 없애
며 기침을 멎게 하는 약초이다. 화담지
해평천약초로는 길경 · 백전 · 과루 · 패
모 등이 있다.

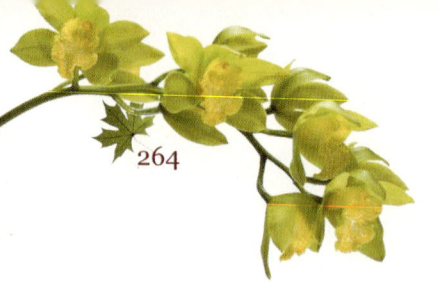

1. 노선옹이 준 씨앗

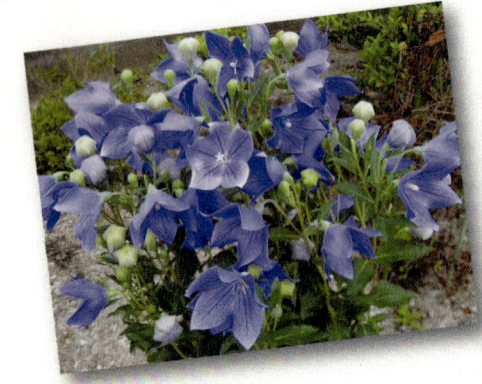

길경(桔梗)

천산과 많은 계곡을 찾아다녀도
유일하게 상성현(商城縣) 길경은 국화무늬가 있다.

千山萬川都有覓   천산만천도유멱
唯有商桔菊花心   유유상길국화심

이 시는 화타가 약초를 캘 때 만든 시구(詩句)이다. 도라지의 한약명은 길경(桔梗)이며 다른 이름은 진경(津梗)이다. 길경은 가래를 없애주고 기침을 멎게 하며 폐를 튼튼하게 하는 효능을 가지고 있다.

중국 하남(河南)성 상성현(商城縣)에서 나는 길경은 씨알이 굵고 크고 빛깔이 하얗다. 줄기를 절단하면 국화 모양의 속이 뚜렷하다. 그래서 「상길경(商桔梗)」으로 불린다.

옛날 대별산(大別山) 기슭 북쪽 상성현에 상(商)씨 성을 가진 사람들이 모여 사는 작은 마을이 있었다. 어느 해, 그 마을에 괴질이 돌기 시작하였다. 사람마다 가슴이 답답하고 배가 부어오르

고 기침이 멈추지 않아서 남자들
은 밭에 나가 일을 할 수가 없었
고, 부녀자들은 천을 짤 수가 없
어 마을에 수심이 가득했다.

"큰일 났네, 온 마을에 병이
돌아서."

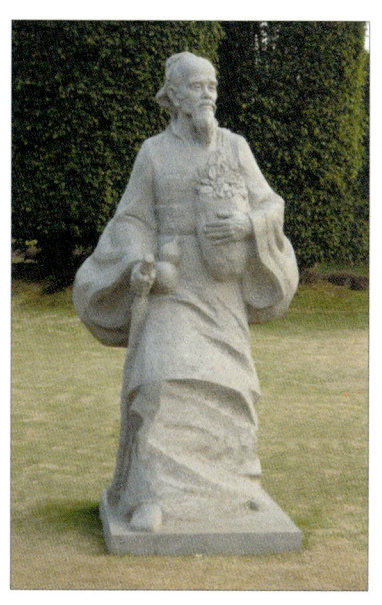

화 타

그 마을에는 상풍(商風)이라는
처녀가 있었다. 그는 마을 사람들
을 질병에서 구하고자 산에 올라
가 무릎을 꿇고 하늘에 빌었다.

"신령님! 저희 마을에 괴질
(怪疾)이 돌아 온 마을 사람들이
일을 못하고 고생하고 있습니다. 치료할 수 있는 약초를 내려주
옵소서."

7일 동안 밤낮으로 꿇어 엎드린 채 꼼짝 않고 기도를 드렸다.
마침내 신령을 감화시켰는지,

"휙—"

홀연 큰바람이 일어 상풍을 휘감아 하늘로 올라가더니 사천
(四川)의 아미산(峨帽山)까지 불려갔다. 상풍은 강한 바람에 휩싸
여 어리둥절하고 있는데, 어디선가 부르는 소리가 들렸다.

"상풍아!"

"예!"

정신을 차려 눈을 떠보니 동안(童顔)의 노선옹(老仙翁)이 그를

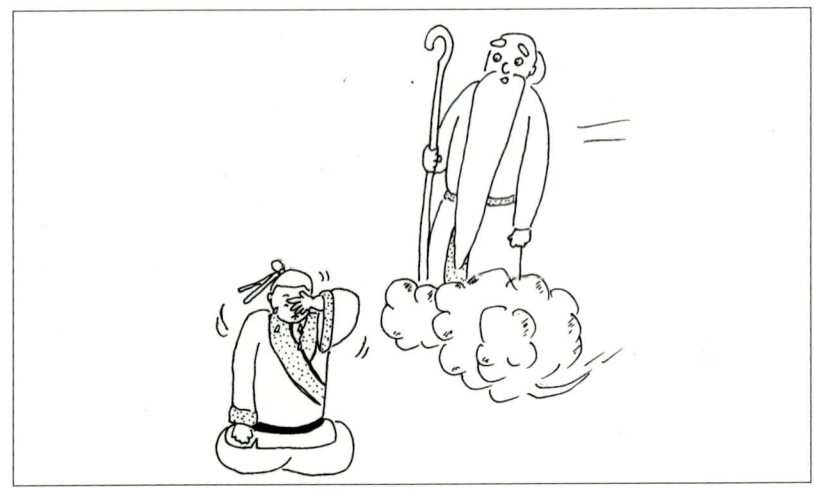

바라보며 손을 내밀고 웃고 있었다. 노선옹의 손바닥에는 씨앗이 놓여 있었다.

"이 씨앗을 가지고 밭에다 심거라. 일주일 지나서 뿌리를 캐 달여 마을 사람들에게 복용하게 하여라. 그러면 병은 치유되어 마을사람들을 구할 것이다."

상풍은 바로 머리를 조아리고 인사를 하려는데, 순간 맑은 바람이 불어오더니 몸을 휘감아 그를 상씨 마을까지 데려왔다. 상풍은 노선옹의 분부대로 씨앗을 심고 일주일이 지난 다음 뿌리를 캐 달여서 마을 사람들에게 주자, 온 마을 사람들은 건강을 회복하였다. 마을 사람들은 너무나도 고마워서 상풍에게 감사하였다.

"그 약을 먹고 이렇게 나았어. 감사해."

마을 사람들은 그 약초를 상풍이 뿌리를 받아왔다는 뜻인 「상접근(商接根)」이라 이름을 지었으며, 뒷날 어느 때부터인지 「상접근」을 「길경(桔梗)」이라고 하였다.

길경은 도라지를 이르는 말로, 진해(鎭咳)와 거담(祛痰) 작용을 하고 위액 분비를 억제하고 궤양을 막아준다. 또한

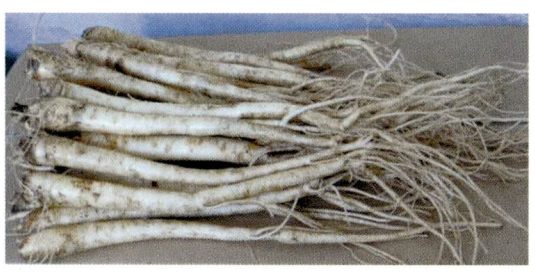

길경(도라지)

염증을 없애주고 혈관을 확장하여 혈압을 떨어뜨린다. 또한 혈당을 떨어뜨리는 작용을 한다.

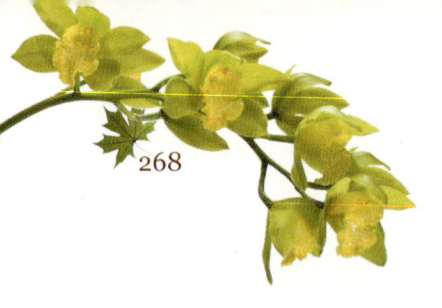

2. 백가장 여관 앞의 약초

백 전(白前)

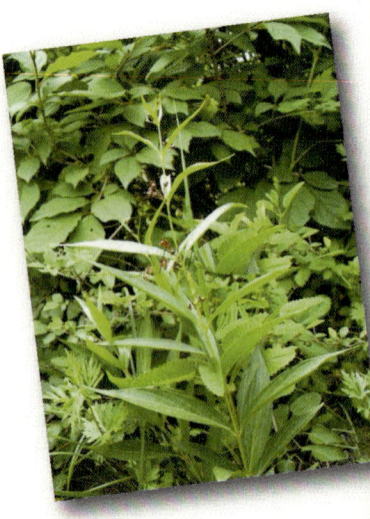

　화타가 하남(河南) 일대에서 치료 활동을 하던 때의 이야기다. 어느 날, 화타가 백가장(白家莊)의 마을에 왔을 때 갑자기 소나기가 내렸다. 소나기가 어찌나 세차게 내리는지 앞으로 걸어 나아갈 수조차 없을 정도였다. 화타는 백씨 성을 가진 사람이 하는 여관에서 하룻밤을 묵기로 결정하였다.

　백가장 마을은 백씨 성을 가진 사람들이 모여 사는 마을이었다. 그날 저녁 화타가 잠자리에 든 지 얼마 지나지 않아 어린아이의 울음소리에 잠이 깼다. 귀를 기울이고 들으니, 어린아이가 기침이 몹시 심한 것 같았다. 화타는 자리에서 일어나 여관 주인을 불렀다.

　"어린아이의 기침소리가 들리는데, 어느 집의 아입니까?"

　"네, 뒷집 아입니다."

　"병이 매우 심한 것 같은데, 내일 점심때까지 견딜는지 모르겠군요."

　여관 주인이 화타의 말을 듣고는 불쾌하다는 표정을 지으면서 말했다.

"어찌 그런 불길한 말을 하십니까?"

"나는 의원입니다. 기침 소리만 들어도 알 수 있습니다."

주인은 상대방이 의원이라는 것을 알고는 금방 태도를 바꾸어 결례를 사과하고는 어린아이를 고쳐 달라고 부탁했다.

"저 아이를 구해 주십시오. 며칠 동안이나 병으로 고생하는 모습이 애처롭기 그지없습니다."

"그러면 어디 한번 진맥을 하여 봅시다."

"이쪽으로 오십시오. 길이 질어서……"

주인은 화타의 손을 이끌고 집 뒤쪽으로 돌아 그 집 문을 두드렸다.

"빨리 문 열어라! 의원님을 모시고 왔다."

집 주인은 문을 열고 화타를 맞이하였다.

"어떻게 이런 밤중에 의원님을 모시고 오다니요."

"마침 의원께서 우리 집에 묵으시다가 아이의 기침소리를 듣고 말씀하시기에 내가 부탁하여 모셔 왔다네."

"감사합니다, 의원님."

화타는 어린아이의 안색을 보고 맥을 짚어 보더니, 위급한 소리로 말했다.

"이 아이가 급합니다. 약초를 구해 끓여 먹여야 하는데, 빨리 손을 쓰지 않으면 안 됩니다. 이 밤이 지나가기 전에 약초를 구하여야 합니다!"

"그 약초를 어디 가서 구하지요?"

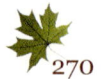
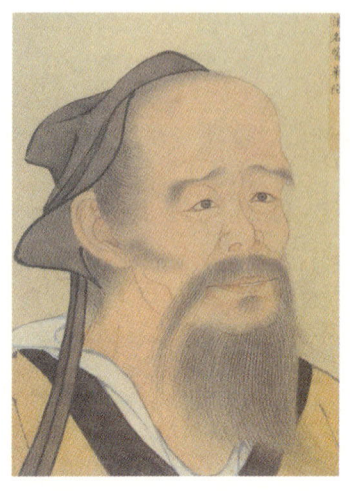

어린아이의 아버지는 걱정을 하며 물었다.

"기침을 멎게 하는 약초는 이 지방에도 많으니 나가서 찾아 봅시다."

"이렇게 비가 오는데요?"

"등불을 준비하세요. 내가 찾아 보겠소!"

"의원님께서 직접 가시려고요? 밖에는 소나기가 세차게 내리는

화 타

데……"

"지금 그런 얘기 하고 있을 때가 아닙니다. 아이가 위급합니다. 빨리 등불을!"

소낙비가 그치지 않고 계속 퍼부어 땅은 질퍽질퍽하였고, 조심하지 않으면 미끄러워 넘어지기 일쑤였다. 어린아이의 아버지가 등불을 들고 앞에 서고, 화타는 뒤쫓으며 온 마을을 찾아다녔지만 약초를 발견할 수가 없었다. 마을 한 바퀴를 돌았지만 시간만 허비하였다.

"약초가 눈에 띄지를 않는군. 비가 너무 쏟아져 찾기가 힘든가?"

"다시 여관 앞으로 왔는데요."

"저기 제방으로 가 봅시다."

여관 앞에 작은 냇가의 제방에 다다르자, 그곳에서 그렇게 애

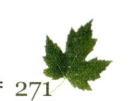

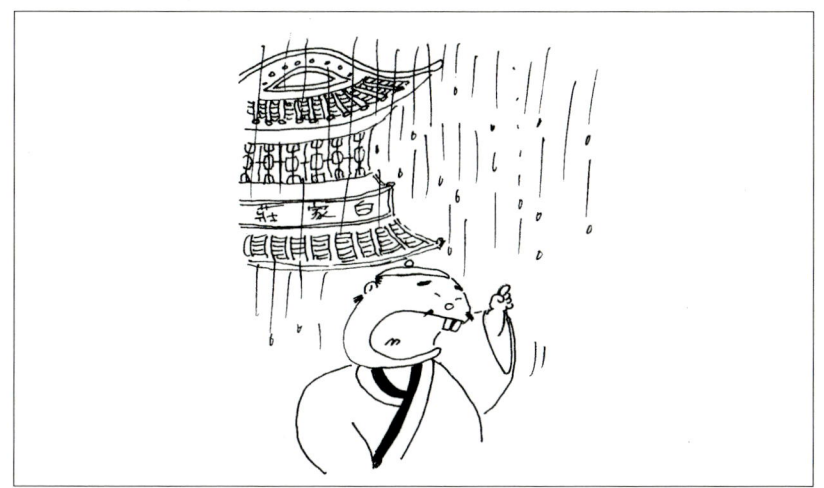

타게 찾던 약초를 찾을 수 있었다. 화타는 그 약초를 뿌리째 뽑아 가지고 와서 깨끗이 씻은 다음 뿌리는 끓여 아이를 주고 잎은 남겨 놓았다.

"날이 밝으면 이와 같은 모양의 풀을 캐 끓여 아이에게 먹이면 오래지 않아 좋아질 것입니다. 이 약초는 담(痰)을 제거하고 기침을 멎게 하는 데 아주 효과가 좋습니다."

"감사합니다, 의원님. 삼경(三更) 야밤에 이토록 번거롭게 하여 드려 정말로 송구스럽습니다. 피곤하실 텐데, 휴식부터 취하십시오."

사람들은 화타를 휴식을 취할 수 있도록 잘 모셨지만, 약초의 이름은 물어보지 못했다.

이튿날 어린아이의 아버지는 선물을 들고 여관으로 왔지만, 화타는 이미 날이 밝기 전에 떠나고 없었다.

"감사의 인사도 드리지 못했는데, 의원께서 벌써 떠나시다니,

의원님 이름조차 여쭈어 보지 못했는데."

"그 의원님이 유명한 화타 선생님이오."

"아, 그분이 화타 선생이군요! 의술이 고명한 것처럼 사람을 대하는 태도 역시 친절하군요. 마치 살아 있는 부처 같아요."

아이의 아버지는 화타가 남겨 놓은 잎과 똑같은 약초를 캐서 달여 아이에게 복용시키니 오래지 않아 아이의 병은 완전히 나았다.

그 후로 백가장의 사람들은 이 약초가 기침을 멎게 하는 데 효과가 좋다는 것을 알게 되었다. 마을 사람들은 이 약초가 백씨의 여관 앞에 있었다는 데서 백전(白前)이라고 불렀다.

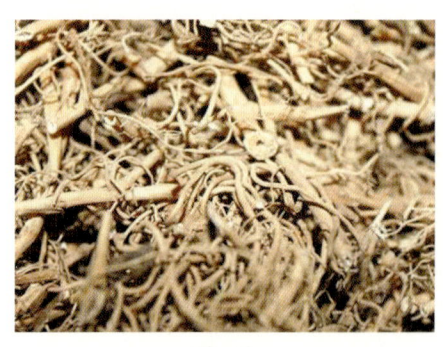

백 전

백전은 생김새는 가늘고 긴 원주형으로 가지가 갈라지고 약간 구부러져 있으며 바깥 면은 황백색 또는 황갈색이다. 마디가 뚜렷하고 위쪽 끝에 줄기의 흔적이 남아 있다. 질은 연하며 자른 면은 백색이고 속이 비어 있다.

백전은 기를 하강시키고 담을 없애 해수·천식·찬기침·열기침에 쓰며 감기기침에 진해거담 효능이 있다. 이 약은 냄새가 거의 없고 맛은 조금 맵고 쓰며 성질은 약간 따뜻하다.

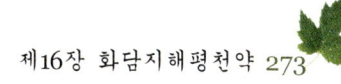

3. 두 개의 금박

과루(瓜蔞)

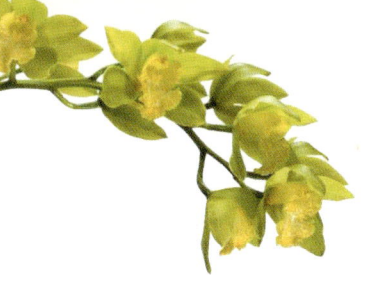

중국의 제일 큰 강인 양자강(揚子江) 하류 남쪽에 동굴이 많은 산이 있었다. 산에는 가지가 무성한 오래된 나무들이 빽빽이 들어차 있었고, 항시 안개와 구름이 덮여 있었으며, 그곳에 산신들이 산다는 전설이 있다.

옛날, 한 나무꾼이 여느 때처럼 산에 올라가서 나무를 하였는데, 어느 날 해질 무렵 나무꾼은 나무를 한 짐 지고 집으로 내려가는 길에 목이 몹시 말라 물을 찾으러 이리저리 두리번거리다가 어느 동굴 앞에까지 오게 되었다. 그곳에는 아름드리나무가 하늘을 찌를 듯이 빽빽하게 들어차 있어 나무꾼을 놀라게 하였다.

동굴 앞에는 물이 흐르고 있었다. 나무꾼이 물을 마시니 그야말로 약수의 시원한 청량감이 온몸에 느껴졌다. 아마도 이런 물맛은 세상에 다시 볼 수 없다 싶을 정도로 입에 달았다. 나무꾼은 허리를 펴고 나무 밑 그늘진 곳 암석(岩石) 위에 누워서 휴식을 취했다.

너무 피곤하였든지 나무꾼은 자기도 모르게 잠이 들고 말았다.

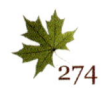

깊은 잠에 빠진 나무꾼은 꿈결에 사람의 소리를 들었다. 소리 나는 쪽을 가만히 돌아다보니, 두 노인이 서로 마주앉아 이야기를 나누고 있었다. 한 노인은 하얀 수염을, 다른 한 노인은 검은 수염을 길게 내려뜨리고 있었다.

'대체 이 깊은 산속에 누굴까? 신선인가?'

나무꾼은 생각하고 누워서 꼼짝도 않고 귀를 곤두세우고 두 노인의 얘기를 엿들었다. 검은 수염의 노인이 입을 열었다.

"올해, 이 동굴에는 두 개의 금으로 된 박이 자랐났지."

그 소리에 하얀 수염의 노인이 입을 열었다.

"쉿, 큰소리내지 마! 옆에 나무꾼이 자고 있어 만일 그가 우리 얘기를 엿듣고 금박을 훔쳐 가면 어쩌려고?"

"걱정 말게. 그가 우리 얘기를 들었다 해도 동굴에 들어갈 수 없어. 7월 7일 정오에 이곳에서 큰 소리로 '하늘 문 열어라! 하늘 문 열어라! 주인이 금박을 찾으러 왔다'라고 소리를 쳐야 동굴 문이 열린다네."

"소리가 너무 커! 바둑이나 두게."

하얀 수염의 노인이 말했다.

'오호라, 횡재했네!'

나무꾼은 기분이 좋았다. 그때 그는 몸을 뒤척이다가 바위 위에서 땅으로 굴러 떨어졌다. 나무꾼은 잠에서 깨어 사방을 둘러보니 신선들의 모습은 간 데가 없었다.

'꿈인가?'

나무꾼은 실망하여 나무 짐을 등에 지고 집으로 돌아왔다. 그

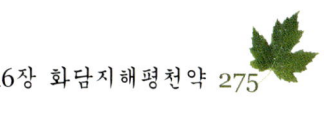

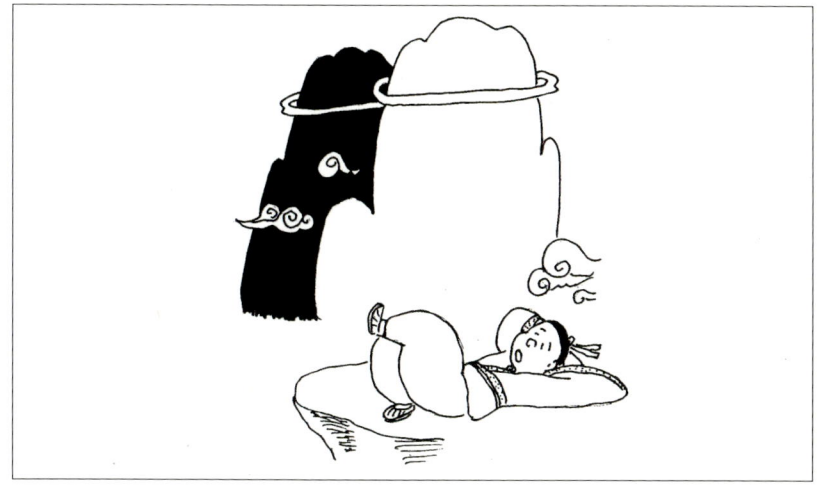

러나 자꾸만 검은 수염 노인의 말이 머릿속에서 맴돌았다. 나무꾼은 7월 7일이 되면 꿈속 노인의 말이 진짜인지 시험해 보려 하였다. 마침내 7월 7일이 되어 나무꾼은 흥분한 마음으로 뛰어서 단숨에 산으로 올라가 동굴 앞에서 정오가 되기를 기다렸다.

"하늘 문 열어라! 하늘 문 열어라! 주인이 금박을 찾으러 왔다."

그러자 갑자기 큰 소리가 나며 돌문이 열렸다. 그런데 동굴 속에서 번쩍이는 무슨 물체가 보이는 것이었다. 자세히 보니 녹색의 넝쿨에 두 개의 금박이 달려 있는 것이 아닌가!

나무꾼은 금박을 따가지고는 뒤도 돌아보지 않고 산을 뛰어 내려왔다. 그런데 집에 돌아와서 자세히 보니 금박이 아니고 아무 곳에나 있는 보통 박이었다. 나무꾼은 실망이 큰 나머지 박을 땅에다 묻어 버렸다.

그 후 며칠이 지나 나무꾼은 다시 나무하러 산으로 올라갔다.

이번에도 동굴 부근의 암석에서 휴식을 취하는데 이상하게도 눈을 감고 오래지 않아 잠이 들었고, 또 꿈속에서 그때의 산신이 나무그늘에 나타났다.

하얀 수염의 노인이 원망스럽게 말했다.

"임자는 입이 너무 싸! 금박을 도둑맞았잖아!"

"걱정 말게! 어차피 그는 그 박의 용도를 모른다네. 게다가 그것은 진짜 금이 아냐."

"그것은 금보다 비교할 수 없는 구하기 힘든 귀중한 약재잖아."

"그래. 껍질을 말리면 노란색이 되는데, 폐병에 아주 좋은 효과가 있고 열을 내리게 하지."

바로 그때 나무꾼은 깨어났다. 그는 날듯이 집으로 돌아와 땅에 묻었던 두 개의 금박을 캐어보니 안타깝게도 박은 문드러졌다. 그러나 나무꾼은 씨를 빼고 말려서 보관하였다가 그 이듬해 봄에 집 뜰에다 심었다. 매일같이 정성들여 재배한 결과 여름에는 큰 박이 열렸고, 나무꾼은 박을 따서 햇빛에 말려 놓고 해수(咳嗽)와 가래로 고생하는 사람들에게 나누어주니 치료가 되었다.

옛날에는 까만 박인 「과루(瓜樓)」를 전문적으로 심었으며, 박이 높게 뻗어 올라가서 다락 혹은 선반을 뜻하는 루(樓)를 썼다가 사람들이 루(樓)에서 나무 목(木)을 빼고 위에다 풀 초(艹)를 넣어 과루(瓜蔞)로 이름을 바꾸어지었다.

과루는 폐에 열이 있어 해수와 가래가 있으나 잘 뱉어지지 않을 때 가슴이 답답하고 통증이 있을 때도 쓰며, 장(腸)을 잘 통하게 하여 변비에도 쓰인다. 또한 당뇨병으로 입이 마

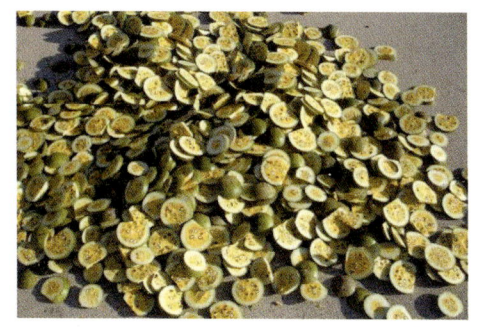

과 루

를 때는 과루가 좋은 치료가 되며 치질로 통증이 심할 때 과루를 끓인 물로 씻어주면 효과가 있다. 과루는 관상동맥을 확장하고 항균작용을 하며 자궁경암, 육암(sarcoma), 복수암(ascites carcinoma)을 억제하는 항암작용이 있다.

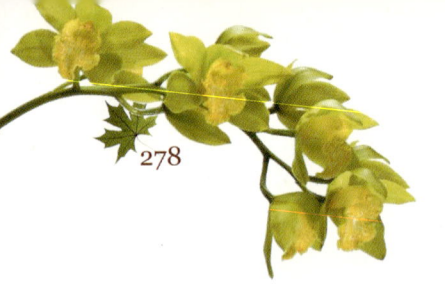

4. 아기를 잡아먹은
어머니

패모(貝母)

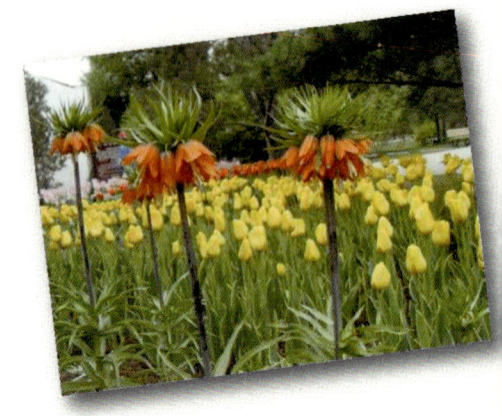

옛날, 어느 마을에 폐병(肺病)을 앓는 산모가 있었다. 산모는 몸이 허약한 이유로 매번 출산할 때마다 기절하였고, 깨어나면 아이는 죽어 있었다. 이번이 세 번째인데, 출산하자마자 아이가 또 죽으니 시어머니와 남편은 대단히 상심했다.

어느 날, 장님 점쟁이가 그 집 앞을 지나가게 되었다. 시어머니는 점쟁이를 집으로 데려다가 점을 쳤다.

"흠, 벌써 세 번씩이나 잡아먹었군!"

"그게 무슨 말입니까?"

"애가 세 번이나 죽었지!"

점쟁이는 계속 점을 쳐 나갔다.

"며느리는 호랑이띠(寅年)에 술시(戌時 : 개)에 태어났군. 호랑이는 매우 흉맹한 동물이지. 며느리가 이미 출산시킨 아이들의 띠는 첫째는 양띠, 둘째는 개띠, 셋째는 돼지띠였어. 양·개·돼지는 호랑이가 제일 잡아먹기 좋아하는 동물들이기 때문에 아이를 어미가 잡아먹은 거야."

그러나 시어머니는 믿지를 않았다.

"사람들 얘기로는, 호랑이는 자기 자식을 안 잡아먹고, 게다가 우리 며느리가 사람인데, 어찌 자기 새끼를 잡아먹는가?"

"이것은 운명이기 때문에 어쩔 도리가 없는 일이오."

"우리는 꼭 손자를 봐야 하는데, 방법이 없겠소?"

"방법이야 없지 않지만, 그런데 그게 꽤 까다로운데……"

"우리 집은 대대로 외아들이라, 만약 건강한 손자 하나만 태어난다면 어떤 일이라도 하겠으니, 방법을 가르쳐 주시오."

"그러면, 유일한 방법 한 가지를 가르쳐 드릴 테니 잘 들으시오. 다음번 출산 시에는 며느리를 속이고 태어난 아이를 안고 동쪽으로 가시오. 약 백 리쯤 가면 동쪽 바다가 나올 것인데, 그곳에 섬이 있습니다. 그 섬에 아기를 데려다 놓으면 무사할 것입니다. 왜냐하면 호랑이는 바다를 무서워해 물을 건너지 못할 테니까, 아기의 생명을 구할 것이오."

시어머니는 점쟁이 말을 들었다. 그날 남편과 아들과 상의하여 점쟁이 말대로 하기로 하였다.

1년 후, 며느리가 또 아이를 낳았다. 이번에도 며느리는 기절을 했다. 남편은 처를 부모에게 부탁하고 아기를 포대기에 싸서 안고 동쪽으로 갔다. 약 10리쯤 갔을 때 아기는 죽었다. 그리하여 또 식구들에게 실망을 안겨 주었다.

어찌하면 아기를 살릴 수 있을지? 그러던 어느 날, 지난번 그 장님 점쟁이가 또 지나갔다. 시어머니가 그를 보고 집으로 데려왔다. 전번 일을 자세히 말하자, 점쟁이는 아들을 보고 호통을 쳤

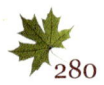

다.

"자네가 너무 늦었어. 빨리 달려야 호랑이가 못 쫓아오지! 그렇게 해서야 어찌 아기를 구할 수 있는가?"

또 1년이 지나 며느리는 또 아기를 낳았다. 남편은 마차를 준비하여 아기를 빨간 포대기에 싸서 혜성과 같이 달려 약 백 리를 가니 동쪽 바다가 나왔고, 배를 구하여 섬으로 갔다.

한편, 며느리는 한 시간 뒤에 깨어나 보니 아기가 없어 마음이 상해 너무 울어 눈이 퉁퉁 부었다. 며칠 후 남편이 힘없이 축 늘어져 돌아왔다.

"섬에 도착한 지 사흘 만에 또 아기가 죽었어."

그 소식을 듣고 집안 식구들은 더욱 비통에 잠겨 있었다. 시부모와 남편과 상의를 하여 며느리를 친정으로 보내고 새 며느리를 맞이하여 집안에 대를 잇기로 결정하였다. 이 사실을 알게 된 며느리는 통곡을 했다. 바로 그때, 그 집 앞을 의원 한 사람이 지나가게 되었다.

"울음소리가 크게 들리는데, 집안에 무슨 일이 있습니까?"

시어머니는 집안에 일어난 모든 일들을 의원에게 상세히 얘기하자, 의원은 며느리를 좀 보자고 하였다. 의원은 안색이 창백한 며느리를 보고는 시어머니에게 말했다.

"내가 탐스럽고 귀여운 손자를 낳게 하는 방법을 가르쳐 드리리다. 점을 치는 것은 쓸데없는 짓입니다. 어떻게 그런 것을 믿는지요? 며느리는 팔자가 센 게 아니라, 병이 있어요. 며느리는 신체가 허약한 데다 폐(肺)도 약하고 아기를 낳을 때 피를 많이

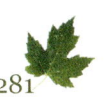

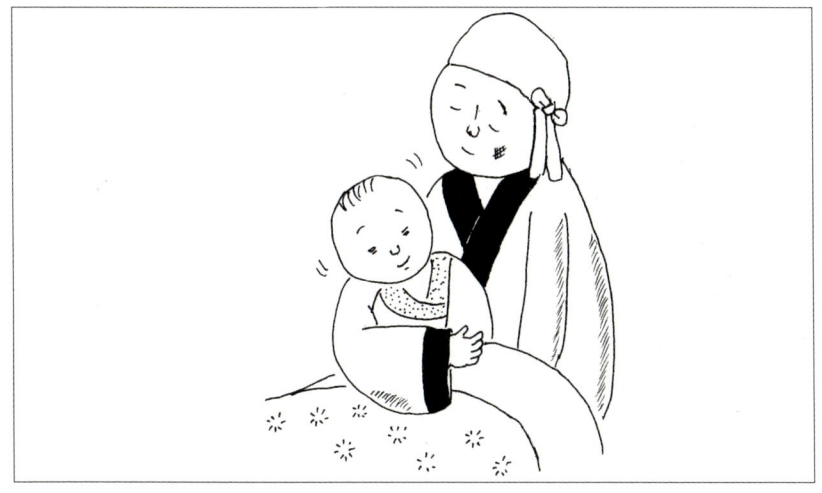

흘려 피가 모자라서 기절한 것입니다. 건강한 아이를 출산하려면 산모의 몸부터 건강해야 합니다. 좋은 약이 있으니 3개월 동안 매일 복용하게 하십시오. 그러면 1년이 지나면 귀여운 손자를 볼 수 있을 것입니다."

의원 말대로 시부모는 며느리를 집에 계속 머무르게 하고, 만일 다음번에 태어난 아기가 또 죽으면 그때 가서 친정으로 보내기로 하였다.

이튿날부터 남편은 의원 말대로 산에 가서 약초를 캐다가 정성껏 달여 부인에게 먹였다. 복용한 지 3개월이 지나 며느리는 또 임신이 되었고 열 달이 지나 출산을 하였는데, 전처럼 기절도 하지 않고 아기도 죽지 않았다. 온 집안 식구가 기뻐서 어쩔 줄을 몰랐고, 생후 한 달이 되어서는 만월(滿月)이라 하여 축하연에 선물도 많이 들어왔고, 남편은 악사를 불러 대동하여 의원 집으로 가서 감사 인사를 하였다.

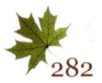
"어떤가, 내가 얘기한 약초가 효과가 있던가?"

"예, 효과가 대단했습니다. 그런데 그 약초 이름이 뭔가요?"

"글쎄, 이름은 모르지만……"

"그럼 우리가 약초 이름을 만들죠. 보물과 같은 어린아이를 보패(寶貝)라 하니 보패라고 하면 어떨까요?"

"그것도 좋지만, 애 엄마도 건강하니 보패의 패(貝)와 어머니 모(母)를 합하여 패모(貝母)라고 하지!"

"예, 좋은 이름입니다."

그 후, 그 약초는 패모라고 불려 지금까지 내려오고 있다.

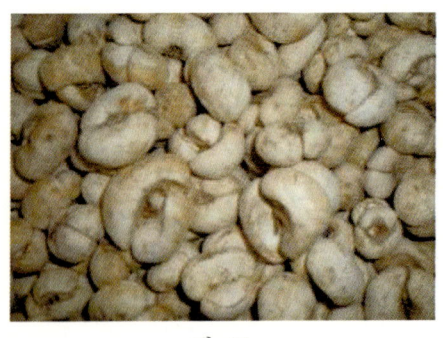

패 모

패모는 백합과에 속하는 여러해살이 풀이며 폐가 약하여 오랜 기침에 거담을 하여 폐를 튼튼하게 한다.

패모는 백합(百合)과 식물의 뿌리이다. 중국 절강성에서 나는 패모는 절패(浙貝)라 부르고, 사천성에서 나는 패모는 천패(川貝)라 부른다. 패모는 해열·거담·진해작용이 있으며 폐 기능이 약해 기침이 날 때 치료하며, 목이 건조할 때와 임파선 결핵 또는 악성 종창에 효력이 있다.

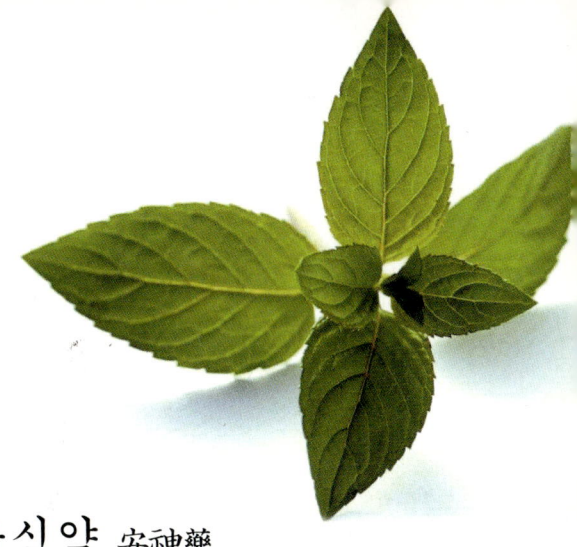

제 17 장 안 신 약 安神藥

정신을 안정시키는 약재이다. 안신
약으로 용골·모려·주사·호박 등이
있다.

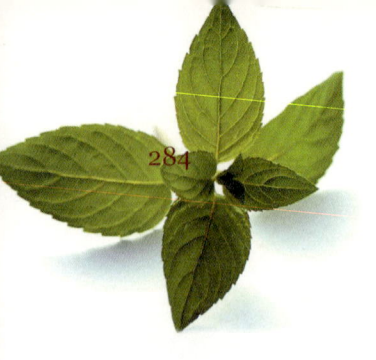

1. 무당과 의원

주사(朱砂)

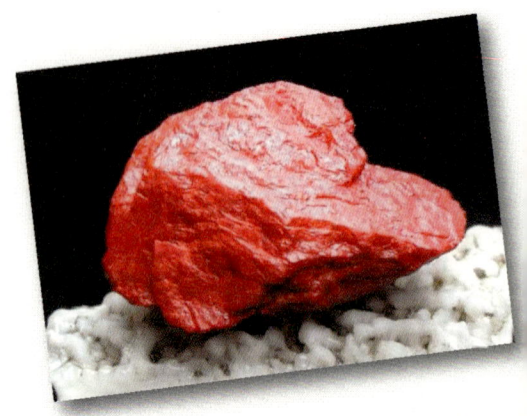

옛날에는 병이 나면 의원을 찾지 않고 무당을 찾아가 굿을 해서 낫기를 바라는 일이 흔히 있었다. 그도 그럴 것이, 의원에게 보여도 치료가 잘 되지 않는 난치병이 있기 때문이었는데, 그런 병들 가운데 하나가 바로 전간(癲癇 : 간질)이었다.

한 무당이 있었는데, 간질 환자들은 이상하게도 이 무당이 주문을 외면 병이 즉시 차도가 있었다. 이런 일로 사람들은 의원을 불신하고 무당을 찾아가는 사람들이 많았다.

어느 시골 마을에서 의서(醫書)를 읽고 있는 의원이 있었다.

'무당이 주문을 외는데 어찌하여 병이 나을까? 그것은 반드시 무슨 연유가 있을 거야.'

의원은 부인과 의논을 하여 무당의 비밀을 알아내기로 하였다. 어느 날 부인이 무당에게 찾아갔다.

"제 남편이 아무래도 이상한데, 가서 봐 주시겠습니까?"

무당이 의원의 집을 방문해 보니, 의원은 머리를 산발을 하고 얼굴은 온통 진흙투성이가 되어 땅바닥을 구르며 이리저리 왔다

갔다 하며 헛소리를 하고 있었다.

"나는 옥황상제의 사위로서 요괴를 잡으러 왔다."

무당은 이런 광경을 보고 이 사람이 귀신이 들렸다고 생각하였다. 그는 즉시 송진(松津)으로 만든 송진교를 꺼내 물을 뿌리고 복숭아나무로 만든 나무 검을 들고 요괴를 내쫓으려고 준비를 하였다. 탁자 위에 물 한 사발을 올려놓은 다음 부적을 꺼내 주문을 외기 시작했다.

"하늘의 천신과 땅의 지신이여, 나는 세 번 절합니다. 영을 내려 주소서. 나는 명령받고 사기를 쫓아 병을 치료하려 합니다. 부적의 물을 마시고 마귀는 즉시 물러가라. 병은 나았다."

무당은 주문을 외고 부적을 그릇에 넣었다. 그때 의원은 갑자기 일어나 무당의 손에 있는 부적을 빼앗았다.

"나는 옥황상제(玉皇上帝)의 사위인데, 너는 어디서 온 요괴냐? 무례하기 짝이 없구나. 물러가라!"

의원은 소리를 지르고 다리로 걷어차면서 무당을 문 밖으로 쫓아내 버렸다. 문 밖으로 쫓겨난 무당은 다시 안으로 들어가려 했지만 문이 잠겨 있었다. 그는 문을 두드렸지만 열어주지 않았다. 무당은 어이가 없어 그만 집으로 돌아가 버렸다.

의원은 사발에 있는 물을 마셔 보았다. 아무런 맛도 없는 그냥 맹물이었다. 무당으로부터 빼앗은 부적을 보았다. 그것도 단지 보통 종이였다. 의원은 반나절 동안이나 자세히 조사해 보았지만 아무것도 발견을 하지 못했다. 종이에는 일종의 주사(朱砂)로 글을 써 놓은 것 외에 다른 특별한 것이 없었다.

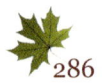

"그래, 이것이 병을 치료하는군!"

이튿날, 의원은 전간 환자를 찾아 주사를 물에 타서 먹여 보았다. 그런데 환자는 주사가 든 물을 먹고 병이 점점 나아져 갔다. 의원은 전간의 치료 비방이 주사에 있다는 사실을 알아냈다. 이후로부터 주사는 약재로 쓰이게 되었다.

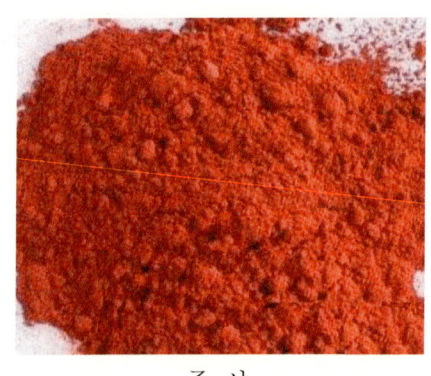

주 사

주사는 광석의 일종으로 성분은 수은이 85%, 유황이 14%로 되어 있고, 정신을 안정시키고 경기를 막아주며, 눈을 밝게 하고 가슴이 뛰는 것을 진정시켜 준다. 또한 잠을 못 자거나 머리가 어지럽거나 눈이 침침한 데 효과가 있다. 특히 소아에게 급성 만성으로 발열이 심하면서 경련을 일으키고 정신이 혼몽할 때 사용하여 경련을 진정시키면서 열을 제거하는 효능을 얻는다.

또, 신경쇠약으로 나타나는 정신불안증과 자주 놀라고 가슴이 두근거리며 유정이 될 때에도 유효하다. 그리고 밤에 잠자리에서 자주 놀라며 공포를 느끼고 안구에 출혈을 일으킬 때에도 쓰인다.

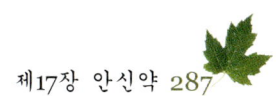

2. 유인원과
포유동물의 화석

용골(龍骨)

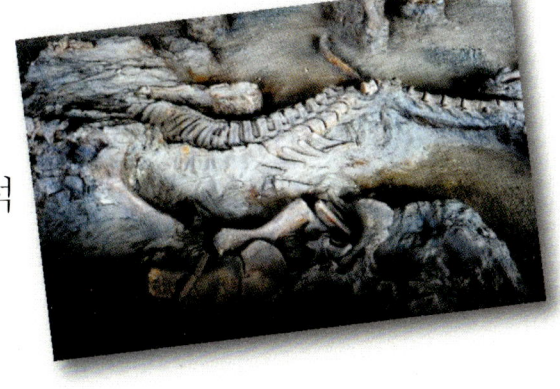

　중국 청(淸)나라 광서(光緖) 17년(1891), 하남성 안양현(安陽縣) 소둔촌(小屯村)에 왕(王)씨 성을 가진 의원이 있었다. 그런데 이 왕의원에게 처방해 먹으면 기가 막히게 잘 들었다.

　"저 집에서 지어 주는 약은 신통해!"

　"그래, 먹었다 하면 금방 낫더군."

　다른 의원에서 비방을 알려고 했지만, 그는 비법을 다른 의원에 가르쳐 주지 않았다.

　환자들이 왕씨 의원으로만 몰리자, 다른 의원들끼리 모여서 왕씨가 어떤 약을 쓰는지 알아보기로 하였다.

　어느 날, 몰래 왕씨 의원을 감시하다가, 왕씨가 밤마다 야적장에 가 뭔가를 파낸다는 것을 알아냈다. 그것은 용골(龍骨)이었다. 용골은 화석으로 된 포유동물의 뼈이다. 왕의원 특효약의 비방은 바로 그것이었다.

　"바로 이것이로구나!"

　"그런데 이 뼈에 이상한 글자가 씌어 있네."

뼈에는 이상한 문자가 새겨져 있어 학자들의 귀에도 들어가게 되었다.

"이것은 은나라 역사를 적은 갑골문자이다!"

이렇게 되자 대대적인 발굴 작업이 실시되었다. 그 갑골문자는 3천 년 전 전설로만 알려진 은나라의 제 1대 탕왕(湯王)으로부터 30대 주왕(紂王)에 이르기까지의 역사가 적혀 있었다.

대략 백만 년 전에 인류가 지구상에 나타났는데, 운남성의 원모현(元謀縣), 협서성의 남전현(藍田縣), 북경 부근의 방산현(房山縣), 산서성의 예성현(芮城縣), 귀주성의 검서관음동(黔西觀音洞), 하남성의 삼문협(三門峽), 호북성의 대치(大治) 등에서 인류의 조상인 유인원의 화석이 발견되었다.

유인원의 화석 발견은 한 의원의 제보가 발단이 되었는데, 그 가운데 「용골」의 발견이 한의학에서는 매우 중요한 사실이다.

1920년 전후에 북경 교외 주구점(周口店)에서 북양군벌(北洋軍閥) 정부 광산의 고문으로 있던 스웨덴 사람 요한 안데르손이 용골이 주구점에서 발굴되었다는 것을 알고, 그는 주구점 주위의 용골산에서 용골을 채취하였다. 그는 오스트레일리아 사람을 초청하여 발굴작업을 하였는데, 1927년 주구점의 발굴로 정식으로 발견된 유인원 화석이 바로 북경인이다.

용골은 인류의 역사를 추적하는 데 큰 공헌을 하였을 뿐만 아니라, 인류의 질병에도 큰 공헌을 하였다.

용골은 공룡·소·맘모스·말 등 포유동물의 뼈로서 안신약

(安神藥)으로 쓰이며, 가슴이 떨리거나, 불안하거나, 잠을 잘 때 땀이 나거나, 자궁 출혈, 유정(遺精)에 좋으며, 《일화자본초(日華子本草)》에는 「비

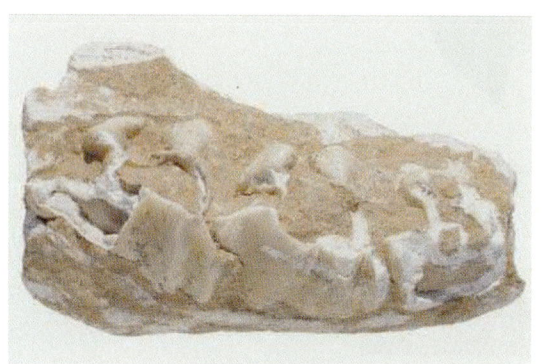

용골 화석

장을 튼튼히 하고 설사를 막아 주며, 임산부의 낙태를 막아 주고, 하혈과 붕루, 토혈, 땀을 멎게 해준다」고 씌어 있다. 《본초강목》에는 「신장을 튼튼하게 하고, 습기를 수렴하고, 탈항(脫肛)과 피부 부스럼을 낫게 한다」 라고 씌어 있다. 《본경(本經)》에는 「용골은 해수와 설사할 때 피가 나오는 것을 막아주고, 여자의 대하병과 어린이의 경기에도 좋다」 라고 씌어 있다.

용골의 주성분은 칼슘 탄산염(Calcium carbonate)과 칼슘 인산염(Calcium Phosphate)으로 되어 있어 여자들의 골다공증에도 좋은 칼슘 덩어리이다.

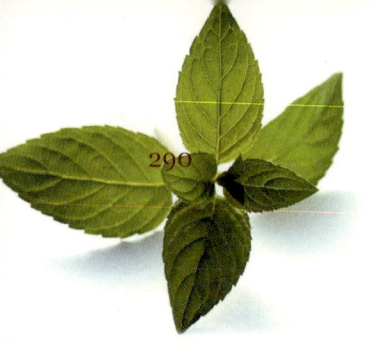

3. 죽은 산모를
구한 호박

호박(琥珀)

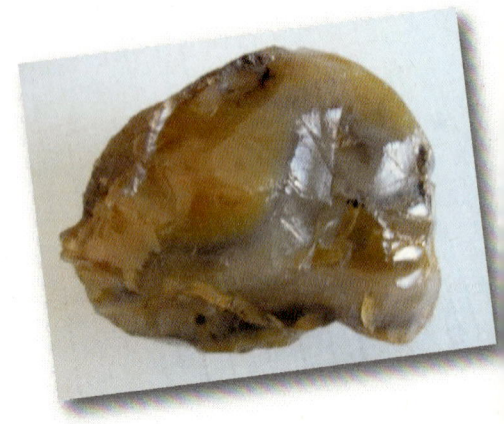

    호박(琥珀)은 오랜 옛날부터 사람들이 진귀한 보물로 여겨왔다. 기원 전 4세기 그리스 사람들은 호박을 「북부(北部)의 황금」이라고 불렀다. 이 진귀한 보물을 중국에서는 옛날부터 신약(神藥)이라 불러 약으로서도 귀중하게 여겼다.

    당나라 때 약왕(藥王) 손사막(孫思邈)이 하남성(河南省) 서협(西峽)을 지나다가 사람이 죽어 가족들이 슬피 우는 것을 보았다.

    "무슨 일입니까?"

    "산모가 갑자기 죽었습니다."

    손사막이 매장하려는 관을 보니 피가 흘러나오는 것이 보였다.

    "잠깐, 제가 관을 좀 열어봐도 되겠습니까?"

    "예?"

    사람들은 깜짝 놀라 손사막을 쳐다보았다.

    "선생께서는 무슨 일로 죽은 사람의 관을 열어보려고 하십니까?"

    "저는 의원입니다. 그런데 관에서 흘러나오는 피를 보니 살

릴 수 있을 것 같아서
그럽니다."

"아이고 의원님, 제
발 살려 주십시오!"

"그러면 빨리 가서
호박가루를 구해 오십
시오."

죽은 산모를 다시

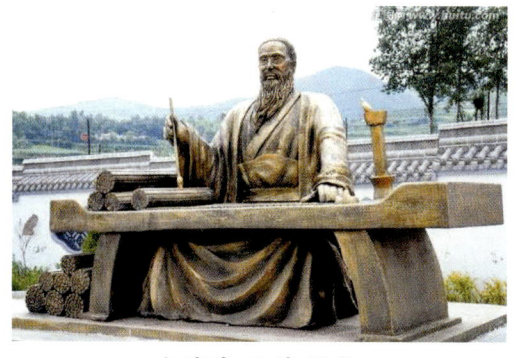

손사막 조상(彫像)

관에서 들어냈다. 손사막은 가족들이 구해 온 호박가루를 산모의
입에다 물과 함께 흘려 넣었다. 그런 다음 홍화(紅花)를 태워 산
모의 코앞에다 갖다 대고 연기를 마시게 했다. 그러자 기적이 일
어났다.

"으음!"

죽은 산모가 신음을 하고는 몸을 움직이기 시작하는 것이었다.

"정말로 신의이십니다."

사람들은 손사막의 의술에 감탄했다. 손사막은 빙그레 웃으며
입을 열었다.

"이렇게 살릴 수 있는 것은 신약(神藥)인 호박의 효험 때문입
니다."

삼국시대 때 동오(東吳) 손권(孫權)의 아들 손화(孫和)가 실수
하여 칼로 사랑하는 부인 등(鄧)씨의 얼굴에 상처를 입혔다. 얼굴
의 상처가 심했다. 그리하여 의원을 불러 치료를 받았는데, 그때
호박가루와 주사(朱砂)와 백달(白獺 : 흰 수달)의 척수(脊髓) 등을

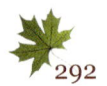

배합하여 가루로 만들어 얼굴에 바르자 등부인의 얼굴 상처는 감쪽같이 없어지고 오히려 칼로 벤 부위에 붉은 빛이 감돌아 더욱 아름다워지고 사랑스러워졌다. 이때부터 호박은 부인들의 얼굴을 부드럽게 하는 피부미용 약재로 쓰였다.

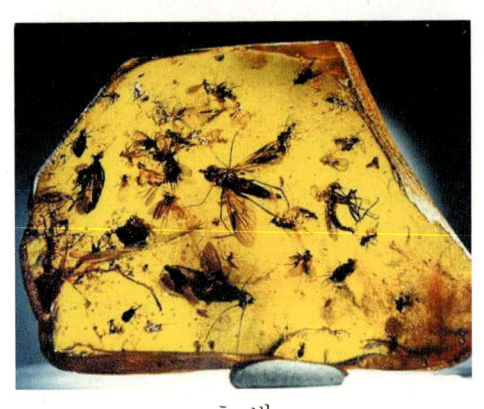

호 박

호박은 소나무에서 나온 수지(樹脂)가 땅에 매몰되어 화석(化石)화 된 것으로 약재로는 신장을 자극하여 신장의 순환기능을 왕성하게 하여 배뇨작용을 촉진하고, 부패를 막아주는 방부제로도 쓰인다. 또한 장의 연동을 증진시키고 지혈을 해주며, 새 살을 나게 한다. 그리고 어혈을 없애고 방광염·급성 요도염·관절염·변비·간질·자궁병에 유효하며, 히스테리 등의 진정제로도 사용된다. 호박은 한복 마고자에 다는 단추로 많이 쓰인다.

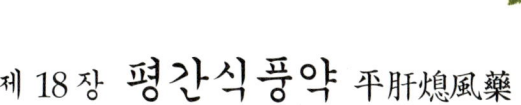

제 18 장 평간식풍약 平肝熄風藥

간풍(肝風)을 평식(平息)시켜 경련을 멈추게 하는 작용이 있는 약으로, 맛은 달고 성질은 평하며 간경(肝經)에 작용한다. 경련을 없애고 간양(肝陽)을 내리며 풍습(風濕)을 없애주는 약재다. 평간식풍약으로는 천마·초결명 등이 있다.

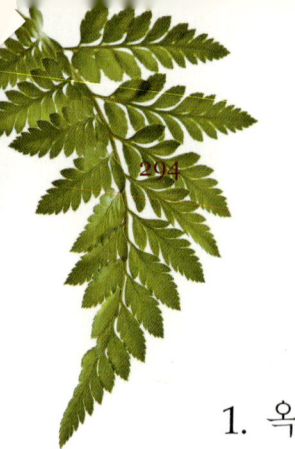

1. 옥람과 대산

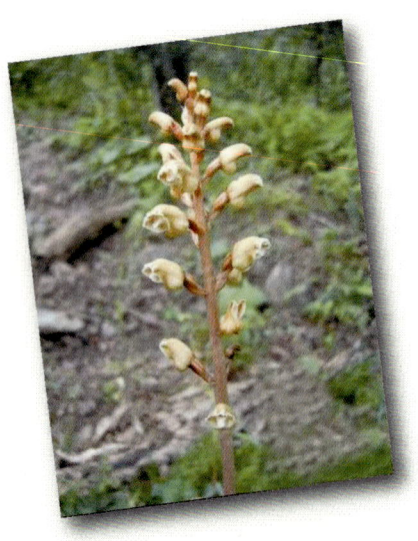

천마(天麻)

옛날, 봉우리가 높이 치솟고 나무가 무성하며 구름이 항상 산 봉우리를 떠다니고, 폭포가 쏟아지는 신농가산(神農架山) 아래 한 오두막집이 있었다. 오두막에는 모녀가 서로 의지하며 살아가고 있었다. 딸은 열여덟 살로 이름은 옥람(玉藍)이라 하였다. 딸은 그 이름처럼 꽃과 같이 예쁘고, 옥같이 티 없고 총명하였으며, 어머니에 대한 효성이 지극하였다.

그런데 어머니가 갑자기 병에 걸려 하반신 마비가 되어 자리에서 일어나지 못했다. 옥람은 마음속에 불이 나는 것같이 안타까웠다.

"어머니, 웬일이세요?"

"글쎄다, 몸이 말을 안 듣는구나."

"의원을 모셔오겠습니다."

옥람은 의원을 모셔다가 치료를 해 보았지만, 어머니의 병은 쉽사리 낫지 않았다. 옥람은 안타까워 온종일 울고 있었다. 밥 생각도 없고 오로지 어머니의 병만 생각하였다.

'그래, 산신령에게 빌어 보자.'

그는 산을 바라보며 산신령에게 어머니 병을 치료하여 달라고 기도를 하였다.

"산신령님! 제발 우리 어머니의 병을 고쳐 주셔요."

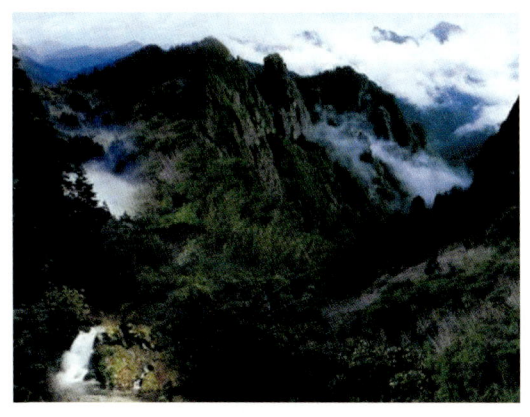
신농가산

안타깝게 기도하는 그의 정성이 산신령을 감동시켰는지, 어느 날 옥람이 기도하는데 산신령이 나타났다.

"옥람아! 옥람아!"

"예!"

"내 말을 잘 들어라! 신농산 꼭대기에 하늘에서 떨어진 한 개의 약초가 있는데, 그것이 어머니의 병을 고칠 수가 있단다. 산이 너무 험하고 맹수들이 많아 네가 가기는 힘드니 청년에게 부탁하여야 한다. 그리고 그 약초를 캐 온 청년과 결혼을 해야 한다는 걸 잊지 말거라."

옥람은 대답을 하고 보니 산신령은 온데간데없이 사라져 버렸다. 옥람은 동네에 방을 붙였다.

> 우리 어머니의 병을 치료할 약초를
> 구해 오는 사람과 결혼하겠음.

그 방이 붙자, 평소에 품행이 단정하고 인물이 빼어난 옥람이와 결혼하고자 했던 청년들이 너도나도 약초를 캐 오겠다고 나섰다. 그러나 몇 사람이 독사에 물려 목숨을 잃을 뻔한 사건이 있은후 청년들은 섣불리 나서지 않았다.

그럴 어느 날, 대산(大山)이라는 청년이 자기가 약초를 캐 오겠다고 나섰다.

"내가 약초를 캐 오겠소."

그는 옥람이에게 말하고, 결국 신농가산 봉우리에 가서 약초를캐 가지고 돌아왔다. 옥람은 약초를 달여서 어머니에게 드려 반신 마비의 병을 고쳤다.

"이 청년이 약초를 캐 왔나?"

"네, 어머니,"

옥람은 산신령의 말대로 대산이라는 청년과 백년가약을 맺어부부가 되었다.

그래서 사람들은 하늘에서 떨어져 마목병(麻木病)을 치료한약초라는 뜻에서 "천마(天麻)"라는 이름을 지었다. 마목병은신체가 마비되는 병을 말한다.

천마는 난초과에 속하는 여러해살이식물로서 산속 음습한 곳에 서식하며 뿌리가 약재로 쓰인다. 생김새는 약간 구부러지고눌린 원주 모양이며 바깥 면은 엷은 황백색이나 황갈색이고 불규칙한 세로주름과 돌림마디가 있다. 질은 단단하고 꺾은 면은 황갈색 또는 흑갈색이며 광택이 있고 각질 모양이다.

천마는 중풍으로 사지를 쓰지 못할 때, 말을 잘 못할 때, 어린아이의 경기와 간질에도 쓰인다. 간에 작용하여 경련발작, 파상풍, 소아급만경풍, 어지럼증, 두통, 신경쇠약, 두통 등에 쓰인다. 약리작용으로 진정·

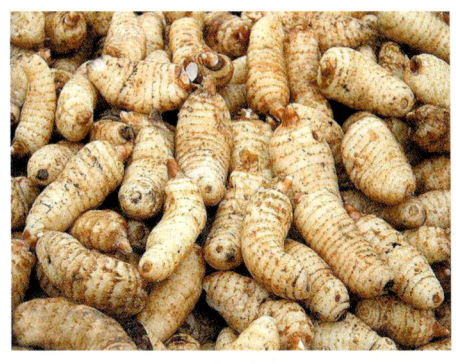

천 마

항경련·진통·항염증·심장과 뇌혈류 증가, 혈압강하·항산화력 증가·면역활성화 작용이 보고되었다.

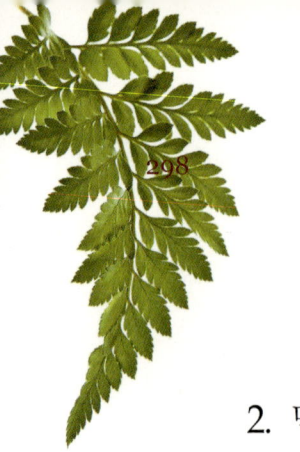

2. 만승지당

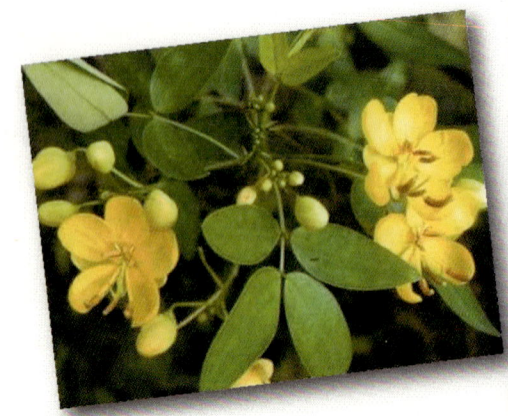

초결명(草決明)

중국의 항일전쟁(抗日戰爭) 이전 항주(杭州)에는 만승지당(萬承志堂)이라는 약방이 있었다. 하루는 환자가 약을 지으러 와 처방전을 내놓았다.

"초결명(草決明)"

그런데 약방 점원이 잘못해서 초결명 대신 청상자(靑箱子)를 내주었다. 환자의 집에서는 초결명 대신 청상자를 가져왔다는 것을 알았다.

'그래! 이번 기회에 돈을 우려내자!'

환자의 집에서는 청상자를 먹고 병이 나았는데도 약방이 약을 잘못 주었다는 것을 꼬투리 잡아 약방으로 달려갔다.

"어찌 초결명을 청상자로 잘못 주었습니까? 인명이 소중할진대 자칫 탈이라도 난다면 어쩌시렵니까?"

만승지당의 주인은 의술이 깊은 의원이었다. 그는 초결명과 청상자가 간(肝)의 열을 없애 주고 눈을 밝게 하여 주는 효과가 똑같이 있다는 것을 알고 있었다.

"초결명을 청상자
로 잘못 주었대도 상
관없습니다. 왜냐하면
초결명과 청상자는 효
능이 똑같기 때문입니
다."

환자의   집에서는
이 일을 트집 잡아 약

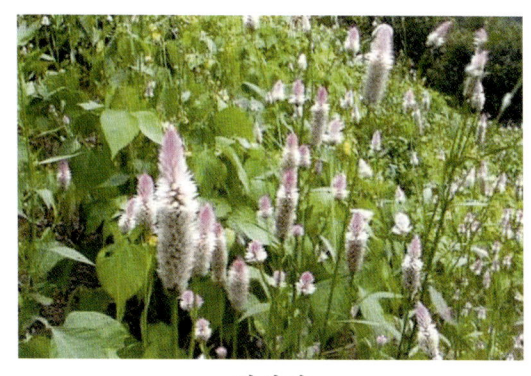

청상자

방으로부터 돈을 우려내려 하였지만 용이치가 않았다. 약방 주인
은 그 지방의 모든 약방에다 통보를 내렸다.

"초결명은 청상자의 다른 이름이기에 약방에서 초결명이라
고 쓴 처방은 청상자로 대신해서 주어도 상관없다."

이리하여 약을 잘못 내준 사고는 무사히 넘어가게 되었다.

이때부터 항주와 절강지방에서는 초결명과 청상자는 동일한
약효가 있는 약으로 취급되어 지금까지 내려오고 있다.

초결명은 7~8월에 잎의 겨드랑이에서 노란 꽃이 핀다. 잎이
진 뒤에 약 10㎝ 정도 되는 활모양의 꼬투리가 열린다. 꼬투리
속에 윤기가 나는 종자가 한 줄로 들어 있는데, 이것을 결명자라
고 한다. 초결명은 우리나라에서는 결명자(決明子)라고 한다. 결
명자는 가을에 씨가 여문 다음 줄기째로 베어 말린 후, 씨를 털어
모은다. 결명자란 눈을 밝게 해주는 씨앗이란 뜻이다.

이 약은 특이한 냄새와 맛이 있으며 약성은 달고 쓰고 짜며 약

간 차다. 간화(肝火)를 내려 눈
이 충혈되고 붓고 아프며 눈물
이 흐르는 증상을 치료하고 야
맹증에도 효과가 있으며 열이
대장에 쌓여 생기는 변비에 효
과가 있다. 또한 혈압을 내리
고 동맥경화 예방에도 사용한

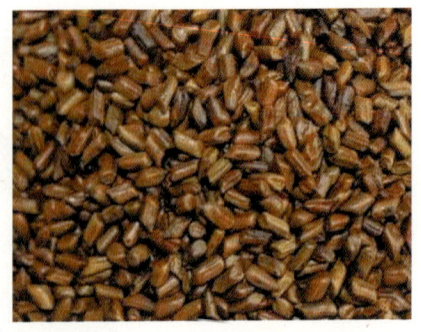

초결명

다. 혈압 강하, 이뇨, 통변, 자궁수축작용과 피부진균 억제, 콜레
스테롤 강하 등의 기능이 있다.

청상자는 비름과의 개맨드라미의 씨를 말한다. 그 씨앗이 눈을
밝게 하는 효능을 가지고 있어 결명자와 비슷하기 때문에 초결명
(草決明)이라고 했으며, 꽃잎이 닭볏같이 생겼고 어린 싹은 비름
과 비슷하기 때문에 계관현(鷄冠莧)이라고 불렀다. 이 약은 냄새
가 없으며 맛은 쓰고 성질은 차다.

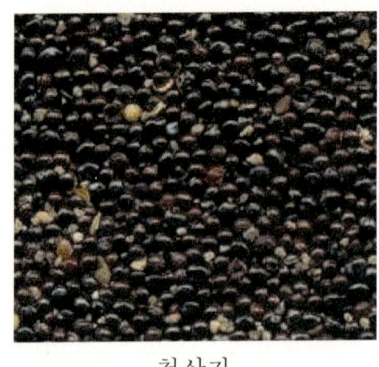

청상자는 간열을 내리므로 충
혈, 백태, 눈물이 나면서 빛을 꺼
리는 증상, 고혈압, 두통에 쓰인
다.

청상자

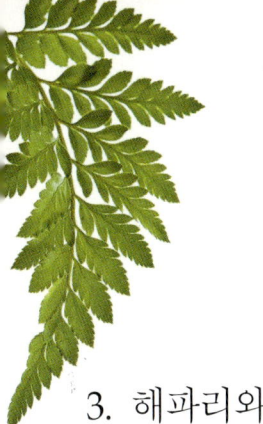

3. 해파리와
진주조개

진주(珍珠)

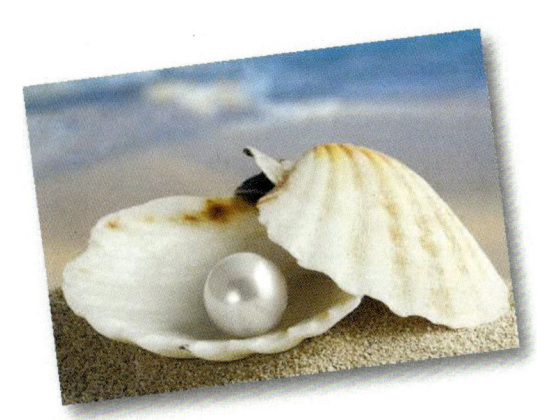

옛날, 손오공(孫悟空)이 수정궁(水晶宮)에 침입하였을 때, 동해(東海) 용왕은 대수롭지 않게 생각했다. 그래서 용왕은 새우 군대와 게 장군에게 손오공을 막으라는 명령을 내렸다. 손오공은 여의봉을 휘두르며 용감하게 치고받고 싸우니 새우와 게 군대는 풍비박산이 되어 도망가기 급급했다.

그래서 용왕은 이번에는 해파리를 시켜 손오공을 붙들게 했다. 손오공은 화가 나 연이어 주먹으로 휘둘렀더니 해파리는 뼈가 부서지고 온몸은 피투성이가 되었다. 그러면서도 해파리는 물러서지 않았다.

마침내 손오공이 떠난 후 용왕은 장병들에게 해파리를 용궁으로 데려오도록 명령하였다.

"용감한 해파리를 데려오너라!"

용왕이 해파리의 몰골을 보니 참으로 가련하였다. 해파리의 몸은 타박상으로 뼈는 부서져 없어졌고, 등에는 피멍이 든 데다 눈마저 실명했다. 해파리의 처참한 모양을 보고 용왕은 생각하였

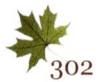

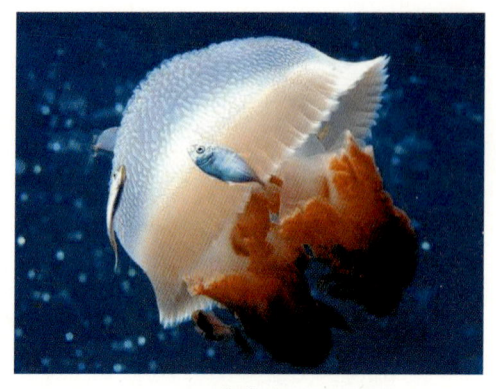

해파리

다.

　'용궁에 군병이 천백 만이나 되지만, 위급한 지경에는 모두 도망하고 피하지만, 오직 해파리만 목숨을 바쳐 지켰으니 그에게 큰 상을 주어 용감한 군병의 본보기를 세워야겠군. 그래야 다음에 물고기와 새우들이 나를 위해 몸을 바칠 게 아닌가.'

　용왕은 용궁의 보물창고에서 반짝이는 구슬을 꺼내어 해파리에게 상으로 주었다.

　"너는 모름지기 혈혈단신 짐을 위하여 온몸에 상처를 입었으니 상을 내린다. 오늘 너의 실명된 눈을 대신하여 용궁의 보물인 구슬을 줄 테니 사물을 보는 데 지장이 없을 것이다."

　해파리는 보물을 받아서 머리에 놓으니 눈앞이 밝아져 먼 곳까지 바라볼 수 있게 되었다. 해파리는 매우 기뻐하였으며, 물고기와 새우들은 해파리가 보물을 얻은 것을 보고 부러워하였다.

　눈을 밝게 하는 구슬은 용궁의 보물로서 눈병이 있으면 구슬을 한 번 쏘이면 금방 눈이 밝아지고 눈병이 나았다. 그리하여 모두들 해파리에게 가서 눈을 구슬에 비치게 하여 달라고 하였다.

　"우리들도 구슬의 빛을 쏘이게 해줘."

　마음씨 좋은 해파리는 구슬의 빛을 쏘이게 하였다. 새우들이

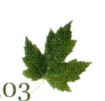

이 소식을 듣고 무리를 지어 줄을 서서 왔다. 그들은 눈이 작아서 멀리 보지 못하여 큰 물고기들에게 놀림감이 되었다.

"우리에게도 구슬의 빛을 쏘이게 해줘."

해파리는 구슬을 새우에게 내주었다. 새우들은 둥글고 매끄러운 구슬을 보더니 아주 기뻐하였다. 모두가 다가와서 서로 다투면서 먼저 빛을 쏘이겠다고 하다가 구슬을 떨어뜨렸다.

이때 밑에 있던 큰 조개가 입을 열어 구슬을 덥석 삼켜버렸다. 그리고는 급히 그 자리를 피했다. 새우들은 여러 날을 구슬을 찾아 헤맸지만, 끝내 찾지 못하고 결국 보물 구슬을 잃어버리고 말았다. 해파리는 마음이 아파서 크게 울었다.

"보물 구슬을 잃어버렸으니 눈이 보이지 않아 앞으로 어떻게 지낼까!"

새우들도 아주 괴로웠다.

"이것은 우리들의 잘못이야. 마음 좋은 해파리가 곤란을 받고 있는 것을 어찌 보고만 있겠는가."

새우들은 해파리를 찾아가서 말했다.

"우리 모두가 조심하지 못했던 탓입니다. 구슬을 잃어버렸으니 지금부터는 우리들이 당신 곁을 떨어지지 않고 당신의 눈이 되어 주겠습니다."

이리하여 지금까지 해파리의 머리 곁에는 항상 몇 마리의 새우가 붙어 다닌다.

한편 구슬을 얻은 조개는 기뻐하였다. 그러나 남의 것을 몰래 주웠으니 참으로 수치스러운 일이었다. 하지만 조개는 남 알 바

가 아니라 생각하고 자기 살 속에 감추었다. 이 구슬은 변하여 진주가 되었고, 조개는 진주조개가 되었다.

훗날 사람들은 진주조개를 잡으면 갈라서 진주를 끄집어내었다. 진주조개는 몇 대(代)를 경과하여도 진주의 효능은 그대로였다.

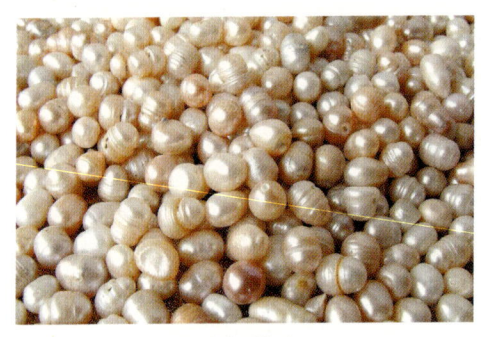

진 주

진주는 연체동물 부족류 조개의 체내에 생긴 탄산칼슘을 주성분으로 하는 구슬 모양 또는 반구상의 광택이 나는 이상분비물을 말한다.

진주는 사람의 눈병에 사용되었고 눈에 종기가 나고 아플 때, 또는 눈의 시력이 약해서 눈이 멀 때, 진주를 가루를 내어 눈에 떨어뜨리면 곧 효과가 있다. 그 보물 진주를 감추어 두었던 조개껍질도 눈병을 치료하는 데 사용한다. 처음에는 그 구슬을 정주(眸珠)라고 하였다가 나중에 진주(眞珠)라고 하였다. 그 후에 다시 글을 아는 지식인들이 진귀한 구슬이란 뜻의 진주(珍珠)라고 불렀다.

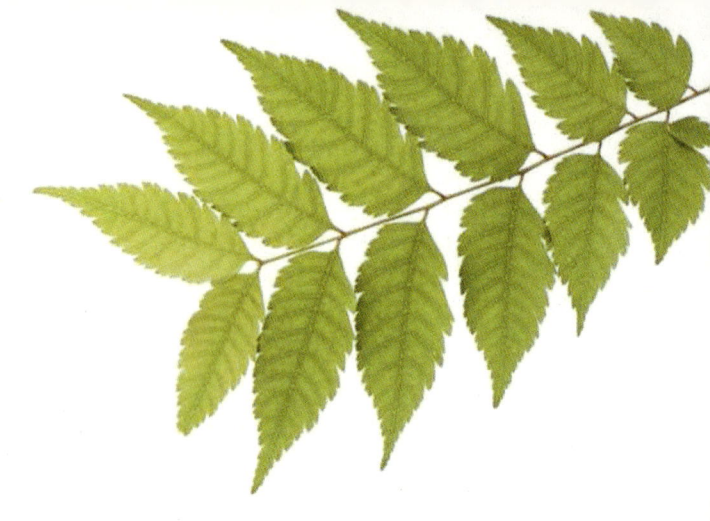

제 19장 보기약 補氣藥

　보기약은 맛이 달고 성질이 따뜻하며 폐경(肺經)·비경(脾經)에 작용하여 원기를 북돋운다. 그러므로 기허증(氣虛證)을 예방하는 데 쓴다. 보기약으로는 인삼(人蔘)·당삼(黨蔘)·황기(黃耆)·백출(白朮)·산약(山藥)·황정(黃精)·감초(甘草)·오미자(五味子)·대조(大棗) 등을 들 수 있다.

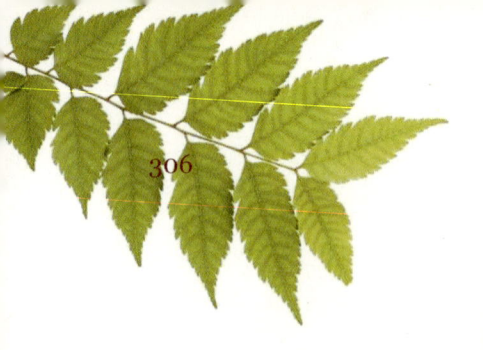

1. 스님과 산삼동자

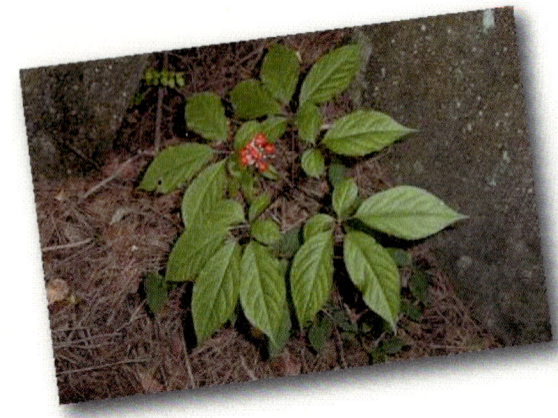

산삼(山蔘)

산삼은 일반적으로 높고 찬 지역에서 자란다. 산삼은 백두산 지역에 많이 자라는데, 산삼에 얽힌 재미있는 일화가 있다.

옛날 중국 산동(山東) 운몽산(雲夢山)에 운몽사(雲夢寺)라는 절이 있었다. 그곳에는 나이가 든 큰 스님과 어린 작은 스님 단 둘이 살고 있었다.

큰 스님은 염불에는 생각이 없고, 온종일 산 아래 마을에 가서 동네 잡배들과 어울려 다니며 놀기만 하였다. 큰 스님은 아랫마을에 갈 때마다 작은 스님에게 많은 일감을 안겨주고 갔다. 마을에 다녀왔을 때 일을 다 해놓지 못했다든지, 일이 마음에 들지 않는다든지 하면 작은 스님을 주먹으로 때리고 발로 차고, 심지어는 불상 앞에 있는 향불을 들어 머리를 지지기까지 하였다.

"내가 친구를 만나러 마을로 내려가니, 나무를 해 놔라!"

"예, 큰 스님."

큰 스님이 친구를 만나러 마을로 내려가고 작은 스님은 숲속에서 나무를 하고 있는데, 허리에 붉은 띠를 두른 동자가 나타났

다. 작은 스님은 동자
를 보자 말동무를 할
수 있어 기뻤다.

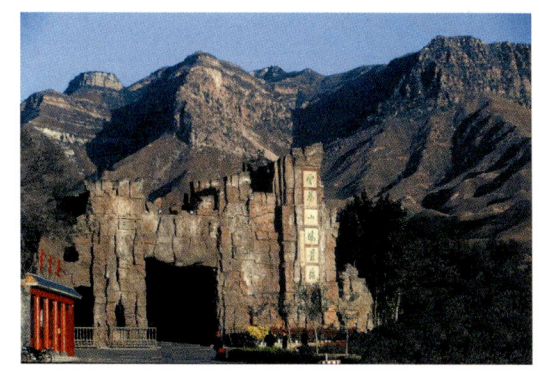

운몽산 산문(山門)

둘은 나무를 같이
하니 일이 다른 때보
다 빨리 마칠 수가 있
었다. 동자는 저녁때
가 되자 슬며시 사라
져 버렸다. 이때부터 큰 스님이 산 아래로 내려가기만 하면 동자
는 작은 스님에게 찾아와 같이 놀기도 하고 같이 일도 하였다.

어느 날, 큰 스님은 일거리를 다른 날보다 훨씬 많이 안겨놓고
산 아래 마을을 다녀왔는데, 작은 스님이 그 많은 일을 다 마쳐
놓았던 것이다.

"흠! 이상한 일이로군, 이 일은 한나절 동안 혼자서 다 할 수
없는 일인데!"

큰 스님은 작은 스님을 불러 다그쳐 물었다. 작은 스님은 동자
에 대한 이야기를 실토하였다.

'이상하지, 이런 산속에 동자가 어디서 살까?'

큰 스님은 마음속에 의혹이 생겼다. 그는 상자에서 빨간 실과
바늘을 내어 실을 바늘에 꿰매서는 작은 스님에게 주었다.

"다음에 동자가 오거든 돌아갈 때 허리에 두른 붉은 띠에 이
바늘을 꽂아 놓거라. 알겠느냐?"

"네."

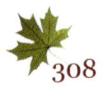

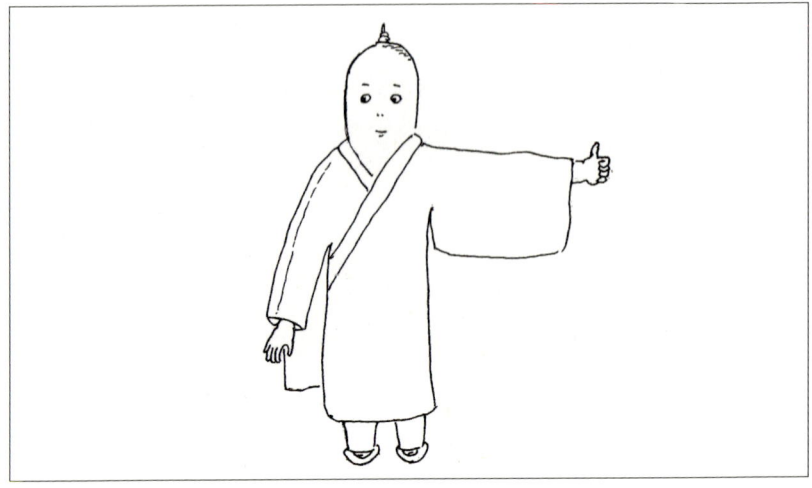

 이튿날, 큰 스님은 또 마을로 내려가자, 동자가 또 나타났다. 큰 스님의 지시를 동자에게 얘기해 버릴까 하다가 큰 스님의 책망이 두려워 이야기를 하지 못했다. 저녁이 되어 동자가 돌아갈 때 바늘을 그의 허리를 두른 붉은 띠에 꽂았다. 늦게 큰 스님이 돌아와 물었다.

 "동자에게 바늘을 꽂았겠지?"

 "네."

 "풀린 실은 어디 있느냐?"

 "여기 있습니다."

 이튿날, 큰 스님은 동자가 간 곳을 붉은 실을 붙잡고 쫓아갔다. 실을 따라간 곳에는 오래된 붉은 빛 나는 소나무가 한 그루 서 있었다. 그런데 그 밑을 보니 산삼이 있고 산삼에 바늘이 꽂혀 있는 게 아닌가! 큰 스님은 기뻐서 산삼을 캐 운몽사로 돌아왔다. 그리고 산삼을 가마솥에 넣고 뚜껑을 덮은 다음 뚜껑 위에 큰 돌

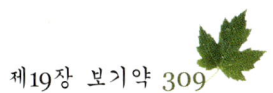

을 눌러놓고 작은 스님을 주먹으로 때려 깨웠다.

"가마솥에 장작을 지펴라."

작은 스님은 오랫동안 불을 땠다. 그때 큰 스님의 친구가 절로 찾아와 놀러가자고 하였다. 큰 스님은 거절하지 못하고 작은 스님에게 다짐을 해두었다.

"내가 돌아올 때까지 뚜껑을 열지 마라. 만약에 말을 안 들으면 네 녀석의 다리를 분질러버릴 거야! 알겠니?"

"네."

작은 스님은 계속 불을 땠고, 가마솥에서는 팔팔 끓는 소리가 나며 냄새가 온 절에 가득하였다. 냄새가 어찌나 향기로운지 작은 스님은 불을 그만 때고 큰 스님의 다짐도 잊은 채 돌을 내려놓고 뚜껑을 열어 보니 가마솥 안에는 산삼 한 뿌리가 있었고, 향기로운 냄새가 코를 찔렀다. 산삼 달인 물이 식기를 기다려 물을 떠먹어 보니 향기롭고 감칠맛이 있어서 계속 먹었다. 계속 퍼마시다 보니 산삼 달인 물을 다 먹어버리고 말았다.

그는 큰 스님의 주의도 잊은 채 자기도 모르게 다 먹어버린 것이었다. 작은 스님이 입맛을 다시고 있을 때 큰 스님이 밖에서 부르는 소리가 들렸다. 그는 아차, 하고 그제야 큰 스님을 생각하고는 마음이 떨리고 조급해져 어찌할 바를 몰랐다.

바로 이때 이상한 일이 일어났다. 작은 스님의 몸이 공중으로 붕 떠오르기 시작한 것이다. 작은 스님은 점점 하늘로 날아올라갔다. 큰 스님은 하늘에 떠 있는 작은 스님을 바라보았다.

"산삼동자가 작은 스님을 잡아가는구나!"

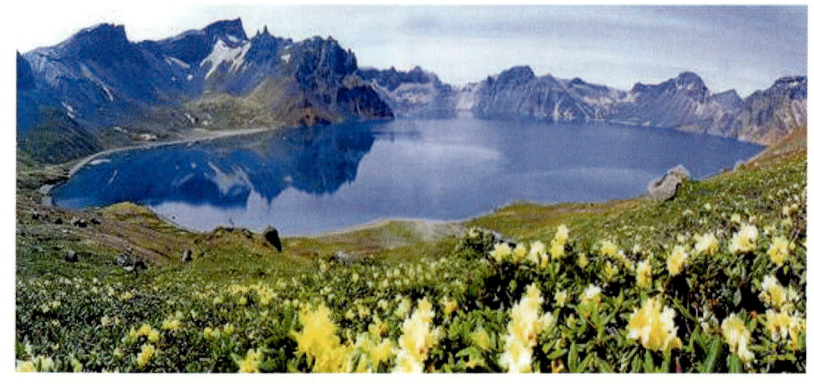
백두산 천지

큰 스님은 하늘에 대고 작은 스님을 불렀다. 작은 스님은 큰 스님의 부르는 소리에 들은 척도 않고 하늘로 날아 올라가 버렸다. 큰 스님은 화가 치밀어 오른 나머지 그 자리에 쓰러져 죽어 버리고 말았다. 작은 스님은 점점 떠서 구름 위로 올라갔다.

원래 동자는 한 뿌리의 산삼이 변신한 것이었다. 그 오래된 소나무 밑에는 두 뿌리의 산삼이 자라고 있었다. 한 뿌리의 산삼을 큰 스님이 파간 뒤 나머지 산삼이 소나무를 향하여 울고만 있었다. 소나무가 산삼을 달래며 말을 했다.

"애야, 울지 마라. 내가 너를 데리고 도망갈 테니 걱정을 마라."

"어딜 가더라도 마찬가지예요. 나도 언제 죽을지 모르잖아요."

"장백산(長白山)으로 가자. 그곳은 사람이 없고 나무가 울창해서 괜찮아. 내가 너를 보호해 줄께."

산삼은 노송(老松)을 따라 장백산으로 옮겨 가 거기에서 자리를 잡았다. 그래서 산삼은 장백산에서 번식하게 되었다. 장백산

은 백두산(白頭山)을 말하며, 옛날부터 백두산 산삼을 영약(靈藥)
으로 손꼽게 되었다.

산삼은 소나무·
떡갈나무·단풍나
무·물푸레나무·오
리나무·피나무·옻
나무 등 낙엽이 잘
썩는 깊은 갈색 흙에
서 나는데, 여름 한
낮의 온도가 섭씨 20

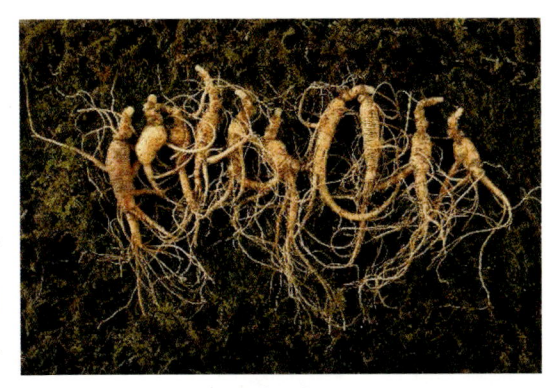

산 삼

도 정도 되는 서늘한 곳에서 자라며 산도 PH 6.1~6.3 정도 되는
흙에서 자란다.

산삼은 물을 좋아하나 습기를 싫어하고, 그늘을 좋아하며 흙이
기름지고 빛나며 숲이 우거져 키 큰 나뭇잎 사이로 햇살이 산란
광(散亂光)으로 가늘게 흩어져 들어오는 곳이어야 하는데, 이런
곳에서 싹이 나더라도 잘 자라는 일이 드물다.

산삼의 뿌리는 흙 속에서 잠을 자며, 짧게는 2~3년, 길게는 수
십 년 잠을 잔다. 토양이나 햇빛의 양, 수풀의 종류가 바뀌거나,
가뭄이나 산불, 또는 동물에게 뿌리가 상처를 입으면 휴면한다.
이때는 잔뿌리를 떼어버리고 뿌리가 오므라들어 딱딱하여지며
색깔도 흑갈색으로 변하고 무게도 가벼워진다.

산삼은 씨앗이 산새들에게 먹혀서 번식되는데, 번식력이 지극

히 약하다. 식물에게도 의식이 있으며 감각과 판단하고 생각하는 능력이 있어 위험과 사랑을 감지하고 식별할 뿐만 아니라 식물끼리도 대화를 하는데, 그 대화 수단이 텔레파시이다.

즉 염력(念力)으로 자기를 채취해 갈 심마니와의 교신이 있기에 심마니들의 8할 이상이 꿈에서 계시를 받아 산삼을 얻었다는 통계가 있다.

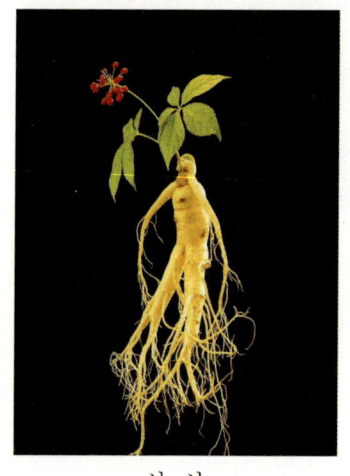

산 삼

산삼을 먹으면 취하여 몸에 열이 나서 화끈거리거나, 맥이 빠져 나른해지거나, 의식이 희미해져 판단력이 희미해지는 증세가 나타나는데, 이를 명현(瞑眩)작용이라고 한다. 명현작용은 병이 치유되는 과정에서 일어나는 현상으로 심하면 인사불성의 지경에까지 이르기도 한다.

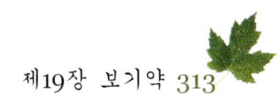

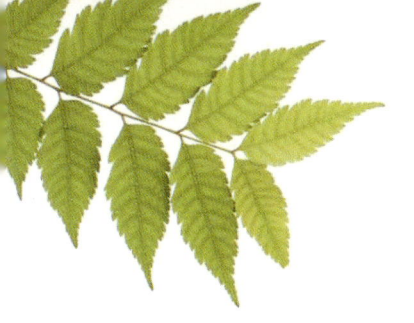

2. 일경삼아오엽

인삼(人蔘)

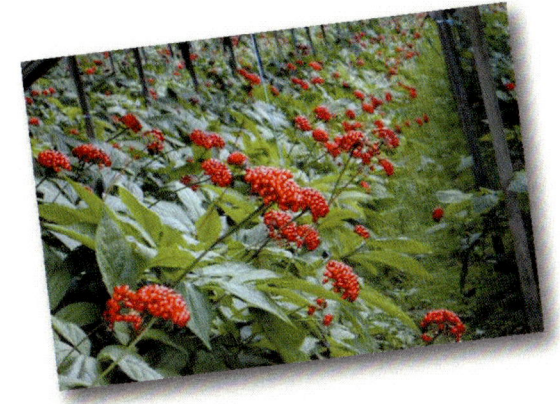

옛날 어느 마을에 사냥꾼 형제가 살고 있었다. 어느 날, 형제가 함께 사냥을 하러 산을 오르다가 한 노인을 만났다.

"겨울이 빨리 올 것 같아! 산의 날씨는 언제 어떻게 변할지 모르니, 만일 눈이 내리기라도 하면 즉시 산에서 내려오게. 자네들 각별히 조심해야 하네."

하늘도 땅도 무서워하지 않는 혈기왕성한 젊은 형제는 노인의 걱정을 귓전으로 듣고 활과 화살, 음식과 모피 외투를 챙겨 가지고 산으로 올라갔다. 형제는 며칠 동안 계속 산에서 많은 동물을 잡았다.

어느 날, 그들은 사냥에 정신이 팔려 점심때쯤 하늘이 흐려지는 것을 몰랐고, 얼마 안 가서 큰 눈이 내렸다. 큰 눈이 이틀 낮과 밤을 계속 내려 산은 완전히 눈으로 뒤덮였고 그들은 산을 내려갈 방법이 없었다.

"형! 눈이 너무 내려 꼼짝 못할 것 같아."

"그러면 저쪽 숲 속으로 가자!"

형제는 산속에 나무가 우거진 곳으로 가서 겨울을 지내기로 하였다. 그 일대에는 두 사람이 양 팔을 벌려도 안지 못하는 아름드리나무들이 많이 있었다. 둘은 나뭇가지가 떨어지고 나무 밑에 큰 구멍이 나 있는 곳으로 들어가 장작을 모으고 불을 피워 몸을 녹였다. 잡은 노루고기와 토끼고기로 배를 채우고 날씨가 좋은 날은 인근에서 사냥과 나무뿌리를 캐 식량으로 하였다.

어느 날, 형제는 손가락만한 수염처럼 생긴 약초를 발견하고 뿌리를 파냈다. 뿌리는 손바닥만 하였고 마치 사람의 형상과 똑같았으며, 수염은 마치 사람의 손과 발 모양이었다.

형제는 뿌리를 씹어 맛을 보았다. 맛이 약간 달았다. 그 후 형제는 파냈던 부근에 그 약초가 많아 계속해서 그것을 파서 식량으로 대용하였다. 그 뿌리를 먹고 나니 저절로 힘이 생기고 지치지가 않았다. 어느 날은 많이 먹었더니 코피가 흘러 그 뒤부터는 매일 조금씩 먹었다.

얼마 되지 않아 날씨가 차츰 따뜻해지고 추웠던 겨울 날씨가 풀리면서 기다리던 봄이 찾아왔다. 찬바람도 불지 않고, 눈이 녹으며 가지에서 새싹이 돋기 시작하여 형제는 사냥으로 잡은 짐승들의 가죽을 벗겨 어깨에 메고 즐거운 마음으로 산을 내려왔다.

동네 사람들은 그들 형제가 마을을 떠나 산으로 올라갈 때보다도 힘이 더 있어 보이고 정력이 넘치는 모습을 보고 놀랐다. 동네 사람들은 그들이 겨울에 산에서 동사(凍死)하였거나, 굶어 죽었으리라 믿었기 때문에 더욱 더 놀랐다.

"자네들은 겨울 동안 산에서 무얼 먹고 지냈기에 몸이 이렇게 좋아질 수 있었나?"

"우린 겨우내 이 약초뿌리와 사냥을 해서 먹고 지냈습니다."

형제는 그들에게 캐온 약초뿌리를 보여주었다. 그들은 그런 약초뿌리를 본 적이 없었다.

"야! 이 뿌리는 마치 사람같이 생겼구나!"

훗날 이 일이 마을 전체에 알려지고 사람들은 약초뿌리가 사람과 비슷하게 생겼다 하여 인삼(人蔘)이라고 불렀다.

인삼의 형태를 「일경삼아오엽(一莖三椏五葉)」이라 하였는데, 이것은 뿌리가 하나, 줄기가 셋, 잎이 다섯이 난다는 것이다.

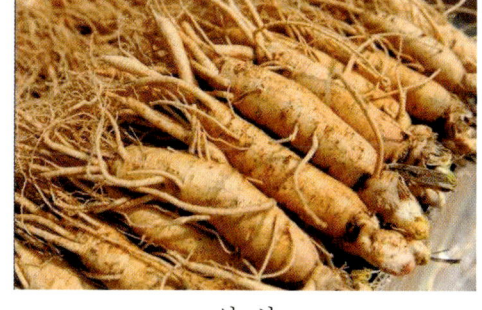

인 삼

인삼 중에 야생 인삼을 산삼(山蔘)이라 하고, 재배지에서 재취한 생근(生根)은 수삼(水蔘), 수삼의 미세한 뿌리를 제거하여 건조한 것이 백삼(白蔘 : Ginseng alba Radix), 수삼을 쪄서 말린 것을 홍삼(紅蔘 : Ginseng rubra Radix), 미세한 뿌리를 모아 말린 것을 미삼(尾蔘)이라고 한다.

조선시대 때 천연 조건 아래 자생하는 산삼은 무제한 수량이 있을 수 없고, 또한 몰래 채취하는 사람이 공납(貢納)에 큰 고통이 있었다. 평안도 강계와 같은 유명한 산삼지에는 만주 사람들의 몰

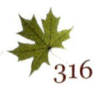

래 채취가 심하여 자연 삼의 인공재배 필요성을 느끼게 되었고, 임진왜란 후 약 30년 지난 조선 16대 인조(仁祖) 5년(1627)에는 호족(胡族)이 침입한 정유호란(丁酉胡亂) 때, 뒤이어 인조 14년(1636)에 재 침입을 한 후 청(淸)은 압록강, 두만강 이북의 일정한 지역에 목책(木柵)을 세우고 양국인의 왕래를 엄중히 하였다.

그러나 우리나라에서는 백두산 부근에서 나오는 산삼을 채취하기 위하여 그 후 이 금령(禁令)을 무릅쓰고 많은 사람들이 국경을 넘어가게 되니 청(淸)은 조선 19대 숙종(肅宗) 38년(1712)에 백두산에 정계비(定界碑)를 세워 국경을 밝힌 적이 있다.

인삼은 원기를 크게 보하고 진액을 만들며, 정신을 맑게 하고, 과로로 인한 허약을 치료하고, 입맛이 없고 피곤하며 대변이 묽게 나오는 것을 막아주고 땀이 흐르는 자한증에도 유효하다.

건망증과 가슴이 뛰는 증상을 없애주며, 두통과 발기 불능인 양위증을 치유한다. 또한 소변을 자주 보는 증세를 없애주며 입이 마르는 소갈증과 부녀의 자궁 출혈, 소아의 경기 등 인삼은 다양하게 쓰이는 보약 중의 보약이다.

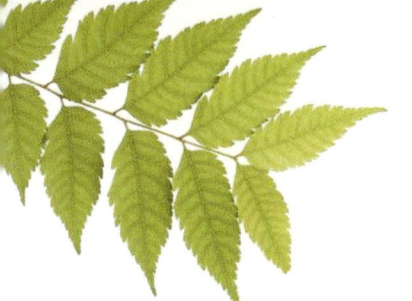

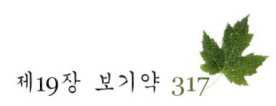

3. 자금산 태자 묘

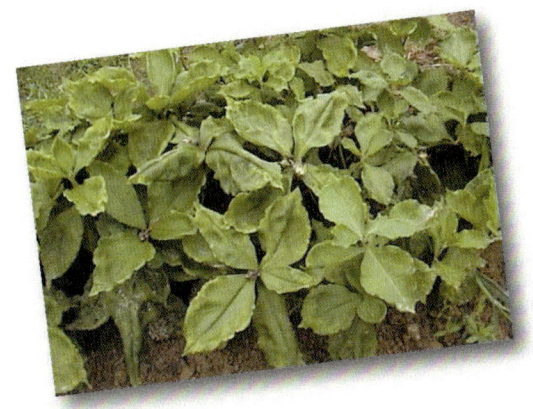

태자삼(太子蔘)

명(明)나라 때 유명한 의술가인 이시진(李時珍)은 의학에 매진하여 마침내는 《본초강목(本草綱目)》이라는 의학책을 편찬하기에 이르렀다. 《본초강목》은 약초를 소개하는 책으로 약초의 성미(性味), 효능 등을 자세하게 적어 의학을 공부하는 사람들에게 커다란 도움을 주었다. 하루는 그가 원고를 가지고 밤낮을 계속 걸어서 남경(南京)에 도착하여 인쇄하는 친구의 도움으로 출판을 하려 하였다.

가는 도중 그는 한 자그마한 주막에 머물렀는데, 밤에 아낙네의 신음소리를 들었다. 이시진은 신음소리만 듣고도 무슨 병인지 알 수 있었다.

"여보, 주인장. 옆방에서 아낙네의 신음소리를 들었는데 무슨 병에라도 걸렸소?"

이시진은 주막의 주인을 불러 물었다.

"제 마누라입니다."

"병이 있는데 왜 의원을 부르지 않는지요?"

318

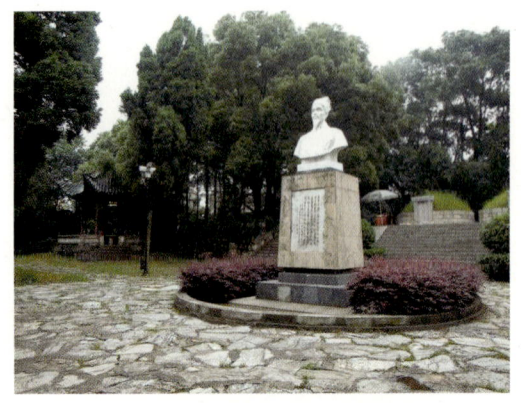

이시진의 묘소 앞 조상(彫像)

"선생님은 잘 모르고 계시겠지만, 제가 이 주막을 하고는 있지만, 식구가 일곱이나 되어 먹고살기도 바빠서 의원을 부르기가 힘이 듭니다."

이시진은 동정심이 우러나왔다.

"내가 당신 부인의 병을 보아 드리리다."

주막의 주인은 이시진을 안방에 누워 있는 환자에게로 안내했다. 이시진이 맥을 짚어보니 세맥(細脈)이었다.

"요즘 부인께서는 식사를 잘 합니까?"

"며칠 동안 쌀이 없어 밥을 못 먹고 오로지 고구마만 먹었습니다. 오늘은 그것마저 떨어져 아이들은 들에서 캐 온 나물뿌리로 배를 채울 것입니다."

"들에서 캐 온 나물뿌리를 가져와 보시오."

주인이 나물뿌리를 가져오자, 이시진은 나물뿌리의 일부분을 잘라 맛을 보고는 말했다.

"이것은 약초요. 당신 부인의 병을 치료할 수 있겠소. 이 약초를 어디서 구하였습니까?"

"자금산(紫金山)에서 캐왔습니다."

이시진은 탁자 위에다 은전(銀錢)을 꺼내 놓고 말했다.

"내일 날이 밝으면 쌀을 사오고 이 약초를 먼저 부인에게 달여 먹이시오."

"감사합니다!"

주인은 감격하여 무릎을 꿇고 절을 했다.

이튿날, 부인은 약초를

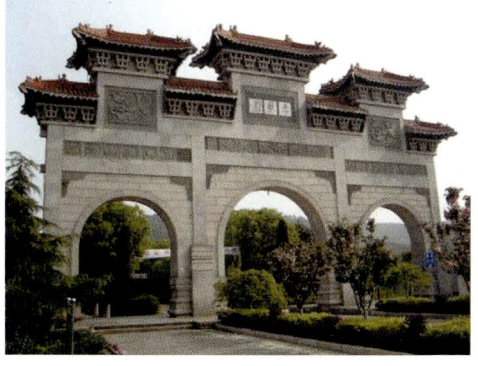

주원장 태자묘

달여 마시고 과연 병이 치료되어 회복되었다.

"그 약초가 있는 곳으로 나를 안내해 줄 수 있겠소?"

"물론이죠."

주막 주인이 이시진을 안내해서 자금산으로 올라갔다. 그곳에는 명나라 주원장(朱元璋)의 아들인 태자(太子)의 묘가 있었는데, 묘 주변에 있는 푸른 잔디가 마치 양탄자와 같고, 온통 그 약초들로 가득 퍼져 있었다.

이시진은 마치 보물을 찾은 기분으로 광주리로 하나 가득 캐가지고 왔다.

이 약초를 《본초강목(本草綱目)》에 넣으려고 생각하였지만, 약초의 효과가 좋다고 하면 사람들이 태자 묘지에 가서 약초를 파게 되고, 그렇게 되면 왕법(王法)에 저촉되므로 이시진은 이 약초를 《본초강목》에 써 넣지 않았다.

당시 법으로는 태자묘에 일반 사람들이 들어갈 수 없었기 때문에 이시진은 사람들이 약초를 캐러 들어갔다가 화를 당할까 봐

염려를 했던 것이다. 이 약초의 이름은 명나라 주원장의 태자 묘지에서 자라났기에 「태자삼(太子蔘)」이라고 이름을 지었다.

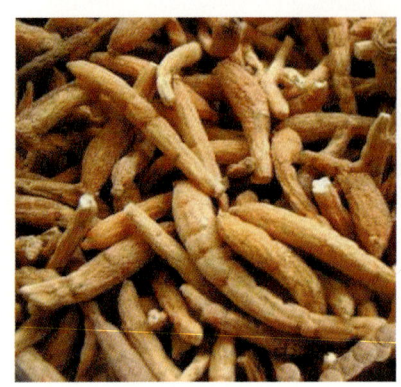

태자삼

태자삼은 기(氣)를 보하고 진액을 만들어 주며, 폐와 비장을 보하여 해수에 좋으며, 원기를 보하고, 심장이 두근두근 뛰는 심계(心悸)와 땀을 흘리는 자한(自汗)에 효과가 있으며, 정신 피로와 비장이 허하여 식사를 잘 못할 때도 효과가 있다.

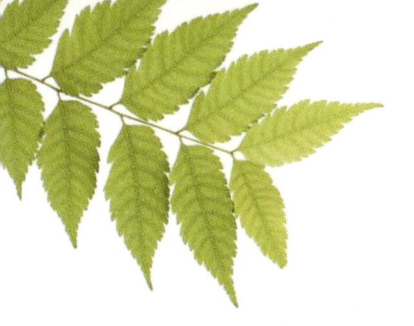

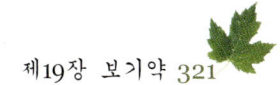

4. 학이 심은 약초

백출(白朮)

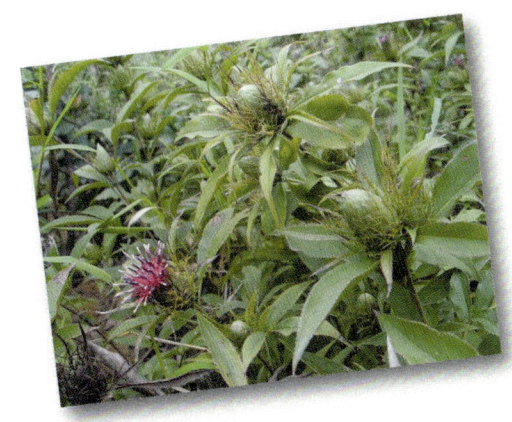

아득한 옛날, 한 희고 청아한 아름다운 백학 한 마리가 있었는데, 남쪽 끝 선경(仙境)에서 한 가지의 약초를 물고 와서 알맞은 장소에 약초를 심으려 하였다.

백학은 사천 구백 리를 날아 예순네 곳의 명산을 두루 찾아 마침내는 천목산(天目山) 남쪽 기슭에 내려와 물어 온 약초를 심었다. 백학은 떠나기 아쉬워하며 그 약초를 밤낮으로 돌보고 지켰다. 세월이 흘러 백학은 그대로 굳어 암석으로 변하고, 암석에 이끼가 끼고 풀이 자라 조그만 산으로 변하였다.

백학이 정성으로 지켰던 약초는 점점 자라나 오랜 세월이 경과하여 백출(白朮)로 되었다.

그 주위에는 작은 백출들이 자라나고 시간이 흐르면서 더 많은 백출이 자라게 되었다. 당시 사람들은 백출의 용도를 알지 못하였다. 오래된 백출은 점점 조급해지기 시작했다.

"만일 백출이 사람을 위하여 쓰이지 못한다면 백학이 정성들여 심은 의미가 없지 않는가?"

음력 9월 9일에 오래된 백출이 아름다운 아가씨로 변하여 국화무늬와 빨간 주사(朱砂) 점으로 수놓은 하얀 치마를 입고 구름을 타고 항주(杭州)의 망선교(望仙橋) 개울 아래 있는 한 약방에 가서 백출을 팔려고 하였다. 의원은 절색 미인을 보고는 다가서면서 말했다.

"낭자는 어디 사는 누구요?"

"제 성은 백(白)이고 집은 어잠(於潛)의 학산(鶴山)에 있습니다."

명랑하게 대답을 하며 백출을 팔고 그 쓰이는 용도와 복용 방법을 알려주고 사라졌다.

의원은 백출을 환자들에게 주니 그 효과는 비할 데가 없었다. 그래서 의원은 백출을 많이 구입하여 팔면 돈을 벌겠다고 생각해서 사람들을 데리고 어잠의 학산을 찾았다. 그러나 백씨 성을 가진 처녀를 아는 사람이 없었다. 하는 수 없이 그는 다시 약방으로 돌아와 그 얘기를 부인에게 하니, 부인은 웃으면서 말했다.

"지난 9월 9일에 나타났으니, 내년 9월 9일 중양절이면 반드시 그녀가 다시 와 백출을 팔 것입니다. 걱정 말고 기다리세요."

눈 깜짝할 사이 세월은 흘러 이듬해 9월 9일이 다시 왔다. 국화무늬의 하얀 치마를 입은 그 백의(白衣) 낭자는 과연 다시 나타나서 백출을 팔았다. 백의의 낭자가 백출의 효능을 설명하고 있을 때, 의원 부인이 몰래 바늘에 붉은 실을 꿰어 치마에 꽂아 놓았다. 백출을 판 백의 낭자가 떠나자 의원은 사람을 데리고 뒤를 쫓아 어잠의 학산에까지 도달했다.

"아니! 백의 낭자가 사라져 버렸네. 조금 전까지도 앞서 가고 있었는데."

"어서 백의 낭자를 찾아보아라."

의원은 그 일대를 샅샅이 뒤져보았지만, 낭자는 어디로 사라졌는지 보이지 않았다. 그래서 붉은 실을 따라가 보았다. 그런데 실 끝이 한 약초에 매달려 있는 게 아닌가! 의원은 약초 주위의 흙을 파내자, 맑고 향기로운 냄새가 코를 찌르면서 한 뿌리의 천년 묵은 백출이 보였다. 괭이로 천년 묵은 백출을 캐내자, 갑자기 백출에서 빛이 발산하더니 의원의 눈이 멀고 말았다. 그 순간 천년 묵은 백출은 흔적도 없이 사라지고, 그로부터는 백의 낭자를 본 사람은 아무도 없었다.

지금도 중국에 어잠(於潛)의 학산촌(鶴山村)이 있는데, 그곳에서 나는 백출은 절강성의 명산 어출(於朮)이라고 부르며, 또 선학출(仙鶴朮) 또는 학경출(鶴頸朮)이라고 부르기도 한다. 칼로 잘라 보면 국화 무늬와 붉은 주사(朱砂) 점들이 있다.

백출은 국화과에 속하는 여러해살이식물로 뿌리가 약으로 쓰인다. 일명 삽주뿌리라 하여 몸이 허할 때 쓰는 보약으로 기를 보하고 비장을 튼튼히 하며, 땀을 멎게 해준다. 또

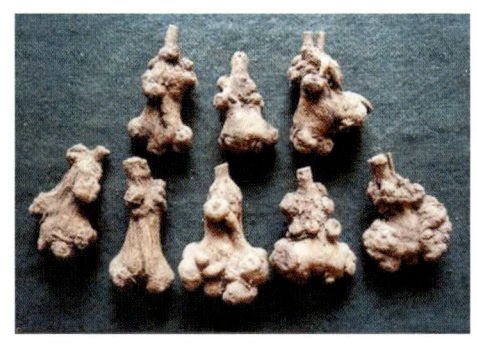

백 출

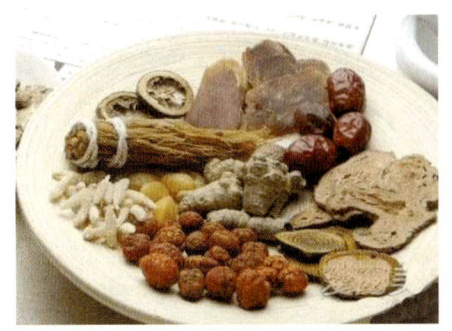

사군자탕

한 임산부에게는 순산에 도움을 준다. 또 몸에 수분의 순환을 원활하게 해줌으로써 비장이 약해서 몸이 붓는 사람에게 이뇨작용을 하여 부기를 완화해주고, 혈당을 내려준다. 면역기능을 높여주고 궤양을 막아주며 소화기능이 잘 안되고 비장이 허약하며 설사 혹은 변비에 효과가 좋다.

여성은 몸을 보할 때 혈(血)을 보하는 것이 기본이고, 남자는 기(氣)를 보하는 것이 기본이다. 남자의 보약 중에 군자들이 먹는다는 사군자탕(四君子湯)이 있는데, 네 가지 약재가 들어가는 이 사군자탕은 인삼·백출·백복령(白茯笭)·감초 네 가지를 각각 한 돈쭝씩 조합하여 원기(元氣)와 소호를 돕는 데 쓰는 탕약(湯藥)이다.

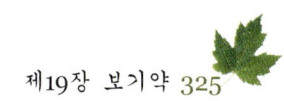

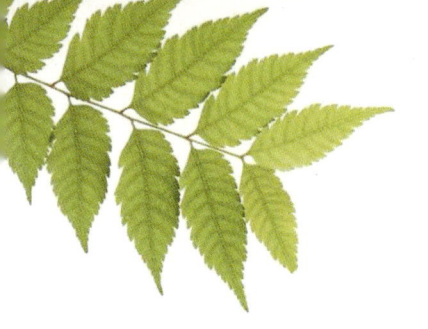

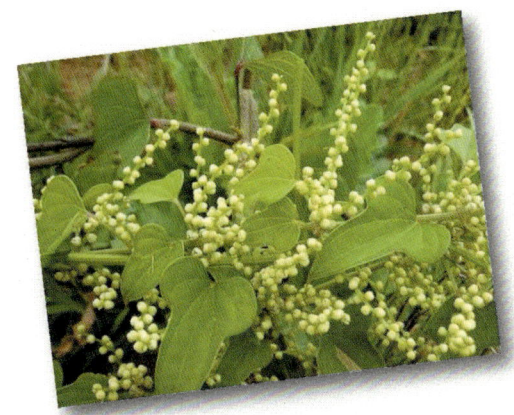

5. 약소국의 역습

산약(山藥)

　중국 춘추전국시대 때의 이야기다. 제후(諸侯)들 간에는 영토 확장을 꾀하여 필사적인 전투가 벌어졌다.

　힘센 나라는 주변의 약한 나라를 호시탐탐 넘보고 있었다. 그것은 영토 확장의 목적도 있었지만, 강한 군사력을 과시함으로써 약한 나라들로부터 조공을 바치게 하려는 속셈도 있었다.

　"옆에 있는 조그만 것이 눈에 거슬리니 쓸어버리자!"

　힘센 나라가 이웃의 약한 나라에 선전포고를 내렸다. 힘센 나라가 물밀 듯이 쳐들어오자, 약한 나라는 조정 대신들이 머리를 맞대고 대책을 숙의했다.

　"군사를 총동원해서 적을 격퇴해야 한다!"

　강대국 군사들은 물밀 듯이 쳐들어와서 마침내는 작은 나라의 영토를 점령하였다.

　"남은 군사들을 총집결토록 하라!"

　약한 나라의 군대는 2, 3천 명의 군사가 최후까지 남아 있었다. 그들은 점점 밀려 어느 산 밑에까지 다다랐다.

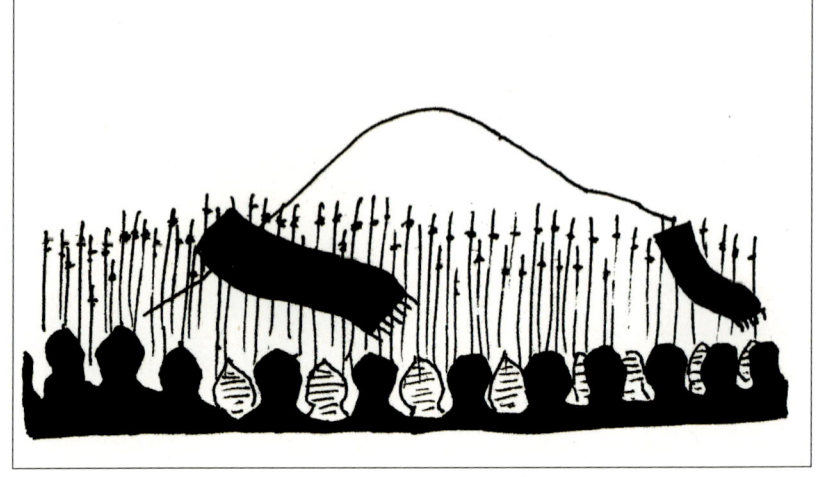

"이제는 어쩔 수 없다. 산으로 피신하자!"

그들은 목숨을 부지하려고 산속으로 피하여 달아났다.

"그만 돌아가자. 날도 어두웠고, 이긴 싸움인데, 더 이상 쫓을 필요 없다. 산을 둘러싸고 진을 쳐라!"

싸움에 이긴 강대국 군사들은 잔병을 쫓지 않고 도망가 숨어 버린 산 주위를 빙 둘러싸고 그들이 산에서 식량이 떨어져 굶어 죽거나 투항하기를 기다렸다.

"흠, 놈들을 공격하지 않아도 산속에서 풀이나 뜯어먹다가 먹을 것이 떨어지면 결국 산에서 내려와 투항하겠지."

장수들은 그렇게 생각하고 느긋하게 기다렸다. 그런데 반년을 기다려도, 1년을 기다려도 산 속으로 들어간 군사들은 한 명도 산에서 내려오지 않았다.

"사람과 끌고 간 말까지도 다 굶어 죽었나 보군."

어느 날 저녁, 그들이 모두 죽었을 거라고 생각하고 방심하고 있는 사이 생각지도 않게 산 속에 있던 병사들이 돌연 왕성한 기세로 산을 내려와 돌진하였다.

"기습 공격이다!"

산속의 군사들은 강대국의 진지를 맹렬히 공격하였다. 근 일년간이나 승전에 심취한 강대국의 병사들은 별로 싸워 보지도 못하고 당황하여 도망가기 바빴다. 반대로 산속에 있던 군사들은 패전의 교훈을 거울삼아 모두가 혼연일체로 싸움에 전력을 다하여 마침내 잃었던 땅을 되찾았다.

뒷날, 싸움에 진 강대국 사람들이 약소국의 군사들이 도대체 무엇을 먹고 지냈고, 어떻게 몸을 단련시켰는지를 알아보았다. 산속에는 잘 자라는 식물이 있었는데, 여름에는 하얀 꽃이 피고 뿌리는 크고 굵으며 땅 속에 묻혀 있었다.

산속으로 도망간 약소국의 병사들이 맛이 달고 먹기 좋은 이 뿌리(마)를 캐 먹고, 줄기와 잎사귀는 말을 먹이며 잃었던 땅을 탈환하기 위하여 힘을 길렀다.

병사들은 이 뿌리를 「산우(山遇)」라고 불렀는데 그 이유는 식량을 구하려 할 때 「산속에서 우연히 만났다」고 해서 그렇게 불렀다. 그 후 이 산우는 식량으로도 쓰였고, 게다가 소화기 계통의 기능을 조절하여 주고 폐와 신장의 양분을 제공하기 때문에 이것을 약재로 사용해도 된다는 것을 알게 되었다. 그래서 그 후 「산에서 보양하는 약」이라는 뜻의 산약(山藥)으로 이름을 바꾸어 지금까지 사용하여 왔다.

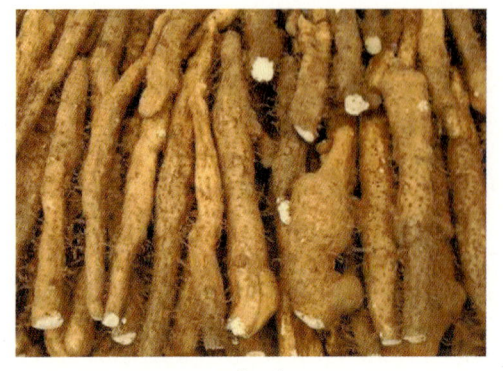
산 약

산약은 마, 서여(薯蕷)라고도 하며 무친(Mucin)과 글리신(Glycine), 세린(Serine), 기타 아미노산이 포함되어 있고 당뇨병에 장기간 복용하면 효과가 좋으며, 건망증이나 정액이 저절로 흐르거나, 잠을 자는 사이 땀을 흘릴 때 좋은 치료제가 된다.

식욕이 감퇴하며 원기가 부족할 때는 백출(白朮)·연밥·인삼 등과 함께 달여 복용하며, 정액이 새거나(遺精) 잠잘 때 식은땀을 흘릴 경우(盜汗) 숙지황·산수유 등과 달여 복용한다. 산약은 비 기능을 높여 권태감, 무력감, 음식감소, 설사 등을 다스리며 폐음을 보해 해수·천식·가래를 없애고, 소갈증, 허리와 무릎 시린 증상, 유정, 조루증, 소변 자주 보는 증상, 신체허약과 빈혈, 사지마비동통 등에 사용한다. 약리작용으로 장관활동자극·혈당강하·항노화작용 등이 있다.

몸이 마르고 원기가 부족한 등의 허한 증상을 보일 때는 인삼·패모(貝母)·복령(茯苓)·행인(杏仁) 등을 배합하여 달여 복용하면 좋다. 당뇨병에도 매일 달여 장기간 차 대신 복용하면 효과가 있으나, 염증성 설사를 하거나 대변이 굳을 때는 복용을 중지한다. 그 밖에도 너무 많이 복용하면 기체(氣滯)를 일으킬 수도 있다.

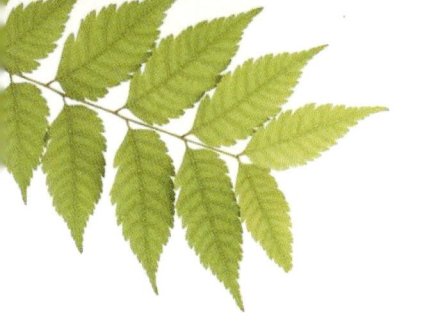

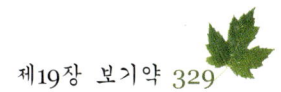

6. 약방의 감초

감초(甘草)

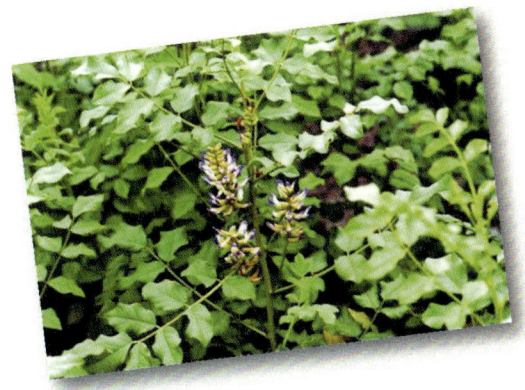

　옛날 어느 마을에 진맥과 치료를 잘하는 연로한 의원이 있었는데, 마을에 유일하게 있는 의원이라 동네의 모든 환자는 그 의원에게 치료를 받았다. 또한 인근 마을에도 의원이 없어서 환자가 생기기만 하면 치료를 받으러 오거나 아니면 왕진을 청하곤 하였다. 그러는 동안에 그의 명성이 이 마을 저 마을에 알려져 먼 곳에서도 왕진을 청하는 일이 있었다.

　어느 날, 다른 마을에서 환자가 여럿이 생겨 왕진 부탁을 받고 며칠 동안 의원을 비우게 되었다. 그런데 그 마을에서도 환자가 생겨 여러 명의 환자가 의원을 찾았다.

　"지금 다른 마을로 왕진 나가셨습니다."

　"의원님이 언제 오실 예정인가요?"

　"글쎄요, 한번 왕진 나가시면 며칠씩 걸리셔요."

　환자 모두 목을 길게 빼고 의원이 돌아오길 기다렸다. 의원 부인은 환자들이 하루에도 몇 번씩 문을 두드리며 치료를 원하는 바람에 마음이 초조해지기 시작했다.

"내가 나서서라도 환자들에게 약을 지어줄 수 있으면 좋을 텐데……"

부인은 한숨을 쉬면서 부엌 안으로 들어갔다. 부엌에는 땔감으로 해다 놓은 건초더미가 쌓여 있었다. 이것들이 전부 약초라면, 생각하고 무심코 건초 가지 하나를 집어 들고 입으로 잘근잘근 씹어 보니 맛이 달았다.

"옳다! 이걸 썰어 약봉지에 싸 주자. 이 건초를 달여 먹더라도 별 해는 없을 거야. 환자는 약을 복용했다는 안정감에서 심리적 작용으로 병이 회복될 수 있을지도 모르는 일이지."

의원 부인은 건초를 썰어 약봉지에 싸서 찾아온 환자들에게 주었다.

"이것은 의원께서 왕진 나갈 때 남겨둔 약입니다. 웬만한 병은 다 치료됩니다. 이것을 가져가서 달여 복용하세요."

그런데 어찌된 일인지 대부분의 환자는 그 마른 풀을 달여 먹고 병이 나았다.

며칠 후, 의원이 마을에 돌아왔고 병이 나은 사람들이 약값을 가지고 왔다. 의원은 약값을 받으며 이상하게 생각하였다.

"약값이라니! 나는 당신들에게 약을 지어준 적이 없는데?"

"의원님 대신 부인께서 약을 지어 주셨지요."

의원은 고개를 갸우뚱거리며 어떻게 된 일인지 영문을 모른 채 말했다.

"내 처가 환자들을 치료해 주었단 말이지! 도대체 무슨 약을 주었기에……"

　부인은 환자가 모두 돌아가고 난 다음 자초지종을 애기했다. 의원은 어이없어서 눈을 크게 뜨고 말했다.

　"아니, 부엌에 쌓아 놓은 건초를 썰어 주었다고? 그게 어떤 풀이기에 병이 나았단 말인가? 대부분 환자들은 병이 같지 않을 텐데, 어떻게 모든 병을 치료할 수 있었단 말인가? 정말 희한한 일이군."

　이튿날, 의원은 그 마른풀을 복용한 사람들을 한 사람씩 불러 그들이 앓았던 병의 증세를 물었다. 어떤 사람은 위장이 좋지 않은 사람, 가래가 많고 기침이 그치지 않은 사람, 목구멍이 아픈 사람, 종양이 있던 사람, 태독(胎毒)이 있었던 간난아이 등등이었다. 그중의 과반수가 감염성 질환이었는데 모두 완전히 회복되었던 것이다.

　그 이후, 의원은 이 건초가 각종 질병을 치료하는 데 사용하였는데 이 약초가 비장과 위장을 보(補)할 뿐 아니라 혈압을 내리고 독을 제거하며 다른 약재와 같이 끓이면 약초의 효능을 촉진시키는 것을 알게 되었다.

　그 후 이 약초가 단맛이 있기에 「감초(甘草)」라 불리게 되었다. 한약방에서 여러 가지 처방에 자주 쓰이고 다른 약초와 섞어 쓸 때 조화(調和)하는 효력이 있어 「약방의 감초」라는 말이 나오게 되었다. 약방이라는 말은 두 가지의 의미가 있다. 약방은 한의원이란 의미도 있고 약 처방을 말하기도 한다.

　감초는 맛이 달고 성분은 글리시리진(Glycyrrhizin), 리퀴리틴

(Liquiritin), 포도당, 아스파라긴(Asparagin) 등이 함유되어 있고 심장·폐·비장·위에 약효가 미쳐 모든 약의 독성을 풀어주고, 인후통을 없애며, 거담 진해시키며, 만성 해소, 복통, 변이 묽게 나올 때, 종양을 풀어주며 통증을 완화시켜준다. 특히 영아의 태독으로 열이 있을 때 감초 끓인 물을 먹이면 효과를 본다.

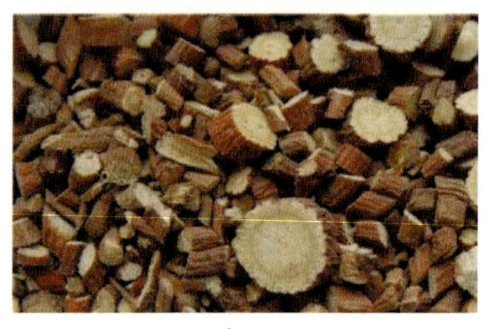

감초는 신상선피질(腎上腺皮質) 호르몬을 정상적으로 만들고 염증을 없애주고 위궤양을 치료하여 주며 해독도 하고 항종양(抗腫瘍)을 하여주며 피부염에도 좋고, 특히 부신피질기능 장애증에서 볼 수 있는 피부 및 구강점막의 청동색, 착색, 그리고 진행성 빈혈, 저혈압, 이질 및 소화장애를 일으키는 에디슨씨병 (Addison's disease)에 효과가 현저하다.

감 초

감초는 신상선 피질호르몬에 작용을 하여 칼륨(Kalium) 배출을 증가시키고 혈압은 약간 올라가게 하며 항염작용이 있다. 또한 식물중독에 체내 대산물 중독과 세포독소 중독에 해독작용을 하며 소화성 궤양을 막아주며 평활근에 직접 작용을 하여 경련을 막아준다. 진해작용을 하고 진통작용하며 감초에는 항암작용도 있다.

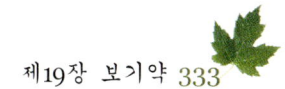
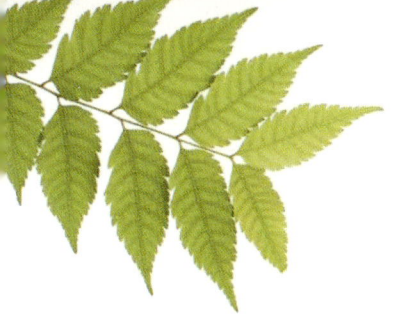
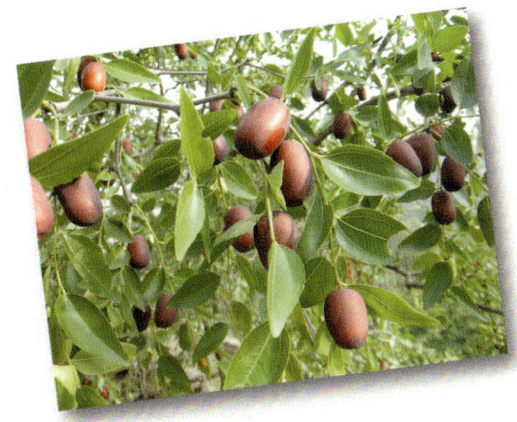

7. 신선놀음에
썩은 도끼자루

대추(大棗대조)

진나라 때 신안군(信安郡) 석실산(石室山) 고을에 왕질(王質)이라는 사람이 살고 있었다. 어느 날 산으로 나무를 하러 올라갔다.

"요즘은 바쁜 농사철도 다 지나고 했으니, 어디 좀 더 깊은 산속으로 들어가 볼까?"

왕질은 어느 때보다 더 깊은 산으로 나무를 하러 들어갔다. 한참을 걸어가고 있는데, 이상한 소리가 들렸다.

"무슨 소린가?"

조그만 돌멩이가 떨어지는 소리가 끊이지 않고 계속 들려왔다. 바둑을 두는 소리 같았다.

"아니, 이런 깊은 산속에서 누가 바둑을 둔단 말인가?!"

왕질은 바둑 소리가 나는 곳으로 한 발짝 한 발짝 다가갔다.

눈앞에 천년 묵은 고목나무 밑에서 동자 둘이서 바둑을 두고 있었는데 너무도 진지하게 보였다. 왕질은 바둑을 두는 동자들의 곁으로 다가가 말없이 도끼를 옆에다 세워놓고 바둑 두는 것을

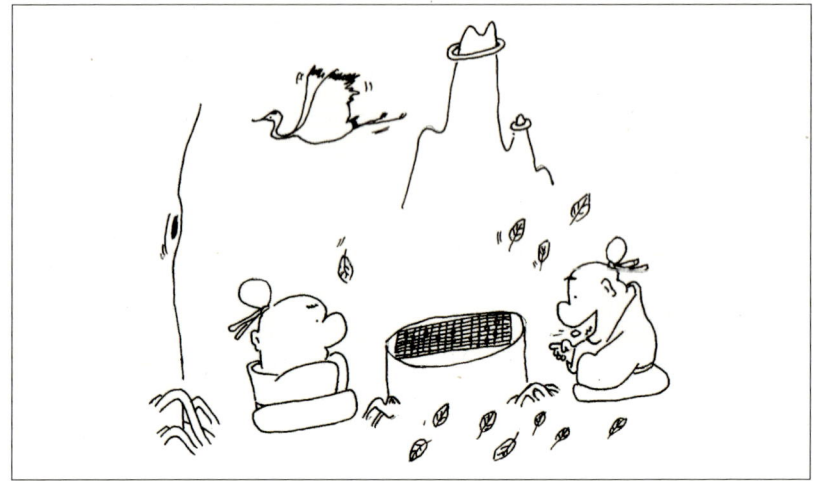

구경했다.

흑을 쥔 동자도 백을 쥔 동자도 나무꾼이 온 사실을 아는지 모르는지 거들떠보지도 않고 바둑판에만 정신을 쏟고 있었다. 동자 하나가 궁지에 몰렸는지 생각에 골몰하고 있을 때, 다른 동자가 여유 있는 태도로 바둑판을 내려다보고 있다가 호주머니에 손을 넣더니 뭔가를 꺼내 먹기 시작했다.

그제야 동자는 옆에 누가 와서 관전을 하는 것을 알고 호주머니에서 한 알을 더 꺼내 왕질에게도 주었다. 왕질이 받아 보니 마른 대추 열매였다. 무심코 그 대추 한 알을 받아먹고 나니까 시장기도 가시고 목도 마르지 않아 나무를 할 생각은 않고 계속 관전을 하였다. 백을 쥔 동자가 적절한 응수로 형세는 다시 바뀌었다. 얼마 후에 흑을 쥔 동자가 고개를 들면서 말했다.

"아직도 안 갔군."

그러자 백을 쥔 동자도 왕질을 쳐다보았다.

"이 사람 언제부터 와 있었지? 바둑이 끝나려면 아직도 한참 걸릴 텐데." 하면서 기울어진 해를 가리켰다.

"아차! 날이 어두워지기 전에 집에 가야지."

어둡기 전에 가려면 서둘러야 할 것 같았다. 왕질은 도끼를 들고 일어나려 했는데 도끼자루가 푸석 하고 썩어 나갔다.

"어! 아침에 집에서 새로 갈아 가지고 왔는데……. 도끼날이 녹슬어 있네!"

어찌된 영문인지 모른 채 걸음을 재촉하여 해가 저물어서야 가까스로 마을에 당도하였다. 그런데 마을 어귀까지 와서는 이상한 느낌이 들었다.

"마을이 변했네!"

왕질은 속으로 의아해 하며 집으로 향하는데, 산을 내려와 마을로 통하는 길과 집들도 모두 변해 있었다. 마침내 집에 도착하니 집은 황폐한 헛간이 되어 있었다. 마침 지나가는 사람이 있어 붙들고 물어보려고 했는데, 처음 보는 얼굴이었다.

"마을사람은 다 아는데…… 이상하군?"

왕질은 혼자서 중얼거리며 물었다.

"이 집이 왜 이렇게 됐죠?"

"여기는 사람이 살지 않죠. 밭 건너 저쪽 집의 헛간이지요."

"언제부터요?"

"오래 전이지요. 얘기를 들으니 약 2백 년 전 이 집 주인이 산에 나무를 하러 간 뒤 돌아오지 않아 그 아들이 집을 옮겼다고 하더군요."

"그 때 그 산에서 돌아오지 않은 사람은 누구라 합디까?"

"이름은 잘 생각나지 않는데, 아마 7대조였다고 하더군요."

"혹시 왕질이라고 하지 않던가요?"

"맞아요. 헌데 어디서 오시는 분이시기에 그분의 존함을 아시죠?"

"바로 내가 왕질이오. 지금 산에서 내려오는 길입니다."

마을사람은 하도 어이가 없어 눈을 휘둥그렇게 뜨고 말을 못하고 왕질을 바라보았다.

"이 도끼를 보시오."

왕질은 자루가 썩은 도끼를 보여주었다.

「신선놀음에 도끼자루 썩는 줄 모른다」 라는 말이 이때부터 나왔으며, 왕질이 신선이 준 대추 한 알을 먹고 배고픔도 잊은 것은, 대추는 「위기(胃氣)를 편하게 하며 위장을 튼튼히 하니 자주 먹는 것이 좋다」 라고 되어 있고 「12경맥을 도와서 경락을 보하고 얼굴을 곱게 하며, 모든 약과 배합되고 소화기능을 도와 원기를 돋운다」 라고 해서, 소화기를 도와 왕질이 배고픈 것도 잊고 대추 한 알에 세월 가는 줄도 모른 것 같다.

대추는 히스테리 증세에 아주 탁월한 효과가 있어 한방에 「감맥대조탕(甘麥大棗湯)」을 많이 사용하며 대추는 위장과 비장을 보하며 진액을 만들어주고 기(氣)를 도와주고 비위(脾胃)가 약해 변을 묽게 보는 사람에게 효과가 있으며 가슴이 두근거릴 때도 효과가 있다.

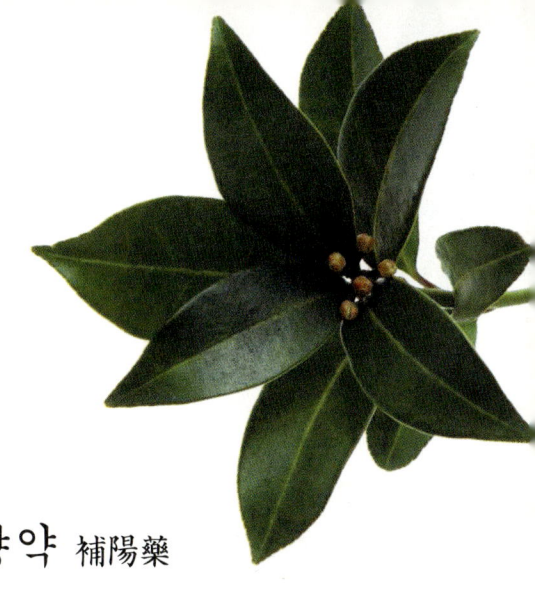

제 20 장 보양약 補陽藥

　양(陽)을 보하는 한약이다. 보양약
은 일반적으로 맛이 달고 성질이 따뜻
하며, 주로 간경(肝經)·신경(腎經)
에 작용하여 양을 보한다. 그러므로
양허증(陽虛證)을 예방 치료하는 데
쓴다. 보양약으로서는 녹용·음양곽·
산수유·복분자·토사자·속단(續
斷)·파고지·동충하초 등을 들 수 있
다.

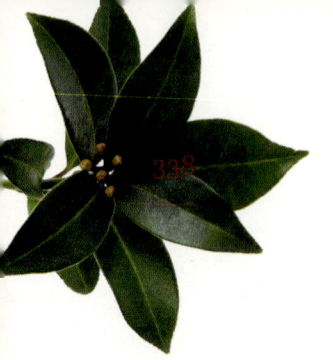

1. 산양과 칠순 노인

음양곽(淫羊藿)

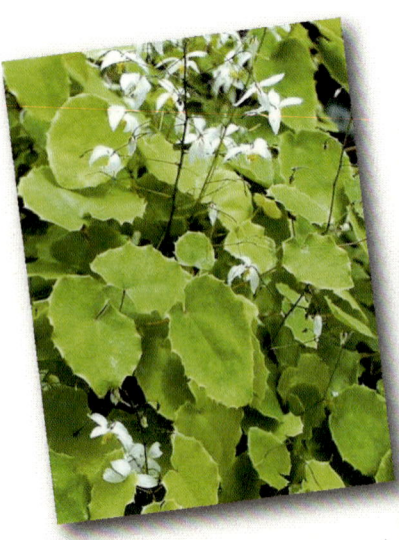

옛날 중국 사천(四川)지방 어느 산에 양을 치는 목동이 있었다. 어느 날, 목동이 양떼를 몰고 산언덕으로 올라갔다. 그런데 마침 그때 한 마리의 숫양이 암양에게 달려들어 교미를 하는데, 무려 백 번이나 교미를 하는 것을 발견하였다.

"저것들이 어떻게 저럴 수 있지!?"

목동은 잔뜩 호기심이 생겨 그 숫양의 동태를 살펴보니, 어떤 풀을 열심히 뜯어먹는 것을 알았다.

"아하, 이 풀이 정욕을 솟게 만드는구나!"

목동은 호기심에 그 풀을 뜯어먹었더니 허기도 들지 않고 정욕이 왕성해지는 것을 느꼈다.

그리하여 그 풀을 훗날 음탕한 양의 풀이란 뜻의 「음양곽(淫羊藿)」이라고 불리게 되었다. 또 이 풀은 「방장초(放杖草)」, 「선령비(仙靈脾)」라고 불린다. 세 개의 가지에다 한 가지에서 잎이 세 잎씩 난다 하여 「삼지구엽초(三枝九葉草)」라고도 불리는데 「방장초(放杖草)」라고 불리게 된 유래가 있다.

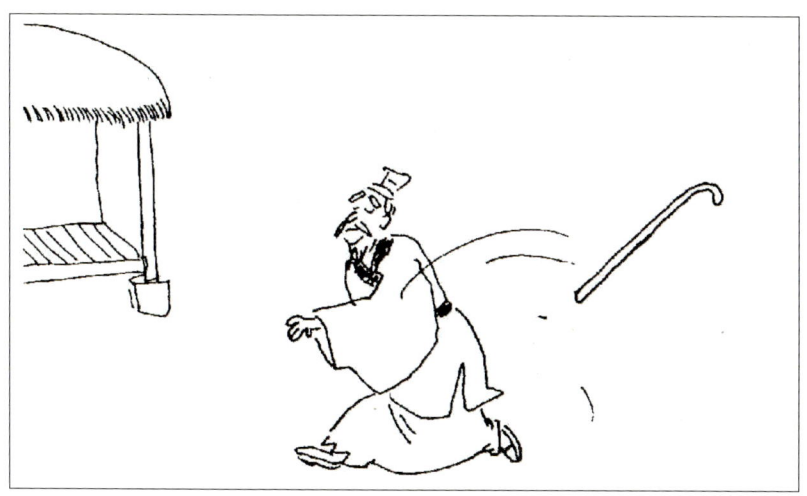

옛날, 어느 마을에 칠순에 가까운 노인이 있었는데, 하루는 산에 나무를 하러 갔다가 우연히 이 풀을 발견하고 뜯어먹게 되었는데 갑자기 성욕이 발동하는 것이었다.

"아니, 이게 오래간만에 웬일이지?"

할아버지는 지팡이를 내던지고 부랴부랴 집으로 달려가 칠순의 아내를 끌어안았다.

그래서 지팡이를 던지게 만든 풀이라는 뜻의 방장초라고 이름을 붙였다. 정력이 약하여 방사에 자신이 없고, 밤이 찾아오는 것이 두려운 남성은 이 풀을 복용하여 봄직하다.

음양곽에는 에피메딘(Epimedin)이라는 성분이 함유되어 있어 성호르몬의 분비를 촉진시키고, 정수를 풍부하게 하여주며 디소메틸 이카린(Desomethyl icariin)이라는 성분도 있어 말초신경을 자극하는 역할을 해 혈관의 확대작용을 일으켜 남근의 해면체를

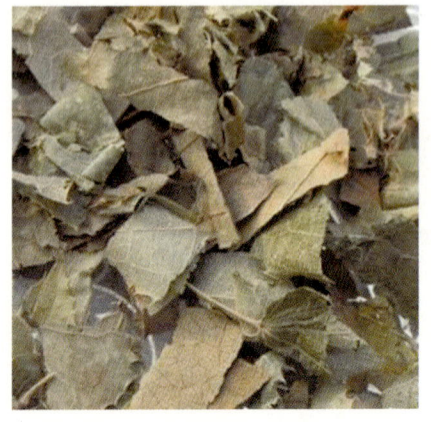

음양곽

팽창시키면서 흥분을 유도하는 최음(催淫)작용을 한다.

음양곽은 양위(陽痿)증상이나, 소변을 자주 보거나 한방에서 풍(風)·한(寒)·습(濕)으로 오는 신경통에 효과가 있으며 근육과 뼈를 튼튼하게 하는 작용도 있다.

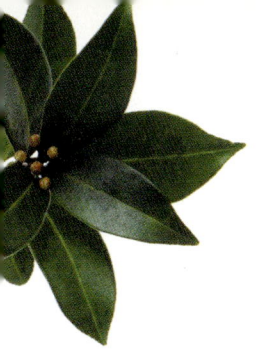

2. 환혼단

속단(續斷)

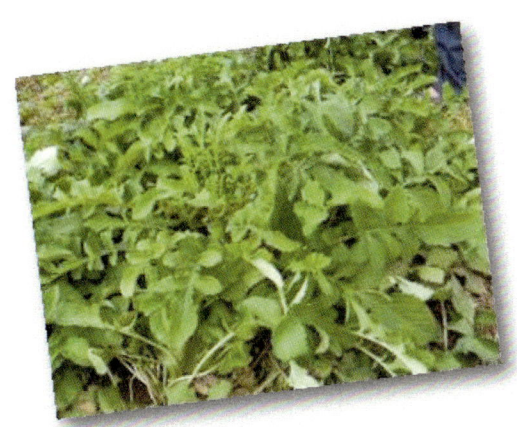

옛날 어느 마을에 한 의원이 있었다. 그는 산에서 약초를 캐서
는 이 마을 저 마을 다니며 치료도 해주고 약초를 팔기도 했다.
어느 날, 의원은 약을 다 팔고 집으로 돌아가는 길에 이웃마을을
지나다가 한 젊은이가 갑자기 죽었다는 말을 들었다. 의원이 그
집으로 가 보니 집안 식구들이 죽은 젊은이를 부둥켜안고 통곡을
하고 있었다.

"저는 의원인데, 잠깐 진찰을 해볼까요?"

의원이 죽은 젊은이의 기색(氣色)을 보니 죽은 사람 같지가 않
았다. 손끝으로 조심스럽게 맥을 짚어보니 맥이 아주 조금씩 뛰
고 있는 것을 느꼈다. 의원은 통곡하는 노인에게 물었다.

"이 사람과 어떤 관계이십니까?"

"제 자식 놈입니다."

"어떻게 죽었습니까?"

"갑자기 열이 몹시 나더니 그만 죽어버리고 말았습니다."

"죽은 지 얼마나 됐습니까?"

"대강 두 시간쯤 됩니다."

"울지 마십시오. 살릴 수 있습니다."

"정말입니까? 아니 죽은 사람을 어떻게 다시 살려낸단 말입니까?"

의원은 호로병에서 환약 두 알을 꺼내더니 젊은이의 입을 벌려 집어넣고는 물을 넣어 넘기게 하였다. 조금 있더니 과연 젊은이는 숨을 쉬기 시작하였다.

"이틀 후에는 회복이 될 것입니다."

노인은 그 소리에 무릎을 꿇고 의원에게 세 번 절을 하였다.

"의원님은 하늘에서 내려오셔서 내 아들을 구하였습니다. 죽은 제 자식을 살린 약은 대체 무슨 약입니까?"

"환혼단(還魂丹)이라고 합니다."

죽은 사람을 살렸다는 이야기는 삽시간에 온 마을에 퍼졌다. 환자들이 줄을 이어 찾아오는 바람에 의원은 마을을 떠날 수가 없었다.

그 마을에는 약재상을 하는 아주 욕심 많고 마음이 나쁜 사람이 있었다. 그 약재상 주인은 환혼단에 대한 이야기를 듣게 되었다. 약재상은 그 얘기를 듣는 순간, 어떤 수를 써서라도 그 약을 자기 수중에 넣으려고 마음먹었다. 그 약만 손에 넣으면 큰돈을 벌 수가 있기 때문이었다.

어느 날, 욕심 많은 약재상 주인이 음식을 잘 차려놓고 의원을 초대하였다.

"무슨 일로 저를 불러 주셨습니까?"

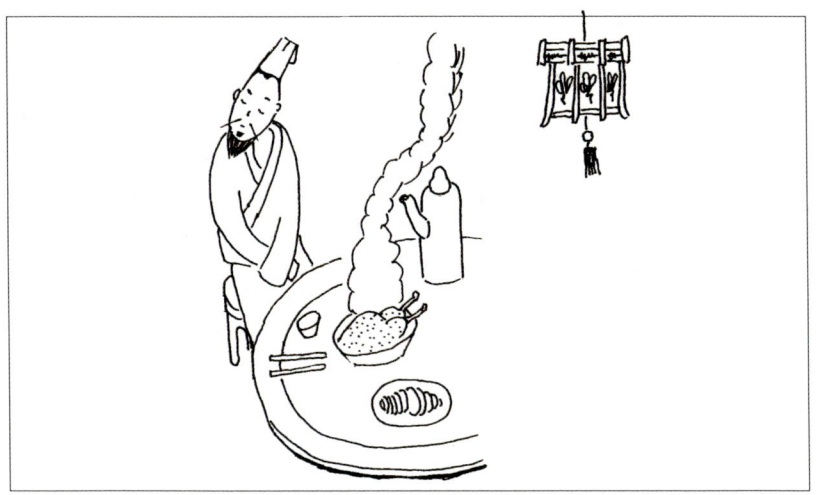

"우리 술이나 마시며 이야기를 나눕시다."

"저는 아무런 이유 없이 이런 환대를 받을 수는 없습니다."

약재상 주인은 의원이 정색을 하고 말하자, 자기가 품고 있던 생각을 사실대로 말했다.

"당신이 만든 환혼단에 대하여 소문을 들었습니다. 나와 같이 합작하여 만들면 큰돈을 벌 수가 있습니다. 저의 제안에 대해서 어떻게 생각하십니까?"

"그렇게 할 수는 없습니다. 이것은 인명을 구하는 조전비방(祖傳秘方 : 대대로 내려온 비방)입니다. 돈에 욕심이 나서 이 약을 사용해서는 안 됩니다."

"그러면 내게 약을 만드는 방법을 알려주면 돈은 얼마든지 드리겠습니다."

의원은 고개를 저으며 대답을 하지 않았다. 약재상 주인은 자기의 목적을 이루지 못하자, 금방 얼굴색이 표변하여 탁자를 치

며 큰 소리를 쳤다.

"네가 내 말을 안 들어? 만약 내게 약 만드는 방법을 가르쳐 주지 않으면 네 다리를 분질러 버리고 말 테다."

그러나 의원은 비웃기만 하였다.

"당신이 어찌하여 나를 맘대로 하는가! 나의 약은 오로지 병자를 구하는 데 쓸 뿐이다."

약재상 주인이 손뼉을 치자, 그의 하인들이 의원을 뒤뜰로 데려가 몽둥이로 마구 때려 거의 죽을 지경으로 만들어 놓았다. 의원은 온몸이 피투성이가 된 채 집 밖으로 내던져졌다. 의원은 아픈 몸을 이끌고 간신히 산을 기어 올라가 약초를 캐 먹으며 한 달 가량 조리를 하자 몸이 회복되어 다시 마을로 내려가 약을 팔며 환자들을 치료하였다.

"내가 그놈을 그냥 두지 않겠다. 이번에야말로 그놈의 다리를 분질러 버리고 말겠다."

다시 약을 팔고 치료를 하고 다닌다는 소식을 듣고 약재상 주인은 하인들에게 명령했다.

"그놈의 다리를 부러뜨려라!"

하인들은 먼저보다 더 심하게 의원을 때려 승냥이의 밥이나 되라고 산골짜기에 갖다 버렸다. 이번에는 뼈가 부러져 몸을 움직일 수가 없었다. 의원은 오직 누워서 고통만 참고 있을 뿐 어떻게 할 도리가 없었다.

그때, 나무를 하러 산에 오른 한 젊은이가 계곡에서 사람을 발견하고는 급히 계곡으로 달려 내려갔다. 자세히 보니 바로 자기의 목숨을 구해 준 바로 그 의원이 아닌가? 의원은 만신창이가 된 몸에 통증으로 신음만 하고 있을 뿐이었다.

"도대체 어찌된 일입니까?"

젊은이가 물었지만, 의원은 대답을 할 기력마저 없었다. 젊은이는 의원을 부축해서 편하게 눕힐 장소를 찾아 산허리로 갔다. 그런데 그 일대는 많은 들풀이 있었고, 들풀은 자줏빛 꽃과 깃털 같이 생긴 잎이 달려 있었다.

"그래! 이런 야생초를 가지고 다친 데 치료한다고 했지."

젊은이는 의원이 전에 가르쳐 준 적이 있는 약초를 생각하며 야생초를 많이 뜯어 가지고 의원을 업고 집으로 돌아왔다. 젊은이는 야생초를 달여 의원에게 복용시켰다. 약 2개월 뒤 의원의 부러진 다리와 다친 상처는 점점 아물기 시작했다.

그러던 어느 날, 의원은 젊은이에게 말했다.

"나는 이곳에 머물 수가 없으니, 자네가 뼈를 치료하는 약초의 효과를 마을 사람들에게 알리게나."

두 사람이 이야기를 하는 중에 약재상 주인이 하인들을 데리고 그 집에 들이닥쳤다. 의원을 보자 약재상 주인은 흉악한 얼굴로 변하며 하인들에게 의원을 죽이도록 명령을 내렸다. 의원은 끝내 맞아죽고 말았다.

젊은이는 의원의 일을 이어받아 뼈를 접골하는 데 효과 있는 약초를 마을 사람들에게 전하여 주었다. 그리하여 이 약초의 이름을 「속단(續斷)」이라고 불렀다. 속단은 뼈가 부러진 것을 붙인다는 의미도 있다. 그러나 애석하게도 환혼단(還魂丹)은 의원

의 죽음으로 말미암아 전수되지 못했다.

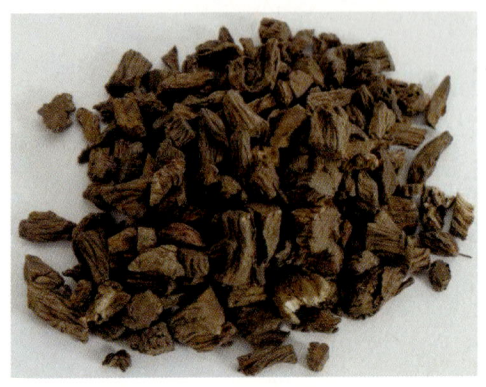

속 단

속단은 간장과 신장을 보하여 근육과 뼈를 튼튼하게 한다. 등허리가 시리고 아플 때나, 다리와 무릎에 힘이 없을 때, 여자들의 자궁출혈과 남자의 정액이 흘러나오는 유정(遺精)과 조루증에도 사용하며 타박상이나 치루에도 사용한다.

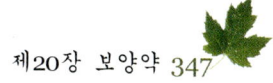

3. 황후의 낙마

골쇄보(骨碎補)

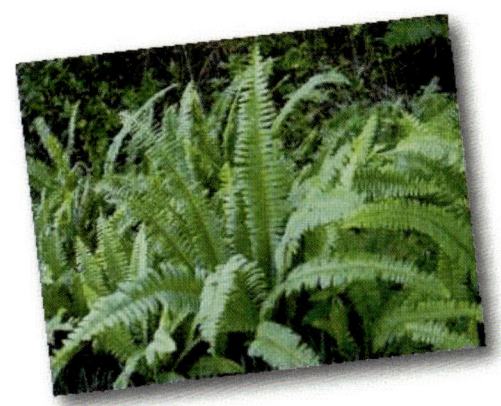

한약재 가운데 외과용(外科用)으로 쓰이는 골쇄보라는 약재가 있다. 골쇄보는 넉줄고사리라고도 불리며 바위나 큰 나무에 붙어 햇빛이 들지 않는 데서 자생한다.

골쇄보(骨碎補)의 뜻은 「뼈를 힘을 다하여 능(能)히 보한다」는 뜻이다. 특히 뼈가 부러졌을 때 이 약초를 달여 먹으면 뼈를 빨리 붙게 하는 성질이 있는데 《본초강목(本草綱目)》에는 「골쇄보는 뼈를 치료하는 데 능하다」라고 씌어 있고, 현대에 와서는 임상 시에 뼈의 퇴행성 질환과 골다공증에 많이 사용되는 데 이 골쇄보라는 이름이 붙여지게 된 연유가 있다.

당(唐)나라가 멸망하고 오대십국(五代十國) 중의 하나인 후당(後唐) 시대의 황제 이사원(李嗣源)이 하루는 신하들을 거느리고 사냥을 나갔다. 후당시대는 서기 923년부터 936년까지 13년간 정권을 유지한 나라이다. 황제 이사원이 하루는 여러 신하들을 거느리고 사냥을 나갔다.

"폐하! 오늘은 큰놈 한 마리 걸릴 것 같사옵니다."

몰이꾼들이 짐승들을 몰이해 주고, 황제 일행이 숲을 헤치고 나아가는데, 돌연 풀숲에서 한 마리의 큰 표범이 불쑥 튀어나와 입을 벌리고 앞발을 세워 달려드는 바람에 황제가 총애하는 황후가 탄 말이 놀라 앞발을 하늘로 향해 치켜들었다. 순간적으로 황후는 몸의 중심을 잃고 말에서 떨어지고 말았다. 순간 호위병들이 달려들어 표범을 서지하고 황후를 보호하였다.

표범은 달아나 버리고 말았지만, 황후는 발목뼈가 부러져 순식간에 벌겋게 부어올랐고, 통증으로 인해 얼굴빛이 하얗게 되었다.

"어의는 어디 있느냐!"

황제가 큰소리 외쳤지만, 그날따라 어의가 동행하지 않은 터라 신하들도 속수무책이었다. 황제의 목소리가 커질수록 모든 신하들은 달군 냄비 속의 개미처럼 안절부절 벌벌 떨고만 있을 뿐이었다.

그때 마침 졸병 하나가 바위에서 한 포기 풀을 뜯어 가지고 와서는 짓이겨 황후의 부러진 다리에 붙였다.

"전하! 통증이 가벼워지고 부기도 많이 내렸사옵니다."

그렇게 아파하던 왕비는 그 풀을 더 뜯어 오도록 하였다. 대궐로 돌아와 그 풀을 달여 마시고 또 풀을 찧어 환부에 붙이며 치료하였다. 오래지 않아 부러진 뼈는 원래대로 붙어 아물고, 황제는 대단히 기뻐하였다. 그리고는 그 병사를 불러 물었다.

"지난번에 황후를 치료한 그 풀이름이 무엇인가?"

"풀의 이름은 모르옵니다. 그저 그 풀이 효험이 있다는 것만

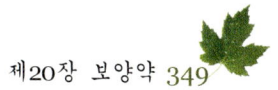

알고 따서 치료하였사옵니다."

그러자 황제가 즉석에서 약 이름을 하사하였다.

"뼈를 튼튼하게 해주고 보해주니, 이 풀을 골쇄보라 명하거라."

그런 연유로 「골쇄보(骨碎補)」라는 이름으로 지금까지 전해 내려왔다.

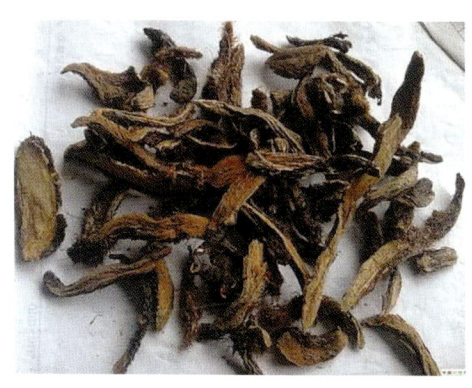

골쇄보

골쇄보는 고사리와 비슷하게 생긴 약초로 포도당, 나린긴(Naringin) 등이 함유되어 있고 맛은 쓰고 온하며 간장과 신장의 경락에 들어간다. 신장을 보하고 피를 잘 돌게 하며 피를 멎게 한다. 신장이 허하여 설사를 오래 할 때도 좋으며, 타박상으로 어혈이 생겼을 때, 통증을 가라앉히고, 부러진 뼈를 빨리 회복시킨다. 또한 이가 아플 때나 충수염(맹장염)에도 효과가 있다. 귀에서 소리가 날 때에도 좋으며, 특히 관절이 탈위되었거나 넘어져 관절에 통증이 있을 때나 뼈가 부려졌을 때는 신효한 효과가 있다.

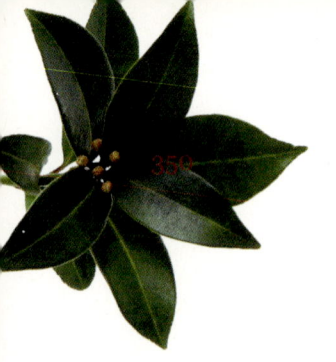

4. 토끼 허리
부러뜨린 사연

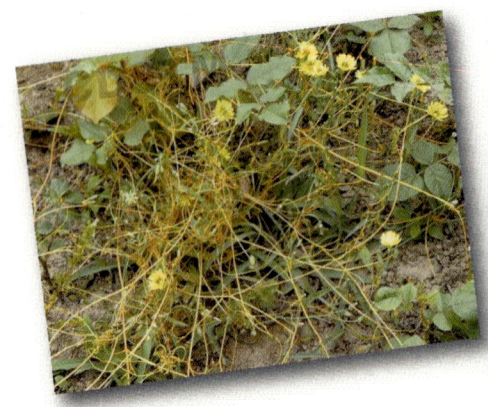

토사자(兎絲子)

옛날, 어느 마을에 토끼를 아주 좋아하는 부자 할아버지가 있었다. 그는 까만 토끼, 하얀 토끼, 회색 토끼 등 각색의 토끼를 키우는 재미로 살았다. 그리하여 그는 토끼를 키우는 하인을 고용하여 엄하게 다루었다.

"자네 만약 한 마리의 토끼가 줄면 자네 품삯에서 4분의 1을 깎을 테니, 그런 줄 알고 토끼를 잘 키우게."

어느 날, 하인은 실수로 큰 몽둥이를 토끼우리에 떨어뜨려 한 마리의 하얀 토끼 허리를 상하게 하였다.

"큰일 났군! 어떻게 하지?"

하인은 얼굴이 파랗게 질렸다. 그는 재빨리 토끼를 콩밭에 숨겨 놓았다. 그러나 주인은 아주 세심한 사람으로 사흘 뒤 토끼가 모자라는 것을 알게 되었다. 하인은 어쩔 수 없이 콩밭에 가서 토끼를 찾았다.

"아니, 토끼가 죽지 않고 더 팔팔하네?"

흰 토끼는 죽지도 않고 콩밭을 이리저리 팔팔하게 뛰어다녔다.

하인은 참으로 이상하게 생각하며 토끼를 잡아다가 토끼우리에 넣고 위기를 넘겼다.

"휴우, 큰일 날 뻔했구나."

하인은 호기심이 발동했다.

"참 이상하다! 죽지도 않고 더 팔팔해지다니?"

하인은 일부러 회색 토끼의 허리를 몽둥이로 때려서 콩밭에다 놓아두었다. 사흘 뒤에 콩밭에 가보니 과연 회색 토끼는 팔팔하게 뛰어다녔다.

"허허 참!"

하인은 집으로 가서 토끼에 대하여 아버지에게 이야기를 했다. 그의 아버지는 몇 년 전에 주인한테 몹시 맞은 후 허리를 못 쓰고 침대에 누워 살았다. 아버지는 아들의 얘기를 듣자, 귀를 곤두세웠다.

"아니 그게 정말이냐? 토끼가 무슨 좋은 약초를 뜯어먹었나 보구나! 아마도 그 약초가 골절(骨折)을 치료하는 좋은 약이 되었나보구나."

아버지는 아들에게 토끼가 뜯어먹은 그 풀을 더 알아보도록 시켰다. 아들은 전과 같이 토끼를 몽둥이로 때려 허리를 다치게 해서는 콩밭에다 갖다 놓고는 숨어서 토끼의 행동을 주시하였다. 처음에는 토끼가 움직이지 않다가 잠시 뒤 목을 움직여 콩밭에 있는 잡초의 열매를 뜯어먹기 시작하였다. 3, 4일 후 토끼는 점점 움직이더니 과연 회복이 되었다. 하인은 잡초에서 나는 열매를 따다가 그의 아버지에게 갔다 보였다.

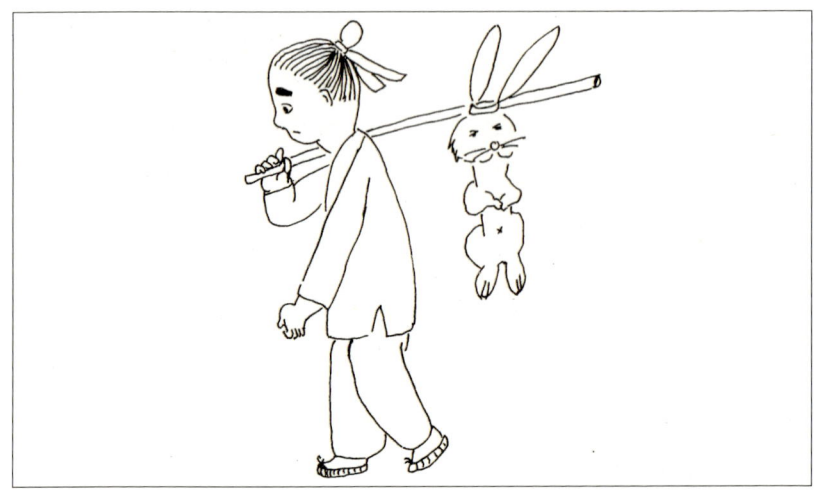

"바로 이 열매가 토끼가 먹었던 것이에요."

"이것이 콩밭에 있는 잡초의 열매군. 이것이 토끼의 허리를 치료했단 말이지? 그렇다면 사람도 똑같은 효과가 있겠군. 빨리 가서 많이 따다 끓여 먹여 보자."

아버지는 잡초 열매를 끓여서 복용 후 며칠 지나 침상에서 일어나 앉을 수가 있었으며, 또 며칠 지난 뒤에는 침상에서 내려와 걸을 수가 있었고, 약 2개월 후에는 더욱 좋아지더니 마침내는 밭일도 할 수 있게 되었다.

"이제는 허리가 다 나았다."

그 후, 아들은 주인집의 일을 그만두고 약초의 열매를 따다 환약을 만들어 요통으로 고생하는 사람들에게 나누어 주었다.

그 소식이 점점 퍼져 많은 사람들이 그의 집에 찾아와서 약을 구했다. 사람들은 허리 아픈 것이 치료되자, 그 약초의 이름을 알고 싶었다.

아직 약초의 이름이 없어서 이리저리 생각을 해보았다. 토끼 허리 다친 데 치료를 하여서 토끼 토(兎)와 그 잡초의 줄기가 실과 같이 엉켜 있어 사(絲)와 씨앗 자(子)를 합하여 토사자(兎絲子)라고 이름을 지었다. 잡초의 가지가 마치 갈근의 가지같이 서로 엉켜 있었다.

그 후 사람들은 토사자의 토(兎)자 위에다 풀 초(艸)를 붙여 토사자(菟絲子)로 불렀다.

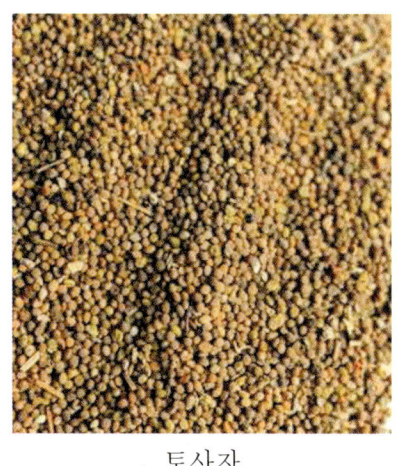

토사자는 보양(補陽)하고 허리와 무릎이 아플 때, 남성들이 발기가 안 되거나, 발기는 되어도 삽입이 잘 안 되는 양위증이나, 소변을 자주 볼 때, 대하가 많이 나올 때 효과가 있으며, 간을 튼튼하게 하고 눈을 밝게 한다. 비장이 약하여 설사를 할 때도 효과가 있다.

토사자

약물 포자(炮炙 : 法製의 다른 이름)에 관한 전문 서적 《뇌공포자론(雷公包炙論)》에는 사람의 위기(衛氣)를 보하고 근육과 맥을 도와준다고 씌어 있다. 위기라는 것은 음식으로부터 얻어지는 기(氣)인데, 위기는 신속하게 운행하고 활동력이 강하며 맥외(脈外)를 유주하여 전신을 두루 미친다. 또한 근육 조직을 따뜻하게 하고 피부를 윤택하게 하며, 땀구멍의 여닫이를 조절하는 기

능을 하며, 피부를 보호하고 외부로부터 침입하는 사기(邪氣)를 방어하는 기능도 가지고 있다.

《일화자본초(日華子本草)》에는 「오로칠상(五勞七傷)을 보하고 정액이 흐르거나 오줌에 피가 섞여 나오는 것을 치료하고 심장과 폐를 윤택하게 하여 준다」고 씌어 있다.

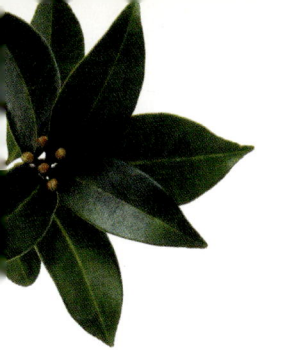

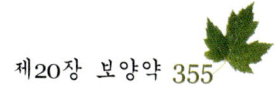

5. 책장을 찢은 춘정

파고지(破故紙)

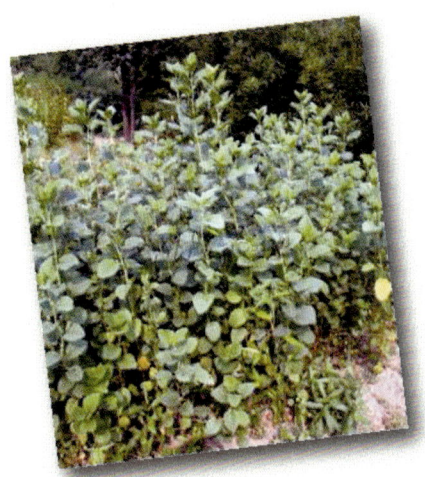

보골지(補骨脂)의 씨앗인 파고지(破故紙)라는 약재가 있다.

이 풀의 높이는 1~1.5m에 달하며, 잎은 타원형이고 10월경에 종자를 채취하여 약으로 쓰인다.

옛날, 한 선비가 과거를 보러 서울로 떠났다. 선비의 부인은 남편의 체력을 돕기 위하여 약을 싸 주었다.

"이것을 차로 끓여 드시면서 공부를 하세요."

선비는 서울에 올라와 공부를 하면서 틈틈이 약을 복용하였더니 잃었던 정력이 샘솟듯 솟아났다. 마음 같아서는 당장이라도 고향집으로 달려 내려가 부인을 얼싸안고 싶었지만, 꼭 성공하고 돌아오겠다는 언약이 생각났다.

선비는 욕정이 일어나 춘정(春情)을 이기지 못하고 공부를 하다가 수음(手淫)을 하게 되었다.

"여보!"

마음속에는 부인을 그리며 수음을 하다가 사정(射精)을 했다. 그는 다시 마음을 가다듬고 공부를 하려고 앞에 놓인 책을 들고

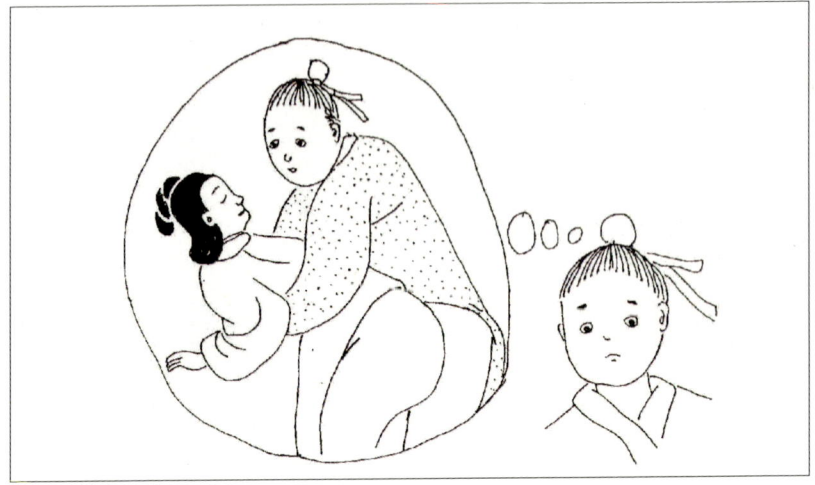

보니 몸에서 박차고 나간 정액이 책장을 마구 찢어 놓았다.

　"아뿔싸! 책장을 찢어 놓았구나."

　이런 연유에서 종이를 찢어 놓았다는 뜻인 파고지(破故紙)라
는 이름이 붙게 되었다. 이름이 점잖지 않아 파고지의 약효가 골
수를 풍부히 한다는 뜻인 보골지(補骨脂)로 불리게 되었다.

　당(唐)나라 원화(元和) 7년 남해지방 절도사 정상국(鄭相國)이
나이가 75세인 고령에도 불구하고 방사(房事) 과도와 그 지역의
습한 기후로 체력이 허약해지고 정력도 쇠약해져 질병으로 고생
하여 많은 의원을 청하였지만 효과를 보지 못했다.

　"내 병을 고칠 의원이 없단 말인가?"

　정상국이 탄식하고 있는데, 하인이 들어와 고했다.

　"가릉국(訶陵國)의 이마사(李摩詞) 성주님이 오셨습니다."

　이마사와 세상 돌아가는 얘기를 하던 끝에 정상국이 자기의
병을 하소연했다. 이마사 성주는 그에게 파고지를 들도록 권유하

였다.

"파고지 열 량(兩)을 깨끗이 씻어 호도 알맹이 열 량(兩)과 함께 꿀에다 넣고 매일 아침저녁에 청주 2홉에 한 숟가락씩 복용하여 보십시오."

그는 이마사 성주의 말을 듣고 복용한 지 반 달 만에 체력도 회복하고 정력도 풍부해져 양기도 되살아나 마지막 여생을 만끽하며 살았다.

파고지는 콩과에 속하는 한해살이풀 개암풀(psoralea corylifolia L.)의 열매를 말린 것으로, 강장제로서 정수(精髓)를 풍부하게 하여 주고, 양위증, 허리와 무릎이 시리거나 정액이 저절로 흘러나오거나 소변을 자주 볼

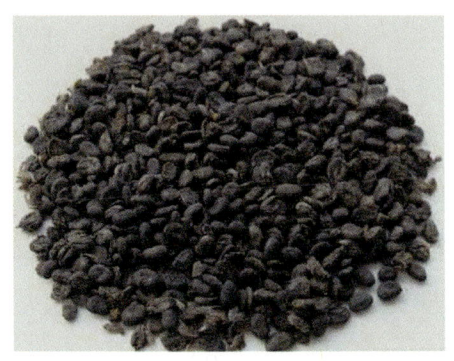

파고지

때 효과가 있다. 배가 차며 아침에 설사를 하는 사람에게도 유효하다.

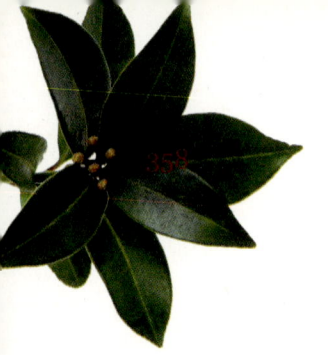

6. 남편을 그리는 약초

쇄 양(鎖陽)

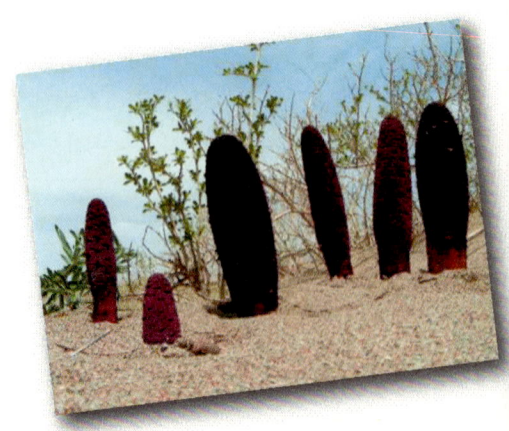

　중국의 변방 몽고지방에는 쇄양(鎖陽)이라는 약초가 있다. 이 약초는 말의 정액이 땅에 떨어지고 땅의 정기를 받아서 생긴다고 생각하였다.

　몽고지방에서는 말은 중요한 생활수단으로 이용되어 왔다. 중국 변방에는 항상 전쟁이 끊이지 않아 남편들이 전쟁터로 나가거나 장사를 하러 말을 타고 나가면 부인들은 외로움을 달래기 위해 봄, 가을에 자라는 쇄양을 움켜쥐고 밤을 지새운다고 한다.

　옛날 과부들이 가지가 열리면 그것을 붙들고 기나긴 밤을 지새웠다는 것과 비슷한 이야기다. 자물쇠와 같은 단단한 양물(陽物)과 비슷하다고 하여 쇄양이라 불리는데, 모양과 크기가 꼭 남자의 성기와 닮았다.

　쇄양은 향기가 조금 있으며 맛은 달고 성질은 따뜻하다. 쇄양은 신의 양기를 보하고 정과 혈을 더해 유정, 양기부족, 허리와 무릎 무력증, 생리부족, 부림 증상, 정혈부족으로 인한 변비, 노인성 변비 등에 사용한다. 대표적인 보양제로서 인체에 부족한 양 기를 보익해 주는 약재이다. 약리작용은 타닌, 트라이테르페노이 드, 안토시아닌 등이 보고되고 있다.

성기능이 약한 양위증, 조루증, 유정(遺精)을 치 료하고 성욕을 높여 주고 정수를 풍부하게 만들어 주며, 특히 변비와 노인 의 허리와 무릎이 시린 데 효과가 있고, 또 근육 과 뼈를 튼튼하게 해준

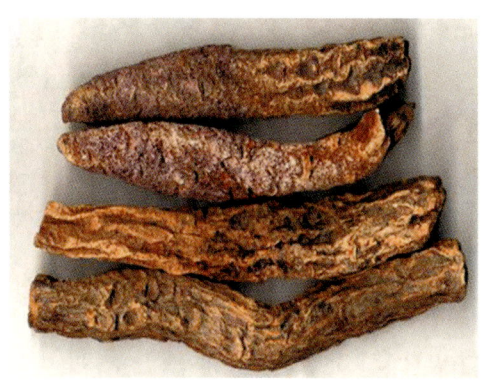

쇄 양

다. 면역기능을 높여주며 불임증에도 효과가 좋다.

쇄양은 야생말이나 교룡의 유정이 땅에 들어가 마치 남근처럼 자란다고 기록되어 있으며 위의 삿갓 부분이 크고 비늘 같은 껍 질이 즐비하며 근맥이 서로 엉켜 버섯류의 특징을 가지고 있다.

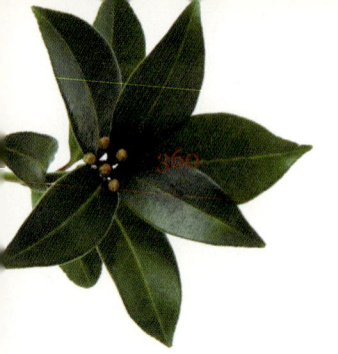

7. 안녹산과 영락공주

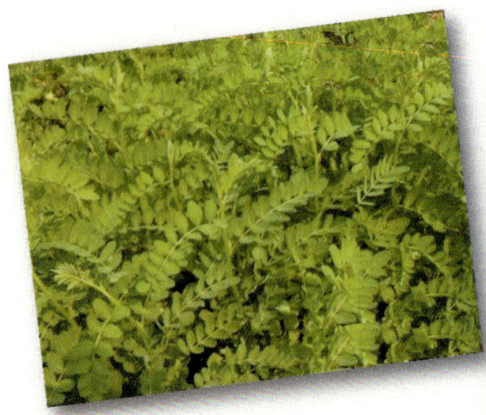

사원자(沙苑子)

당(唐)나라 현종(玄宗) 이융기(李隆基)의 셋째 딸 영락공주(永樂公主)가 어려서부터 몸이 약하고 병이 많았다.

"영락공주가 또 밥을 안 먹느냐?"

"예, 폐하!"

"어의에게 진맥을 해보도록 하여라."

영락공주는 얼굴이 마르고 피부도 창백하며 모발도 거칠고 윤이 나지 않았다.

"영락공주는 못 생겨서 시집도 못 갈 거야."

"어쩌면 저리도 못 생겼을까?"

궁중 시녀들은 못 생긴 영락공주만 보면 수군덕거렸다.

"저렇게 비실거리니."

"쉿, 말조심해! 만약에 말이 내전에라도 들어가는 날엔 목숨을 부지하지 못해."

영락공주는 매달 월경불순과 월경통으로 고생하였다.

"영락공주가 월경통이 심한가 봅니다."

"어의한테 약을 처방토록 하거라."

영락공주는 항상 허약하고 얼굴도 못생겨서 누구에게나

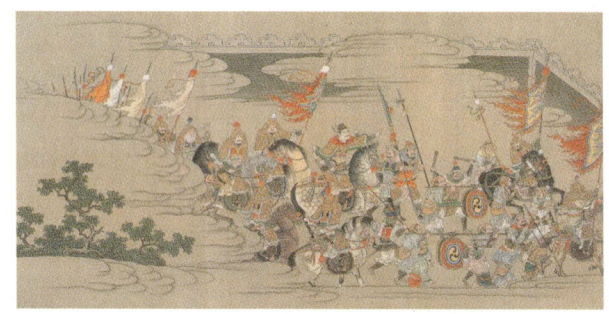

안녹산의 난(日 화가 가노 산라쿠)

귀여움을 받지 못했으며 잔병치레가 많은 데다 아버지 현종에게도 사랑을 받지 못했다.

어느 해, 안녹산(安綠山)이 반란을 일으켰는데, 현종은 못생긴 영락공주만 내버려두고 궁중에서 피신을 하였다.

"셋째 딸만 놔두고 다 도망갔구나."

"못생긴 영락공주만 남겨놓고 모두 도망갔습니다."

반란은 실패하여 안녹산은 현종의 셋째 딸인 영락공주를 데리고 감숙성(甘肅省) 사원(沙苑)지방으로 피신하였다. 그곳은 동질려(潼蒺藜)라는 약초가 많이 생산되어 그곳 주민은 동질려를 차(茶)로 불려서 마시고 있었으며, 먹을 것이 없어 질려의 씨를 식사대용으로 하였다. 영락공주도 예외는 아니었다.

"배고픈데 이 씨앗으로 배를 채우자."

감숙성(甘肅省)의 사원지방에서 2, 3년의 세월이 지났다. 언제부터인지 영락공주는 고질병인 월경불순도 없어지고 얼굴이 고와졌으며, 살결이 윤택하고 탄력이 있게 되어 아름다운 미인으로 일변했다. 사원질려(沙苑蒺藜), 즉 황기(黃耆)의 씨앗인데 오랫동

안 복용하면 젊어지고 아름답게 되는 것을 후에 사람들이 발견하였다. 황기의 씨앗을 영락공주가 사원지방에서 먹은 씨앗이라는 데서 사원자(沙苑子)라고 불리게 되었다.

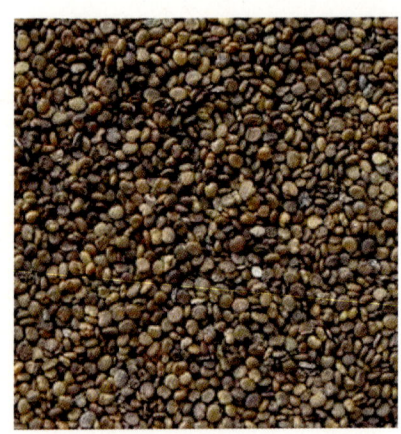

사원자

사원자는 신(腎)을 보하며 눈을 밝게 하고, 얼굴을 예쁘게 하는 작용이 있다. 사원자는 신(腎)이 약하여 오는 요통과 양위(陽萎)증과 유정(遺精)과 유뇨(遺尿)증에도 효과를 본다. 사원자에는 인체에 필요로 하는 미량원소인 아연(Zinc)과 셀레늄(Selenium)이 함유되어 있고 발육과 노화를 방지해준다. 또한 혈압, 혈지를 떨어뜨리고 뇌 혈류량을 증가시키며 면역기능을 높여준다.

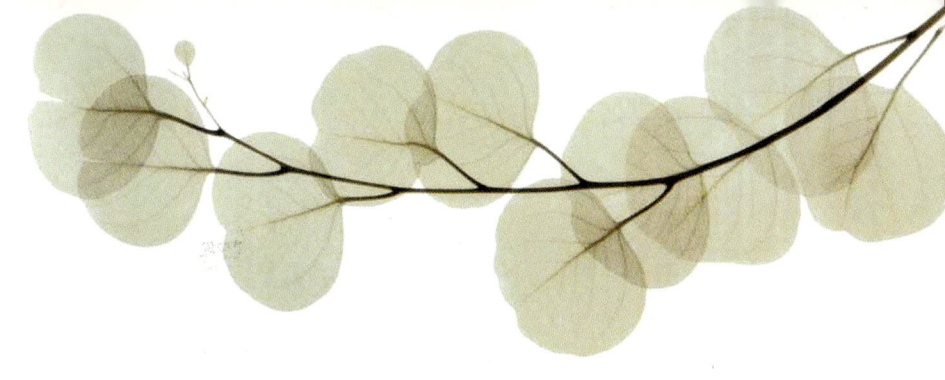

제 21 장 보혈약 補血藥

혈액을 풍부하게 하는 약을 말한다.
보혈약은 일반적으로 맛이 달고 성질이
차거나 서늘하며 심경(心經) · 간경(肝
經) · 비경(脾經)에 작용하여 혈을 보한
다. 그러므로 혈허증(血虛證 : 얼굴이
창백하고 어지럽고 머리가 아프며 가슴
이 두근거림)을 예방 치료하는 데 쓴
다. 보혈약으로는 당귀 · 숙지황 · 백하
수오(白何首烏) · 백작약(白芍藥) · 아
교(阿膠) 등을 들 수 있다.

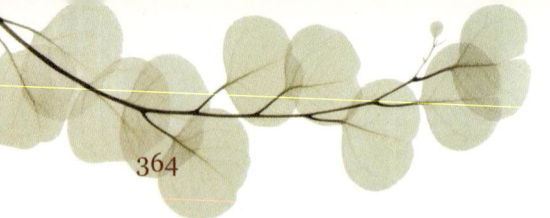

1. 담력내기

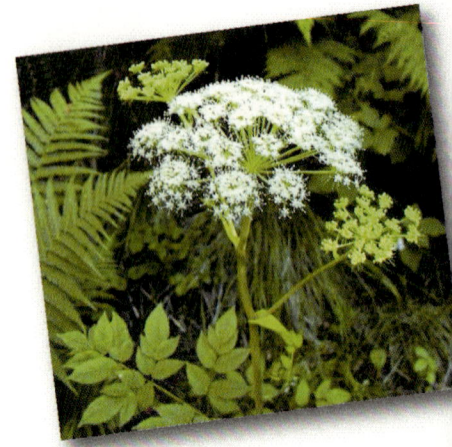

당귀(當歸)

　한약재 가운데 당귀는 부인들의 중요한 약재로 빈혈·복통·월경불순 또는 갱년기 장애 등에 쓰이기에 당귀를 주로 하는 약 처방이 많이 있다. 당귀는 보혈을 하여주며 여자의 자궁을 튼튼하게 하여주고 몸의 물질대사 및 내분비를 원활하게 하여 주며 순환계통을 좋게 해준다.

　명조(明朝, 1368년) 이전에 당귀의 명칭에 대한 이야기는 많이 있었다. 당귀는 뿌리를 쓰며 「남편을 그리워한다」는 의미가 있어 남편이 싸움터에 나가면 당귀를 품속에 지니고 남편이 무사히 집으로 돌아오기를 기원하였다.

　옛날 탕주(宕州), 지금의 감숙성(甘肅省)의 탕창시(宕昌市)에는 백룡강(白龍江)의 물줄기가 끼고돌아 번창하였고, 남쪽으로는 해발 2,000미터가 넘는 고원지대가 있어 그곳에는 원시림이 있었다. 산이 높아 「큰 산(大山)」으로 불리었다. 산중에는 각종 식물과 약초가 산재하였으며 맹수와 독사들이 많이 있어서 인적이 드물었다.

어느 날, 산기슭에 있는 마을에 젊은이들이 모여서 잡담을 하고 있었는데, 누가 시작하였는지 젊은이들의 담력에 대하여 애기하고 있었다. 젊은이들은 저마다 담력이 크다는 것을 자랑하고 있었다. 젊은이들은 자기가 나약하다는 것을 대단한 치욕으로 생각하고 있었다.

"그러지 말고 실제로 누가 담력이 가장 센지 내기를 하자!"

"그래 그게 좋겠다!"

"어떤 방법이 좋을까?"

"이렇게 하자! 큰 산에 가서 깊은 곳까지 들어갔다가 삼 년 후에 돌아오기로 하자. 그래서 갔다 온 사람이 담력이 제일 센 사람으로 승리자가 되는 거야!"

"그래, 그것이 좋겠다!"

담력이 누가 센지를 겨루는 방법을 세웠지만, 모두가 침묵만 지킬 뿐 누구 하나 큰 산을 갔다 오겠다는 젊은이는 없었다. 젊은이들은 서로 얼굴만 바라볼 뿐이었다.

"좋아! 내가 가겠어!"

젊은이들은 자신 있게 소리치는 쪽을 돌아보았다. 가겠다고 나선 젊은이는 왕용(王勇)이었다. 그는 결혼한 지 불과 일 년도 채 안된 신혼이었다. 또한 성격도 온순한 왕용을 보고 친구들은 말렸다.

"안 돼! 왕용은 안 돼!"

"왕용! 바보 같은 소리 마라!"

왕용이 겁 없이 애기한 것이 무모(無謀)한 행위였기에 다른 사

람이 큰 소리로 웃으며,

"집어치워! 왕용, 너는 연로하신 어머니를 모셔야 되는데, 어떻게 그렇게 오랜 동안 집을 비울 수 있겠니?"

"사나이 한 마디는 다시 거둘 수 없어. 남아일언은 중천금이거늘."

왕용은 집에 돌아가서 어머니와 부인에게 그런 애기를 하고 자기의 결심을 말했다.

"안돼요, 여보! 무모한 일이에요."

"애야! 그곳은 맹수와 독사들이 많아 들어가면 언제 어디서 죽을지 모른단다."

"아닙니다. 절대로 취소할 수는 없어요."

그는 어머니와 부인의 만류에도 불구하고 자기의 결심에는 변함이 없다 하며 산에 들어가서 먹을 식량·의복·칼과 화살 등을 준비하였다. 떠날 채비를 마친 다음 어머니에게 하직인사를 했다.

"어머니, 이 불효자를 용서해 주세요. 만일 3년 안에 돌아오지 않으면 더 이상 기다리지 마세요. 그리고 여보, 그때 가서 소식이 없으면 당신은 좋은 곳으로 재혼을 하도록 하오."

어머니와 왕용의 아내는 한숨으로 대답을 대신했다. 왕용이 산으로 들어간 후 그의 부인은 매일 눈물로 하루하루를 지냈다.

세월이 유수같이 흘러 3년이 지나갔다. 그동안 왕용의 소식은 없었고, 그의 아내는 슬픈 나날을 보내다가 병이 생겼다.

정신적인 불안감이 심해져서 음식을 제대로 삼킬 수도 없고 밤에는 잠을 제대로 자지 못해 일종의 기허혈휴(氣虛血虧)의 부인병이 생겨 월경이 끊어지게 되었다. 이런 상태에서 반년이 흘러갔다. 3년 반이 지나도록 자식이 돌아오지 않자, 어느 날 어머니는 며느리를 불러놓고 마음을 굳힌 듯 입을 열었다.

"애야! 네 남편이 산속으로 들어간 지 3년 반이 지났구나. 아무런 소식도 없고, 맹수와 독사들에게 변이나 당하지는 않았는지, 생사라도 알 수가 있어야지……"

이것은 며느리에게 재혼을 해도 어쩔 도리가 없다는 의미였다. 며느리는 그가 꼭 돌아오리라 믿고 재혼을 거절하였다. 그러던 중에 며느리는 몸이 점점 좋아졌고, 시어머니의 재혼 권유에 마침내 다른 사람을 만나 재혼을 하였다.

운명의 장난인지, 왕용의 부인이 개가(改嫁)한 지 얼마 되지 않은 어느 날 황혼이 질 무렵, 죽었을 왕용이 어머니와 부인의 이름을 부르며 대문을 열고 들이닥친 것이었다. 왕용이 집안에 들어서자 방 한구석에 초라하게 앉아 있는 어머니를 발견하였다. 그는 의자에 힘없이 앉으며 3년 반 동안 그토록 사랑하며 그리워했던 아내가 눈에 띄지 않자 어머니에게 물었다.

"제 처는 어디 있지요?"

왕용의 뇌리 속에 수많은 생각이 스쳐갔다. 짧다면 짧은 3년 반 사이에 10여 년은 늙어 보이는 어머니를 바라보며 그가 집을 떠난 후 집안생활이 어려웠다는 것을 알았다.

"애야! 네가 떠난 후 네 처가 병이 들었고, 지금은 재가(再嫁)를 했다."

　왕용은 사랑하는 아내가 재가를 하였다는 말에 온몸에 찬물을 끼얹는 느낌이 들며, 남자는 눈물을 보이면 안 된다고 마음먹었지만 눈물이 저절로 흘러내렸다.

　이튿날, 왕용은 친구를 통하여 사랑하는 부인에게 자기가 돌아왔다는 편지를 전했다. 그의 부인은 놀라며 자신이 다른 사람의 부인이 된 것을 자책하였다. 그 후 왕용의 어머니 주선으로 두 사람은 다시 만나게 되었다.

　"여보! 나는 산속에서도 당신만을 그리워했소!"

　부인은 말없이 눈물만 흘릴 뿐 아무 말도 할 수가 없었다. 며칠 후 부인은 병의 증세가 다시 도졌다. 의사가 진맥을 하였지만 속수무책이었다. 그 소식이 왕용의 귀에까지 들어가게 되었다.　왕용은 산속에서 가져온 봇짐에서 약초 하나를 꺼내 친구 편으로 다른 사람의 아내가 된 자기 아내에게 보냈다.

　그녀와 재혼한 남편은 성격이 강직하고 바르며, 이해심이 많은 중년 남자였다. 그와는 나이 차이가 많았고, 부인이 결혼 전 병으로 고생하였다는 얘기를 왕용의 어머니로부터 들었다. 또한 왕용 부부가 서로를 끔찍이 사랑했었다는 사실까지 알았다.

　그리하여 부인을 왕용에게 돌아가도록 허락을 하였다. 부인은 왕용이 보내준 약을 끓여 먹고 3, 4일 후 몸이 편해지더니 마침내는 완쾌되었다.

　부인이 완쾌되기를 기다려 왕용은 오색으로 장식한 말을 타고 나팔을 불며 자기의 처를 다시 집으로 데리고 왔다.

　이런 이야기가 탕주(宕州)에 전해져, 당연히 집에 돌아온다는 뜻과, 남편이 당연히 돌아온다는 뜻인 「당귀(當歸)」를 그 약초 이름으로 쓰게 되었다.

당(唐)나라 때 구전하는 시(詩) 가운데 「정당귀시우불귀(正當 歸時又不歸)」라는 구절이 있는데, 그것은 곧 「돌아올 때가 되 었는데 아직 돌아오지 않는다」라는 뜻이다.

당귀는 중추를 흥분 시키고, 혈관확장을 하 여 혈압이 내려가게 하 며 진통 작용을 한다. 관상동맥을 확장하여 혈류량을 증가시키고 심장과 혈관을 확장시 킨다. 면역기능을 높이

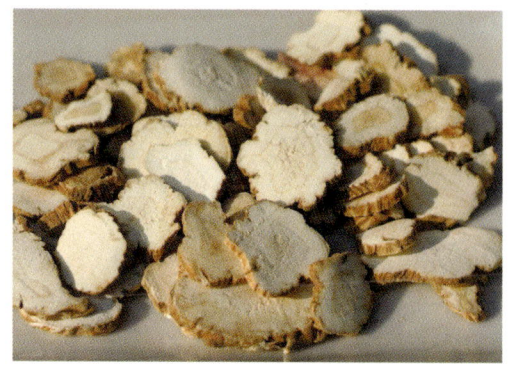

당 귀

고 자궁조직을 증생하는 작용을 하고, 항균 항염하며, 조혈작용 을 한다. 또한 당귀는 보혈작용과 월경불순을 치료하며 지통하여 주고 활장(滑腸) 작용이 있어 변비에도 좋다.

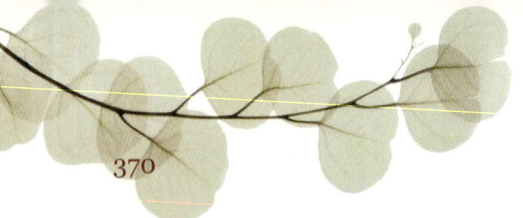

2. 두견화를
사랑한 무명초

하수오(何首烏)

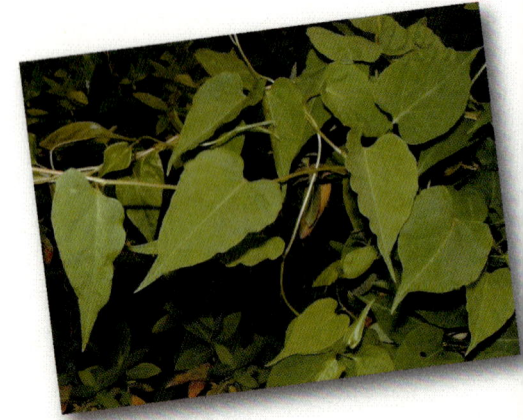

옛날, 깊고 깊은 산골에 이름도 없는 무명초(無名草)가 있었는데 묵묵히 혼자 잘 자라고 있었다. 그 무명초 주위에는 한 그루의 두견화(杜鵑花)가 자라고 있었다.

무명초는 두견화를 사랑하여 두견화가 피해를 입을까봐 바람・비・서리・눈을 자기의 잎으로 보호하여 주었다. 이러한 무명초의 행동을 보고 꽃들의 신(神)인 화신(花神)이 가지각색의 다채롭고 아름다운 빛깔을 무명초에게 주었다. 그러나 무명초는 모두 두견화에게 아름다운 빛깔을 주어 무명초는 오직 검은색만 가지고 있었다.

두견화는 빛깔이 가지각색이고 다채로운 모양을 갖게 된 뒤부터 봄에 꽃이 피어 온 산을 아름다운 색으로 물들였다.

하루는 강변에 살고 있는 한 노인이 깊은 산속에 들어와 나무를 하다가 허기가 져 무명초 옆에 쓰러졌다. 무명초는 노인에게 말했다.

"할아버지, 나는 할아버지가 배고파 정신을 잃은 것을 압니

다. 나를 뽑아 뿌리를 먹
으세요."

노인은 깨어 무명초가
한 말을 생각하며 놀랐다.

"아니! 풀이 말을 하
네? 이 풀이 귀한 약초인
가 보군."

노인은 무명초를 뿌리
째 뽑아서 집으로 돌아와
뿌리를 먹었다.

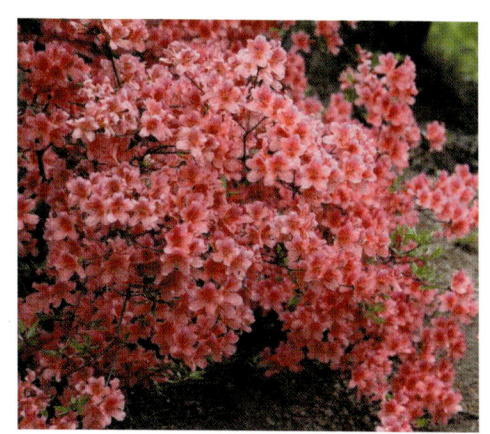

두견화

이튿날, 노인은 백발이 검게 변하였다. 이 사실이 사람들의 입
을 통해서 강변에 있는 성안에 전해지자, 약방을 하는 사람들이
노인에게 찾아왔다.

"같이 가서 그 약초를 캐다가 약을 만듭시다."

노인이 강변에 살고 있어 하(何)노인으로 불렸으며, 머리가 까
마귀같이 검게 되어 수오(首烏)를 붙여 그 약초를 하수오(何首烏)
라고 부르게 되었다.

하수오는 땅속으로 뻗는 뿌리는 둥근 덩이뿌리를 형성한다. 가
늘게 뻗는 줄기는 전체에 털이 없고 잎이 어긋나게 달린다. 우리
나라 각지의 산야에 야생하고 내한성, 내충성, 내건성 등이 강해
전국 어디서나 재배가 가능하다.

한방에서는 덩이뿌리를 약재로 사용한다. 약성은 온(溫)하고

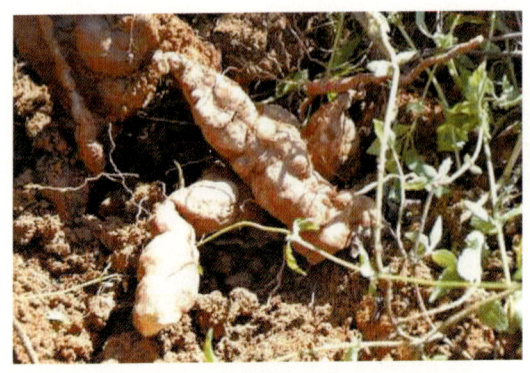

하수오

감고(甘苦)하며 조삽(燥澁 : 파슬파슬함)하다. 강장·강정·양혈(養血)·보간·거풍·소종의 효능이 있는 것으로 알려져 있다. 신체허약·요통·동맥경화·양위(陽痿)·고혈압·만성간염·결핵성 임파선염·장염·옹종(癰腫)·변비 등의 증상에 치료제로 쓴다. 콜레스테롤 저하, 항바이러스, 강장, 보혈, 익정, 소종의 효능이 있다.

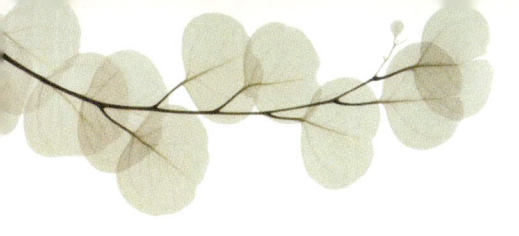

3. 신선이
가르쳐준 선약

하수오(何首烏)

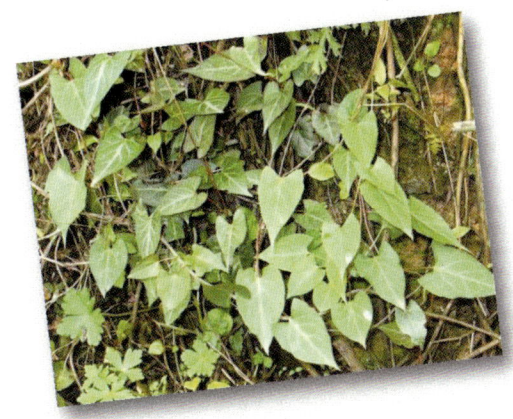

《하수오전(何首烏傳)》의 작가 이고(李翺)의 자(字)는 습지(習之)이고 당(唐)나라 조군(趙郡) 사람이다. 그는 과거에 합격한 진사이고 전에 산남동도(山南東道) 절도사였으며, 그의 문장은 천하에 날렸다. 그는 죽은 후 시문(諡文)으로 추대를 받았다.

시문은 열공(烈公)과 같은 것이다. 대학자 한유(韓愈)의 제자로서 그의 저서는 《논어필해(論語筆解)》, 《오본경(五本經)》 등이 있다.

《하수오전》에 있는 이야기다.

옛날, 남방의 한 산속에 아주 작은 촌락이 있었다. 그 마을에는 하전아(何田兒)라는 사람이 살고 있었다. 하전아는 부모로 물려받은 재산은 많이 가지고 있었으나, 나서부터 체질이 약하고 잦은 병치레로 얼굴이 창백하고 핼쑥하여 장가도 못 들고 58세까지 혼자 살았다. 병약한 하전아에게 시집오겠다는 처녀가 없었던 것이다. 눈 깜빡할 사이에 세월이 흘러갔다.

그는 항상 고독하고 무심하게 세월을 보내고 있었다. 다른 사

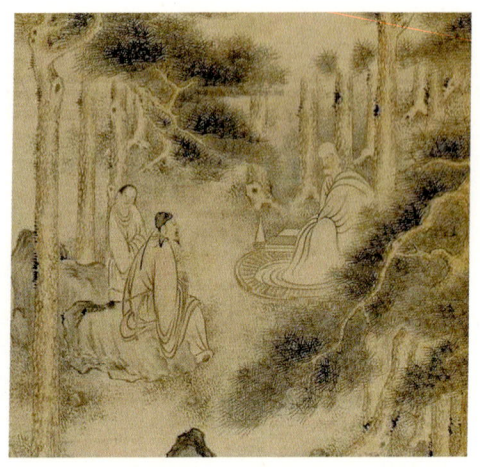

清 화가 정관붕의 이고문선도(李翶問禪圖)

람들은 기력이 왕성하여 산수 구경도 다니지만, 그는 매우 내성적이고 소침하여 매일 다른 사람들의 세계를 동경하고만 있었다. 어느 해 그는 용기를 내어 부근의 작은 산을 올랐다.

그는 콧노래를 부르며 산속 골짜기에서 목욕도 하고 노래도 부르며 좋은 하루를 지내고 집으로 돌아왔다. 몸은 상쾌하여 저녁때 하루의 기쁨에 취해서 술을 마셨다. 이튿날부터는 비가 오거나 바람이 불지 않는 날은 매일 산에 올라가서 놀았다.

그러던 어느 날, 그는 술을 조금 마시고 풀밭에 누웠다. 하늘의 흰 구름을 바라보며 누워 있으니 마음이 싱그러웠다. 곁에 있는 두 그루의 나무는 세 자 정도 되었다. 그런데 두 나무의 넝쿨이 서로 엉켜 있어 마치 교접하는 것과 같았다. 나무는 자줏빛(紫色)이고, 잎은 서로 마주보고 있으며, 꽃봉오리는 황백색(黃白色)이었다.

하전아의 얼굴은 돌연 웃음을 띠었다. 그는 근 10년간을 웃지 않고 살아 왔던 것이다. 하전아는 흥분이 되어 자리에서 일어났다. 두 그루의 나무가 있는 데로 가까이 가 허리를 굽히고 나무뿌리를 파냈다. 곧 주먹만 한 뿌리를 파낸 다음 또 다른 뿌리를 팠다. 그는 두 뿌리를 가지고 산을 내려와 집으로 돌아왔다. 하전아는 58년 동안 오늘처럼 힘을 써서 일해 본 적이 없었다.

하전아는 가져온 뿌리를 이웃 친구들에게 주었다.

"이것이 무슨 뿌리지?"

친구들은 나무 이름을 몰랐지만, 하전아의 행동이 이상하다고 생각하였다. 낮에 파낸 뿌리로 하전아는 맥이 다 빠져 저녁식사를 하고 나서 뿌리를 발 곁에 놓고 목욕하는 것도 잊어버리고 침대에 올라가 잠이 들고 말았다. 그는 꿈을 꾸었다. 그가 산속의 푸른 초원에 서 있으니 앞에서 희미한 붉은 연기가 피어오르면서 없어지더니 백발의 신선이 나타나 그를 불렀다.

"전아! 전아!"

하전아는 대답을 하려고 하였지만, 목소리가 나오지 않았다.

그러나 백발 신선은 계속 말했다.

"그 뿌리는 신선이 너에게 준 것이니 곧 복용하도록 해라. 그리고 꼭 기억하거라."

하전아가 꿈에서 깨어나 보니 한밤중이었고, 그는 또 다시 잠을 자기 시작했다. 그러나 또 같은 꿈을 꾸었다. 날이 밝을 때까지 하전아는 같은 꿈을 꾸었다.

"이게 꿈인가, 생시인가?"

그는 의문이 생겼다. 그 뿌리에 독이 있다면 어떻게 될까 생각하였다.

"그래, 내가 살면 얼마나 산다고."

그래서 그는 그 뿌리를 돌방아에 찧어서 가루를 내었다.

"사람들이 말하기를, 약은 공복에 복용하면 효과가 좋다고 하던데."

그는 아침식사 전에 술에다 가루로 만든 약을 섞어 같이 복용하였다. 약에는 독성이 없었다. 그래서 하루 세 번 공복에 복용하였다. 1개월이 지나가니 꿈에서 노인이 말한 것처럼 그 약이 선약이었다. 하전아는 그 뿌리를 먹고 나자, 몸에 기운이 나는 것 같았다.

"전보다 힘도 나고 기분도 상쾌하구나!"

그는 내심 기뻐서 또 산에 가 그 나무의 뿌리를 채집하여 가루를 만들어 복용하였다. 그러기를 1년이 지나니 그가 채집해 온 뿌리는 창고에 가득하였고, 가루를 내어 매일 복용하니, 마을 사람들은 하전아를 화제의 인물로 떠올려 이야기꽃을 피웠다.

그것은 병약하던 하전아의 얼굴에 병색이 깨끗이 가시고 정력이 충만하여져, 비록 나이는 60세의 고령이었지만 머리카락이 검게 변하고 젊은이 같은 모습이 되어 사람들이 이상하게 생각된 때문이었다.

하전아의 이야기가 이 마을에서 저 마을로 전해져 많은 사람들이 하전아의 집으로 몰려들었다.

"그 선약을 좀 구해 주시오."

이때까지 아무도 찾지 않던 하전아의 집은 졸지에 방문객들로 장사진을 이뤘고, 오래지 않아 하전아는 약초뿌리로 부자가 되어 새 집을 지었다. 마침내 하전아는 60세의 고령에 부인을 맞이하

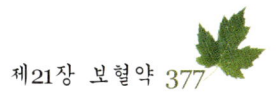

여 아들을 낳았다. 아들 이름을 계속 대를 이으라는 뜻인 연수(延壽)라고 이름을 지었다.

연수는 어려서부터 아주 건강하였고, 자라면서도 잔병치레를 하지 않았다. 연수가 성인이 되었을 때, 하전아는 아들에게 약초 뿌리에 대하여 알려주었다. 그들 세 식구는 매일 공복에 가루를 복용하여 아들 연수가 백 세가 되어도 머리카락은 까마귀와 같이 검은색이었고, 아버지는 160세 이상을 살았다.

전하는 바로는 아들이 130세에도 머리카락이 검어서 사람들은 「하수오(何首烏)」라 불렀다. 그의 성이 하씨이고 머리가 까마귀와 같이 까맣다는 뜻이다. 그리고 정력이 왕성하고 신체가 건강하여 사람들의 입에서 입으로 전해 내려와 사람들은 그 약초의 뿌리를 하수오라고 불렀다.

하수오는 가공을 하면 효과가 더욱 좋으며 체내의 혈액순환을 좋게 하며 어지러움과 불면증·백발·유정·대하·오래된 설사·노인성 동맥경화에도 효과가 있다.

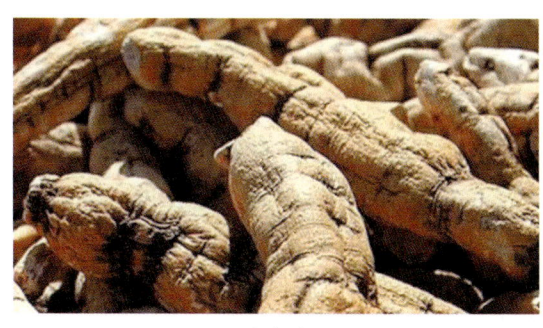

하수오

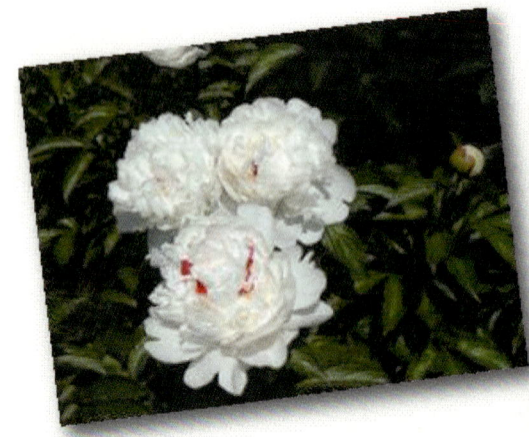

4. 한밤 여인의
울음소리

백작약(白芍藥)

중국 삼국시대 때의 이야기이다. 의성(醫聖) 화타의 집 주위에는 온통 약초나무로 둘러싸여 있었다. 그는 모든 약초를 맛을 보아 약의 성질을 파악한 다음 환자에게 사용함으로써 결코 약을 잘못 쓴 일이 없었다.

어느 날, 한 사람이 백작(白芍) 한 그루를 보내 왔다. 화타는 백작을 정원 창 앞에 심었다. 그는 백작의 잎을 뜯어 맛을 보았다. 그리고 가지와 꽃도 맛을 보았지만, 맛이 평범하고 약의 성질을 찾아볼 수가 없었다. 그는 백작을 약초로는 쓸 수가 없다고 생각해서 백작에 대해 별다른 관리를 않고 신경도 쓰지 않았다.

어느 날, 밤이 깊어서까지 화타는 등잔불을 밝히고 책을 읽고 있는데, 홀연히 여자의 울음소리가 들렸다. 그는 창문 밖을 내다보니 달빛에 아름다운 여인이 서 있는데, 마치 뭔가 안타까워하는 눈치였다. 화타가 창 밖을 향해 말했다.

"할 얘기가 있으면 울고만 있지 말고 말해 보아라."

그러나 아무 대답이 없었다. 화타는 방문을 열고 밖으로 나가

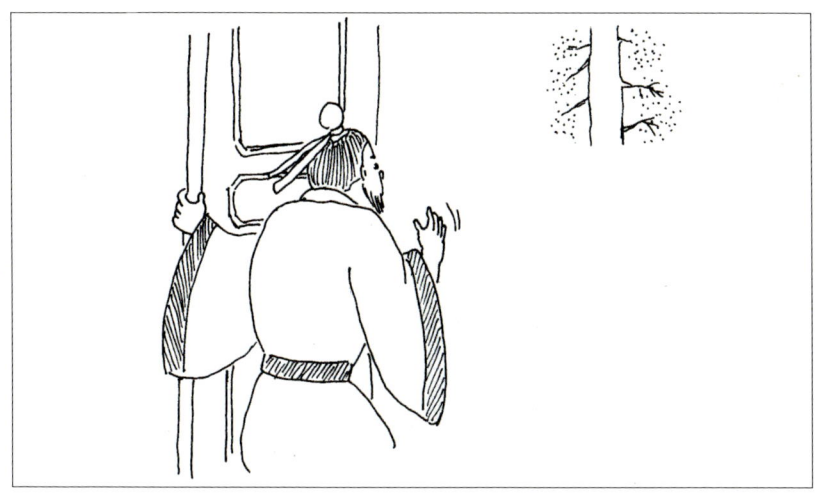

보았으나 사람의 그림자는 보이지 않았다. 창문에서 본 여자가 서 있던 곳에는 백작나무가 전처럼 서 있었다. 화타는 마음이 흔들렸다.

"도대체 백작나무가 그 여자란 말인가?"

머리를 흔들고 웃으며 백작나무를 향해 말했다.

"네가 정말 약효가 있는 영험한 나무라면 마음 아파 울지 않아도 되는데……. 나무 자체가 약효가 없는데 어찌 약으로 쓴단 말이냐?"

그는 다시 방안으로 들어와 책을 보려고 막 앉는데 또다시 여자의 울음소리가 들려왔다. 밖으로 나가 보니 마찬가지로 백작나무만 서 있을 뿐이었다. 이렇게 몇 번을 반복하다가 화타는 어떤 느낌이 들었다.

"무슨 곡절이 있는 게 아닌가?"

그는 옆에서 자는 부인을 깨워 자초지종을 이야기했다. 부인은

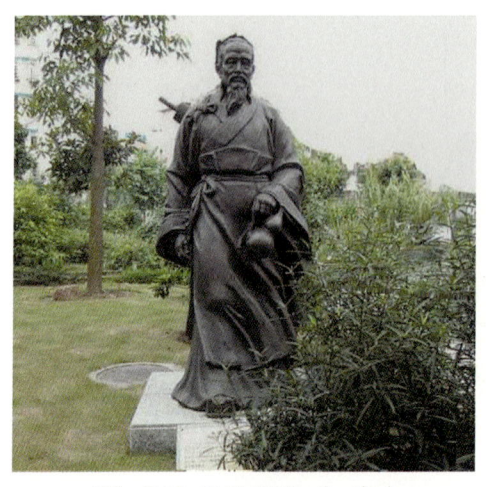

신농초당(神農草堂)의 화타

창 밖에 있는 백작나무를 바라보면서 말했다.

"이곳에 있는 한 그루 풀과 나무가 당신의 수중에서는 좋은 약이 되지 않습니까? 잘 조사해 본다면 어떤 하잘 것 없는 풀 한포기라도 효험을 찾아내면 많은 환자의 생명을 구할 것 아닙니까. 단 한 그루의 백작에게만 쌀쌀하게 대하지 말고 당신이 잘 생각하여 용도를 찾아 보셔요. 백작이 오죽 안타까웠으면……"

화타는 웃으며 말했다.

"나는 많은 약초의 맛을 보아 약의 성질을 파악하여 어떤 용도에 사용하고 어디에 효험이 있는지를 확실히 하여 조금도 착오가 없어야 하는데, 백작나무의 꽃과 잎, 줄기를 모두 맛보았지만, 약으로 쓸 수가 없는데 어찌 그 나무를 약재로 사용하지 않는다고 안타깝다 하는 거요?"

"여보, 꽃과 잎, 줄기는 밖에서 자라지만, 땅 속에 있는 뿌리가 있지 않아요. 다시 한 번 조사해 보셔요."

화타는 귀찮다는 듯 대꾸를 않고 그냥 드러누워 잠이 들어버렸다. 부인은 남편의 의술이 높지만, 조그만 일에 귀담아듣지 않으니 어떻게 세심한 것을 주의 깊게 볼 수 있나 걱정을 하며 눈을 붙이지 못하고 온 밤을 지새우며 방법을 생각해 냈다.

이튿날 아침, 그녀는 마음을 크게 먹고 부엌에 가서 칼을 가지고 와 허벅지살을 도려냈다. 그러자 선홍색의 피가 바닥에 낭자했다. 화타가 그것을 보고 각종 약초를 가져다 상처에 붙였지만 피는 계속 나왔다. 그는 손으로 귀를 잡고 생각을 했지만 어떤 좋은 방법이 떠오르지 않았다. 그때 부인이 그에게 말했다.

"백작의 뿌리를 캐서 시험하여 봅시다."

병이 급하면 의사를 혼란하게 한다는 말과 같이 화타는 이런 지경에 빠져서야 그것을 시험하려고 부인의 말대로 백작의 뿌리를 상처에 붙이니 즉시 피가 멎었고 통증도 가셨다.

며칠이 지나지 않아 상처가 아물었다. 여태껏 이렇게 효과가 있는 약초를 보지 못했다. 이리하여 화타는 백작의 효능을 절실하게 체험했고, 이 약초는 귀중한 약재로 지금도 한방에서 많이 쓰고 있다.

백작약은 간과 비장에 작용하여 수렴작용과 해열작용을 나타내고 간의 기운이 뭉친 것을 풀어주고 통증을 감소시켜주는 작용이 있어 각종 통증과 함께 생리불순, 생리통, 식은 땀, 가슴, 옆구리

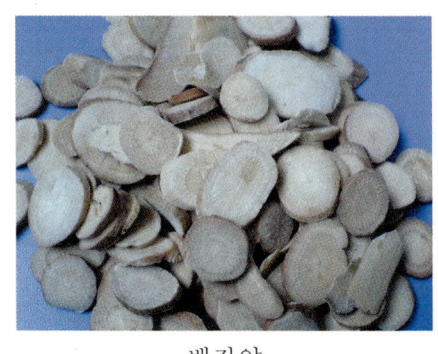

백작약

와 배 아픈 증상, 팔다리의 경련과 통증 등에 효과가 있다. 혈관

을 확장하여 혈류량을 증가시키고 혈소판의 응집력을 억제한다.

항균작용을 하며 통증을 멎게 해주고, 땀이 나는 것을 막아주고, 자궁출혈·대하(帶下)에 효과가 있으며, 간(肝)을 튼튼하게 하며 옆구리가 아플 때와 월경통에도 사용한다. 또한 몸이 허하여 땀을 흘릴 때도 쓰며, 중추신경을 억제하여 진정, 진통작용이 있다.

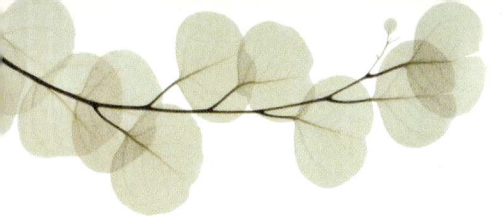

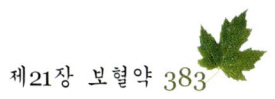

5. 까만 당나귀

아교(阿膠)

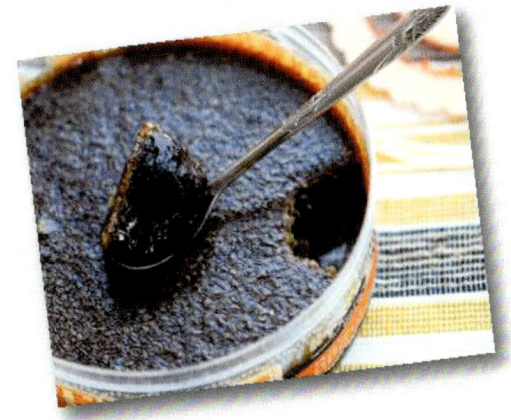

산동(山東)지방에 아읍(阿邑)이란 마을이 있었다. 어느 해, 산동지방에 유행병이 돌았는데, 병에 걸린 사람은 심하면 피를 토하고 죽기까지 하였다.

당시 아읍{지금의 동아진(東阿鎭)}에는 마음씨 착한 처녀가 있었는데, 이름을 아교(阿嬌)라고 했다. 그는 동네 사람들이 유행병으로 고생하는 것을 보고 혼자서 동쪽에 있는 태산(泰山)으로 가서 산신인 약왕(藥王)에게 제(祭)를 지냈다.

"비나이다. 우리 마을에 유행병이 창궐하고 있사온데, 그 병을 치료할 약을 구하게 해주소서."

아교는 제사를 지내고 마을로 돌아오다가 한 노인을 만났다.

"처자!"

"네?"

"얼굴에 수심이 서려 있는데 무슨 근심이 있는가?"

"네, 저희 마을에 유행병이 돌아 마을 사람들이 죽어 가고 있습니다."

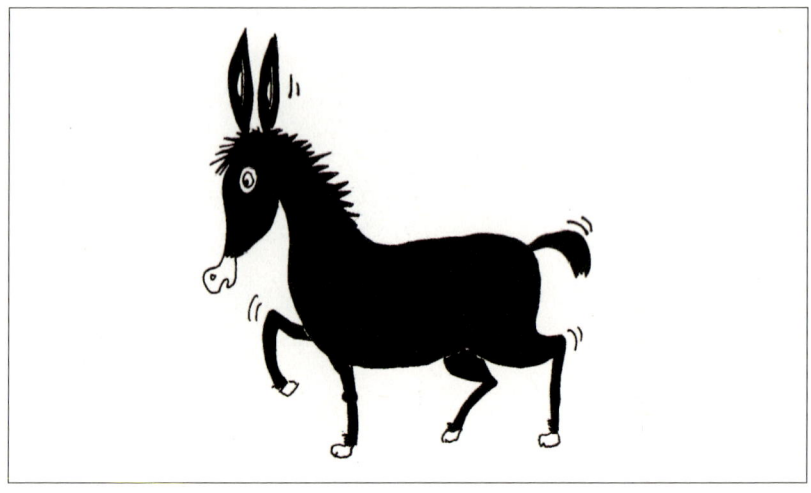

"내 그 유행병에 좋은 약을 알려주지. 아읍(阿邑)에 있는 작고 까만 당나귀 가죽을 먹어야 낫게 되지."

아교는 이 소리를 듣고 깜짝 놀랐다.

그녀의 마을에는 작고 까만 당나귀가 한 마리 있었기 때문이다. 그 작고 까만 당나귀는 산을 평지와 같이 다니고, 산에서 호랑이를 만나도 두려워하지 않는 사나운 당나귀였다.

"그렇게 사나운 당나귀의 가죽을 어떻게 벗기지?"

아교는 근심이 가득하였다. 노인은 아교의 걱정을 알아차리기라도 한 듯 보검 한 자루를 아교에게 주었다.

"보검이 있어도, 저는 칼을 쓸 줄을 모릅니다."

"그럼 내가 칼 쓰는 법을 가르쳐 주지."

노인은 아교에게 검술을 가르쳐 주었다.

아교가 아읍으로 돌아가는 길에 산에서 작고 까만 당나귀를 만났다. 당나귀와 아교는 한바탕 격투가 벌어져 마침내는 당나귀

를 죽였다. 아교는 노인의 지시에 따라 당나귀 가죽을 벗겨 마을
로 돌아와 얕은 불로 계속 끓이자, 누리끼리한 빛이 나고 독특한
향기가 나는 고약이 되었다. 고약을 환자들에게 나누어 주니 병
이 모두 치유되었다.

    그 후로 까만 당나귀의 가
죽으로 고약을 만들어 병을 치
료하는 방법이 전해 내려왔다.
사람들은 아교(阿嬌)의 은덕을
깊이 마음속에 새기고자 아교
의 아(阿)와 고약(膏藥)의 교
(膠)를 합하여 「아교(阿膠)」
라고 이름 지었다. 그래서 지

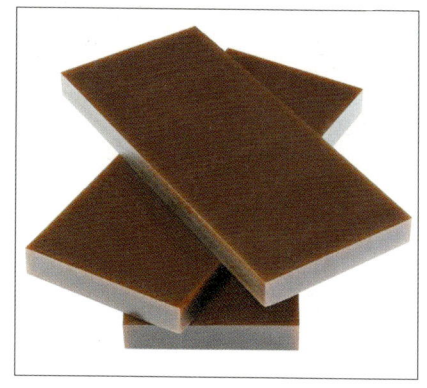
아 교

금도 산동에서 나오는 아교를 최상품으로 친다.

    아교는 어린이의 폐가 약하여 천식이 있을 때, 오래된 해수, 그
리고 혈변과 부인의 자궁출혈에 효과가 있으며, 산후 설사와 노
인의 허약성 변비에도 좋은 효과가 있다.

    《약성론(藥性論)》에는 「아교가 뼈와 근육을 튼튼하게 하고,
기를 보충하며 설사를 막아 준다」고 되어 있다.

6. 용이 된 소년

용안육(龍眼肉)

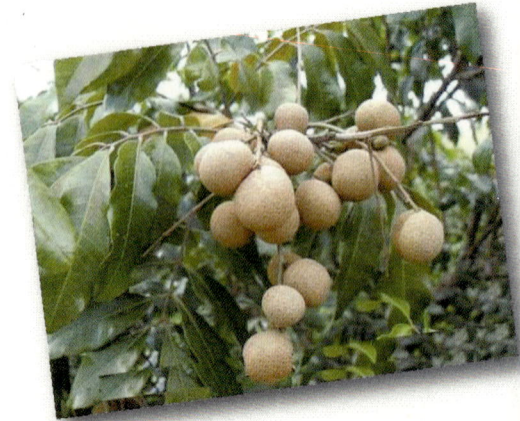

용안육은 용안수(龍眼樹)의 열매로 다른 이름은 계원(桂圓)이라고도 한다.

옛날, 포전현(蒲田縣)의 흥화만(興化灣)에 교룡(蛟龍) 한 마리가 살고 있었다. 교룡은 고대 전설상의 동물로 홍수를 일으키는 용이다. 수용인 교룡은 마치 견우직녀가 만나듯이 매해 겨울에 한 차례 하늘로 올라가 암용과 만난다. 교룡은 매번 하늘로 올라갈 때마다 말썽을 부려 바다에 풍파를 일으켜 흥화만 부근의 수천의 비옥한 토지를 물에 잠기게 하여 백성들이 피해를 입었다.

백성들은 이런 교룡을 원망하여 흥화만 원님에게 사정했다.

"제발 교룡을 잡아 백성들이 피해를 입지 않게 해주셔요."

그러나 원님은 방법이 없어 도사(道士)를 요청하여 부적을 만들고 주문을 외어 교룡이 하늘로 올라가지 못하도록 하였지만, 주문도 효험을 보지 못하였다. 다시 사당을 지어 아침저녁으로 향불을 피웠고 초하루와 보름날은 돼지와 양을 제물로 제사를 지냈지만 교룡은 여전히 피해를 주었다. 어느 해에는 교룡이 수십

개 마을의 토지와 가축과 인명을 해쳤다.

아홉 살 된 아이가 외삼촌 집에서 머물렀다. 아이 이름은 계원 (桂圓)이라고 하였고 그는 재능이 있고 영특하였다. 계원은 마을 사람과 같이 교룡으로 말미암아 부모형제는 죽고 집과 논밭은 모두 잃어버렸다.

그는 마음속으로 교룡을 죽여 부모의 원한을 갚으려는 마음만 있었다. 계원은 외삼촌 집에 살면서 소를 키우고 땔감을 주워 가사를 도왔다. 그는 틈만 나면 대나무로 검을 만들어 무술을 연마하였다.

어느 날, 계원은 다른 날과 같이 소를 타고 산으로 올라갔다. 산으로 올라가는 동안 소가 별안간 가는 길을 멈추고 "음매—" 하고 소리를 질렀다. 계원은 소등에서 내려 보니 소발에 뱀이 밟혔다. 뱀은 계원을 향해 구해달라고 머리를 끄덕였다. 계원은 소의 발을 치웠다.

그러나 뱀은 도망가지 않고 있었다. 그는 이상해서 자세히 보니 뱀의 꼬리가 소의 발로 인해 상처를 입었다. 계원은 옷섶을 찢어 상처 난 부위를 싸매주고 뱀이 회복될 때까지 기다려 다시 풀밭에 놓아주었다.

수개월이 지나자 계원은 그 일을 자연히 잊어버렸다. 그는 오직 교룡을 죽이는 데만 골똘하였다. 그러던 어느 날, 계원은 산속 고목나무 숲에서 "찍찍" 하는 소리를 듣게 되었다. 그가 자세히 보니 작은 매가 고목나무가지에 걸려 소리만 지르고 있었던 것이었다. 자세히 보니 매의 다리가 부러져 있었다. 계원은 옷섶을 찢

어 상처 부위를 싸매 주고 상처가 아물 때까지 돌봐준 뒤 놓아주었다.

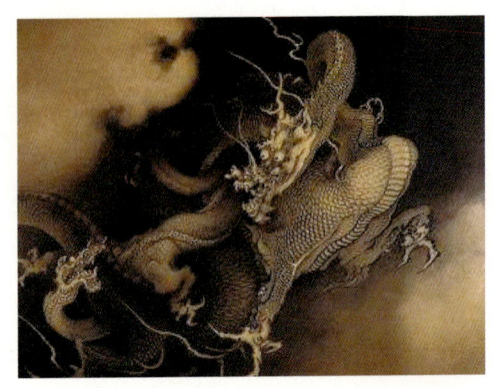

구름과 비를 얻어 하늘로 오르는 교룡

몇 개월이 지나 계원은 그 일을 잊어버렸다. 그는 오직 부모형제의 원수인 교룡을 죽일 생각을 하며 무술연습을 열심히 하였다.

세월은 유수같이 9년이 흘러 계원은 훌륭한 청년으로 성장하였다. 무술연습을 열심히 한 결과 그는 힘이 넘치고 한 손으로 3백 근이나 되는 검으로 마치 춤을 추는 듯한 무술 경지에 이르렀다. 검을 휘두를 때면 차가운 섬광이 번뜩였다.

마침내 교룡이 하늘로 오르는 날이 왔다. 계원은 보검을 차고 해변으로 달려 나가 교룡이 하늘로 올라가는 것을 기다리고 있었다. 바로 그때 "쉭— 쉭—" 소리를 내며 교룡이 하늘로 오르려고 하였다. 그 때 길이가 2장(丈)이 넘는 큰 뱀이 나타나 교룡에게 달려들었다. 큰 뱀은 교룡과 싸웠다. 바다는 물결이 일고 피로 물들었다.

마침내 큰 뱀은 교룡에 의해 죽었다. 뱀이 죽은 후에 하늘에서 큰 매가 교룡에게 달려들었다. 하늘에서는 핏방울이 마치 비가 내리는 듯하였다. 마침내 매도 교룡에 의해 죽어 땅으로 떨어졌다. 용감한 매와 뱀은 계원이 오래 전 살려주었던 매와 뱀으로 계원의 은혜를 갚기 위해 교룡과 싸웠던 것이었다. 교룡도 매와 뱀의 공격으로 중상을 입고 땅으로 떨어졌다.

그 순간을 계원이 달려들어 검으로 교룡을 죽였다. 교룡을 죽이고 계원은 두 눈동자를 파내 가지고 마을로 돌아왔다. 그는 마침내 부모형제의 원수를 갚았다.

교룡이 죽었다는 소식을 듣고 피해 입었던 많은 마을사람들은 징을 치고 피리를 불며 계원을 영접하러 모였다. 이때 마을 원님이 계원의 손에 용의 눈이 들린 것을 보며 소리를 쳤다.

"용의 눈을 먹으면 신선이 된다는데, 그 보물을 바쳐라!"

계원은 원님 말을 듣고 용의 눈을 원님에게 건네주려는데 원님이 용의 눈 한 개를 낚아챘다. 계원은 순간 머리에 스치는 생각에 용의 눈 한 개를 입안으로 넣었다.

용의 눈을 삼키는 순간 하늘에 먹구름이 짙게 끼고 계원의 몸에 찬란한 비늘이 생기더니 금색의 용으로 변하였다. 그리고는 하늘로 올라가 구름 속으로 사라졌다. 지상의 원님은 이런 상황에 놀라며 용의 눈을 든 손을 떨면서 용의 눈을 떨어뜨렸다. 그러자 용의 눈은 감쪽같이 없어져 버렸다.

이듬해 봄, 용의 눈이 떨어진 그곳에 나무 한 그루가 자라나기 시작하였다. 꽃이 나무에 가득 피었다. 여름에는 알알이 열매가 맺으며 수정과 같은 열매의 속 검붉은 육질(肉質)은 마치 용의 눈과 같았다.

그리하여 사람들은 이 나무를 「용안수(龍眼樹)」라고 부르게 되었고 열매의 육질을 용안육(龍眼肉)이라고 하였다. 또 백성을

위해 용감한 계원을 기리며 용안수의 열매를 햇볕에 말려 건조한 과실을 「계원(桂圓)」이라고 불렀다.

용안육에는 포도당이 26.91%, 주석산(tartaruc acud) 1.26%와 비타민 B$_1$, B$_2$, P, C가 함유되어 있다. 용안육은 심비양허(心脾兩虛)로 인한 경계(驚悸)·정충(怔忡)·실면(失眠)·건망(健忘)일 때와 보기(補氣)·양혈(養血)·안신(安神)하는 귀비탕(歸脾湯)에 들어가며, 기혈 부족에

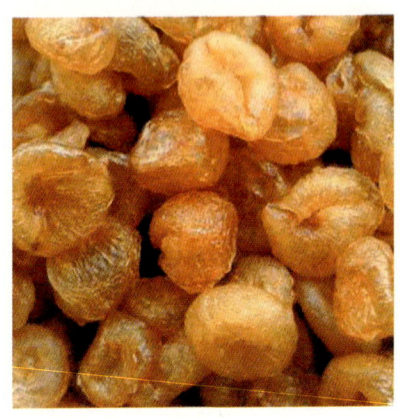
용안육

도 사용하며 오래된 병으로 허약자나 노인에게 좋은 보혈약이다.

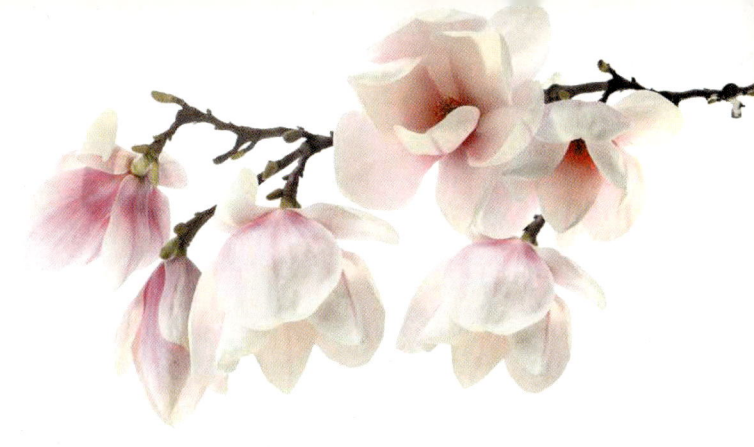

제 22 장 보음약 補陰藥

보음약은 음정(陰精)을 강화하고 자양하는 한약을 말한다. 보음약은 일반적으로 맛이 달고 성질이 차며, 폐(肺)·위(胃)·신경(腎經)에 작용하여 음정을 강화하고 자양한다. 그러므로 음허증(陰虛證)을 예방 치료하는 데 쓴다. 보음약으로서는 구기자·황정(黃精)·백합·천문동·맥문동·귀판(龜版)·별갑(鼈甲)·여정자(女貞子) 등을 들 수 있다.

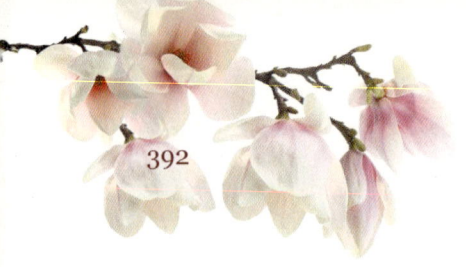

1. 372살 소녀의 장수비결

구기자(枸杞子)

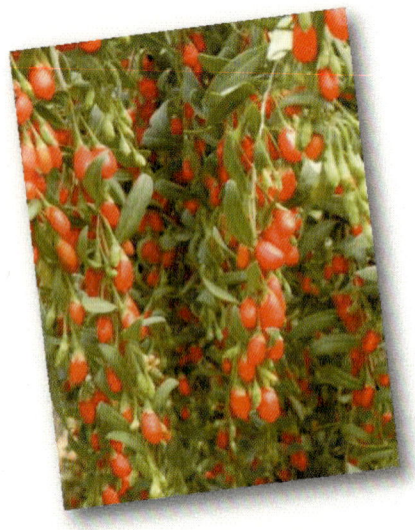

구기자나무는 나무가 커지면 나뭇가지가 마치 신선이 손에 쥔 지팡이와 같아서 선인장(仙人杖)이라고 불리기도 한다. 전설에 옛날 도사들이 도를 닦고 선술(仙術)을 학습하며, 불로장생의 선약(仙藥)을 만들 때 구기자를 주로 하여 만들었다고 한다.

이와 같이 구기자는 노화를 방지하고 체내의 기를 풍부하게 하며 뼈와 근육을 강화시켜 신체를 튼튼하게 하여 수명을 백 살까지 살게 하였다.

옛날 산동성 봉래현의 남공촌(南工村)에는 많은 구기자나무를 심은 덕에 그곳 주민의 수명은 길었다. 구기자를 먹기도 하였지만, 구기자의 각종 기(氣) 즉, 수기(水氣)·토기(土氣)·목기(木氣)의 자윤(滋潤)이 넘쳤기 때문이다.

윤주성(潤州城)에 오래된 절이 있었다. 윤주성은 지금의 강소성 진강시(鎭江市)이다. 그 절 이름은 개원사(開元寺)이며 절당에는 큰 우물이 있었다.

그 우물 주위에는 한 그루 몇 백 년 묵은 구기자나무가 있어

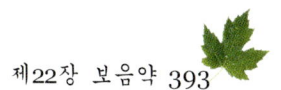

구기정(枸杞井)이라 불렀다. 이곳 사람들은 그물을 마시니 모두가 건강하였다. 당나라 시인 유우석(劉禹錫)은 다음과 같은 시를 읊었다.

절 안에 있는 약수(藥樹)는 찬 우물물에 의해 성장하고
우물의 맑은 물은 약 효과가 있다.
구기자나무의 푸른 잎은 늘어져 우물의 돌담까지 늘어지고
붉게 무르익은 구기자 그 빛은 구리로 만든 병과 같으며
갈라진 가지는 신선들의 지팡이와 같다.
늙은 나무일수록 강아지 같은 형상으로 되지만
품질 좋고 맛도 달콤한 이슬과 같은
물을 한 모금 마시면 오랫동안 살 수 있는 것을 알 수 있다.

僧房藥樹依寒井　　승방약수의한정
井有淸泉藥有靈　　정유청천약유영
翠黛葉生籠石甃　　취대엽생롱석추
殷紅子熟照銅瓶　　은홍자숙조동병
枝繁本是仙人杖　　지번본시선인장
根老能成瑞犬形　　근로능성서견형
上品功能甘露味　　상품공능감로미
還知一勺可廷齡　　환지일작가연령

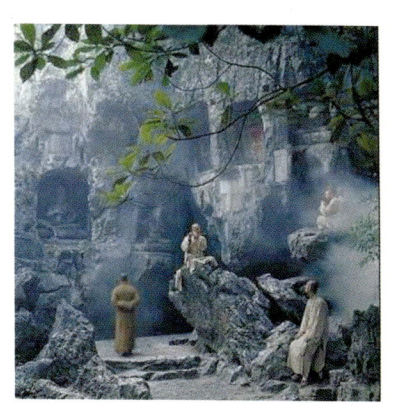

구기정

　옛날 노국(魯國)의 한 고위 관리가 조정의 명령을 받고 여러 곳의 민정을 두루 살피고 나서 조정으로 돌아오는 길에 교현(膠縣)의 서하(西河) 부근에 도착하였다. 그곳은 지금의 산동성 청도

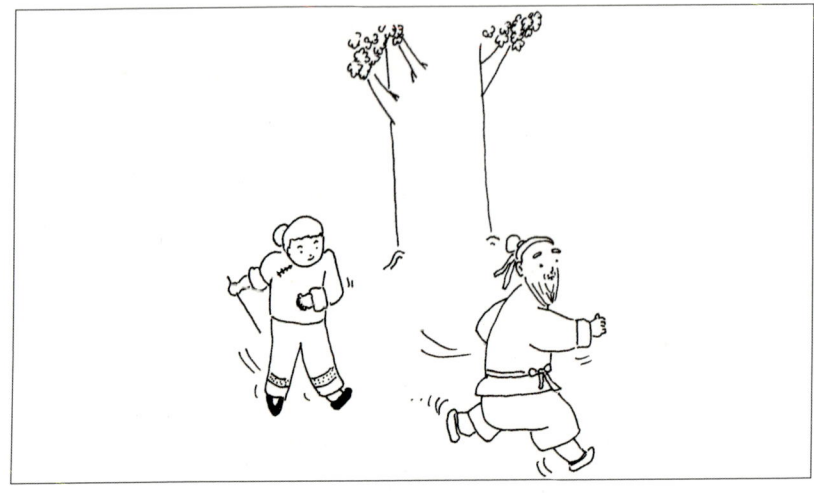

(靑島)이다.

얼굴이 불그스름한 15, 6세 정도 되어 보이는 소녀가 손에 회초리를 들고 노인을 쫓아다니고 있었다. 노인은 머리카락이 희고 이는 다 빠지고 수염은 한 자나 되어 90살 이상 되어 보였다.

소녀는 뒤를 쫓아가며 회초리로 때리려 하니 노인은 결사적으로 달아나며 잘못했다고 애걸하였다. 민정을 살피고 올라오는 길에 관리는 이 광경을 보고 화가 나서 말에서 내려 그 소녀 앞으로 다가갔다.

"너는 이 노인이 무슨 잘못을 하였기에 때리려 하는가? 삼강오륜(三綱五倫)도 모른단 말이냐!"

주위에 여러 사람을 거느리고 나타난 사람이 조정의 높은 관리라는 것을 안 소녀는 눈 하나 깜짝하지 않고 당당하게 말했다.

"이 녀석은 나의 증손자요. 내가 내 아들의 손자를 때리는데 무슨 잘못이 있소!"

관리는 이 소녀가 자기를 우롱한다고 생각하여 노발대발하며 말했다.

"이렇게 늙은 노인을 증손자라니? 너는 지금 날 우롱하고 있는 거냐!"

관리는 허리에 찬 칼을 빼들었다. 그러나 소녀는 조금도 두려워하지 않고 대꾸했다.

"우리 집에는 좋은 약재가 있습니다. 평생을 먹다가 보니까 이렇게 되었답니다. 당신들은 믿지 않겠지만, 내가 그런 좋은 약을 먹지 않았다면 벌써 행동이 불편하여 백발이 창창하고 치아도 빠지고 눈도 멀고 귀도 먹었을 것이요. 당신들도 나의 말을 듣지 않으면 저 아이와 같이 늙습니다."

관리는 그 소녀 말을 듣고 태도를 바꾸며 다시 물었다.

"당신은 15, 6세밖에 되지 않는데, 어찌 이 노인의 증조모가 되는가?"

"내 나이 이미 372살이요."

소녀는 크게 웃었다.

"내가 먹는 것은 어떤 영단묘약(靈丹妙藥)도 아니요. 오로지 구기자만 먹을 뿐이요. 구기자를 계속 2백일을 먹으면 신체는 건강해지고 피부도 윤택해지며, 계속 일 년을 더 먹으면 신체는 반드시 어린아이와 같이 젊어지고 걸음걸이도 빨라집니다."

"구기자를 어떻게 먹습니까?"

"1월에 뿌리를 캐서 2월에 달여 먹고, 3월에는 줄기를 잘라서 4월에 달여 먹고, 5월에 잎을 채집하여 6월에 차로 끓여 마시고,

7월에 꽃을 따서 건조시켜 8월에 달여 먹으며, 9월에 수확한 과실을 10월에 먹는데, 이와 같이 구기자나무의 꽃·줄기·과실·뿌리 모두를 약재로 쓰며 일 년 내내 복용합니다."

관리는 집으로 돌아간 후에 그 소녀가 얘기한 대로 구기자를 먹었다.

"과연 그분 말대로군."

후에 의씨현(猗氏縣)의 어떤 노인이 이런 전설을 듣고 나서 실천하여 보니 과연 백발이 검은색으로 변하고 치아도 튼튼해지고 걸음걸이가 젊은 사람과 다름이 없었다.

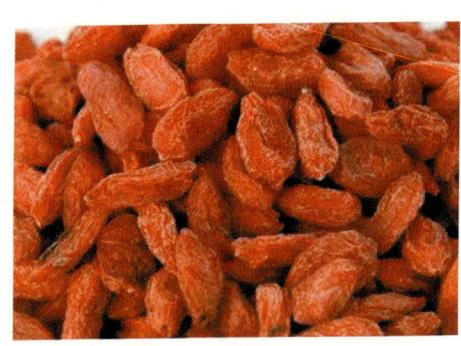
구기자

오늘날 구기자는 중요한 자양(滋養)으로 광범위하게 쓰이고 있으며 더욱이 신장의 기능을 좋게 하여 정기(正氣)를 보존하며, 허리를 튼튼하게 하여 피곤하지 않으며, 성기능 쇠퇴와 현운(眩暈 : 어지러움), 시력감퇴를 막아준다.

구기자는 지방간(脂肪肝) 예방과 치유를 도와준다. 나이 들어 어지러우며 눈에 별이 보일 때, 구기자를 복용하면 효과를 보며, 소변을 자주 보거나 바람을 쏘이면 눈물이 날 때도 좋다.

구기자는 근육을 튼튼히 하고 피부를 윤택하게 하며, 여름에 더위를 먹었을 때는 구기자와 오미자를 가루로 만들어 복용하면 치료가 되는 보약으로 오랫동안 복용하면 몸이 가벼워져 늙지 않고 더위와 추위를 타지 않는다. 구기자의 뿌리 껍질도 지골피(地骨皮)라는 좋은 한약재이다.

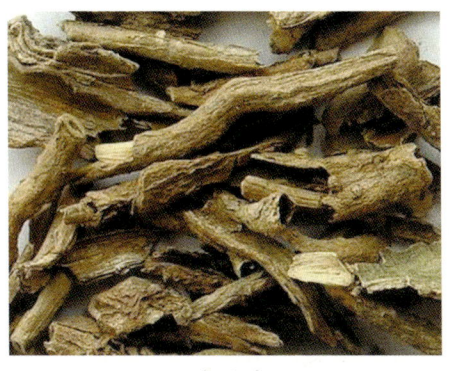

지골피

구기자는 면역을 증강시키며, 혈지(血脂)를 떨어뜨리고 지방간을 막아주고 간에 생기는 세포를 활성화하여 주며, 혈당을 떨어뜨리고 혈압을 떨어뜨리며 유산균 생장을 촉진시킨다.

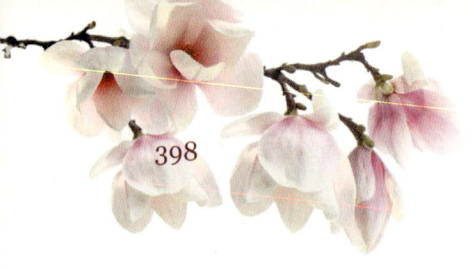

2. 해구선자와 구갑

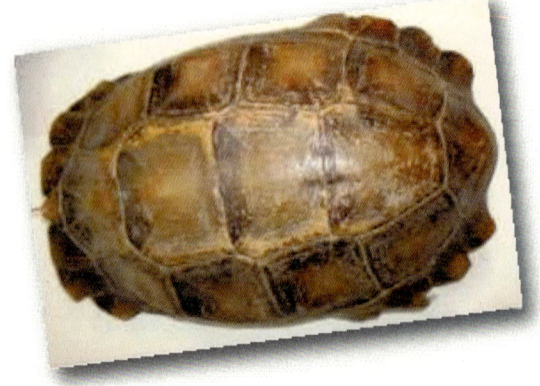

귀판(龜板)

　옛날 동해안, 한 바닷가 마을에 형제가 가리맛조개를 양식하며 살았다. 그들이 양식하는 가리맛조개는 맛이 아주 좋았다. 사람들은 그 형제를 「조개 형제」라고 불렀다. 형은 결혼하였고 형수가 동생을 잘 보살펴서 우애가 좋았다.

　몇 년이 지나 동생은 건장한 청년으로 성장해서 형수가 여러 차례 동생의 혼사를 알아보았지만, 모두 집이 가난하다는 이유로 성사가 되지 않았다.

　어느 봄날, 여느 때와 같이 형수가 가리맛조개 양식처에 있는 오두막으로 시동생의 아침밥을 날라다 주었다. 그런데 형수가 문 앞에 다가가자, 오두막 안에서 여자의 웃음소리가 흘러나오는 게 아닌가!

　"호, 호, 호……!"

　형수는 이상한 생각을 하며 시동생을 부르며 오두막으로 들어갔다. 그러나 거기에는 단지 시동생 혼자뿐이었다.

　"이상하네? 분명히 여자 목소리가 들렸는데……"

오두막에 어찌 여자가 있었겠는가. 형수는 잘못 들었다고 생각하고 시동생에게 물어보지도 않았다.

그러나 연 사흘 식사를 가져다 줄 때마다 오두막에서 여자의 목소리를 듣게 되자, 형수는 남편에게 이 사실을 얘기했다.

"당신이 잘못 들었겠지. 어찌 여자가 이른 아침에 남자 혼자 있는 집에 있겠는가? 게다가 동생은 여자만 보면 낮을 붉히며 부끄러워하는데…… 필경 당신이 잘못 들었을 게요."

"아니에요. 하루가 아니고 연 사흘씩이나 모두 잘못 들을 리가 있겠어요? 반드시 시동생이 어떤 요물에게 홀리고 있는 것 같아요."

형은 요물이라는 소리에 놀라서 그날 밤은 밤새 잠을 이룰 수 없었다.

이튿날, 새벽 일찍 부부가 가만히 오두막으로 다가가서 몸을 숨겼다. 수평선 저 너머로 희미한 여명이 비쳐올 무렵 바다에서 거북이 한 마리가 올라오더니 귀갑을 벗어버리고 몸을 한번 흔들자 그만 아름다운 여자로 변하는 것이었다.

여자로 변한 거북이는 몸을 살랑살랑 흔들며 동생이 있는 오두막으로 들어가는 것이 아닌가! 형은 귀갑을 급히 주워 들고 오두막으로 들어가 여자로 변한 거북이에게 소리를 질렀다.

"너는 어디서 온 요물인가? 왜 우리 동생을 홀리는가?"

여자는 귀갑을 들고 있는 형을 바라보며 생각했다.

'나의 껍데기를 들고 있으니 원래의 나로 돌아갈 수가 없겠구나!'

여자는 얼굴이 달아올라 부끄럽게 서 있었다.

원래 여자는 999년 동안 수련한 해구선자(海龜仙子)로 조개 형제를 보니 근면하고 충실하여 동생과 인연을 맺고자 했던 것이다.

"저는 바다에서 당신의 아우님을 보아 왔습니다. 아우님이 아주 근면하고 또 준수한 모습에 반하여 인연을 맺고사 이렇게 변하였습니다."

"그럼 내 동생과 인연을 맺을 수 있는가?"

형님과 형수는 그 여자의 말을 듣고 아주 만족하였다. 그렇지 않아도 동생의 신부 감을 구하지 못하였는데, 그들은 사람으로 변한 아름다운 모습을 보며 해구선자에게 귀갑을 돌려주고 동생과 결혼시켰다.

이듬해, 해구선자인 제수는 사내아이를 낳았다. 어린아이는 태어나자마자 선천적으로 몸이 허약했는데, 뼈가 약한 연골병(軟骨病)이 있었다. 동생은 아들의 병을 걱정했다. 걱정하는 남편을 보고 부인이 입을 열었다.

"아이의 병을 고칠 수 있어요."

"어떻게 고치지, 돈도 없고 약도 없는데?"

"우리 집에 좋은 약이 있어요."

"우리에게 무슨 약이 있다고 그래요?"

"귀갑이지요."

부인은 귀갑을 내놓으면서 남편에게 말했다. 남편은 부인의 말을 듣고 귀갑을 쪼개서 달여 여러 번 나누어 아들에게 복용시키

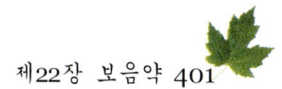

니 과연 효과가 있었다.

한번 복용하니 아이의 병이 호전되었고, 엿새 째 되는 날 마지막으로 복용하니 아이는 걷기 시작하였다.

사람들은 이런 사실을 알고 그때부터 귀갑을 약재로 사용하기 시작하였다.

귀갑을 한방에서 귀판이라고 하며, 심장을 튼튼하게 하여 피를 잘 만들게 해주고 뼈를 튼튼하게 하며 신장을 돕는다. 음액을 풍성하게 하는 좋은 약으로 어린아이가 선천적으로 몸

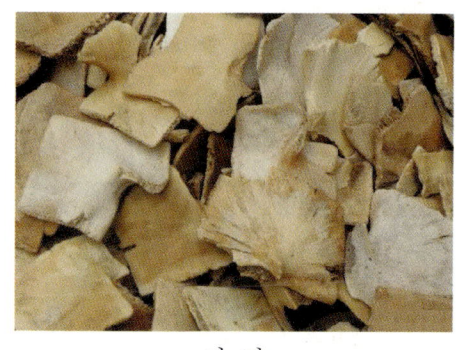

귀 판

이 약하였을 때 보(補)하는 데 쓰이며, 심장이 약하거나 잠을 잘 이루지 못하거나 건망증이 심할 때도 좋은 효과를 볼 수 있다. 또 열이 많으며 하혈(下血)할 때와 자궁출혈인 붕루(崩漏)에 좋은 약이다. 면역기능을 높이고 갑상선 항진일 때 갑상선 기능을 저하시켜 준다.

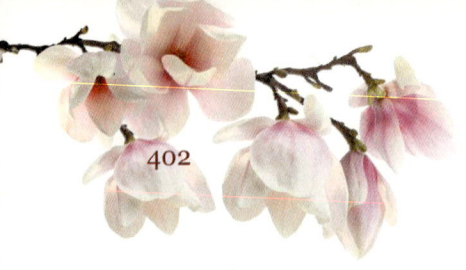

3. 망부(望夫)의
동청나무

여정자(女貞子)

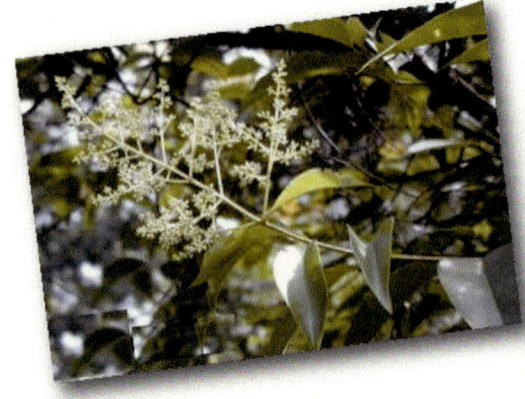

옛날 어느 마을에 정자(貞子)라는 이름을 가진 영리한 아가씨
가 있었다. 정자는 농사를 짓는 듬직한 젊은이에게 시집을 갔다.
두 사람은 서로 사랑을 하며 하루하루를 행복하게 지냈다.

당시는 세상이 어지럽고 전쟁이 끊이지를 않던 때였다. 남편은
여느 때와 마찬가지로 밭에 나가 일을 하고 있었는데, 갑자기 징
집 명령이 내려와 강제로 싸움터에 끌려가게 되었다. 결혼한 지
얼마 되지도 않은 신혼부부가 어떻게 갈라지겠는가! 정자는 슬피
울면서 말했다.

"여보! 당신이 돌아올 때까지 언제까지고 기다릴게요."

"그래, 난 꼭 돌아올 거야. 걱정 말고 기다려."

그렇게 전쟁터에 보낸 남편은 소식이 없었고, 정자는 매일 고
독한 나날을 보내게 되었다. 세월이 흘러 남편이 싸움터에 간 지
3년째 되는 어느 날, 남편과 같이 싸움터에 나갔던 동네 청년이
마을로 돌아와 정자의 남편이 죽었다는 애기를 들려주었다.

정자는 그 소식을 듣는 순간 그 자리에 쓰러지고 말았다. 비록

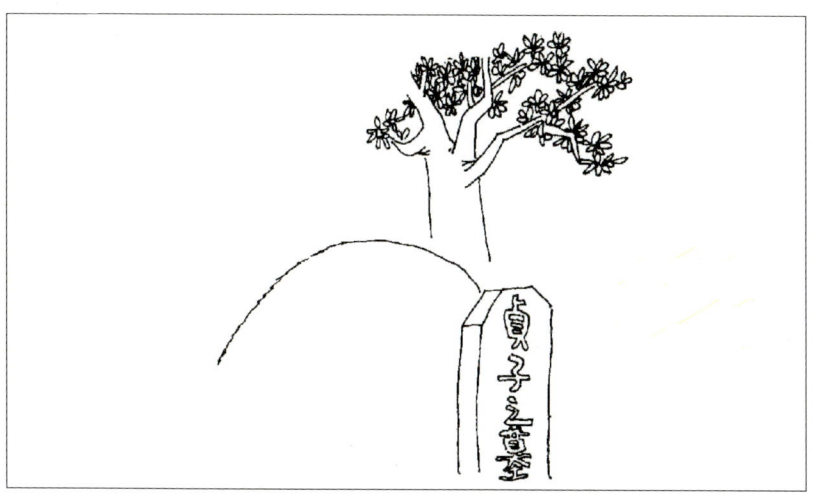

동네 사람들이 돌보아 주었지만, 정자는 먹을 것 마실 것을 일체 입에 대지 않고 눈물만 흘리고 있었다. 정자는 본래 건강한 몸도 아니었지만, 점점 더 허약해져 갔다. 그러던 어느 날, 정자는 자기를 돌봐주던 동네 아주머니를 붙잡고 말했다.

"저는 이제 더 못 살 것 같아요. 전 부모도 없고 자식도 없습니다. 그래서 저의 마지막 소원을 아주머니께서 들어주셨으면 고맙겠습니다."

"무슨 소리야! 죽다니?"

"제가 죽거든 제 무덤 앞에 동청(冬靑)나무 한 그루만 심어 주서요. 제가 제 남편을 기다렸다는 마음의 표시를 그에게 알리고 싶어요."

남편을 그리는 그의 마음을 알고 이웃집 아주머니는 눈물로 대답을 했다.

며칠 후 정자는 저 세상으로 가버리고 말았다. 이웃집 아주머

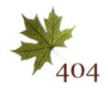

니는 눈물을 흘리며 동청나무 한 그루를 정자의 무덤 앞에 심어 주었다.

세월이 흘러 동청나무는 가지가 무성해지고 키도 커졌다. 그런데 이때 죽었다던 남편이 살아서 마을로 돌아왔다. 이웃집 아주머니는 정자의 죽음에 대해서 자세히 얘기하고 나서 남편을 데리고 정자의 무덤으로 갔다. 정자의 남편은 동청나무 가까이 다가 갔다. 마치 정자가 서서 남편을 맞이하는 것 같았다.

'당신을 사랑하는 내 마음은 변치 않았어요.'

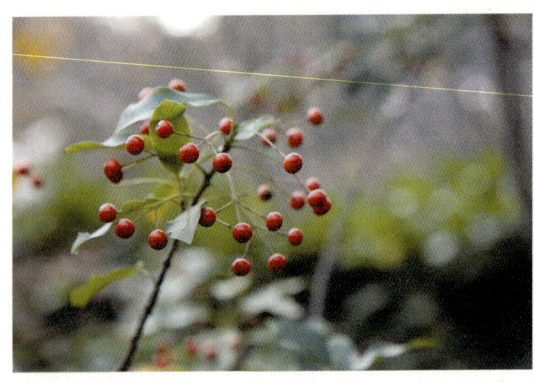

동청목

동청나무는 마치 이렇게 말하는 것 같았다. 남편은 무덤 앞에 엎드려 사흘 동안을 낮과 밤을 지새우며 울었다. 닭똥 같은 눈물이 뚝뚝 흘러 땅으로 스며들어 뿌리를 적시는 것 같았다.

남편은 비통한 나날을 지내다 보니 마침내 머리가 어지럽고 눈이 가물거리고 열도 났다. 그런데 이상한 것은 동청나무가 눈물로 인해 꽃이 피고 콩알만 한 많은 열매를 맺기 시작한 것이었다.

이상하군! 동청나무가 꽃이 피고 열매를 맺는다는 얘기는 못 들었는데?"

마을 사람은 떠들썩하였고 이상하게 여겼다. 이 소문은 금세 사방으로 퍼져 나갔다.

"동청나무에 혼이 깃들어 다른 나무로 바뀌었나봐!"

다른 마을에 사는 사람들까지 동청나무를 보러 왔다. 그 동청나무의 잎은 다른 동청나무와 조금 달라 보였다.

"정자가 죽어서 바로 이 나무가 된 거야."

이런 이야기가 정자 남편의 귀에까지 들어갔다. 남편은 가지에 열린 열매를 바라보며 생각했다.

'정자의 혼이 이 나무에 붙어 있어, 이 열매를 먹으면 정자를 만날 수 있을지도 몰라.'

남편은 그런 생각이 들자, 급히 열매를 따서 입에다 넣었다. 이렇게 며칠을 열매를 따서 먹었지만, 정자를 만날 수는 없었다. 그런데 그의 아프던 몸이 점점 좋아지는 것이었다.

"정자의 무덤 앞에 있는 동청나무 열매는 강간보신(强肝補腎)하는 신통한 약이라는군."

이 얘기는 사람들의 입에서 입으로 전해졌다. 뒷날 사람들이 나무 열매를 따다가 재배하였고, 이 열매를 "여정자(女貞子)"라고 불렀다.

여정자는 간(肝)과 신(腎)을 보해 주고, 열을 없애고 눈을 밝게 하여 준다. 시력 감퇴에 쓰이며 간신음허(肝腎陰虛)로 인해 머리가 어지럽거나 눈이 가물거리거나, 또는 허리와 무릎이 쑤시고 머리와 수염이 빨리 하얗게 변할 때, 또 뇌 충혈, 불면증, 노인성

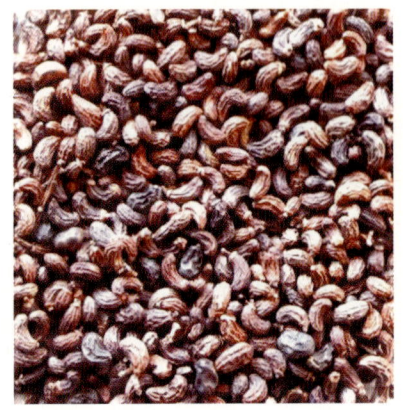

여정자

변비에도 효과가 있다.

《본초강목(本草綱目)》에는 "몸 안에 음액을 강하게 하여 주고 허리와 무릎을 튼튼히 하며 눈을 밝게 하여 준다."고 되어 있다.

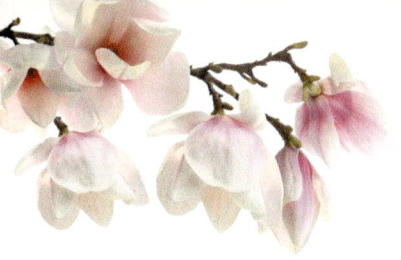

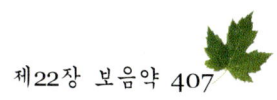

4. 야성녀

황정(黃精)

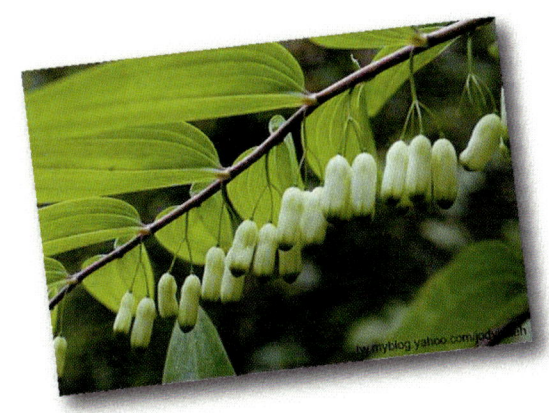

  어느 날, 화타(華陀)가 약초를 채집하러 산에 올라갔다. 산을 오르고 있는데, 사람 소리가 들리며 두 명의 건장한 남자가 18, 9세 가량 되어 보이는 여자를 쫓고 있는 광경을 목격했다.

  화타는 여자가 잡힐까봐 조마조마했지만, 여자가 어찌나 빨리 달아나는지 두 남자는 그녀를 붙잡지 못하고 주저앉아 숨을 몰아쉬고 있었다.

  "왜 그 여자를 잡으려 합니까?"

  화타가 두 명의 남자에게 다가가서 물었다.

  "그 여자애는 우리 주인의 여종입니다. 3년 전 그 아이는 주인의 말을 안 들어 작은 방에 갇혀 있었는데, 집안 식구들의 감시가 소홀한 틈을 타서 몰래 도망을 쳐서 지금까지 어디로 갔는지 몰랐는데, 어떤 사람이 이 산에서 발견했다고 해서 주인께서 우리 보고 잡아오라고 하셨어요. 그래서 우리가 그 여자애를 잡으려 하였지만, 야생동물과 같이 너무 빨라서 우리가 따라잡을 수가 없네요."

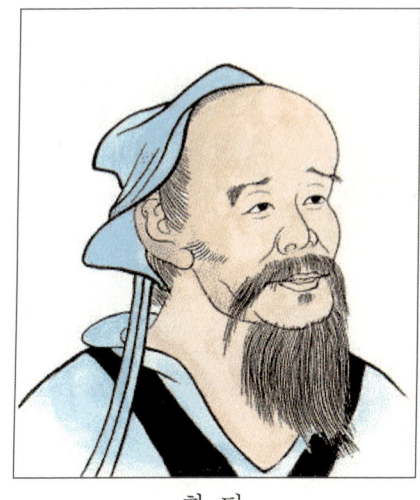

화 타

그들의 말을 들은 화타는 속으로 생각했다.

'일개 여자가 깊은 산속에서 3년을 지냈다니! 죽지도 않고, 힘도 활력이 넘쳐 남자들이 쫓아가지도 못할 정도니, 분명 무슨 약초를 캐먹고 지냈을 거야. 무슨 이유가 있겠지. 후에 기회를 봐서 알아봐야겠군.'

그 후 화타는 산속에서 약초를 캐면서 그 여자를 만나기를 기대했지만, 그 여자는 사람을 두려워하여 사람만 보면 도망을 쳐서 도대체 만날 수가 없었다. 화타는 시간이 날 때마다 그 여자의 행적을 찾으며 다녔다. 마침내 그 여자가 북쪽에 있는 산벼랑에 자주 나타나는 것을 알게 되었다.

"이제는 그녀를 만날 수 있겠군!"

화타는 음식물을 준비하여 그 여자가 잘 나타나는 곳에 갖다 놓고 이틀이 지난 후 보니, 과연 음식물은 다 먹어치웠다.

'그 여자가 먹었을 거야!'

화타는 잠시 생각을 하고, 며칠 뒤 그는 음식물을 그곳에 갖다 놓고는 암벽 뒤에 숨어 여자가 나타나기만을 기다렸다. 얼마 지난 후 여자가 나타났다. 여자는 조심스럽게 사방을 둘러보고 사람이 없는 것을 확인하고 난 뒤 음식물을 집어 들었다.

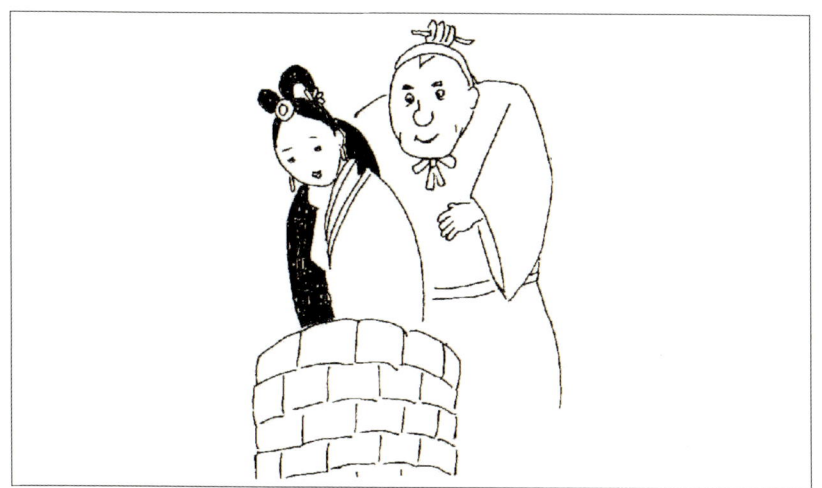

　바로 그때, 화타가 나타나서 한손으로 여자의 손목을 움켜잡았다. 여자는 놀라서 발로 차고 입으로 물고 손톱으로 할퀴어 화타는 몸에 상처가 여러 군데 났지만, 여자의 손목을 결코 놓치지 않았다.

　"가만있게나. 나는 의사라네. 나쁜 사람이 아냐! 무엇 좀 물어 보고 난 뒤에는 손을 놓아줄 거야."

　여자는 화타의 눈을 보고, 그리고 그가 노인이라는 걸 알고는 약간 경계하는 눈빛이 가셔졌다.

　"들으니 부잣집에서 도망을 하였다지? 붙들리면 죽음을 면치 못하지. 그렇다고 매일 산속에서 도망만 다니며 살 수야 없지 않겠느냐? 내가 너를 양녀로 삼았으면 좋겠는데, 네 생각은 어떻겠느냐?"

　여자는 잠시 생각을 하더니 화타 앞에 무릎을 꿇고 말했다.

　"올데갈데없는 저를 양녀로 삼아 주신다니 고맙기 그지없습

니다."

화타는 여자를 집으로 데리고 가서 친딸처럼 사랑을 하였다.

양녀가 생활이 안정되었을 때, 조용히 물었다.

"네가 산속에 있을 때 도대체 무엇을 먹고 지냈니?"

"네, 황계(黃鷄)를 먹었어요. 노란 닭같이 생긴 나무뿌리예요. 그래서 제가 황계라고 이름을 붙였죠."

"그게 어디 있는데? 나랑 같이 가서 캐자."

양녀와 같이 산에 올라 약간 녹색을 띤 꽃이 핀 야생풀의 뿌리를 캐었다. 캐어 보니 노란색으로 둥그스름한 것이 표면에는 비늘 같은 것이 있어 꼭 닭같이 생겼다.

화타는 그것을 캐다가 환자들에게 주었더니, 과연 몸을 보하는 데 효과가 있었다. 게다가 폐병에는 매우 효과가 좋고, 보정(補精), 보기(補氣)하는 작용이 있었다. 그 후에 이 약재를 「황계(黃鷄)」에서 「황정(黃精)」이라고 불렀다. 황정(黃精)은 정(精)을 튼튼히 하는 노란색의 약이란 뜻이다.

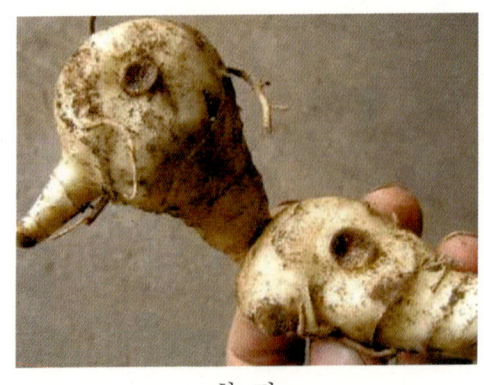

황 정

황정은 보중익기(補中益氣)하며 심장과 폐를 윤택하게 하고 근육과 뼈를 강하게 하며, 풍습(風濕 : 신경통)을 치료한다. 《일화자본초(日華子本草)》에는 「오로칠상

(五勞七傷)을 보하며, 뼈와 근육을 튼튼하게 만들고, 배고픔을 잊게 해준다. 비장과 위를 보해 주고 심장, 폐를 윤택하게 해준다.」고 씌어 있고, 《별록(別錄)》에는 「몸을 보하고 기를 좋게 하며, 풍습(風濕 : 신경통)을 없애고, 오장을 튼튼히 한다.」라고 씌어 있다.

황정의 약리작용은 항균작용과 강압(降壓)작용이 있어 고혈압에도 좋은 효과를 나타낸다.

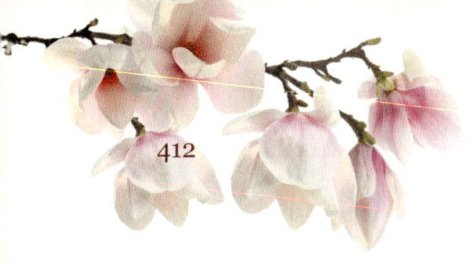

5. 하화와 왕배피

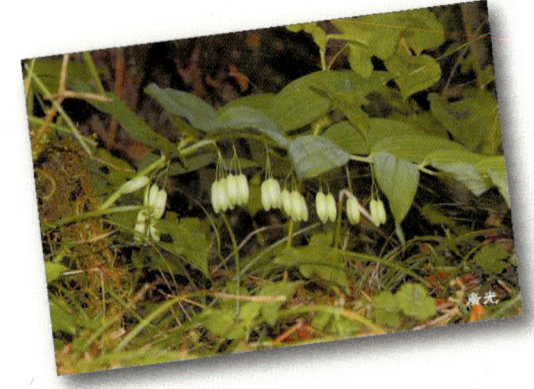

황정(黃精)

옛날, 어느 마을에 가난한 농부가 살고 있었다. 늙은 부부 사이에 딸이 하나 있는데, 이름은 하화(荷花)라 했고, 나이는 16세였다. 그녀의 빼어난 용모는 선녀와 같이 아름다워 마을에 딸을 가진 사람들은 모두가 이 늙은 부부를 부러워했다.

사람들은 하화를 「하화 꾸냥(荷花姑娘)」이라고 불렀다. 노부부는 딸을 보배처럼 아꼈으며, 매우 귀여워하였고, 딸의 아름다움에 화라도 입지 않을까 걱정 아닌 걱정을 하였다. 따라서 특별한 일이 있지 않고는 밖에 나가지 못하게 하였다.

하루는 부부가 일찌감치 밖에 나가서 농사일을 하였다. 부모는 항상 하화에게 당부를 했다.

"절대로 혼자 밖에 나가지 마라."

그러나 하화는 부모 일을 돕기 위하여 물동이를 들고 집에서 멀지 않은 곳에서 물을 길었다. 그런데 그녀가 우물에서 물을 긷고 있을 때 악운이 내린 것이다. 이 지방의 대지주인 왕가(王家)의 대당가(大當家)가 그곳을 지나게 되었다. 사람들은 대당가를 불량배 왕배피(王扒皮)라고 불렀다.

그는 아가씨가 물을 긷고 있는 것을 보고 발길을 멈추고는 음흉스런 얼굴과 뱀눈으로 하화의 몸을 아래위로 훑어보았다. 눈을 번득이며 입가에는 침을 질질 흘리고 있었다.

하화는 왕배피가 자기 옆에서 쳐다보고 있는 것을 알고 섬뜩했다. 그녀는 얼굴을 붉혔다. 왕배피의 두 눈은 더러운 파리와 같았다.

하화는 급히 물을 긷고 집으로 돌아왔다. 50대의 왕배피는 돈이 많은 색(色)을 몹시 탐하는 질이 나쁜 사람이었다. 그는 처 외에도 첩이 얼마가 되는지 헤아릴 수가 없을 정도였다. 오늘 하화를 보고 마치 물속에서 자라난 연꽃같이 아름다운 자태에 흘려 그녀를 자기 것으로 만들고자 하였다.

집으로 돌아온 왕배피는 흉계를 꾸미기 시작했다. 하화네는 작년에 양식이 모자라 이 지주로부터 여러 번 차용해다 먹었다. 왕배피는 음흉한 미소를 입가에 띠며 문서를 만들었다. 그것은 작년에 빌려간 양곡을 금년에 이자까지 붙여서 갚으라는 것이었다. 하화네는 이자는커녕 이태 동안의 양곡을 갚을 능력이 없었다.

왕배피는 계획대로 하화의 부모에게 빌려간 양곡과 이자를 반환하라고 독촉했다.

"당장 꿔간 양곡과 이자를 갚지 않으면 딸을 데려가겠다."

부모는 당장 양곡을 구할 수가 없었다. 왕배피는 하화를 강제로 데려다가 계집종으로 삼아 꾸어간 양곡과 이자로 대체하였다. 금이야 옥이야 키워 온 하화를 악한 지주 놈에게 빼앗긴 부모는 땅을 치고 통곡만 할 수밖에 없었다. 늙은 부부는 딸 걱정으로 병들어 눕게 되었고, 마침내는 세상을 떠났다.

한편 왕배피에게 끌려간 하화는 매일 왕배피가 시키는 힘든 일을 해야 했고, 개보다 못한 대우를 받았다. 그러면서 호시탐탐 왕배피는 하화를 범할 기회를 엿보았다. 그런데 하화처럼 빚을 갚지 못해 붙들려온 늙은 종이 그녀를 보호하여 주었다.

그 당시에는 지주가 경제적으로는 유력하지만, 유식한 문인(文人)들과의 내왕이 있어, 남의 눈이 있는 터라 그는 맘대로 하화에게 손을 대지 못하였다.

어느 날, 칠흑 같은 밤을 이용하여 늙은 종은 죽음을 무릅쓰고 하화를 탈출시켰다.

하화는 집으로 돌아가 보았자 부모도 없고, 뒤에서는 왕배피의 하인들이 쫓아오는 것 같고, 생각할 겨를도 없이 보자기에 싼 양식과 옷을 둘러메고 깊은 산속으로 도망쳤다. 심심산골에 들어간 하화는 고목과 가지들과 풀들로 조그만 집을 만들고, 매일 이슬로 목을 축이고 자연의 과실로 배를 채웠다.

그 중에서도 가장 먹을 만한 것은, 잎이 참대 잎과 같고 뿌리는 노란 식물이었는데, 이 식물을 캐서 뿌리를 먹으면 쓰지만 매번 먹으니 목도 마르지 않고 허기도 해결되었다.

하화는 자기도 모르는 사이에 2년이라는 세월이 지났고, 이곳에 있는 동안 하화는 자기 몸이 점점 가벼워지는 것을 느끼게 되었다. 그리고 손발의 힘도 전보다 야무지게 되었다.

가을이 되니 온 산에 과실이 풍성하였다. 하루는 해가 질 무렵,

큰 나무 밑에서 휴식을 하고 있는데, 문득 부모 생전의 일이 생각났다.

바로 그때, 살기가 돌더니 한 마리의 호랑이가 그를 향해 덮쳤다. 그러나 재빨리 나무 위로 기어 올라갔다. 호랑이는 사라지고 그녀는 나무에서 뛰어내렸다. 그런데 그녀가 나무를 기어오르고 뛰어내리는 것이 마치 원숭이가 나무를 타듯 했다. 그 후로 그녀는 산속을 자유로이 누비고 다녔다.

그런 어느 날, 하화는 부모 생각이 나고 왕배피 때문에 부모가 죽은 것을 생각하고 있을 때, 마침 왕배피의 졸개들이 나타났다.

"저것이 하화가 아닌가? 저년을 잡아라!"

졸개들이 달려들어 하화를 잡으려 했지만, 옛날의 하화가 아니었다. 마치 새처럼 이 나무 저 나무를 자유로이 날고 있었다. 이튿날, 마을에는 이런 소문이 떠돌았다.

"하화가 선녀로 변하여 산속에서 살고 있대!"

하화의 소식을 들은 왕배피는 하화를 붙잡고자 마음먹었다. 하화는 이미 산중의 주인이었다. 산의 모든 일은 그가 모르는 것이 없었다. 초가을에 하화는 산 남쪽에서 나뭇가지와 풀로 집을 만들어 맹수의 공격을 피했다. 마을 사람과 왕배피의 졸개가 나타나도 두려워하지 않았다.

산에서 산 하화는 매년 겨울에는 많은 과실을 저장하고 참대잎의 식물뿌리도 저장하였다. 그녀가 먹을 것을 준비하며, 피곤하여 나무 밑에서 쉬면서 어머니가 가르쳐 준 노래를 부르고 있었다. 이때 돌연 남자가 부르는 노랫소리가 들려왔다.

큰 산에 태양빛이 비치고
지나가는 구름이 자비로운 물을 부어주며
일 년 동안 일어나는 일들을 생각하며
단지 선약을 위함이 기쁘도다.

太陽照大山　태양조대산
行雲付慈水　행운부자수
遙想常年事　요상상년사
只爲仙藥喜　지위선약희

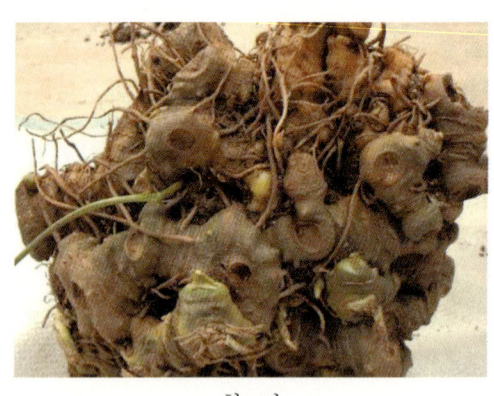

황 정

이 노래를 부른 청년은 의원의 아들로서 마침내 그는 하화를 데리고 집으로 돌아가 자기의 처로 삼았다. 그 청년은 하화가 산에서 지낸 비결이 특수한 약효가 있는 약초 때문이라는 사실을 알고는 그는 그 약초를 조전묘방(祖傳妙方 : 대대로 내려가는 처방)으로 후대까지 전했다.

청년은 약초의 이름을 황정이라고 불렀는데, 그 이유는 하화의 정기(精氣)가 황금과 비교할 바가 아니라는 뜻으로 만든 것이다. 그래서 부인이 먹었던 약초를 조전묘방으로 삼아 후대에까지 전했다.

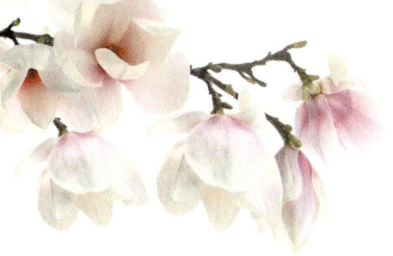

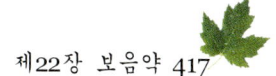

6. 천태산
운무선동의 약초

황정(黃精)

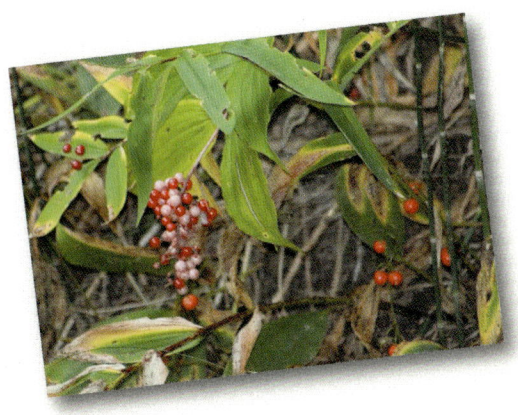

천태산(天台山)에는 높이가 천(千) 장(丈)이나 되는 절벽바위가 있다. 그 절벽에는 물 한 방울 흐르지 않고 풀 한 포기 자라지 않는다. 산꼭대기에는 운무선동(雲霧仙洞)이라는 동굴이 있는데, 서왕모(西王母)가 3천 년에 한 번 명령을 내려 동굴의 문을 연다. 동굴 주위에는 안개가 자욱하게 끼어 있고, 그곳에 황정(黃精)이 자라고 있다.

황정이 성숙되면 서왕모가 선녀들에게 명령을 내린다.

"황정을 모두 거두어 오너라."

하늘에 살고 있는 신선들은 매일같이 황정을 먹고 장생불로(長生不老)하였다.

어느 해, 큰 가뭄이 들어 곡식이 말라죽고 양식이 떨어진 백성들은 궁핍과 굶주림으로 매우 비참한 지경에 처해 있었다. 천태산 아래에는 수계촌(秀溪村)이라는 작은 마을이 있었다. 그런데 언제부터인지 이 마을에 돌림병이 돌기 시작하더니 어른 아이 할 것 없이 모두가 병이 들었다. 병의 증상은 폐(肺)에 열이 있어 가

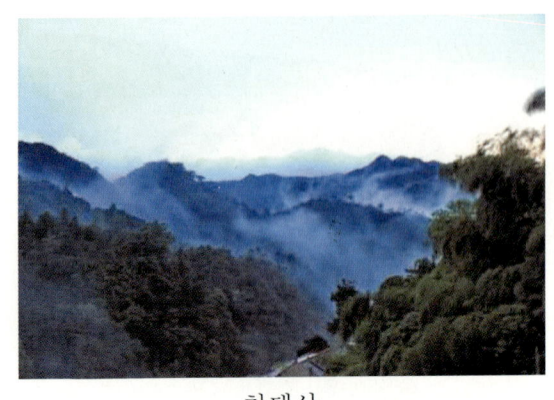

천태산

슴이 답답하였다.

이 마을에는 결혼한 지 이제 겨우 3개월밖에 되지 않는 수고(秀姑)라는 빼어나게 아름다운 여자가 있었다. 수고도 이 병에 걸려 밥을 먹지 못하고 침대에 누워 있었다. 병의 증상은 매우 위태하여 목숨이 오락가락할 정도였다.

그의 남편 황경(黃經)은 마음씨가 착한 데다 준수하게 생긴 건장한 청년이었다. 그는 가난하여 의원을 부르지 못하고 온종일 새색시의 침대 곁에서 눈물만 흘리고 있었다.

황경이 탄식을 하고 있을 때, 문 밖에서 방울 흔드는 소리가 났다. 그는 흔한 돌팔이 의사겠지 하고 생각하면서도 문 밖으로 나가 보았다. 거기에는 흰 수염을 길게 드리운 한 노인이 서 있었다. 그는 어깨에 약이 든 호로박을 맨 채 한손에는 지팡이를 짚고 한손으로는 방울을 울리고 있었다.

그 당시 의원들은 약을 가지고 다니며 치료를 하였는데, 방울을 울리면서 의원임을 알렸다. 황경이 말했다.

"의원님, 제 처의 병이 위급합니다. 진맥이라도 좀 해주십시오."

흰 수염의 의원은 부인 수고의 침상 곁으로 가서 그녀를 진맥하였다.

"지금 자네 부인은 폐에 열이 있고 가슴이 답답하네, 이미 오래되었네. 내가 알기로 내가 지나온 세 군데 마을에 이런 병에 걸린 사람들이 아주 많았네. 이 병은 치료할 약이 없네."

의원은 약이 없어 치료를 못하겠다고 죄송해 하며 자리를 일어섰다. 황경은 울면서 말했다.

"의원님, 제발 제 처를 살려 주십시오. 그리고 가난한 우리 마을 사람들을 구하여 주십시오."

"이런 병을 치료하자면 계속해서 3개월 동안 황정을 먹어야 하는데……"

"황정이 어디에 있습니까?"

"황정은 천대산 꼭대기에 있는 운무선동이라는 동굴 주위에서 자라는데, 동굴 문이 열리면 동굴 안에서 안개와 맑은 이슬 같은 약수가 방출되어 이때 황정이 자라난다네. 그러나 운무선동을 찾으려면 아홉 개의 높은 산을 지나고 아홉 개 깊은 계곡을 통과하여 천 장이나 되는 절벽을 기어 올라가야 하는 이만저만한 고생을 하지 않으면 안 된다네."

"제 처와 마을 사람들의 병을 고칠 수만 있다면 꼭 찾아오겠습니다."

의원은 눈가에 미소를 지으며 말했다.

"젊은 청년의 결심이 대단하군. 내가 가지고 있는 이 지팡이를 줄 테니, 가지고 가게. 동굴을 찾아 이 지팡이로 동굴 문을 두드리면 문이 열릴 것이네."

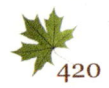

흰 수염의 의원은 황경에게 몇 가지의 지시를 하고는 지팡이
를 주었다.

"의원님의 존함이라도?"

"나는 갈현(葛玄, 포박자 갈홍의 종조부 164~244)이라고 하
오."

그는 웃으며 대답하였는데, 말이 끝나자 의원은 보이지 않았
다. 황경은 놀라서 급히 하늘을 우러러보며 감사의 뜻을 표시하
였다.

그 후 마을 노인들이 하는 얘기를 들었다.

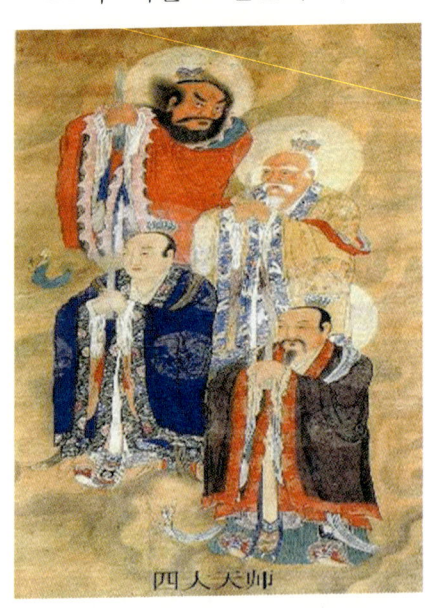

四人天帥

도교 4대천사 중 갈현

"갈현은 갈선옹(葛仙翁)이
다. 원래 천태산의 운무선동
에서 서왕모를 위하여 황정을
재배하였는데, 그는 서왕모가
황정을 재배해 모두 하늘로
가져가는 데 불만을 품고 그
와 말다툼을 하였고, 그로 인
해 서왕모의 미움을 사 인간
세상으로 쫓겨난 거라네."

갈선옹의 이야기를 듣자,
마을 사람들은 말했다.

"갈선옹이 황경이 자네를
택했네. 빨리 지팡이를 가지고 천태산을 찾아가, 동굴을 열고 안
개와 맑은 이슬과 같은 약수로 황정을 키워 가지고 와서 병을 치

료해 주게. 자네 처는 우리가 돌봐줄 테니 걱정하지 말게."

아내 수고도 기운을 차리고 입을 열었다.

"여보, 많은 사람들의 병을 고칠 수만 있다면 빨리 가서 동굴을 찾으셔요."

"여러분, 제 처를 잘 돌보아 주세요. 저는 이제 죽을 각오로 동굴을 찾아 나서겠습니다."

황경이 지팡이와 양식을 가지고 천태산으로 가는데, 이상하게도 어깨에 맨 지팡이 끝에서 금빛이 나며 가는 길을 가리켜 주었다. 그는 사흘을 걸려 아홉 개 높은 산과 계곡을 건너 천 장이나 되는 절벽 아래에 이르렀다. 지팡이에서 빛이 나와 절벽 산 위를 비추었다.

황경은 동굴이 산 위에 있다는 것을 알았지만, 그는 이미 손발에 맥이 빠지고 먹을 것이 다 떨어져 배는 고프고 발걸음을 옮기기가 힘들었다.

"이러면 안 되지. 그래, 처와 마을 사람들을 생각해서라도 기운을 내야지."

그는 있는 힘을 다해 절벽을 기어 올라갔다. 얼굴은 땀범벅이 되어 가까스로 동굴에 이르렀다. 황경이 지팡이로 암석을 두드리자 동굴 문이 스르르 열렸다. 동굴 속은 어두웠지만, 지팡이의 빛이 안을 비추어 주었다. 황경이 지팡이로 천정을 두드리자, 맑은 물이 흘러내렸다. 황경은 그 물로 배를 채웠다.

"오장육부가 다 편해지는 것 같구나!"

황정이 동굴에서 나오는 안개와 약수로 자라나는 것을 보고

황경은 기뻤다.

한편, 수고는 침대에 누워 매일 창문으로 천태산을 바라보았다. 그러던 어느 날, 산봉우리에서 안개가 분출되는 것을 보았다.

"맞아! 그이가 황정을 찾았나 봐!"

마을 사람들이 수고에게 와서 축하해 주고 수고는 남편을 생각하며 힘을 내어 마을 주변에 있는 산으로 올라가 천태산을 향해 크게 소리쳤다.

"여보! 당신을 생각하고 있었어요. 빨리 오셔요!"

그 소리가 메아리가 되어 천태산에 있는 황경이 듣고 마을 쪽을 향해 소리쳤다.

"여보! 동네 어른들! 내가 황정을 채집하여 가니 기다리셔요!"

이때 하늘에서 오색구름이 나타나더니 서왕모가 하늘의 사자를 이끌고 내려왔다. 서왕모가 신선들과 하늘의 연못에서 황정을 먹고 있고 있었는데, 연못의 물이 별안간 줄어들어 물이 인간세계로 흐른다는 것을 알아차렸다.

서왕모가 구름을 타고 인간세계를 바라다보니 굳게 닫혀 있어야 할 동굴 문이 열려 있는 것이었다. 그는 급히 하늘의 사자를 거느리고 구름 위에서 소리쳤다.

"이놈! 네가 동굴 문을 열었느냐? 천기를 누설하였으니, 무슨 죄로 다스릴꼬?"

황경은 가슴을 펴고 말했다.

"나 황경은 백성의 질병을 치료하고자 황정을 채집하러 왔소!"

서왕모는 화를 버럭 내며 하늘의 사자들에게 명령을 내렸다.

"저놈을 잡아라!"

하늘의 사자들은 그를 향해 공격을 하였다. 황경은 조금도 두려워하지 않고 손에

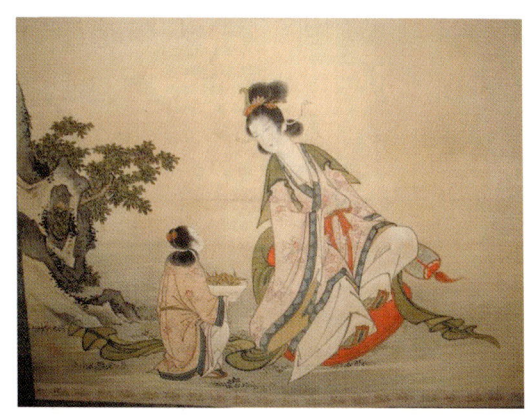

서왕모도(日 에도시대 화가 狩野春信)

쥐고 있던 지팡이로 방어를 했다. 갈선옹은 이런 일이 있을 것을 예견하였다. 황경은 지팡이를 휘두르며 갈선옹이 가르쳐 준 주문을 외니 하늘의 사자들이 피투성이가 되어서 공격을 못하였다. 서왕모는 난처한 상황에 처하게 되자, 마을에 있는 황경의 처 수고에게로 날아가 말했다.

"수고야! 네 병은 내가 알고 있다. 빨리 남편을 동굴에서 물러가라고 하거라. 그러면 내가 한 보따리의 황정을 보내줄 것이다. 황정을 복용하면 병이 나을 것이다. 그러나 만약 그가 동굴에서 떠나지 않으면 네 목숨을 빼앗을 테다."

수고는 서왕모가 황정을 독차지하고 있는 것을 생각하고 이를 갈며 대답하였다.

"서왕모, 당신은 자신의 불로장생을 위하여 인간 백성을 돌보지 않는 것은 무슨 도리인가?"

그녀는 천태산 봉우리를 향하여 큰 소리로 외쳤다.

"여보! 많은 마을사람을 구하기 위하여 당신은 내 말을 기억하셔요. 동굴을 지켜서 향기로운 안개와 동굴에서 나오는 약수를 흘려보내 하루 속히 황정을 재배하여 오세요."

서왕모가 하늘에서 큰 소리를 쳤다.

"이 겁도 없는 계집아이 같으니라고!"

서왕모가 손가락을 펼치자, 공중에서 한 줄기의 금빛이 내려 뻗더니 수고는 눈 깜짝할 사이에 암석으로 변하였다. 동네사람들은 소리치며 크게 울었다. 천태산에서 황경은 그 광경을 바라다보고는 말했다.

"수고, 내가 당신이 부탁한 대로 황정을 길러 마을 사람들의 병을 치료하여 줄 것이오."

황경은 동굴 안으로 들어가서 지팡이로 동굴 천정을 두드리니 삽시간에 동굴 속에 안개가 생겨서 동굴 밖으로 나가고, 동굴의 약수가 분출되어 굴 앞에 있는 황정의 뿌리가 자라나 며칠 안 되어 푸른 황정으로 자라났다.

산 아래의 백성들은 매우 기뻐하였고, 산으로 올라가 황정을 캐 먹고 모두들 병이 나았다. 황경은 서왕모가 다시 와서 동굴 문을 닫고 황정을 거두어 가는 것을 방지하기 위하여 동굴을 지키고 있었다. 황경은 동굴에서 분출되는 약수를 마시고 신선이 되어 줄곧 동굴을 지켰다.

지금도 동굴 옆에는 손에 지팡이를 짚고 서 있는 사람 형상을 한 바위를 볼 수 있다.

이로부터 천태산의 황정은 한 해에 한 차례씩 자라나고 백성들은 황정을 먹고 몸을 튼튼히 하였다. 후대 사람들은 황경과 수고를 기념하기 위하여 천태산 봉우리의 운무선동 동굴을 황경동(黃經洞)이라고 하고, 수고가 돌로 변한 암석을 「은고암(恩姑岩)」 또는 「망랑암(望郞岩)」이라고 불렀다.

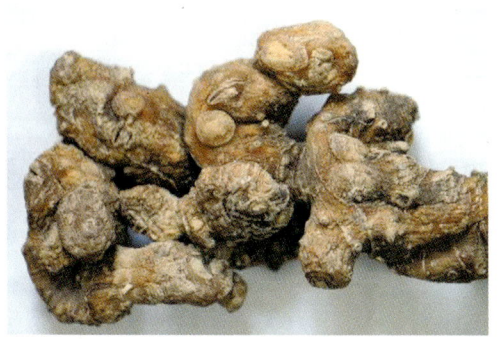

황 정

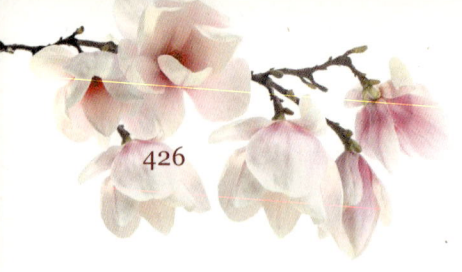

7. 합이 백이오

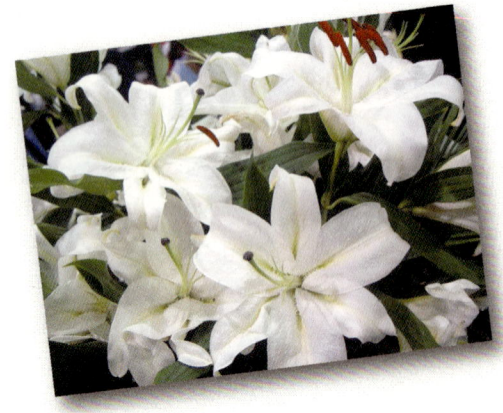

백합(百合)

　옛날, 바다에 해적(海賊)이 횡행하고 있었다. 그들은 주로 해안가에 있는 촌락을 약탈했다. 어느 날, 해적의 무리들은 한 외딴 어촌을 습격해 동네의 양식과 곡물을 배에다 싣고, 울며 도망하는 여자들과 어린아이들을 납치하여 섬으로 데려갔다. 섬에는 붙들려온 사람들이 많았지만, 나약한 여자들과 어린아이들뿐이라 도망을 갈 수 없었다. 그래서 해적들은 섬을 지킬 생각도 하지 않고 배를 타고 다시 해안가 마을들을 약탈하러 나갔다.

　해적들이 바다로 나간 지 며칠이 지나 갑자기 폭풍우를 만났다. 바람은 미친 듯이 바닷물을 뒤집어 놓고, 폭우가 쏟아져 섬에 남아 있는 여자들과 어린아이들은 겁에 질려 있었다. 그들은 폭풍우를 맞으며 해변으로 나와 바다의 용왕에게 간절히 기원을 드렸다.

　"해적들이 지금 바다에 있습니다. 그들을 돌아오지 못하도록 배를 침몰시켜 주소서."

　"우리 마을을 지켜주소서."

그들의 간절한 기도를 용왕이 들었는지, 해적들은 폭풍우로 인해 모두 물고기 밥이 되었다. 그들은 해적들이 섬으로 돌아오지 않자 일단 마음을 놓았으나, 식량문제가 해결되지 않았다. 섬 안에는 식량이 부족하고, 그나마 점점 줄어들어 바닥이 드러날 지경이 되었다. 한편으로 배가 고픈 것을 참으며 섬 안에 식량이 될 만한 것들을 찾으러 다녔다.

바닷새의 알이나, 나무열매, 해난(海難)으로 죽은 고기 등 식량이 될 만한 것들은 다 모아 보았다. 그런데 그 중에는 마늘같이 생긴 야생풀의 뿌리가 있었다. 그 뿌리를 끓여 먹어보니 맛이 달아 입에 맞았다. 사람들은 그 뿌리를 많이 찾아 캐냈다. 그런 대로 그 뿌리는 식량을 대신하여 배를 채울 수 있었다.

그런 와중에 그들 가운데는 폐병으로 고생하는 여자가 있었다. 제대로 먹지도 못해 피골이 상접해 있던 이 폐병환자가 그 뿌리를 먹은 이후부터는 하루하루 몸이 좋아졌다.

그 해가 가고 새해가 다가올 무렵, 해안가에 어디서 나타났는지 배 한 척이 다가왔다. 그 배는 이 섬 저 섬을 돌며 약초를 캐러 다니는 사람들이 타고 온 배였다. 섬에 있던 여자들과 아이들은 뛸 듯이 기뻤다.

"이제는 집에 돌아갈 수 있다!"

약초를 캐는 사람들은 그들이 섬에 오게 된 경위를 들으며 고개를 갸우뚱했다.

"이상한 일이군요. 이 섬은 황량하여 밭을 갈지 못하는데, 당신들은 도대체 무얼 먹고 지금까지 살았습니까?"

여인들은 야생초의 뿌리를 꺼내 보였고, 약초를 캐는 사람들은 그 뿌리를 씹어 보았다.

"옳지! 이것은 약효가 있는 뿌리야!"

그들이 타고 온 배는 섬사람들이 모두 타기에는 너무 작았다. 다시 육지에 가서 큰 배를 가져와야 했다.

"모두 몇 사람입니까?"

"아이들까지 합해서 모두 백 명이에요."

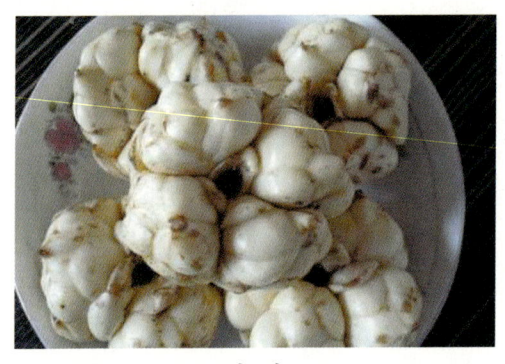
백 합

약초 캐는 사람들은 큰 배를 준비해 가지고 다시 그 섬에 가서 붙들려갔던 사람들을 구해 집으로 보내주었고, 야생초의 뿌리를 가져다 재배하여 약재로 사용하여 보니 과연 기침을 멎게 하고 신경을 안정시키는 데 큰 효과가 있었다.

약초의 이름을 몰라서 섬에서 구한 사람의 수가 합해서 백 명이 되어 「백합(百合)」이라고 지었다.

백합은 폐를 튼튼하게 하여 기침을 멎게 하고 청심(淸心)하고 안정하게 하여 주며, 가슴에 통증이 있을 때 좋고, 소변과 대변을 잘 통하게 하여 주며, 귀에 통증이 있거나 귀가 점점 안 들릴 때에도 유효하다.

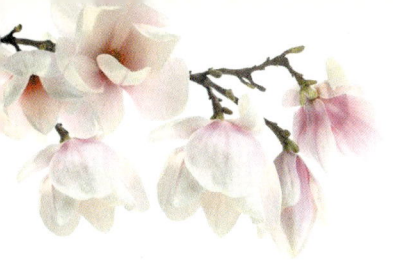

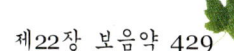

8. 첫날밤에
뒤바뀐 신랑

백합(百合)

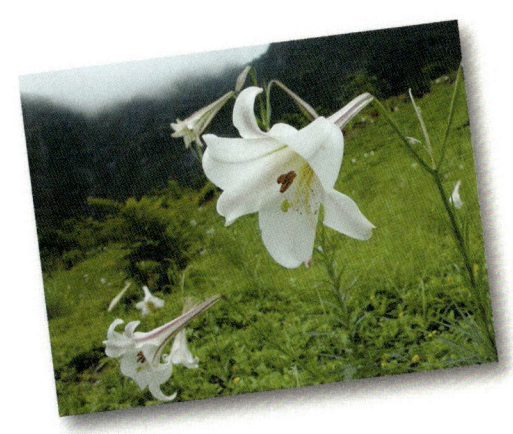

　옛날, 어떤 마을에 성실한 농부가 살고 있었는데, 그는 매우 가난했다. 그의 아들은 몸이 건장하고 용모도 잘 생겼으며 사람들에게 상냥하게 대하여 동네사람들은 그를 「백합(百合)」이라고 불렀다. 그는 이(李)씨 성의 부잣집에서 고용살이를 하고 있었다.

　한편 마을 서쪽에 왕(王)씨 성을 가진 사람이 살고 있었다. 그에게 딸이 하나 있는데, 딸의 이름은 애길(愛洁)이라 하며, 아주 예쁘게 생겨서 그 동네 일대뿐만 아니라 인근 동네에까지 미인으로 소문이 나 있었다.

　백합이 고용살이하고 있는 부잣집에는 아들이 하나 있었는데, 사람들이 이도령이라고 불렀다. 그는 큰머리에 귀도 커서 마치 《서유기》에 나오는 저팔계(猪八戒)와 같은 생김새를 하고 있었다. 그는 왕애길의 미모를 소문으로 듣고 중매쟁이를 통하여 왕애길의 집에 청혼을 하였지만 거절당했다. 이도령의 아버지는 매파에게 간청하였다.

　"만약 내 아들이 왕애길과 결혼할 수만 있게 된다면 내 후하

게 사례할 테니, 꼭 좀 성사시켜 주게나."

"알겠습니다. 한번 성사시켜 보죠."

매파는 왕애길에게 갖은 좋은 소리로 이도령의 칭찬을 늘어 놓았다.

"아가씨, 이 도령은 성격이 좋고 품위도 있는 데다 잘생기기까지 했으니, 아가씨와는 참으로 천생연분이야!"

왕애길은 중매쟁이의 달콤한 말을 듣고 마음속으로 생각했다.

'이도령이 용모와 재능이 출중하다면 한번 만나 보자!'

"좋아요. 그를 우리 집으로 초대하여 만나 보기로 하죠."

중매쟁이 노파는 이 말을 듣고 기뻐서 부자에게 달려갔다. 부자는 그 소리를 듣고 어찌할 바를 몰랐다. 그는 자기 아들의 얼굴이 흉물스러워 혼사가 잘 성사될는지 걱정이었다.

부자가 고민을 하고 있을 때, 마침 백합이 지나갔다. 그때 중매쟁이 노파는 속으로 생각했다.

'흠, 저 청년 얼굴도 잘 생겼고, 몸도 또한 건장하군!'

중매쟁이 노파는 부자에게 낮은 목소리로 말했다.

"묘책이 있습니다."

"어떤 묘책?"

"이도령 대신 방금 지나간 청년을 대신 보내면 어떨까요?"

"……? 그래, 한번 해봄세!"

이튿날, 부자는 사람을 시켜 백합에게 좋은 옷을 입혀서 가마에 태워 왕씨 집으로 보냈다. 왕애길이 집에 온 이도령을 대나무발 사이로 엿보니 과연 준수하게 잘 생겼다. 그리하여 혼사를 진행시켰고, 부자는 마음이 흡족하였다.

결혼 첫날밤에 이도령은 색시 머리에 붉은 천을 벗기는데, 색시 애길이 살짝 고개를 들고 신랑의 얼굴을 쳐다보니 너무 흉물스러워 기겁을 했다.

'이것 뭔가 잘못 됐구나. 신랑이 바뀌었어!'

색시가 급히 머리에서 금비녀를 뽑아 이도령의 넓적다리를 찌르자, 피가 낭자하게 바닥에 흐르고 이도령은 어찌할 바를 모른 채 아파서 울고 있었다. 그 사이 색시 애길은 신방에서 도망쳐 나왔다.

이때 마침 백합이 자러 자기 방으로 가려는데, 어디선가 여자의 울음소리가 들려왔다. 급히 소리 나는 정원 쪽으로 가 보니 새색시 애길이 울고 있었다.

'아하! 탄로가 났나 보군!'

"빨리 내 뒤를 따라오시오. 자, 뒷문으로 달아나세요."

애길과 백합은 뒷문 쪽으로 가다가 이도령의 아버지와 하인들에게 붙잡혔다. 부자는 산통이 깨진 것을 알고 화가 머리끝까지 나서 호통을 쳤다.

"이 가난뱅이 백합을 잡아다가 족쳐라!"

결국 백합은 모진 매를 맞아 죽었고, 왕애길은 온몸에 상처를 입고 병이 나서 기침이 끊이지 않고 계속되었다.

이듬해 여름, 백합의 묘 앞에 한 떨기 꽃이 피어났는데, 청록색의 줄기는 마치 화살과 같아 곧고 아름답게 뻗고, 꽃은 마치 나팔 모양에 흰 눈과 같이 새하얀 빛을 띠고 있었다.

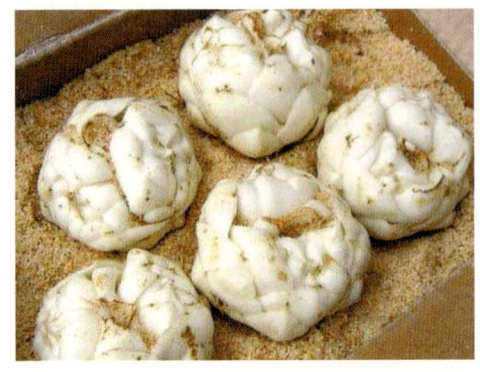

백합뿌리

왕애길은 백합이 자기를 구하려다가 죽은 터라 항상 마음이 괴로웠다. 그래서 백합의 제사를 지내주려고 그의 산소에 가 보니 이상하고 향기로운 냄새가 폐부에까지 와 닿았다. 그 냄새로 인한 것인지, 기침도 멎고 정신도 맑아졌다.

왕애길은 그 꽃의 뿌리를 캐서 집에 가지고 와 달여 복용하니 며칠 안 되어 건강을 회복하였다. 왕애길은 백합을 기념하기 위하여 꽃 이름을 「백합(百合)」이라고 불렀다.

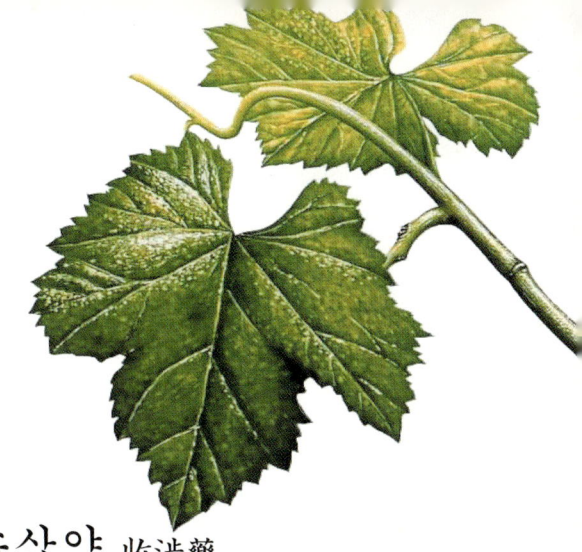

제23장 수삽약 收澁藥

정기(精氣)가 흩어지고, 흐르고 떨어져 나간 것을 수렴(收斂)하는 효과를 지닌 약을 말한다. 수삽약초로는 금앵자·부소맥(浮小麥)·복분자·오적골(烏賊骨)·석류 등이 있다.

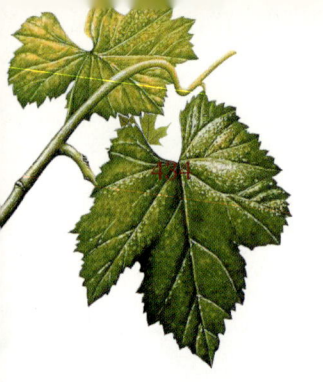

1. 쭉정이 소맥과
감맥대조탕

부소맥(浮小麥)

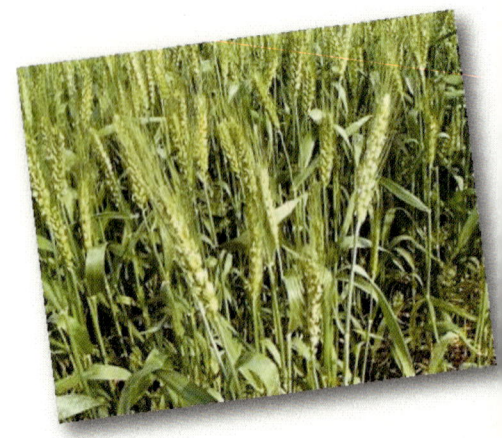

　송(宋)나라 태평흥국(太平興國) 3년(978)에 당시 유명한 의원 왕회은(王懷隱)은 왕우(王祐), 정기(鄭奇), 진소(陳昭)와 함께 장중경의 고방(古方 : 옛 처방)을 연구하여 합작으로 태평성혜방(太平聖惠方)이라는 처방집을 편찬하고 경도(京都)에서 많은 사람을 치료하여 병으로부터 해방시켰다.

　오랫동안 내리던 비도 그치고 맑게 갠 어느 날, 왕회은은 뒤뜰에서 한약재 말리는 것을 유심히 바라보고 있었다. 소맥(小麥 : 밀)을 보니 껍데기만 있어 약재를 말리는 하인에게 물었다.

　"그 소맥은 어디서 왔느냐?"

　"이것은 성남(城南)의 장대호(張大戶)가 가져온 것입니다."

　그때 갑자기 약방에서 떠들썩하는 소리가 들려 급히 약방으로 들어가니 몇 명의 남자가 한 중년부인을 데리고 들어왔다. 환자의 가족은 왕회은을 보더니 다급하게 말했다.

　"의원님, 이 사람은 요즘 괜히 화를 내며 울기 시작하면 끝이 없고, 혼자서 절제를 하지 못합니다. 근래에 와서는 정신마저 흐

려지고 밤에는 불안해하기
도 하며, 온종일 기뻐하기
도 하고 화를 내기도 하며
엉뚱한 말을 하기도 합니
다."

　"그런 증상이 있은 지
얼마나 되나요?"

　"한 반달가량 됩니다."

　왕희은은 환자를 진맥하
더니 입을 열었다.

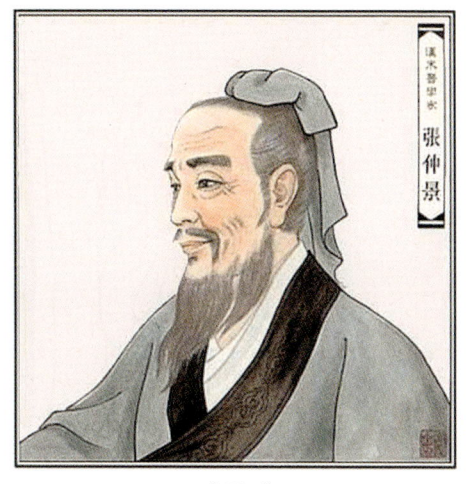

장중경

　"이 병은 장조증(臟躁症) 입니다."

　그는 붓을 들고 처방을 써내려갔다.

　감초(甘草) 3돈(錢)

　소맥(小麥) 1량(兩)

　대조(大棗) 3돈(錢)

　이 처방은 장중경(張仲景)의 《금궤요약(金匱要略)》에 나오
는 처방으로 감맥대조탕(甘麥大棗湯)이었다. 이 처방은 부인의
갱년기 때 나타나는 정신질환에 쓰이는 명 처방이다.

　부인이 천천히 입을 열었다.

　"또 밤이 되면 땀을 많이 흘려 옷이 푹 젖곤 합니다."

　"먼저 장조증을 치료한 다음 다시 봅시다."

　사흘이 지난 후, 부인은 가족과 같이 내원하였다.

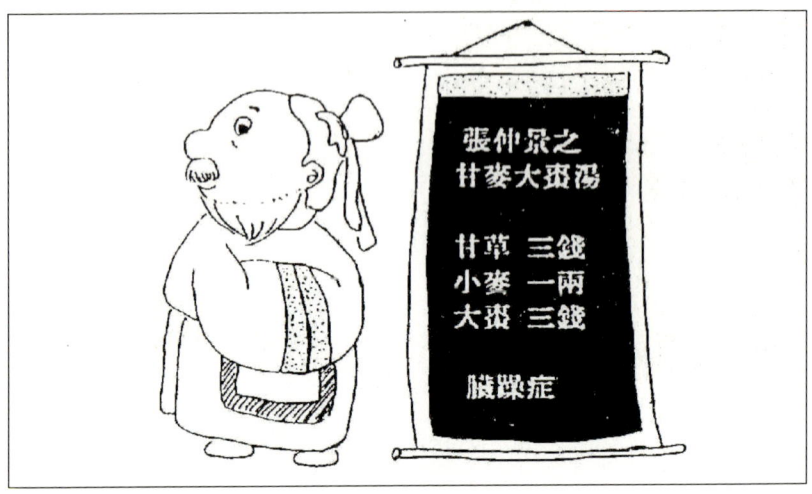

"선생님은 참으로 명의이십니다. 약을 먹자마자 병이 나았습니다. 정말 고맙습니다."

"땀이 나는 것은 여전한가요?"

"땀도 약을 먹은 뒤로는 나았습니다."

왕희은은 한참 생각하였다.

'감맥대조탕이 땀을 나지 않게 하는 데 효과가 있었나?'

그는 그 처방으로 땀을 많이 흘리는 몇 명의 환자에게 써 보았지만 좀처럼 효과는 보지 못했다. 그는 머리를 흔들며 생각하였다.

"이번에 사용한 소맥 때문인가? 이번 쭉정이 소맥이 효과가 있었나?"

그는 곰곰이 생각했다. 이때 장대호(張大戶)가 소맥을 가져왔다. 모두가 소맥의 알이 비워있고 쭉정이인 껍데기뿐이었다.

"당신이 가져온 소맥은 전부가 쭉정이로군. 약은 항상 좋은 재료를 써야만 되는데, 약질이 안 좋군."

왕희은은 머릿속에 별안간 스치는 것이 있어 물었다.

"장선생, 왜 이 쪽정이 소맥을 가져왔죠?"

"실은 이 소맥이 실하지 않아 물 위에 뜨지만, 버리기가 아까웠습니다."

"이것도 한번 약재로 써 볼까?"

장대호는 얼굴을 붉히면서 왕희은에게 부탁하였다. 왕희은은 잠시 생각하더니 하인들에게 말했다.

"좋아! 이것을 모두 구입하고, 이 소맥을 따로 두게나. 그 소맥에다는 부소맥(浮小麥)이라고 표시를 해라."

그는 소맥이 물에 뜬다 해서 부소맥이라고 이름 지었다.

부소맥은 냄새가 거의 없고 맛은 달고 짜며 성질은 서늘하다. 땀을 흘리는 병인 자한(自汗)과 도한(盜汗)을 치료하는 데 사용을 하였더니 과연 치료 효과가 있었고, 거기에다 황기(黃芪)·마황근(麻黃根)·모려(牡蠣)를 더 집어넣으니 효과는 한층 좋았다.

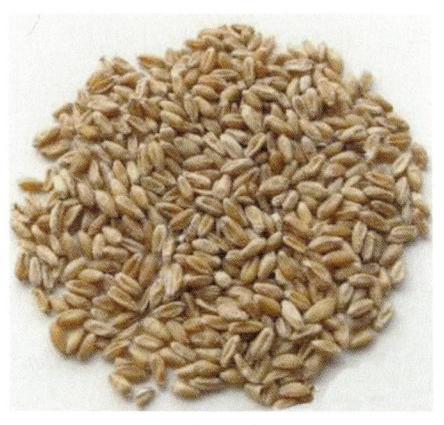

부소맥

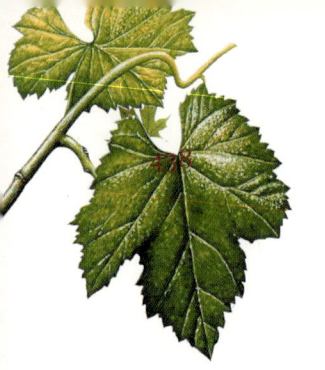

2. 밤마다 오줌
   싸는 총각

금앵자(金櫻子)

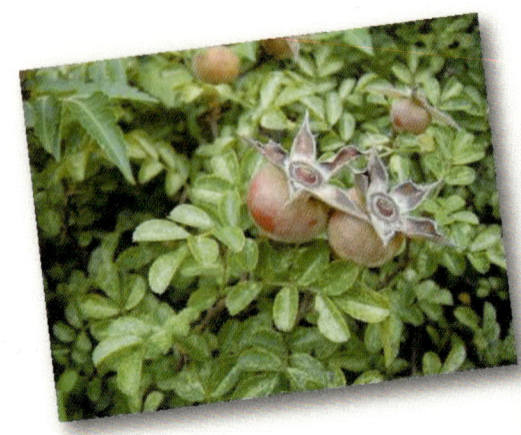

옛날, 어느 마을에 삼 형제가 살고 있었는데, 삼 형제는 모두 분가를 하였다. 그러나 어찌된 영문인지 삼 형제 중 마지막 셋째만 아들이 하나 있고, 나머지 큰형과 작은형은 자식이 없었다. 당시는 후대가 없는 것을 불효로 여겼기 때문에 삼 형제는 막냇동생의 아들을 귀하게 키웠다.

"저놈이 우리 가문에 대를 이을 놈이지."

세월이 흐르고 막냇동생의 아들은 성장해서 청년이 되었다. 삼 형제는 중매쟁이를 통하여 며느릿감을 알아보았지만, 혼사가 쉽사리 이루어지지 않았다.

청년은 잘 생기고 건장하며 모든 면이 다 좋은데, 애석하게도 어렸을 때부터 오줌을 싸는 병(夜尿症)이 있었다. 중매쟁이가 입이 가벼워 이런 사실을 그 마을사람 모두가 알고 있었다. 그러니 혼처가 있는 집마다 대답이 없고 고개만 좌우로 흔들 뿐이었다. 형제들은 머리를 맞대고 심사숙고한 끝에 결론을 내렸다.

"형님, 결혼보다도 먼저 저놈의 병부터 치료하는 것이 급선

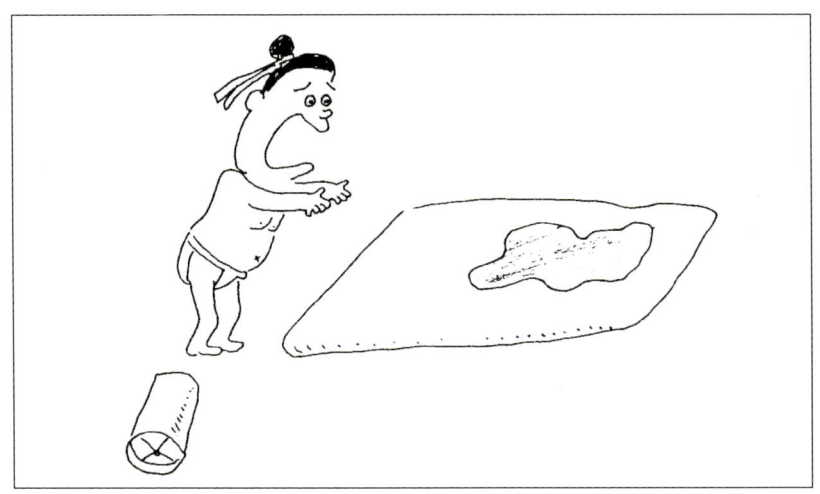

무일 것 같습니다."

삼 형제는 각처로 용하다는 의원을 알아보았고, 좋다는 약도 모두 써 봤지만 효과가 없자 그만 실망하고 말았다.

그러던 어느 날, 약초를 채집하는 노인이 마을을 지나갔다. 노인은 황금색 줄로 엮은 참대 광주리를 등에 지고 있었다. 참대 광주리에는 각종 약초가 가득했다. 삼 형제는 노인을 집으로 모셔 왔다. 그에게 야뇨증을 치료하는 약재가 있는지 물었다.

"나에게는 야뇨증 치료하는 약재가 없습니다. 누가 야뇨증이 있나요?"

"우리는 삼 형제입니다. 삼 형제 가운데 대를 이을 자식이 셋째인 막냇동생에 있지요. 그런데 셋째의 자식 놈이 야뇨증이 있어 시집오려는 처녀들이 없어요. 우리가 어떻게 조상님께 면목이 있겠습니까? 어떻게 하든지 좋은 약을 구해 주십시오."

삼 형제가 하나같이 간곡히 부탁하며 그의 손을 부여잡았다.

"내가 알기로 야뇨증을 치료하는 좋은 약초는 남방(南方)에 가야 얻을 수 있습니다. 한데 그곳은 학질(瘧疾)이 유행하여 자칫 감염이 되면 죽기까지 하지요."

"한번 그곳에 갔다 오면 안되겠습니까? 간절히 부탁합니다."

노인은 크게 한숨을 쉬면서 말했다.

"나도 실은 자식이 없어 당신들의 심정을 누구보다 잘 알지요. 좋습니다. 당신들을 위해 기꺼이 갔다 오겠습니다."

이렇게 해서 노인은 남방 길에 올랐다.

한 달이 지나도 노인은 돌아오지 않았고, 두 달이 지나도 역시 돌아오지 않았다. 세 달이 지날 즈음 마침내 노인은 무거운 발걸음을 질질 끌며 나타났다. 삼 형제는 이런 모습을 보고 놀랐다. 그의 얼굴은 혈색이 없고 온몸이 부어 있었다. 삼 형제는 급히 노인을 집안으로 모시고 들어갔다.

"도대체 어떻게 된 일입니까?"

"결국 학질에 걸리고 말았습니다."

노인은 힘없이 입술을 떨며 간신히 말했다. 노인은 참대 광주리에서 열매 같은 것을 꺼내 쪼개서 탁자 위에 올려놓았다.

"이것이 당신 아들의 병을 치료하는 약입니다."

노인은 말을 마치자마자 숨을 거두었다.

삼형제는 너무나 감동이 되어 대성통곡을 하며 노인의 장례를 성대하게 치러 주었다. 어느 누구도 노인이 남방에서 채집한 약초의 이름을 알지 못했다. 자기 목숨을 버리면서까지 남을 위한 노인의 희생정신을 기리기 위해 이 약초의 이름을 금영(金纓)이라고 지었다. 왜냐하면 삼 형제는 노인의 이름을 몰랐고, 노인이 지고 다니는 참대 광주리를 얽은 황금색 줄 영수(纓穗)의 이름을 따서 금영(金纓)이라고 지었다.

삼 형제는 열매를 달여 막냇동생의 아들에게 주었다. 약을 복용한 뒤 아들의 야뇨증은 완치되었다. 그 뒤에 혼사가 있고 마침내 며느리는 삼 형제에게 손자를 안겨 주었다.

사람들은 금영(金纓)을 금앵자로 이름을 바꿨다. 이유는 그것이 식물이어서 영(纓)에 있는 실 사(絲)를 떼고 나무 목(木)을 붙이고 씨앗이기에 씨앗 자(子)를 붙여 금앵자라고 하였다.

금앵자는 유뇨증(遺尿症)과 백대하(白帶下)가 심할 때, 정액이 흘러나오는 활정(滑精)에도 효과가 있다. 특히 조루증에 사용하면 좋고 오래된 설사에도 쓰이며 탈항과

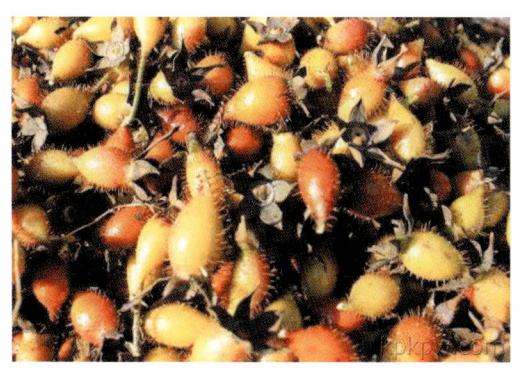

금앵자

자궁하수, 자궁출혈인 붕루(崩漏)에도 유효하다. 금앵자는 임상실험에서 동맥경화를 막아주고 항균작용을 하는데, 특히 황색 포도구균과 대장간균의 항균작용에 뛰어나다.

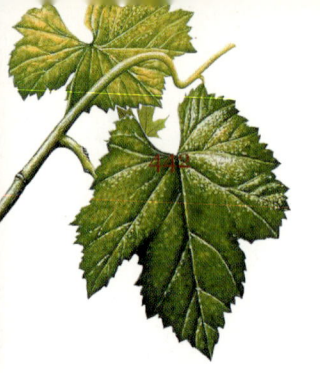

3. 산딸기와
오줌항아리

복분자(覆盆子)

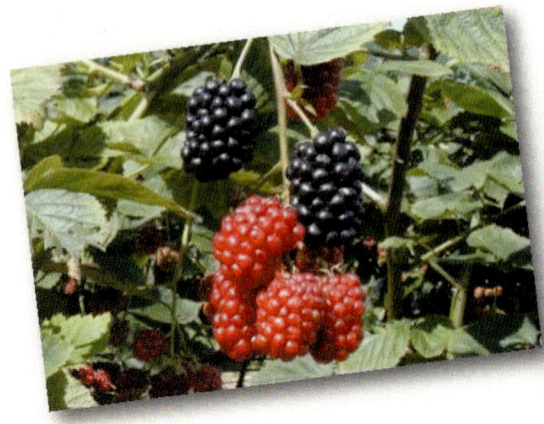

옛날, 어느 마을에 갓 결혼을 한 신혼부부가 살고 있었다. 하루는 남편이 이웃마을로 볼일을 보러 갈 일이 생겼다.

"여보, 빨리 다녀오세요."

"이번에는 산허리를 넘어서 지름길로 가야 되겠어."

"괜히 그러다 길이라도 잃지 말고 아는 길로 가셔요."

"알았어."

이웃마을에서 볼일을 다 보고 돌아오는 길에 빨리 돌아올 욕심으로 산허리를 넘기 시작하였다. 그러는 도중에 산속에서 그만 길을 잃고 말았다. 길을 찾아 이리저리 헤매다 자꾸만 깊은 산속으로 들어가게 되었다.

"길도 잃어버리고 배도 고프고, 어디 먹을 것이 없을까?"

산속에서 먹을 것을 찾아보았으나 눈에 띄지 않았다.

"큰일 났네! 어디가 어딘지 모르겠고, 배도 고프니!"

그는 점점 깊은 산으로 걸어 들어가고 있었다. 그러던 중에 마침 산딸기를 발견하고는 그쪽으로 달려갔다.

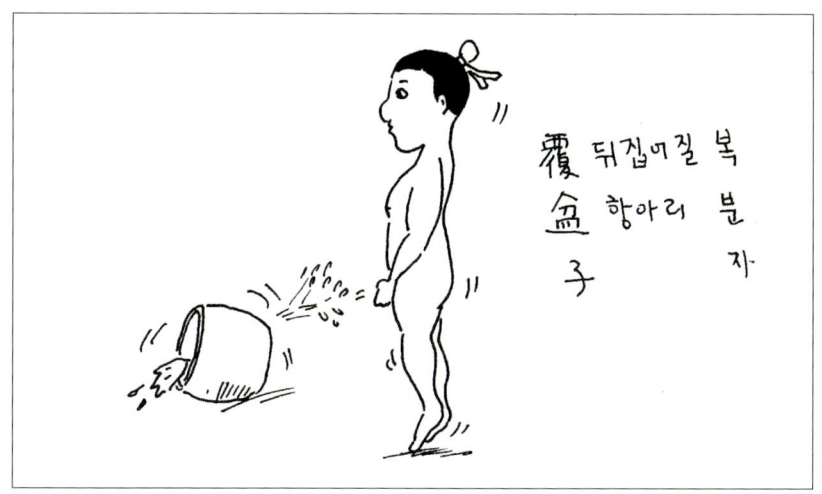

覆 뒤집어질 복
盆 항아리 분
子　　　자

"야! 산딸기가 많구나."

"맛이 신데! 아직 덜 익었군."

아직 맛이 시고 떫은 것으로 보아 덜 익은 것 같았지만, 허기에 찬 나머지 맛을 음미할 겨를도 없이 허겁지겁 산딸기를 실컷 따 먹었다.

"이제 배가 부르군. 집으로 가는 길을 찾아야 할 텐데."

오던 길을 찾기 시작하였는데, 지치기도 하고 식곤증으로 잠이 와 풀밭에 누웠다가 그만 잠이 들어버렸다.

"여기가 어디지?"

한참 자다가 깨어나서 집으로 가는 길을 다시 찾기 시작했다.

"점점 깊은 산속으로 들어가지나 않는지 모르겠군. 맞아! 이 길이야."

마침내 길을 찾아 겨우 집으로 돌아오게 되었다. 그날은 부인에게 길을 잃은 얘기를 하고 지친 몸으로 잠이 들었다. 이튿날 아

침에 일어나 소변을 보려고 뒷간에 갔다.

뒷간에 있는 오줌 항아리에 소변을 보기 시작하는데, 쏴아 쏴아 하고 평소보다 소변 줄기가 힘이 차 있었다. 어제 먹은 산딸기로 밤새 동안 정(精)이 튼튼하고 양기(陽氣)가 세져서 오줌 항아리가 오줌 줄기의 힘으로 뒤집어졌다. 그 이후로는 그는 정력도 좋아지고 부인에게 사랑받는 남편이 되었다. 그래서 남편은 산딸기를 즐겨 먹게 되었다.

산딸기가 오줌 항아리를 뒤집어엎었다고 해서 뒤집어질 복(覆)에 항아리 분(盆)을 써서 복분자(覆盆子)라 불리게 되었다.

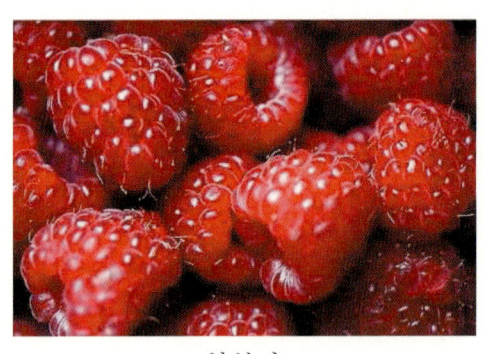

복분자

복분자는 덜 익은 것이 약효가 있으며, 피부를 윤택하게 하여주고 간장과 신장에 보(補)하고 남성들이 발기가 잘 되지 않을 때와 여자의 성선(性腺) 쇠약, 즉 호르몬 부족으로 불임이 오는 경우에 효과가 있으며, 신경쇠약으로 인한 시력감퇴와 귀울림(耳鳴)과 어지러움을 치료한다. 어린이 오줌을 싸는 유뇨증에 효과가 있고, 신장을 보해 주며, 오줌을 자주 누는 빈뇨증에도 좋다. 정액이 저절로 흘러나오는 유정증(遺精症)과 조루증에도 효과가 있다.

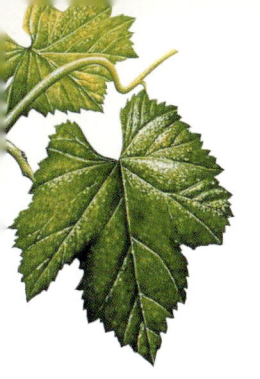

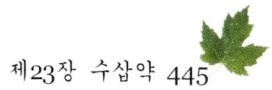

4. 까마귀 킬러 오징어

오적골(烏賊骨)

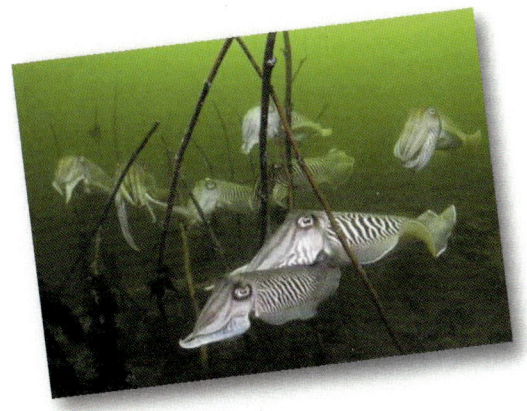

약재 중에 갑오징어 뼈를 갈아서 만든 약이 있는데, 상처 부위에 붙이면 신기할 정도로 피가 멎고 상처가 빨리 아문다. 이 갑오징어 뼈를 한약 명으로 오적골(烏賊骨)이라고 하며 갑오징어를 오적어(烏賊魚)라고 한다.

옛날 동해 바닷가 외딴 마을에 한 어부가 살고 있었다. 하루는 어부가 산기슭에 있는 해안가를 걷다가 바위에 앉아 바다를 내려다보았다. 바다는 수심이 깊었고 마침 하늘에는 까마귀가 날고 있었다. 그때 수면 위에 떠 있는 오징어를 발견한 까마귀는 쏜살같이 오징어를 향해 달려들었다.

까마귀가 오징어를 낚아채려는 순간, 오징어의 긴 다리가 까마귀를 휘감아 물속으로 끌고 들어가 버려 오징어를 잡아먹으려던 까마귀가 오히려 오징어의 밥이 되어버리고 마는 것을 보았다. 어부는 오징어가 까마귀를 잡아먹는다는 사실을 비로소 알았다.

그래서 까마귀를 도둑질한다는 뜻에서 오적어(烏賊魚)로 불리게 되었는데 나중에 오징어로 바뀌었다. 또한 오징어는 먹물을

뿜어내고 도망가기에 오적어라고도 한다.

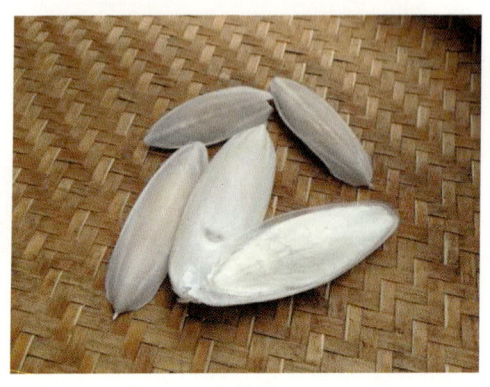
오적골

오징어의 뼈를 오적골
이라고 부르는데, 이것은
위(胃)에 산이 많을 때나,
위궤양에 가루를 내어 먹
거나, 신혼 초야에 신부
의 음부가 협소하거나,
무리한 부부관계 시에 통
증을 느낄 때 이 가루를
바르면 효과가 있다. 또한 오징어에는 단백질이 많이 함유되어
있고, 라이신, 트레오니, 트립토반 등 주요 아미노산이 풍부하게
들어 있다. 옛날 초등학교 때 학생들이 넘어지거나 다쳐서 피가
나면 양호실에 가면 하얀 가루약을 발라주는데 그것이 바로 오적
골 가루이다.

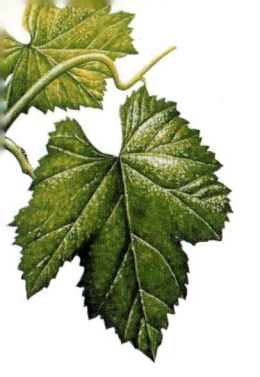

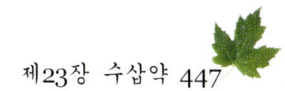

5. 실크로드를
   건너온 석류나무

석 류(石榴)

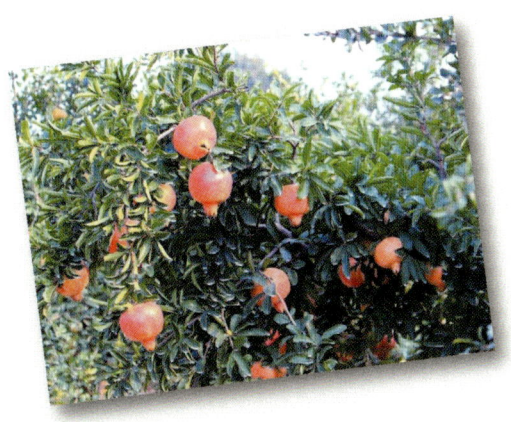

　중국 한(漢)나라 때 무제(武帝)는 실크로드를 개척한 장건(張騫)을 서역(西域)에 외교사절로 보냈다. 장건은 안석국(安石國)의 외국 사절이 머무는 곳인 영빈관에 머물렀는데, 영빈관 입구에 진홍색 꽃으로 물든 한 그루의 석류나무가 있었다. 안석국은 지금의 타슈켄트이다.

　장건은 석류나무 앞에 멈추어 석류꽃을 바라보며 감상하였다. 그는 석류나무의 향기에 도취되어 시간이 날 때마다 석류나무를 바라보았다. 그런데 그날 이후 날이 가물기 시작하였다.

　날이 가물자 석류나무 꽃잎이 말라비틀어지기 시작했다. 그래서 장건은 석류나무에 물을 뿌리고 정성을 다하여 가꾸니 잎이 다시 파릇하게 변하고 꽃도 피기 시작하였다.

　장건이 안석국에 공사(公事)를 다 마치고 한나라로 돌아가게 되었다. 밤에 한나라와 통하는 서역(西域)의 지도를 그리고 있는데 홀연히 푸른 치마와 붉은 옷을 입은 여자가 방문을 열고 들어와 사뿐히 장건 앞에 다가와 예를 갖추며 입을 열었다.

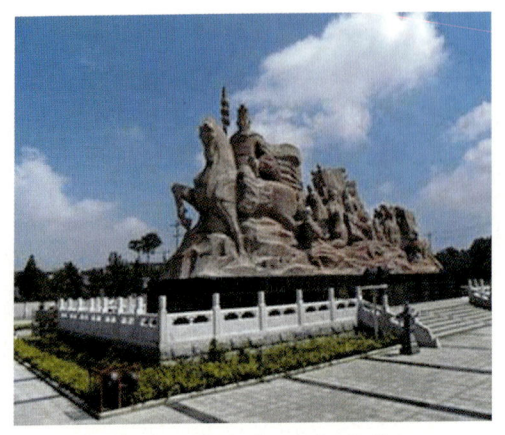

장건 출사서역 소상(塑像)

"내일 돌아가신다고 들었습니다. 비천한 저를 중원(中原)으로 데려가 주시기 바랍니다."

장건은 크게 놀랐다. 그는 마음속에 안석국의 여자를 데리고 도망하면 아직 한나라 사신으로 이국땅에 있기에 어떤 시비를 일으킬 수 있다고 생각하며 우려되는 얼굴로 정색하였다.

"야밤중에 여인이 사택을 들어와서 불손하게 하는가! 빨리 나가시오!"

여인은 장건이 단호하게 말하니 겁에 질려 쭈뼛쭈뼛하며 나갔다.

이튿날, 장건은 귀국 길에 안석국에 조공을 요구하지도 않고 예물도 받지 않았다. 단지 장건은 영빈관에 있는 석류나무를 가져가겠다고 부탁하였다.

"우리 중원(中原 : 중국)에는 모든 것이 다 있습니다. 그러나 석류나무는 없습니다. 내가 영빈관 입구에 있는 석류나무를 가져가 중원에다 심어 기념으로 삼고 싶습니다."

안석국 왕은 장건의 요구에 흔쾌히 응답하여 사람을 시켜 석류나무를 파 가져오도록 하였다.

장건 일행은 귀국 도중 노상에서 흉노족(匈奴族)의 습격을 받

아 살해당하는 위급한
상태였는데 잘 모면하
였다. 그런 와중에 그만
석류나무를 잃어버렸
다.

일행이 장안(長安)에
도착하자, 한무제는 문
무백관(文武百官)을 대
동하고 일행을 영접하

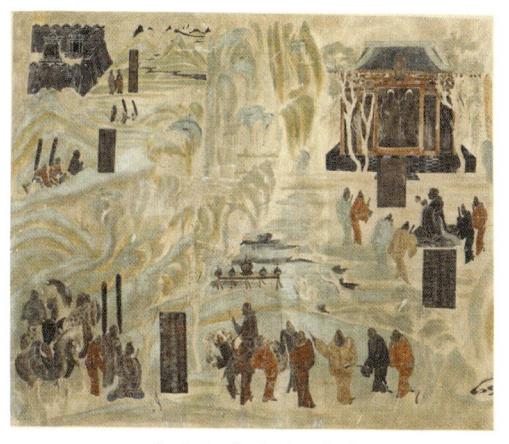

장건출사서역 벽화

였다. 바로 그때 뒤쪽에서 여자의 소리가 들렸다.

"천조사신(天朝使臣)이여, 뒤쫓아 오느라 고생했어요!"

장건이 머리를 돌려 바라보니 바로 안석국의 영빈관에서 만났
던 여인이었다. 그는 머리를 산발한 채 씩씩 숨을 몰아쉬며 백옥
과 같은 뺨에 눈물이 뒤범벅이 되어 있었다. 장건은 놀라 황급히
물었다.

"너는 안석국에 있지 않고 천리 먼 길을 나를 쫓아왔느냐?"

여자는 눈물을 떨어뜨리며 말하였다.

"오는 도중에 위험을 당해 선생님과 헤어졌습니다만, 일전에
잘 키워준 은혜에 보답키 위해 이렇게 찾아왔습니다."

그는 말을 마치고는 한 그루 석류나무로 변하였다. 한무제와
문무백관, 그리고 백성들은 놀라지 않을 수 없었다. 장건은 그동
안 안석국에서 석류나무를 돌보았던 일을 설명하였다. 한무제는
기뻐하며 화원(花園)에 심도록 하였다. 이리하여 석류나무는 중

국에 널리 퍼지게 되었다.

석류(石榴)는 안석국(安石國)의 석류나무라는 뜻으로 「안석류(安石榴)」라고 부르다가 「석류」로 불리게 됐다.

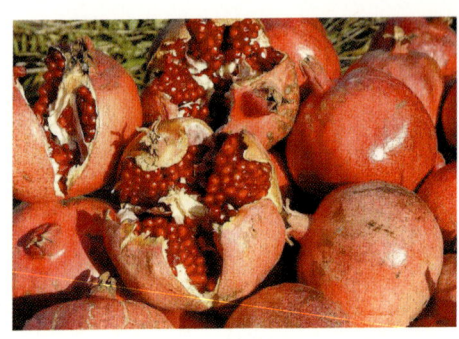

석 류

한방에서 석류피(石榴皮)는 수삽약(收澁藥)으로 쓰인다. 타닌(tannin)이 10~21% 함유되어 있다. 알칼로이드 중의 푸니신(punicine)이 있어 5~10분 내에 촌백충을 죽이는 역할을 한다. 또한 금황색포도구균, 연구균, 이질간균, 결핵간균을 억제하는 작용이 있고 여러 가지 진균(fungus)을 억제한다. 또한 오래된 설사나 탈항에도 사용을 하고 회충도 죽이며, 그 밖에도 부녀자들의 냉이나 남성들의 조루증에도 유효하다. 또한 우피선(牛皮癬)인 피부병에는 석류피를 태워서 가루를 환부에 바르면 효과가 있다.

갱년기 부인들에게 프로제스테론 호르몬(Progesteron hormon)을 증가시키는 작용이 있어 특히 갱년기 부인들에게 좋은 효과를 기대할 수 있다.

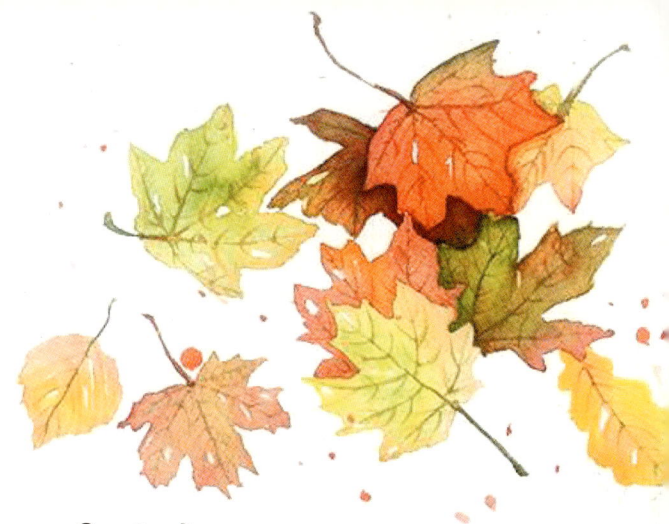

제 24 장 용토약 湧吐藥

토하게 하는 약을 말한다. 장자화(張子和)는 땀을 내고(汗), 토하고(吐), 설사시키는(瀉) 방법으로 치료하기에 그를 공사파(攻邪派)를 주장하는 한의학자라고 한다. 음화식물에 체했거나 독성 물질을 잘못 먹었을 때 쓴다. 용토약으로는 상산(常山)·과체(瓜蒂)·여로(藜蘆) 등을 들 수 있다.

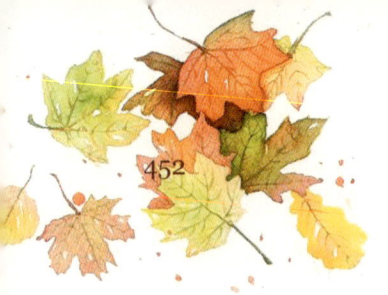

1. 학질에 걸린 스님

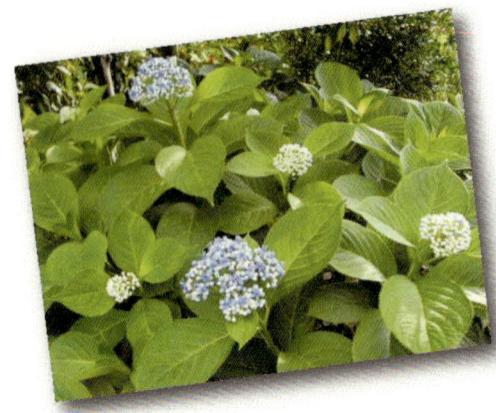

상산(常山)

중국 상산(常山)이라는 곳에 낡고 오래된 절이 있었다. 이 절을 한 사람의 스님이 지키고 있었다. 스님은 농사를 짓지 않아 아무런 소득이 없었고 매일 부락으로 시주를 얻으러 다녔다.

어느 날, 스님은 갑자기 학질(瘧疾)에 걸렸다. 매일 오후가 되면 추웠다 더웠다 하였다. 간호해 주는 사람 하나 없는 산속에서 고통은 이루 말할 수 없었다.

스님은 날이 갈수록 몸이 여위어 가서 피골이 상접하였다. 시주로 근근이 끼니를 이어가는 처지에 배불리 먹기는커녕 의원에게 가서 치료를 받는다는 것은 생각할 수도 없는 일이었다.

어느 날, 스님은 아픈 몸을 이끌고 평상시와 같이 산을 내려와 시주를 얻으러 다녔지만, 그날따라 여의치가 않았다. 점심때는 다가오고 배는 고파 왔다.

"아무것도 못 얻어 굶주려 배가 고플 때 학질이 발작하면 몸이 견뎌내기 어려울 텐데."

스님은 초조해 하며 집집마다 탁발을 하며 가는 도중 어느 가

난한 집을 방문
하게 되었다.

"우리 집은
먹을 것이 없습
니다. 마침 야생
풀로 죽을 끓이
고 있는데, 이것
은 자칫 먹은 것

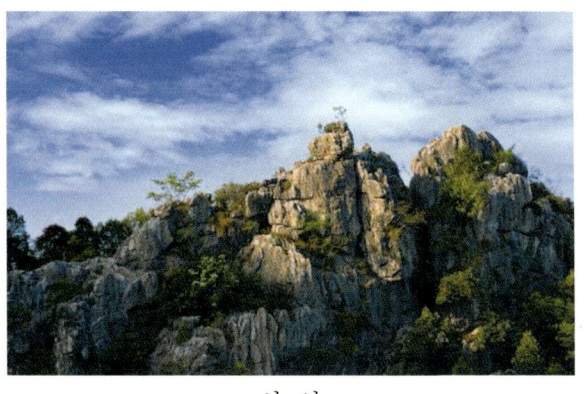

상 산

을 토하게 합니다. 그래도 괜찮으시다면 들어 보십시오."

스님은 너무 배가 고파 눈에 별이 보일 지경인데 이것저것 가
릴 것이 없었다. 말이 떨어지자마자 스님은 죽을 두 그릇이나 비
웠다. 그러나 스님은 죽을 먹고 나서도 토하지 않았다. 주인에게
감사 인사를 하고 스님은 가난한 집을 떠나 길가의 마른 풀 더미
에 기대고 휴식을 취했다.

학질이 발작할 때가 되었는데도 아무 일이 없었다. 그날 해가
저물 때까지 학질은 도지지 않고 오히려 정신이 더 맑아졌다.

며칠이 더 지나도 학질은 재발하지 않았고, 스님은 병이 나았
다고 생각했다. 그런데 그 후 약 한 달 뒤에 학질이 다시 재발했
다. 스님은 가난한 집에서 풀죽을 먹었던 일을 생각했다.

"그때 야생풀로 만든 죽을 먹은 뒤부터 발작을 멈췄으니까,
확실치는 않지만 그 풀이 학질을 치유했는지도 몰라!"

스님은 죽을 얻어먹었던 그 가난한 집을 다시 찾았다.

"전에 저에게 끓여주신 죽에 넣은 풀은 어디서 구한 겁니까?"

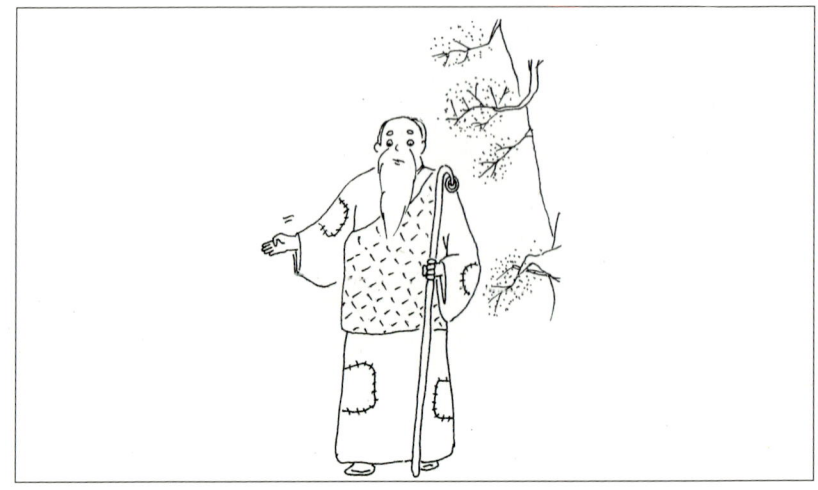

　"아들 녀석이 캐 왔죠. 그 풀은 독이 있는지 먹으면 곧잘 토하곤 하죠."

　그래서 스님은 아들을 앞장세워 산으로 올라갔다. 남색(藍色) 꽃이 만발한 곳에 도달하였다. 그 야생화의 잎은 타원형이고 모서리는 톱니처럼 되어 있었다. 스님은 그 야생화를 캐 가지고 절로 돌아와 달여 먹고는 이튿날 병이 나았다. 스님은 그 야생화를 절 주위에 심어 놓고 매일 그 야생풀을 먹으니 그 후로는 학질이 재발하지 않았다.

　그 후로부터 스님은 시주를 하러 다니다 학질환자를 만나면 그 야생풀을 주어 학질을 고쳐 주니 사람들은 상산에 있는 절의 스님이 학질을 잘 고친다는 소문이 입에서 입으로 퍼졌다. 십 리 밖에서도 환자들이 약을 구하러 몰려왔다.

　이 약초를 상산의 낡은 절 주위에 심어 널리 퍼뜨림으로써 스님은 그 약초를 「상산(常山)」이라고 이름 지었다.

상산에는 디크로인스 (Dichroines), 움벨리페론 (Umbelliferone)이 함유되어 있어 말라리아를 치료해 주고, 또 열을 내리게 하는 페브리푸긴(Febrifugine)이 함유되어 있어 학질을 막아 주고 아메바 균을 억제하는 효과가 있다.

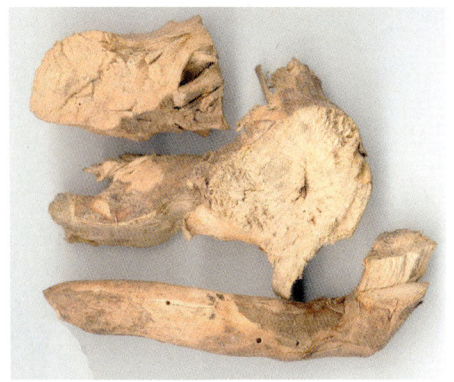

상 산

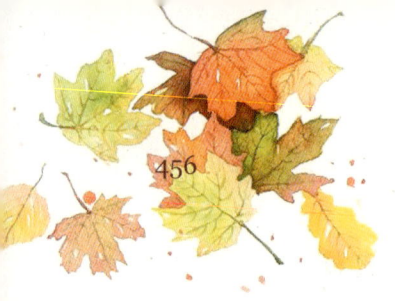

2. 자식에게 독초를
먹인 사연

여로(藜蘆)

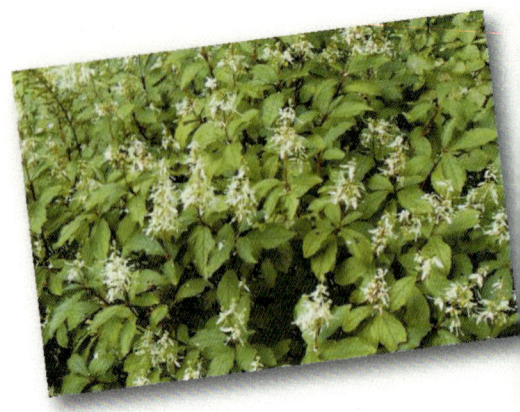

　종려초(棕櫚草)는 여로(藜蘆)라고 하며 독이 있는 야생초라서 소나 양이 그 풀을 먹는 것을 피한다. 그런데 그 야생초가 어떻게 해서 약재가 되었는지에 대한 재미있는 이야기가 있다.

　옛날 어느 마을에 한 농부의 셋째아들이 전간(癲癎)에 걸렸다. 전간은 일종의 간질이다. 어떤 때는 1년에 한 번 발작하기도 하지만 보통 한 달에 한 번, 심할 때는 한 달에 대여섯 번의 발작을 하기도 한다. 발작할 때는 별안간 인사불성이 되고 입에서 하얀 거품을 토하고, 정신이 나가 이상한 소리를 지껄이기도 하며, 마구 사람을 때리고 물건을 깨뜨리기도 하는 무서운 병이다.

　농부의 셋째아들이 발병했을 때도 옆에 있는 어린아이가 다쳤을 뿐만 아니라, 주위에 돼지가 죽기까지 하였다. 이런 상황에 집안 식구 모두가 이런 셋째아들을 성가시게 여겼다.

　어느 날 셋째아들이 발작을 일으키자, 집안 식구들은 어찌할 바를 몰랐다.

　"정말 야단났군! 자칫 사람이라도 다치면 어쩌지?"

아들이 걱정을 하자, 둘째아들이 말했다.

"형님, 나도 이 일로 생각을 해봤는데, 셋째 놈이 가면 갈수록 더 고약해지는데, 어떤 방도를 강구해야겠어요."

두 형제가 의논을 하였다. 늙은 어머니는 그 소리를 듣고 마음이 괴로웠지만, 어떻게 말릴 수도 없어서 아무 애기도 못 들은 척하였다.

"밭둑에 나 있는 독이 있는 종려초(棕櫚草)를 끓여 먹이자!"

큰아들이 의견을 제시했다.

"좋아요. 내일 그걸 캐러 갑시다."

둘째아들은 동의했다.

이튿날, 셋째아들은 또 병이 발작했다. 큰아들과 둘째는 막내를 붙잡고 입을 벌려 종료초 달인 물을 세 그릇이나 먹였다. 막내는 바닥에 엎어지더니 꼼짝도 하지 않았다.

집안 식구는 그런 막내의 모습을 보고, 모두 그가 죽을 거라고 생각하며 눈물을 흘렸다.

그런데 얼마 동안 시간이 지나자, 막내는 갑자기 토하기 시작했다. 처음에는 물 같은 것을 토하더니 나중에는 많은 가래를 토하였다. 큰아들과 둘째는 먹은 약을 다 토해 내어 죽지 않을 거라 생각하여 다시 입을 벌리고 종려초 달인 물 세 그릇을 억지로 흘려 넣었다.

마신 물이 뱃속으로 내려갔다고 생각했는데 또 토했다. 나중에는 토할 것이 없어 헛구역질을 하였고, 누런색의 담즙(膽汁)까지도 토했다.

　토한 다음 잠시 있더니 막내는 정신을 차리고 비틀비틀 일어 났다. 그리고는 아무 일이 없었던 듯이 평상시와 같이 호미를 들 고 밭으로 나갔다. 그 모습이 정상인과 똑같았다. 집안 식구들은 눈을 동그랗게 뜨고 놀라서 바라보았다.

　원래 막내는 중독이 되어 죽을 줄 알았는데, 오히려 병이 치유 가 된 것이었다. 집안 식구들은 종려초가 약효가 있다는 사실을 알았다. 뒷날 사람들은 전간(간질)이 있는 사람들에게 종려초를 끓여 먹여 치료를 하였다. 이렇게 해서 종려초가 전간을 치료하 는 약재로 쓰이게 된 것이다.

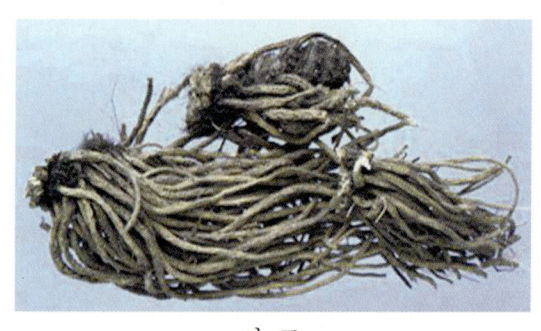

여 로

　여로에는 혈관의 운동 신경독인 제르 빈(Jervine)과 슈도제 르빈(Pseudojervine), 콜히세인(Colchicine) 등이 함유되어 있어 독성은 있지만 강압 (降壓)작용이 있어 심한 중풍환자나 간질병 환자, 그리고 학질과 황달에 쓰이며, 두통과 피부의 악창을 살충하는 작용도 있다.

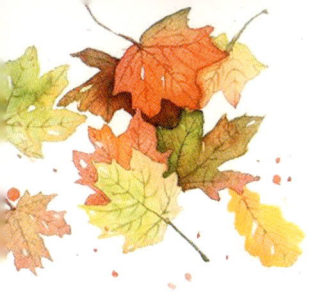

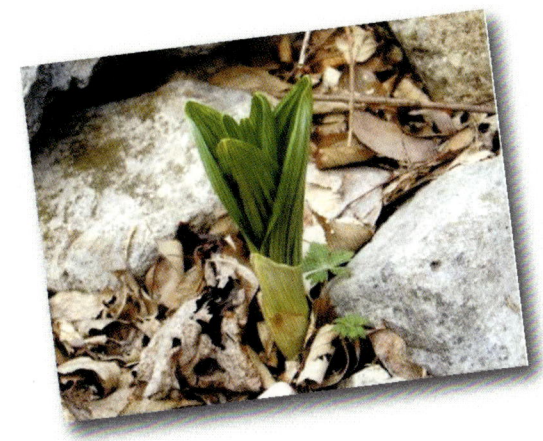

3. 산에서 나는 파

여로(藜蘆)

　금원(金元)시대 4대(四大) 의원 중의 한 사람인 장자화(張子和)는 병을 치료할 때, 땀을 내는 방법과 토하는 방법, 설사를 시키는 방법을 써서 치료하여 후세에 그를 공하파(功下派)라고 하였고, 그런 치료 방법은 그가 오랜 임상 경험으로 얻어진 것이다. 그 중에 토하는 방법에 대한 재미있는 이야기가 있다.

　장자화가 사는 인근에 하노대(何老大)라는 사람이 살았다. 그는 왕(王)씨 성을 가진 부인을 얻었는데, 부인은 현모양처(賢母良妻)로 부부간의 금슬도 좋아 하루하루를 만족하며 살았다.

　그런 어느 날, 소소한 일로 부부가 큰 싸움이 일어났다. 그런데 부인이 화를 내고 있는 동안 갑자기 풍전증(瘋癲症)이 걸린 것이다. 남편 하노대는 장자화에게 왕진을 청해 자기 처를 보였다. 장자화는 망진(望診)·문진(聞診)·문진(問診)·절진(切診)을 해보았지만, 병의 원인을 찾지 못하였다.

　장자화는 탄식하면서 하노대에게 말하였다.

　"하형! 제가 의술이 높지 않아 부인의 병에 대한 치료 방법을

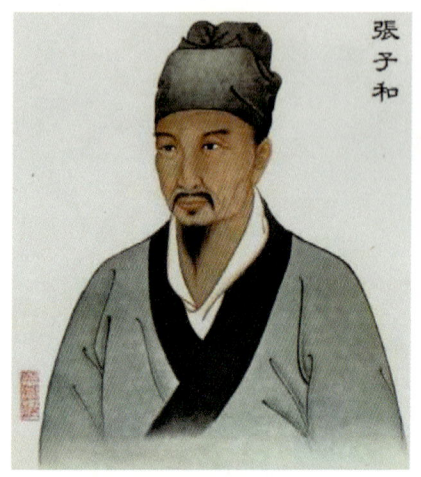

장자화

찾지 못하고 있소. 다른 고명한 의사를 청해서 보이시오."

하노대는 장자화가 고치지 못한다는 소리에 마음이 아파 하늘을 보며 탄식하였다.

"천지신명이여, 장선생마저 방법이 없다 하니 누가 제 처를 치료할 수 있습니까?"

부인의 병은 더욱 더 심해지면서 발작을 하면 입술이 퍼렇게 되고 입에서 거품을 토하며, 이를 꼭 물고 땅에서 데굴데굴 굴렀다. 하노대는 부인을 아주 사랑하여 여러 의원들에게 아내를 보였지만, 효과를 보지 못했다.

그러던 어느 해, 그 지방은 큰 재해로 말미암아 곡식을 한 톨도 거두지 못했다. 하노대는 하루하루 살기가 힘들었다. 그래서 고향을 떠나 먹을 것을 찾아 나섰다. 그런 그는 자기 처를 돌볼 여유도 없었다.

어느 날, 부인의 병이 재발하여 혼자서 산으로 뛰어 올라갔다. 목이 타서 시원한 물로 목을 축이고 배가 고파 산에 있는 풀로 배를 채웠다. 어느 하루는 산에 가서 산에서 나는 파를 뽑아 배를 채우고 그 자리에 쓰러졌다. 동네 사람이 산에서 부인 왕씨를 발견하고는 업고 집으로 데려왔다. 하노대는 아내를 부축하여 침대에 올려놓고 안정을 시켰다.

　그날 한밤중에 부인은 갑자기 침대에서 벌떡 일어나 구토를 했다. 하노대는 급히 그를 부축하여 등을 두들겨서 토하는 것을 도와주었다. 토한 것을 보니 백색, 황색, 흑색의 세 가지 단단한 담(痰)을 토해 냈다. 토하고 난 후 왕씨는 편안하게 잠을 든 후 그 후로는 풍전병이 도지지 않았고 건강을 회복했다. 이후로 하노대 부부는 더욱 더 사랑하고 부부애가 한층 더 좋아졌다.

　왕씨 부인이 나았다는 소식을 들은 장자화는 그의 집을 방문했다.

　"누가 병을 치료하였습니까?"

　왕씨는 장자화를 데리고 산으로 올라가 산에서 나는 파를 가리켰다.

　"이 풀을 먹고 오래된 가래를 많이 토하고 나자 곧 병이 나았습니다."

　장자화는 웃으며 말했다.

　"이것은 산에서 나는 파가 아닌가? 이 풀은 독이 있어 소나 양이 먹으면 배가 아파 죽는 풀이오. 그러나 부인이 먹고 오히려 담(痰)을 토하고 풍전병이 나았다니, 이게 도대체 어쩐 일인가?"

　장자화는 곰곰이 생각했다. 갑자기 《본초도경(本草圖經)》의 「산총대토상격풍담(山蔥大吐上膈風痰)」이라는 구절이 머리에 떠올랐다. 그것은 「산에 나는 파는 크게 토하고 가슴 위에 있는 담을 제거한다」라는 뜻이다.

　왕씨의 병은 담미심규(痰迷心竅)로 인한 풍전병으로서 자연적으로 토하는 방법에 의해서 치료가 되었던 것이다. 그 후 장자화

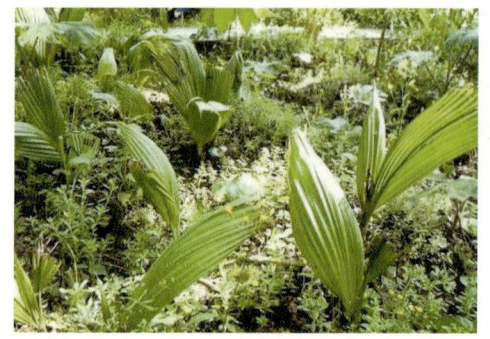

는 이 토하는 방법을 여
러 모로 응용하여 적지
않은 환자를 치료하였다.
　오늘에 이르기까지 한
방에서는　산총(山蔥)을
가지고 토하게 하였으며,
나중에 산총의 이름이 여

여　로

로(藜蘆)로 바뀌었다.

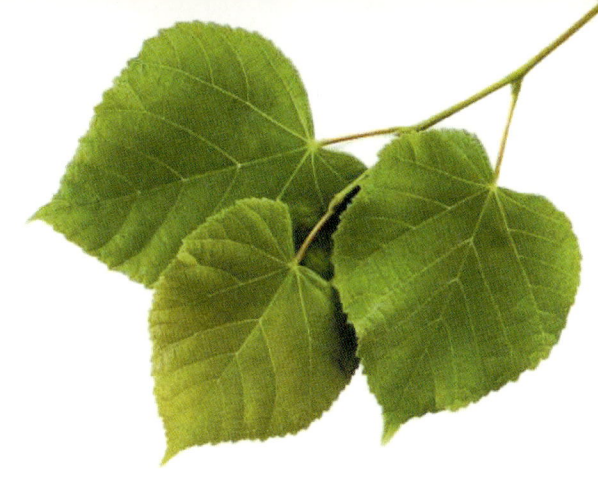

제 25 장 구충약 驅蟲藥

장관(腸管) 안의 기생충을 몸 밖으로
내보내는 약을 말한다. 기생충을 죽이
거나 마비, 파쇄, 융해하여 기생충체를
숙주 체외로 배제하고자 하는 약제로,
각각의 기생충에 대한 구충제의 약효와
그것에 부수하는 문제점을 인식하여야
한다. 구충약으로는, 대산(大蒜)·오매
(烏梅)·뇌환(雷丸)·사군자(使君子)·
빈랑(檳榔)·남과자(南瓜子) 등이 있다.

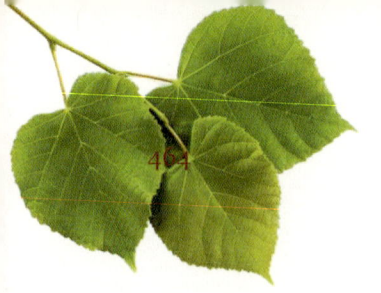

1. 돌팔이 명의

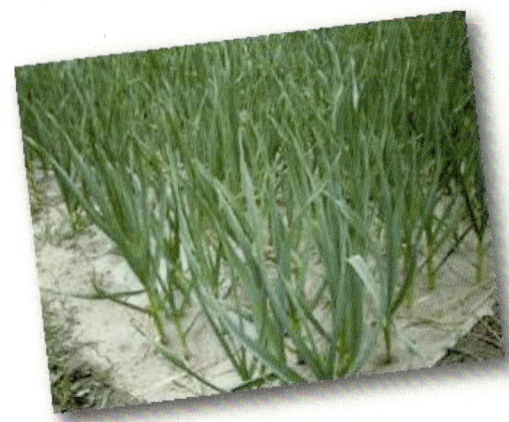

대산(大蒜)

마을을 대산(大蒜)이라고 하는데, 대산이 약효가 있는지에 대한 이야기가 있다. 옛날에 이름 높은 한 의원이 있었다. 그에게는 잔심부름도 하고 의원을 도와 약도 썰고 하는 소년이 있었다. 시간이 있을 때는 의원이 그에게 약을 쓰는 방법을 가르쳤다. 의원이 사는 옆집에는 농부가 살았는데 농부는 의술을 공부하고 싶어서 의원에게 부탁하였다.

"저를 제자로 받아 주십시오."

당시의 의원들은, 의술을 한 사람에게만 전수하여 계승되기를 바랐기 때문에 농부의 요구를 거절하였다. 그러나 농부는 너무도 의술을 배우고 싶은 나머지 매일 저녁이면 의원이 소년에게 의술을 가르친다는 것을 알고 어느 날 저녁 몰래 의원 집 창문으로 다가가 엿들으며 공부를 하려 하였다.

그날 저녁은 의원이 소년에게 의술을 가르쳐주지 않았다. 농부는 두 사람의 대화 중에 치료비에 대하여 소년과 의원이 의논하는 것을 엿듣게 되었다.

"이미 오래된 것은 못 받았는데, 이자까지 쳐서 받을까요?"

소년이 의원에게 물었다.

"안 돼, 이자는 받지 말고(算了, 利可以止), 치료비만 받아."

창문에서 몰래 듣던 농부는 앞에 한 애기는 못 듣고 단지 의원이 애기한 "안 돼, 이자는 받지 말아(算了, 利可以止)"라는 말만 들었다.

"오라! 의원이 소년에게 가르치는군. 마늘이 설사를 멈추게 한다(蒜 可以止下痢)"

산료이가이지(算了, 利可以止)와 산가이지하리(蒜可以止下痢)가 음이 비슷하였다. 농부는 그 말을 계속 입속으로 중얼거렸다.

"오늘 하나 배웠다. 내일 시험해 봐야지."

농부는 사람을 만나자 말하였다.

"나는 설사를 치료하는 방법을 알고 있어요. 배가 아픈 사람 없나요?"

사람들은 농부의 말을 정말로 믿었다.

마침 20리 밖에 사는 농부의 삼촌이 배가 아프고 설사를 했다. 농부는 삼촌에게 즉시 마늘을 먹게 하였다. 이상하게도 삼촌의 병은 며칠 후 정말로 나았다. 농부는 삼촌 집에 머물며 설사에 걸린 사람을 치료해 주었다. 환자마다 병이 나았고 농부의 명성은 금방 퍼져 갔다. 이런 사실이 의원의 귀에까지 들리게 되었다. 의원은 농부를 찾아갔다.

"들기로는 당신이 설사를 고친다고 하는데, 누가 가르쳐주었는가요?"

"바로 의원인 선생님이십니다."

"내가요? 나는 당신을 가르쳐 준 적이 없는데."

농부는 그날 저녁 몰래 창문에서 들었다고 말하였다. 의원은 그때 말한 것을 생각하며 크게 웃었다.

"그것은 내 밑에서 일하는 아이와 치료비에 대해 의논을 하고 있던 참이었소."

농부는 깜짝 놀라며, "그런데 어떻게 설사가 치유되었지요?"

"당신은 근본이 총명하니 내가 당신을 제자로 받겠소."

원래 이 이야기는 말을 잘못 알아들어서 생겼다. 이런 일이 있은 후부터 마늘이 설사를 멎게 한다는 것을 알게 되었다.

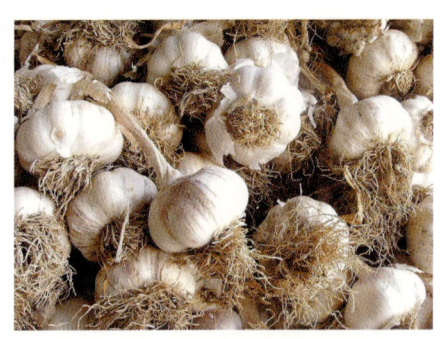
마 늘

마늘은 항균작용이 뛰어나 아메바 원충을 살균하며, 생식세포를 원활하게 하고 종류(腫瘤)세포를 억제하여 주기 때문에 암에도 효과를 볼 수 있다. 마늘은 이뇨·살균·살충·강장의 효과가 있고 소화액의 분비를 촉진시키기도 한다. 마늘은 이집트의 피라미드를 건축하게 만든 힘이 마늘에서부터라는 말이 있다. 그 당시 노예들에게 마늘을 먹이고 노동을 시켰기 때문이다. 건국신화를 보면 곰이 마늘과 쑥을 먹고 웅녀가 되어서 환웅천왕과 결혼하여 단군을 낳았다는 이야기를 보면 최초의 약초라고 볼 수 있다.

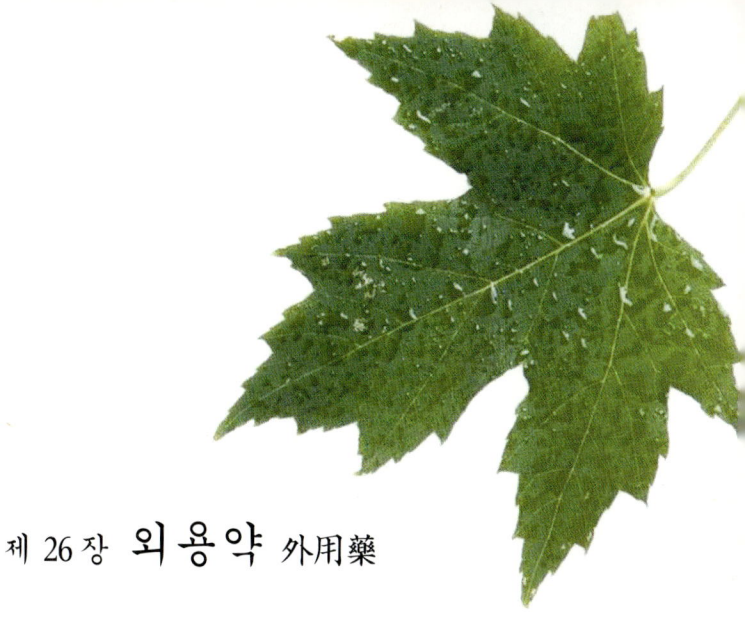

제 26 장 외용약 外用藥

인체의 체표 부분에 붙이거나 바르는
약이다. 외용약으로는 사상자(蛇床子)
등이 있다. 사상자는 내복용(內服用)으
로도 사용한다.

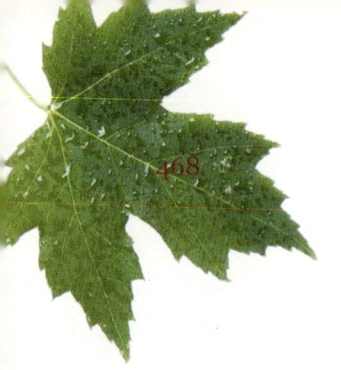

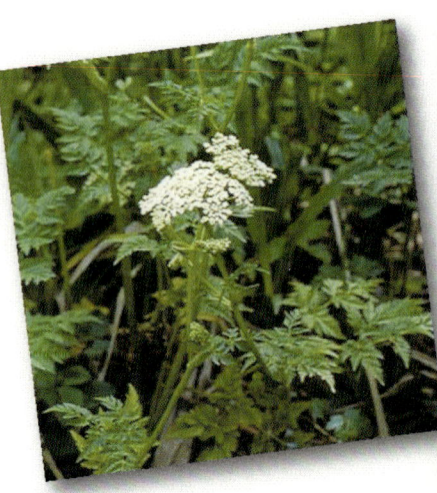

1. 뱀섬에서 구해 온 약초

사상자(蛇床子)

옛날, 어느 마을에 이름 모를 괴질이 돌았다. 병의 증상은 전신에 닭살 같은 종기가 피부에 돋고 심하게 가려웠다. 가려워 긁으면 피가 흐르는데도 가려움이 가시지를 않았다.

이 괴질은 대단히 빠른 속도로 전염이 되어 병자가 입었던 옷을 입어도 옮고, 병자가 잠을 잤던 침대에 누워도 병이 옮았으며, 병자의 피부 비듬이 바람에 날려 건강한 사람의 피부에 닿아도 즉시 감염되었다.

얼마 안 가서 온 마을에 질병이 감염되어 어떤 약을 바르고, 어떤 약을 먹어도 나아지지 않았다.

그런데 한 의원이 이렇게 말했다.

"이 질병을 고치는 약은 일종의 씨앗으로, 이 씨앗을 복용하면 치료가 되는데, 그 약은 우리 마을에서 약 백 리 정도 떨어진 조그마한 섬에서 자라납니다. 그 약초는 털과 같은 잎을 가지고 있고 우산과 같은 꽃이 피는데, 그 섬은 온통 독사(毒蛇)가 우글거려 약초의 열매를 채집하기가 여간 어렵지가 않습니다."

　마을 사람들은 그 소리를 듣고 그저 한숨만 내쉬었다. 마을 사람 모두가 머리를 써서 약을 구해 오기로 하였다. 어떤 청년이 식량을 가지고 그 섬을 향해 배를 저어 갔다. 그러나 그 청년을 돌아오지 않았다.

　그 뒤에도 계속해서 젊은 청년들이 약초를 채집하러 갔지만, 섬에 도착하면 어디로 갔는지 행방불명이 되었다. 마을사람들은 모두 생각하기를,

　"모두 독사에 물려 죽었을 거야."

　마을 사람들은 약초 캐러 간 사람들이 돌아오지 않자, 그만 상심을 하고 말았다. 어느 사람은 이 괴질에 걸려 하루 종일 가려워 견디기가 어려웠고, 어느 사람은 어찌나 긁었는지 거의 뼈가 보일 지경이었다. 또 어떤 사람은 상처가 짓물러 농이 흘렀다. 이 질병으로 마을 전체가 고통에서 벗어나지를 못했다.

　한 용감한 청년이 세 번째로 그 섬에 가기로 결심했다.

　"어떡하든 내가 꼭 약초를 캐오고 말 거야."

　"아니, 그러다 만일 독사에게 물리기라도 하면 어쩌려고? 가려워도 참는 수밖에 없어."

　노인들은 청년을 만류했다.

　"저는 먼저 뱀을 쫓아 버리는 방법을 고안하여 약초를 채집할 것입니다. 걱정 마십시오."

　만류를 뿌리치고 청년은 섬으로 가기 위해 마을을 떠났다. 청년은 곧장 섬으로 가지 않고 먼저 독사를 쫓는 방법을 터득하러 해변에 있는 큰 산으로 갔다. 산중에는 비구니가 있는 암자가 있

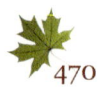

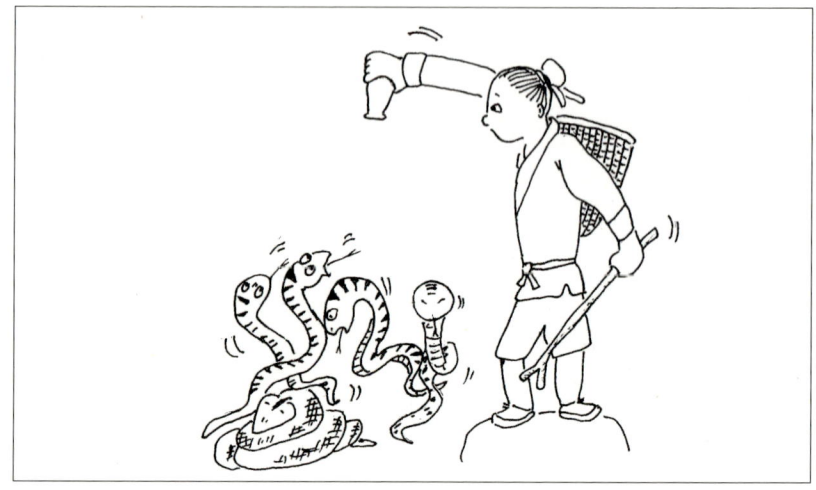

었는데, 그곳에는 백 살이 넘은 늙은 비구니가 있었다.

들기로는 늙은 비구니가 젊었을 때 뱀섬에 가서 뱀의 간을 빼내 약을 만든 적이 있다고 들었다. 청년은 늙은 비구니에게 인사를 드리고 독사를 쫓는 방법을 가르쳐 달라고 간곡히 부탁했다.

"독사는 아무리 무섭다 하지만, 꼼짝 못하게 할 방법이 있다. 너는 웅황주(雄黃酒)를 가지고 섬에 가서 독사를 보는 즉시 웅황주를 뿌려라. 독사는 그 냄새를 싫어해 도망쳐버릴 것이다."

"고맙습니다, 스님."

그는 웅황주를 몸에 지니고 섬으로 갔다.

그는 조그만 배로 출발해서 오후가 다 되어서야 뱀섬에 배를 댔다. 그는 천천히 사방을 둘러보았다. 섬에는 정말 많은 뱀들이 득시글거렸다. 어떤 것은 흑색 무늬가 있고, 어떤 것은 금색의 꽃무늬가 있고, 어떤 것은 몇 자(尺)나 되는 긴 것이 있고, 가느다란 실뱀이 있는가 하면 팔뚝보다 굵은 구렁이도 있었다. 청년은 웅

황주를 뿌리며 한쪽으로 전진하였다. 희한한 것은 독사들이 웅황
주 냄새에 웅크리고 꼼짝을 하지 않는 것이었다.

청년은 기회를 틈타서 독사들 밑에 있는 약초를 캐었다. 과연
털 모양의 잎과 우산 같은 꽃이 피어 있는 약초였다. 이렇게 해서
청년은 약초를 캐어 가지고 마을로 돌아왔다.

청년은 독사를 쫓는 방법을 터득하여 가져온 약초를 마을사람
들에게 나누어 주어 약초 씨앗을 달여 먹고 그 물로 피부에 바르
니 피부병은 점점 나아갔다.

그 후로부터 사람들은 이 약초를 피부병에 사용하게 되었는데,
특히 개선기생충(疥癬寄生蟲)과 전염성 피부병, 습진에 효과가
있었다. 마을 사람들은 약초 위에 독사들이 웅크리고 있었다 하
여 이 약초의 이름을 뱀 사(蛇)자와 눕는다는 침대 상(牀)자와 씨
앗 자(子)를 합하여 사상자(蛇牀子)라고 이름 지었다.

또한 옛날 중국 양주 땅의 송(宋)씨 성을 가진 사람이 밭 언저
리에서 자라나는 이 풀의 씨를 뱀이 즐겨 먹는 것을 보고 그는
뱀의 교미에 풍부한 힘이 되는 것을 믿어 자신도 이 풀의 씨앗을
달여 먹고 회춘(回春)하였다고 한다.

사상자는 미나리과에 속하는 풀로서 뱀밥풀 또는 배암도랏이
라 불리고 주성분은 카디넨(Cadinene)과 토릴렌(Torilene)이며
남자들의 발기부전증인 양위(陽萎)증, 한습(寒濕)으로 인한 대하
(帶下)증과 피부에 습진, 소양, 개선(疥癬)에 이용한다.

또한 역대 궁중 여인의 목욕에 향미제(香媚劑)로 활용하였다.

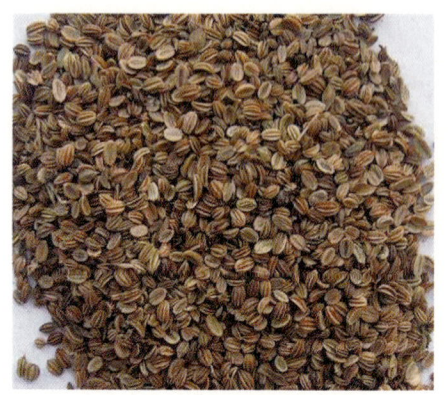
사상자

《금궤요약(金匱要略)》에는 「부인의 음부(陰部)가 냉할 때 사상자를 백반(白礬)과 함께 부드럽게 분말하여 대추 크기로 만들어 부드러운 면포로 싸서 질 내에 삽입하면 전신이 따스해지고 새로운 마음이 샘솟는다.」라고 씌어 있다.

사상자는 자궁이 냉하여 불임의 원인일 때도 사용을 한다. 사상자는 남성 호르몬을 자극하여 자궁과 난소의 중량을 증가시키고 피부의 균을 억제하며 또한 구충작용이 있다.

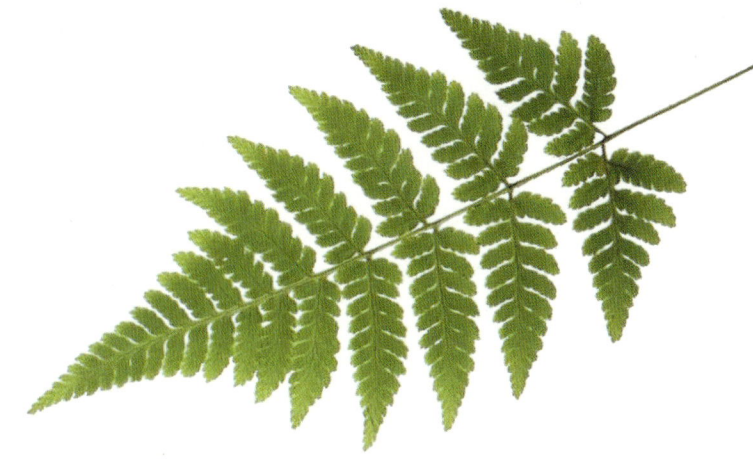

제 27 장 기타 약 其他藥

약초로 분류되지 않는 그 밖의 약
초들을 말한다. 기타 약으로는 녹태·
묘두회·배·뱀장어·봉황단·야명
사·영지·장목·천라수·취선도·해
마 등이 있다.

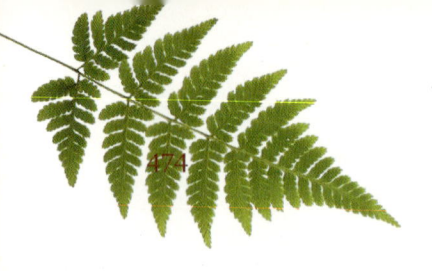

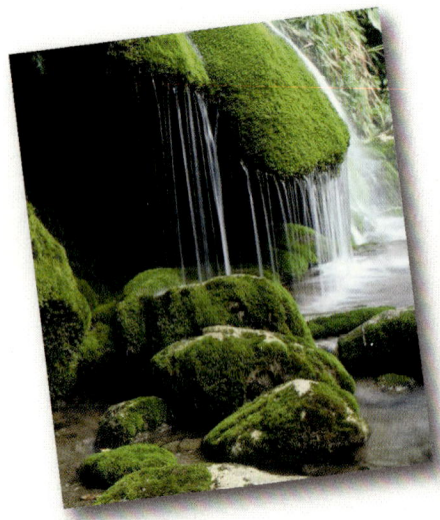

1. 벌과 거미의 결투

녹태(綠苔)

신의(神醫) 화타가 광능(廣陵)에서 환자들에게 의술을 베풀 때의 이야기다. 광능은 지금의 강소성(江蘇省) 양주시(揚州市) 일대이다.

어느 날 화타가 왕진을 나가는 길에 우연히 길에서 울고 있는 여인을 보았다. 여인은 길가에 서서 양손으로 얼굴을 가리고 매우 아파하는 모습이었다.

"이보시오. 왜 그러고 계시오?"

"저……벌에 쏘인 데가 너무 아파서요."

화타가 보니 여인의 얼굴 반쪽이 벌겋게 부어올랐다.

"매우 심하군요."

"네, 쑤시고 아파요."

"빨리 가서 이끼를 찾아 벌에 쏘인 부위에 붙이시오. 습지에 있는 녹색 이끼가 아주 효과가 있지요."

"네?"

여인은 반신반의하면서도 너무나 아픈 나머지 가만히 앉아 있

을 수가 없어 한시바삐 녹색 이
끼를 찾으러 집으로 돌아갔다.
그리고 이틀이 지난 뒤 화타는
제자를 데리고 밖으로 나가다
저쪽으로부터 환하게 웃으면서
걸어오는 여인과 마주쳤다. 지
난번 벌에 쏘였던 그 여자였다.

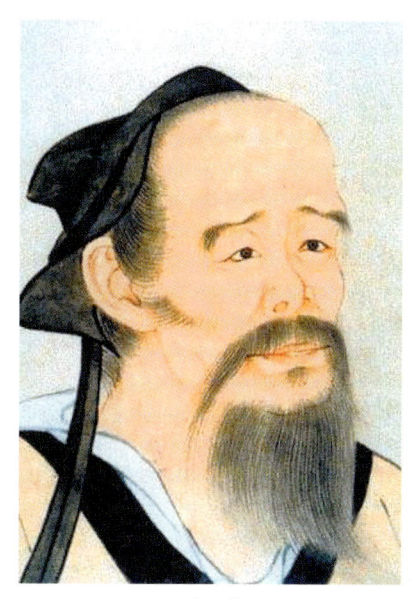

화 타

"전날 정말로 감사했습니다.
녹색 이끼를 붙이니 과연 효과
가 좋더군요. 존함을 알려주십
시오."

옆에 있던 제자가 말했다.

"화타 선생이십니다."

"예? 아, 그 유명한 화타 선생이시군요! 역시 처방을 쉽게 하
였군요. 효과를 보았습니다."

여자의 얼굴은 부기도 빠지고 상처도 아물어 완전히 나아졌다.
화타는 매우 기뻐하며 제자를 돌아보고 입을 열었다.

"이끼는 해독을 하고 부기를 빼는 데 효과가 있다. 우리가 약
재로 사용하여도 훌륭하지."

"스승님, 책에는 이끼에 대한 효능이 나와 있지 않은데, 어떻
게 아셨나요?"

"음, 이유가 있지, 어느 여름날이었지……"

화타가 얘기를 시작했다.

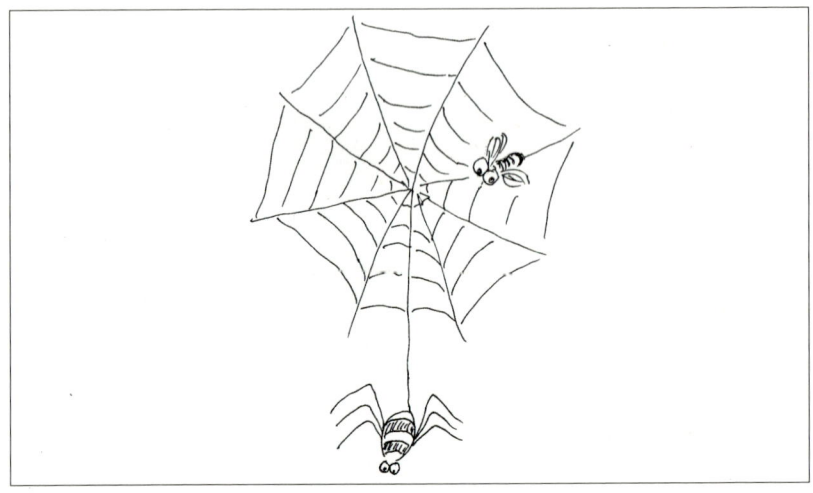

　"어느 날, 내가 뒤뜰에서 휴식을 취하고 있을 때 큰 벌이 거미줄에 걸려 있는 것을 무심코 바라보았지. 거미줄의 거미가 한 발짝 한 발짝 큰 벌을 향해 기어가고 있었어. 거미는 큰 벌을 감으려고 실을 토해내고 있었지. 거미줄에 걸린 벌도 만만치가 않아 쉽사리 거미의 밥이 되지 않았어. 오히려 벌이 거미를 독을 쏘아 벌침에 맞은 거미는 배가 부풀어 올라 거미줄 밑의 파밭으로 떨어져버렸지. 그런데 거미가 떨어진 곳은 이끼가 끼어 있었어. 이상하게도 거미가 이끼 위를 이리 구르고 저리 구르고 하더니 부은 기가 빠지고 다시 거미줄을 타고 올라가 벌을 공격하였어. 벌은 빠져나오려고 결사적으로 저항을 하며 거미의 배를 공격하여 또 거미의 배가 부풀어 떨어졌어. 거미는 또 이끼 위를 구르고 다시 올라가 또 공격하고, 이렇게 몇 번을 엎치락뒤치락하더니 마침내 벌은 거미의 밥이 되고 말았지. 벌의 독은 화(火)의 성질이 있는데, 이끼는 차가운 양(凉)의 성질을 가지고 있어 독을 해

독하고 부기를 빼는 소
종(消腫) 작용이 있거
든. 이끼의 이런 실험을
통해 나는 과연 틀림이
없다고 판단을 하였지.
"

화타의 사물을 관찰
하는 능력과 주의력에

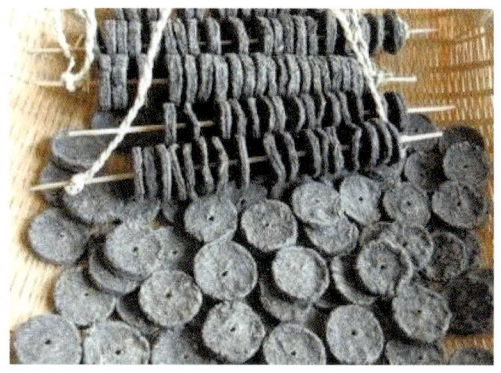

녹태전(綠笞錢) 차

제자는 탄복하였다. 그 후 이끼로 만든 녹태고(錄苔膏)라는 연고
를 만들어 벌에 쏘인 많은 사람들을 치료하였다.

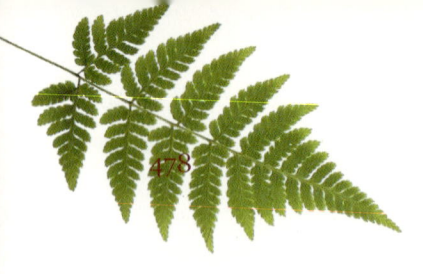

2. 관 속에서 살아난 여인

묘두회(墓頭回)

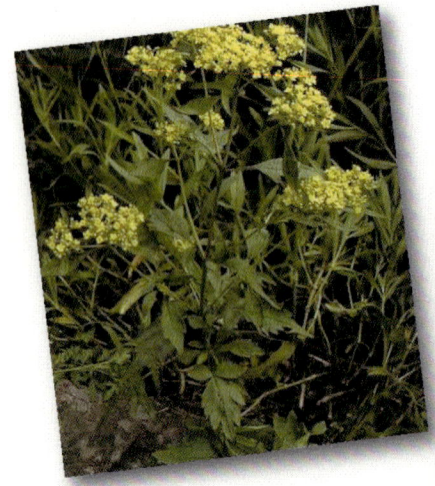

옛날 어느 고을에 명의가 있었다. 하루는 명의가 왕진을 나가는 도중에 상여를 메고 가는 장례행렬을 만났다. 그가 관을 쳐다보니 관에서는 피가 흐르고 있었다.

"잠깐, 멈추시오!"

그는 장례행렬을 세우고 물었다.

"누가 죽었습니까?"

"아낙네입니다."

"어찌 죽었습니까?"

"아이를 낳다가 피를 너무 쏟아 죽었습니다."

의원은 가족들의 동의를 얻어 관을 열고 보았다. 의원은 죽은 여인의 맥을 짚어보더니 길가에 자라나는 풀을 한줌 뜯었다.

"이 약초를 끓여 먹이시오. 그러면 목숨을 살릴 수가 있을 겁니다."

가족들이 급히 그 풀을 끓여서 죽은 아낙네의 입을 열어 부어 넣었다.

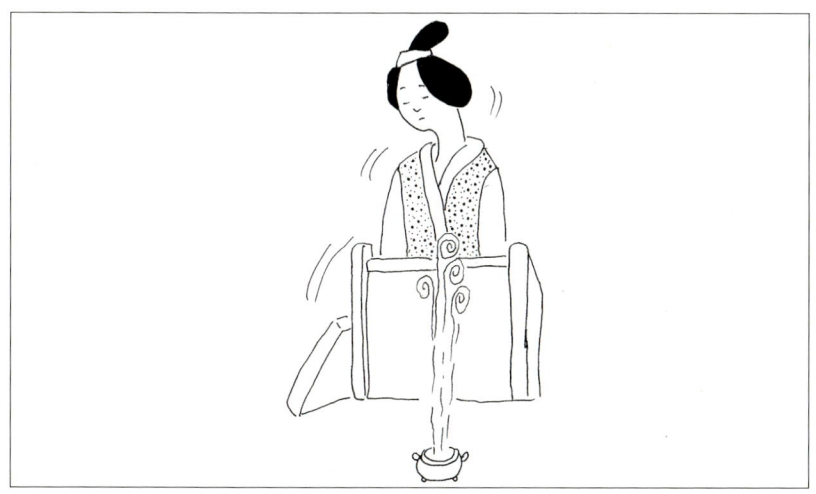

"으음……"

약이 목구멍으로 넘어간 지 얼마 지나지 않아 여자는 몸을 움직이더니 살아났다.

원래 죽었다는 여인은 죽은 것이 아니고, 출산 시 너무 피를 많이 흘려 정신이 혼미한 상태였다. 바로 그때 명의(名醫)가 발견하였던 것이었다. 죽은 사람을 묘(墓)에서 머리를 돌려 구해냈다 하여 사람들은 그 약초를 「묘두회(墓頭回)」라고 이름을 지었다.

묘두회는 다년생 초본으로 키가 1.5m에 이른다. 줄기는 원주(圓柱)형이며 마디가 뚜렷하다. 단엽(單葉)이 마주나며, 줄기의 기저부에 나는 잎은 비교적 크고 넓은 난원형(卵圓形)으로 잎자루가 없다. 꽃은 작고 양성화이며 황색이고, 화관은 종 모양이다. 과실은 벌어지지 않는 건과(乾果)이며, 소포편(小苞片)은 증대해

서 날개 모양을 이룬다.

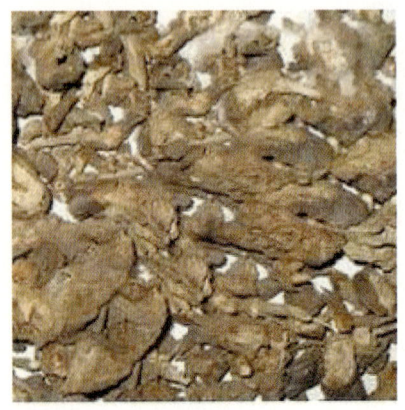

묘두회

묘두회는 맛은 맵고 성질은 온(溫)하며 어혈(瘀血)을 부수고 종창(腫瘡)을 삭인다. 학질과 부녀자의 붕루증, 즉 자궁출혈과 대하(帶下)에도 효과가 있으며 타박상으로 어혈이 있을 때도 풀어주고 통증을 멎게 하여 준다.

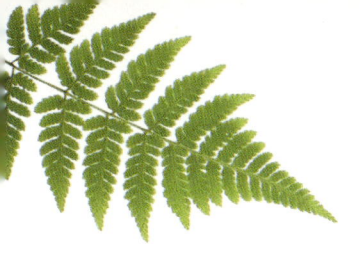

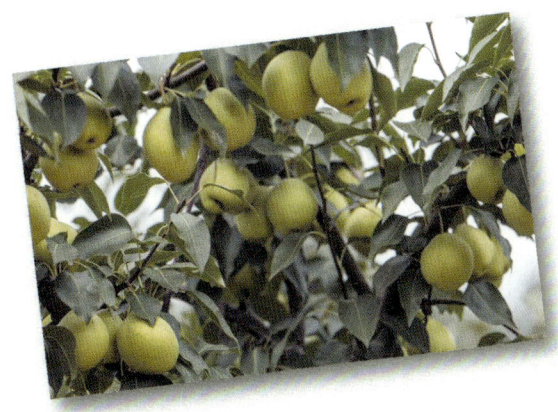

3. 구두쇠 덕택에
나은 폐병

배(梨)

옛날 어느 마을에 지독한 구두쇠 농부가 있었다. 농부에게는
아들이 여럿 있었다. 그 중 한 아들이 폐병에 걸렸다. 사람들은
아들의 병이 이미 치료되기가 힘들다고 이야기하고, 의원마저도
포기한 상태였다.

병석의 아들은 죽기만을 기다리고 있었다. 그런데 이 지독한
구두쇠 농부는 구두쇠의 도를 넘어 몰인정할 정도로 모든 아들에
게 온 종일 들에 나가 일을 하도록 하였으며, 여기에 폐병에 걸린
아들마저 예외일 수 없었다.

"병이 들었다고 놀고먹을 생각 마라! 힘든 일을 못하면 배 밭
지키는 일이라도 하거라!"

가을바람은 대단해서 하루 사이에 익지도 않은 배가 모두 떨
어져 팔려고 해도 팔 수가 없었으며, 버리자니 아까웠다. 농부는
쌓아 놓은 배를 바라보며 속이 상했다.

이 궁리 저 궁리 하다가 마침내 밥 대신 배를 삶아 먹기로 하
였다. 배로 끼니를 때우면 쌀을 절약할 수가 있어 쌀을 사지 않아

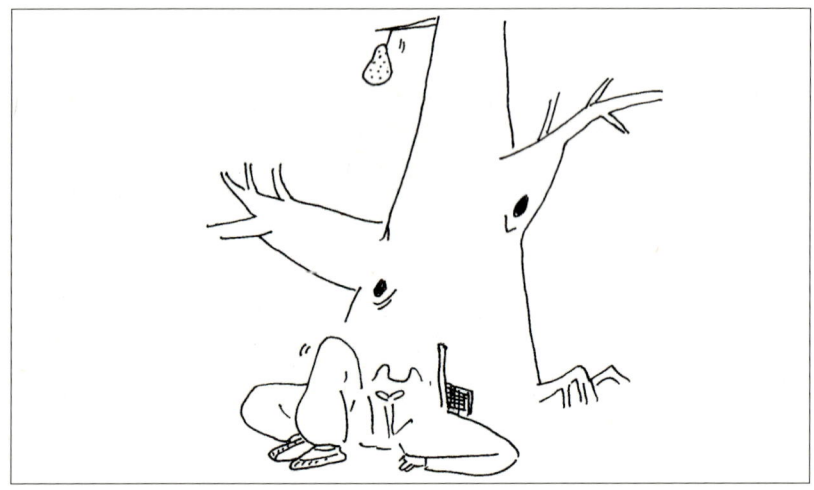

도 되니 배로 인한 손실을 덜 수가 있었다. 농부는 스스로도 좋은 생각이라고 여겼다.

이리하여 폐병에 걸린 아들도 매일 배만 먹을 수밖에 없었다. 이렇게 여러 날이 지나갔다. 어느 날, 아들은 길을 가다가 의원을 만났다. 의원이 폐병 걸린 아들을 보니 혈색이 좋아져 있는 것을 발견하고는 놀라서 물었다.

"이리 와 보아라. 내가 너의 진맥을 좀 해봐야겠구나……호! 네 병은 다 나았구나. 도대체 어떤 약을 먹었느냐?"

"무슨 말씀이십니까? 저희 아버지가 약 같은 걸 사주시겠어요? 배가 바람에 다 떨어졌다고 밥 대신 매일 배만 먹은 걸요."

"뭐라고! 배를 밥 대신 먹었다고?"

의원은 자초지종을 듣고 나서는 고개를 끄덕이며,

"확실치는 않지만, 아마도 배가 효과가 있을 테니 계속 먹도록 해라!"

　이튿날, 의원은 농부로부터 배를 많이 사들여 폐병환자들에게 배를 달여 먹으라는 처방을 내렸다. 대략 한 달 경과한 뒤부터 폐병 환자는 점점 좋아졌다. 배를 장기간 간수하기 힘들어 약한 불에 달여서 고약처럼 만들어 폐병환자에게 장기간 복용시켰다.

　배를 달여 만든 고약을 복용한 지 반 년 정도가 지나면 웬만한 폐병 환자는 완전히 건강이 회복되었다. 이런 일이 있은 후 사람들은 배가 폐병에 잘 듣는다는 것을 알게 되었다.

　배의 성질이 하행유리(下行流利)하기에 배를 이(梨)라고 부르며, 배는 폐를 윤택하게 하고 심장을 맑게 하며, 음(陰)에 영양을 주고 진액을 만들며 담(痰)을 없애준다. 또 화(火)를 내리게 해주고 입마름

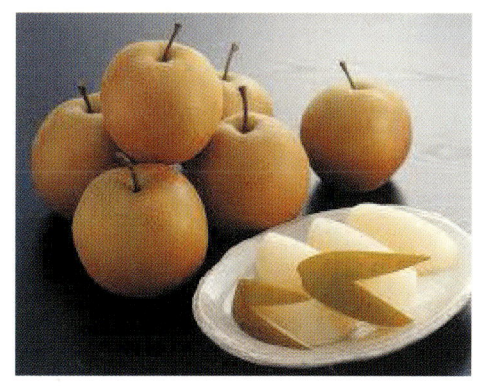

배

을 없애 주며, 주독(酒毒)을 씻어 준다.

　당뇨병으로 입이 마를 때 좋으며, 딸꾹질을 할 때, 변비에도 유효하다. 중풍으로 말을 못할 때에도 효과가 있으며 소변을 잘 통하게 하는 성질이 있다.

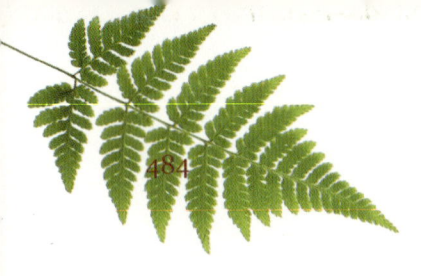

4. 산처녀가 바다에
던져진 사연

뱀장어

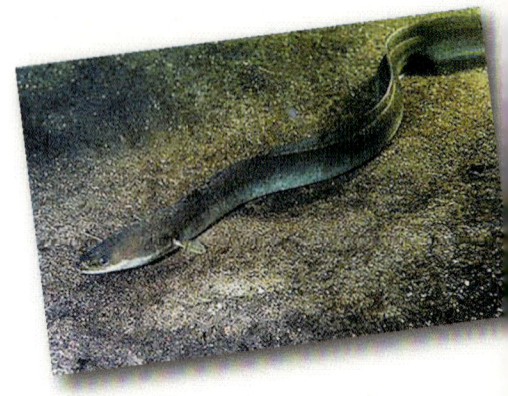

《일화제자본초(日華諸子本草)》에는 뱀장어가 「전시노(傳尸勞)」를 치료한다고 하였다. 전시노는 지금의 폐결핵을 말한다. 뱀장어가 폐결핵을 고쳤다는 전설이 있다.

옛날, 바닷가 작은 어촌에 고기잡이 청년이 홀어머니를 모시고 살았다. 집이 가난하여 스무 살이 지나도록 장가를 가지 못했다. 하루는 청년이 고기를 잡으러 배를 저어 바다로 나가 그물을 던졌다. 그물에 뱀장어 열 마리가 잡혀 올라왔다. 그런데 갑자기 멀리 물 위에 무슨 물체가 떠 있는 것이 보였다.

"저게 무얼까?"

그가 배를 저어 가까이 가보니 널빤지에 한 여자가 죽은 듯이 드러누워 있었다.

"아니, 웬 여자가 바다 한가운데 떠 있다니! 조류에 따라 물 위를 떠다니고 있었나 보군."

청년은 급히 여자를 배 위로 옮겼다. 얼굴은 창백하고 두 눈은 꼭 감고 있어 청년은 얼른 심장에 귀를 갖다 대니 심장은 아직도 조금씩 뛰고 있었다.

"아직 죽지 않았군! 다행이네."

청년은 배를 저어 마을로 돌아와 여자를 업어 집으로 데려왔다. 청년과 어머니는 여자를 침대에 올려놓고 이불을 덮어주었다. 청년 어머니는 아들이 잡아온 뱀장어로 죽을 만들어 여자의 입을 벌리고 흘려 넣어주자, 정신이 돌아오는 듯하더니 다시 정신을 잃고 말았다.

청년의 어머니가 여자를 찬찬히 내려다보니 나이는 18, 9세 정도 된 것 같았다. 눈썹이 예쁘고 조그마한 입에 청년의 어머니는 마음에 들었다.

"누가 이런 몹쓸 짓을. 이렇게 예쁜 아이를 물에 던지다니!"

어머니는 정성껏 돌보며 뱀장어 죽을 먹이며 밤낮 사흘을 간호하였다. 나흘째 되던 날 여자는 정신이 돌아왔다.

"여기가 어디에요?"

여자는 낯선 집에 있다는 것을 알고 당황하였다. 청년의 어머니는 여자의 머리를 쓰다듬으면서 물었다.

"어디에 사는 누구요? 누가 당신을 바다에 던졌소?"

물음에 여자의 얼굴은 삽시간에 변하더니 머리를 흔들며 아무 말도 하지 않았다. 그러더니 일어나서 걸으려 하였지만, 사지에 힘이 없어 움직일 수가 없었다.

이 광경을 보면서 어머니와 아들은 이 여자가 말 못할 사정이 있으리라고 생각하여 더 이상 물어보지 않았다. 늙은 어머니는 그 여자를 정성껏 간호하였다. 청년의 집은 가난하여 몸을 회복

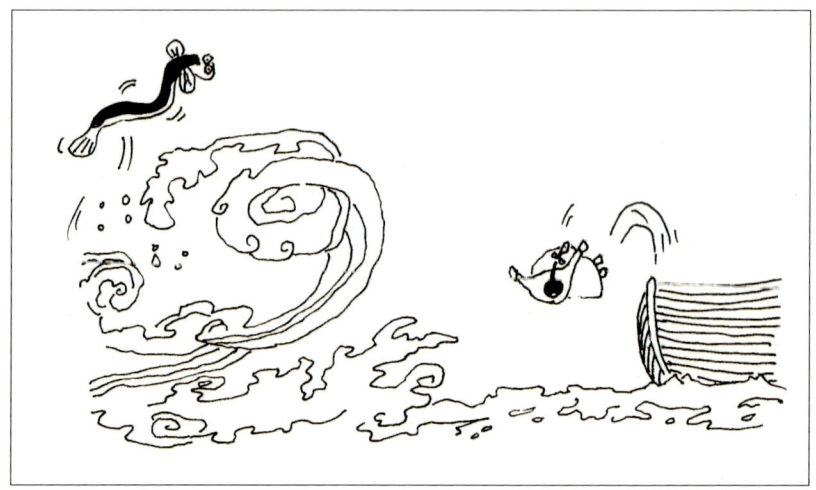

시킬 만한 좋은 음식이 없었다.

이 작은 어촌은 뱀장어가 많이 잡혀 청년은 매일 일찍 바다에 나가 뱀장어를 잡았다. 늙은 어머니는 싱싱한 뱀장어를 끓여 죽을 만들어 여자에게 정성껏 먹였다. 뱀장어가 싱싱해서 죽에 뱀장어 기름이 노랗게 떠 있었다. 여자는 죽을 맛있게 먹었다.

"이런 맛있는 죽은 지금까지 먹어 보지 못했어요."

하루하루 지날수록 여자는 눈에 띌 정도로 몸이 회복되어 갔다. 이제 침대에서 내려와 걸어 다닐 정도가 되었다. 그런데 기침은 아직도 심해 한번 기침을 시작하면 거의 반나절을 계속했다. 입을 막고 허리를 구부리고, 어떤 때는 숨도 제대로 쉬지 못할 정도였다. 그럴 때마다 늙은 어머니는 여자의 등과 가슴을 쓸어주며 기침이 멎기를 기다렸다.

날마다 신선한 뱀장어 죽을 먹은 여인은 점차적으로 기침이 줄어들어 두 달이 지나자, 기침도 멎고 창백한 얼굴은 홍조를 띠

며 건강한 모습을 되찾았다. 여자는 청년의 어머니를 도와서 밥
도 짓고 빨래도 하며, 또 청년을 도와 그물도 챙겨주었다. 이런
광경을 바라보는 늙은 어머니는 흐뭇한 표정을 감출 길이 없었
다.

그러던 어느 날, 여자는 비로소 자기의 신세를 털어놓기 시작
했다. 여자는 강가에 있는 작은 마을에 살았다. 2년 전부터 그 동
네에는 괴질이 나돌았다. 병에 걸린 사람들은 기침이 나고 열이
나며 심하면 피를 토하기도 했다.

환자들은 날이 갈수록 여위어 가고 의원들은 이 병을 전시노
라고 하며, 이런 병만 보면 머리를 절레절레 흔들며 치료약이 없
다고 하였다. 더욱 두려운 것은 전염이 되어 마을사람들은 병에
걸린 사람을 냇가에 내다 던져버렸다. 이렇게 하여 전염을 방지
하였는데, 이 여자도 이 병에 걸려 부모는 눈물을 흘리며 그를 해
변에 들고 나와 고기들의 먹이가 될까 봐 널빤지에 묶어 놓았는
데 바다까지 떠내려갔던 것이었다.

여자는 목숨을 구해 준 청년과 그의 어머니의 은혜에 늘 감사
하였으며, 마침내는 근면하고 성실한 이 청년과 결혼을 했다. 그
물을 뜨는 것과 고기를 말리는 방법을 배우며 행복하게 살았으
며, 이듬해 부부에게 아기가 생겨 한 집에 3대가 화목하게 지냈
다.

한편 며느리의 친정집에서는 딸이 살아 있다는 소식을 듣고
기뻐하며 어촌으로 찾아왔다. 와서 보니 딸과 사위는 아주 건강
하고 외손자가 뛰놀고 있는 것을 보니 너무도 마음이 흡족하였

다.

"무슨 좋은 약이 있어 우리 딸을 치료하였습니까?"

"우리 집은 가난하여 의원을 부르지도 못하였습니다. 어촌이라 먹을 것도 변변찮아 그저 저 아이가 잡아오는 뱀장어로 죽을 끓여 먹인 일밖에는 없습니다."

며느리의 부모는 며칠 머물다가 집으로 돌아가는데, 사위인 청년은 선물을 준비하려 하였다. 장인과 장모는 아무것도 원하지 않았고, 단지 뱀장어만 좀 싸달라고 하였다. 늙은 어머니는 뱀장어 기름 한 단지와 뱀장어를 소금에 절여 한 묶음을 꾸려 사돈에게 주었다.

며느리의 부모들은 집에 돌아가 뱀장어 기름을 전시노(폐결핵)에 걸린 친척들에게 나누어 먹게 하니 다들 병에서 회복하였다. 이리하여 뱀장어가 폐결핵에 기적과 같은 효과가 있다는 것을 알고 다시는 마을에 전시노 환자를 냇가에 버리지 않게 되었다. 이 사건이 있고 나서 이 이야기는 입에서 입으로 전해져서 뱀장어는 적지 않은 생명을 구하게 되었다.

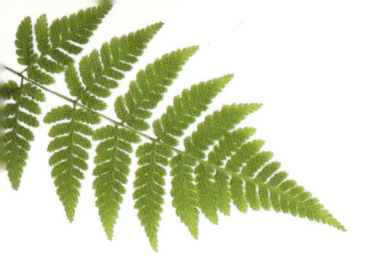

5. 건륭황제와 농부

봉황단(鳳凰蛋)

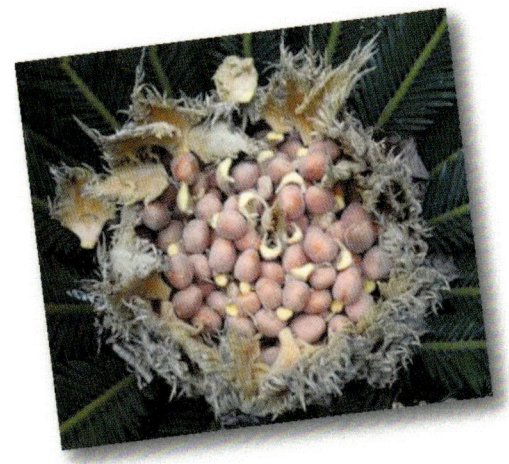

　중국 청(淸)나라 건륭(乾隆)황제가 강남지방을 유람하며 절강성과 강서성 접경지역에 도달하였다. 산은 높고 길은 좁아 교통이 불편하였고, 산길을 다니다 길을 잃어 황제는 하루 종일 고생하며 물 한 모금도 마시지 못하여 배가 몹시 고팠다.
　"너무 배가 고프구나."
　이윽고 저녁이 되어 구주(衢州)의 상방촌(上方村)이라는 마을에 도착하니 멀리 한 초가집이 보였다.
　황제 일행이 초가집에 당도하여 주인을 불렀다.
　"여봐라."
　집 주인의 이름은 방아파(方阿婆)라고 했다. 집은 몹시도 가난하였다. 건륭황제 일행은 가난한 집에 좋은 음식이 있으리라고는 생각지 않았다. 그러나 황제의 심복 내시(內侍)는 주인에게 고함을 쳤다.
　"이분이 누구신지 아느냐?"
　"모릅니다."

"이분은 황제 폐하이시니라. 어서 좋은 음식을 준비하여 대령하라!"

방아파는 황제라는 말에 몹시 당황하였다. 계절이 햇곡식이 나지 않을 때라 방아파는 채소로 양식을 대신하지만, 가난하여 곡식이 없었다.

"큰일 났네, 상을 차릴 음식이 아무것도 없는데."

그는 집에 아직 부화되지 않은 달걀이 열 개 정도가 있는 것을 생각해 냈다. 있는 것이라고는 단지 그것뿐이었다.

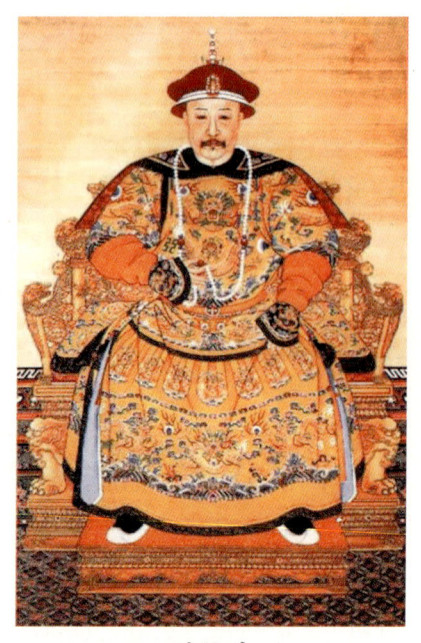

건륭제

"그래 그거라도 삶아 올리는 수밖에 도리가 없지."

그는 달리 방도가 없어 부화되지 않은 달걀 한 가지만을 삶아서 상에 올려 건륭황제에게 바쳤다. 건륭황제는 온종일 굶어 어지럼증이 날 지경이었다. 황제는 먹을 것을 보자 단숨에 세 개의 달걀을 먹어치웠다.

건륭황제가 달걀을 먹으면서 보니 달걀은 껍데기 외에도 얇은 막이 있고 막 안에 보드라운 털이 있으며 눈도 보였다. 황제는 놀라 주인에게 물었다.

"이것은 무슨 달걀인가?"

주인 방아파는 어떻게 대답을 할지 몰랐다. 부화되지 않은 달걀이라고 말하면 심복 내시에게 죽음을 면치 못할 것 같았다. 급한 김에 그는 재치 있게 대답을 했다.

"그 알은 봉황단(鳳凰蛋)이옵니다."

황제는 방금 먹은 것이 봉황의 알이라는 말에 의심이 사라지고 아주 기뻐하였다.

"하, 하, 하!"

"짐은 천자(天子)다. 봉황단을 먹었으니 길상(吉祥)이로다."

방아파의 재치로 건륭황제를 만족시켰다는 이야기가 절강(浙江)과 강서(江西)성 접경 일대에 전해지게 되었다.

이때부터 부화되지 않은 달걀을 봉황단이라고 하였고, 달걀 안쪽의 엷은 막은 오늘날 한약에서 사용하는 봉황의(鳳凰衣)이다.

부화하지 않은 달걀을 봉황단이라 하고, 새끼를 깐 알 껍데기 속의 희고 얇은 속껍질을 봉황의라고 한다 봉황의는 폐를 튼튼히 하고 기침을 막아 주며, 지혈을 해준다. 또한 별안간 목소리가 나오지 않을 때, 헛바닥에 출혈이 있을 때, 타박상에 유효하다.

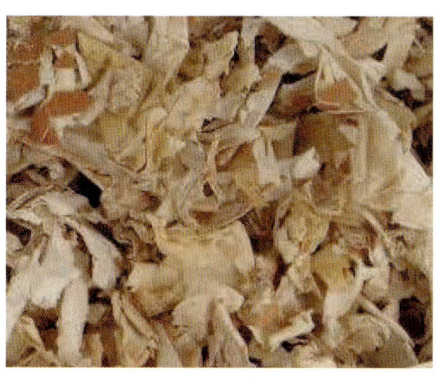

봉황의

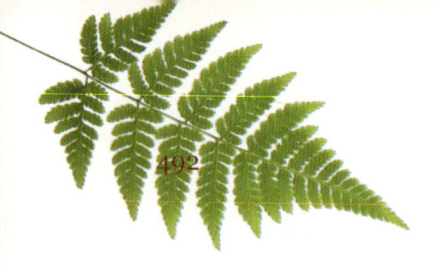

6. 눈병과 세 가지 똥

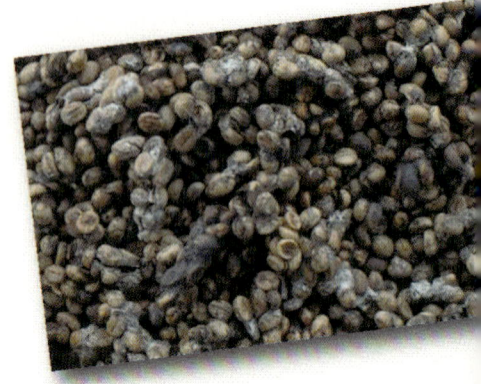

야명사(夜明砂)

　중국 강남지방의 어느 시골마을에 부부와 아들, 며느리 모두 네 식구가 살고 있었다. 아버지와 아들은 다른 마을에 가서 장사를 하고 있어 집에는 며느리와 시어머니만 살고 있었다. 그런데 며느리와 시어머니가 사이가 좋지 않아 툭하면 싸웠다. 한번 싸우기 시작하면 끝이 없었다.

　어느 해 여름, 며느리가 눈병이 났다. 눈이 빨갛게 붓고 속눈썹에는 눈곱이 끼어 있고, 햇빛 보기를 두려워하였다. 이렇게 온 하루를 눈도 뜨지 못하고 눈물이 계속 나왔다. 며칠 동안 치료도 하지 못하고, 눈꼬리에는 백태가 끼어 있어 며느리는 치료를 받지 못하면 평생 앞을 보지 못할 것 같아 두려웠다.

　시어머니는 며느리의 눈병을 고소해 하며, 속으로 천벌을 받는다고 생각했다.

　'하늘에서 내려다보고 벌을 준 거야! 그거 참 고소하다.'

　그러면서 시어머니는 겉으로는 안됐다는 투로 말했다.

　"결국 내 도움이 필요하지 않겠니? 의사를 불러 처방을 받아

봐야지?”

시어머니의 말속에는 가시가 있었지만, 며느리는 병을 그대로 놔두었다가 눈이 멀기라도 하면 정말 큰일이었다.

“어머님, 귀찮게 해드려 죄송합니다.”

며느리는 도리가 없어 낮은 소리로 부탁했다. 의원은 며느리의 눈을 보더니 처방을 내려주었다. 그러나 시어머니는 며느리의 약을 지으러 갈 생각을 하지 않았다.

‘네가 나에게 그토록 못되게 굴었는데, 누가 너에게 약을 지어 주겠니? 내가 직접 약을 만들어 주지.’

시어머니는 처방전을 찢어버리고 산에 올라가 토끼 똥을 줍고, 또 동굴에 들어가 박쥐 똥을 주워가지고 집으로 돌아와서는 누에 똥까지 주웠다. 시어머니는 이 세 가지 똥을 같이 넣어 끓였고, 남은 것은 종이에 싸서 놓아두었다.

“애야! 약을 달여 왔다. 빨리 마셔라!”

시어머니는 약사발을 며느리에게 건네주었다.

“어머니! 이게 무슨 약이기에 냄새가 이렇게 진동하죠?”

시어머니는 순간 임기응변으로, 밤에도 눈을 밝게 한다는 뜻인 「야명사(夜明砂)」를 생각해 냈다.

“그래, 이 약은 야명사라고 하는데, 눈에는 아주 좋단다. 눈병을 치료할 뿐만 아니라 저녁에도 낮과 같이 물건을 환히 볼 수 있지. 의원께서 그렇게 말하더구나.”

시어머니는 그럴싸하게 거짓말을 했다.

‘이상하군! 왜 시어머니가 별안간 나에게 잘 해주지?’

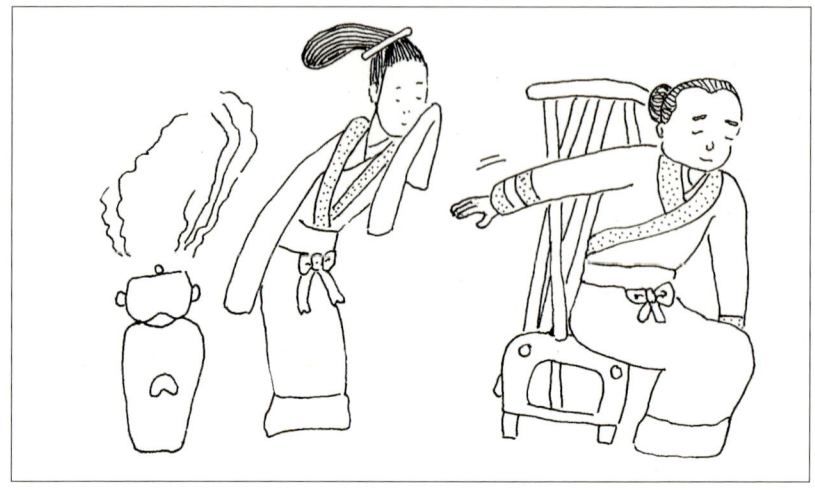

"야명사 말고도 다른 것이 들어 있나요?"

"그것은……"

시어머니가 순간 밤에 달을 바라볼 수 있다는 뜻인 「망월사(望月砂)」를 생각했다.

"그래, 의원이 이 약을 망월사라고 했지. 계속 복용하면 달 속에 있는 계수나무와 선녀까지도 보인다더구나."

며느리는 반신반의하면서도 약을 계속 복용하였다. 그런데 어찌된 일인지 며느리의 눈병은 점점 좋아지더니 마침내는 물체를 볼 수 있게 되었다.

어느 날, 시어머니가 외출하자, 며느리는 선반에 놓여 있는 약봉지를 발견하였다. 약봉지를 펼쳐보니 시어머니가 달여 준 약의 냄새와 똑같았다. 자세히 들여다보니 그것은 토끼 똥과 박쥐 똥, 누에 똥이었다. 며느리는 화가 몹시 났다. 가만히 생각해 보니 시어머니가 자기를 죽이려 했었다는 생각이 들어 며느리는 어쩔 줄 몰라 발을 동동 굴렀다.

"똥을 달여 먹이다니! 나쁜 할망구 같으니라고! 나를 죽이려고 그런 거야. 이걸 발견한 것은 하늘이 나를 보호한 거야!"

며느리는 약봉지를 싸서 잘 두었다. 그는 시아버지와 남편이 돌아오면 그것을 증거로 보일 생각이었다. 그런데도 며느리의 눈은 하루하루 좋아졌다.

그런데 며느리에게 옮았는지, 이번에는 시어머니가 똑같은 증상의 눈병에 걸렸다. 증세가 점점 심해지자 며느리는 의원을 불렀다. 며느리 역시 의원의 처방전은 찢어버리고 시어머니가 남겨 놓은 똥을 약탕기에 넣고 끓여 시어머니에게 드렸다. 며느리는 마음속으로 생각했다.

'맞아! 우리는 서로 비겼네.'

시어머니는 며느리가 끓여 준 약을 마시고는 눈이 점점 좋아졌다. 어느 날, 시어머니는 약을 먹고 난 뒤 약사발에 남은 찌꺼기를 발견하였다. 자세히 보니 바로 자기가 주워온 그 똥들이었다. 시어머니는 화가 몹시 나서 약사발을 내동댕이치며 며느리에게 욕을 퍼부었다.

"이 나쁜 년! 이 똥을 약이라고 나에게 주다니. 내가 운이 좋아 살았지. 그렇지 않으면 이미 죽었을 거다! 두고 보자, 이년! 내 아들이 오면 날 가만두지 않을 테다!"

며칠 후, 시아버지와 남편이 집으로 돌아왔다. 시어머니와 며느리는 서로 나쁘다고 일러바쳤다. 아버지와 아들은 두 사람의 얘기를 듣고 나서는 곰곰이 생각했다.

'그 세 가지 똥이 혈기(血氣)를 내리고 독을 없애 눈병이 치유된 것 같군! 그렇지 않고서야 어떻게 둘 다 눈병이 나았겠어?'

그 해 여름부터 가을까지 줄곧 사람들이 눈병에 걸려 부자는 세 가지 똥으로 약을 만들어 눈병이 있는 사람에게 팔고 다녔다. 사람들은 그 약을 먹고 모두 완쾌되었다. 그 덕택에 그들은 부자가 되었다.

그 때부터 박쥐 똥을 한약 명으로 야명사(夜明砂)라고 하고, 토끼 똥은 망월사(望月砂), 누에똥은 잠사(蠶砂)라고 불렀으며, 이후로 시어머니와 며느리는 사이가 좋아져 다투는 일이 없었다. 그 가족은 그것으로 많은 환약과 가루약을 만들어 눈병을 전문으로 하는 약국을 차려 강남 일대의 가장 유명한 안약국(眼藥局)으로 소문이 나게 되었다.

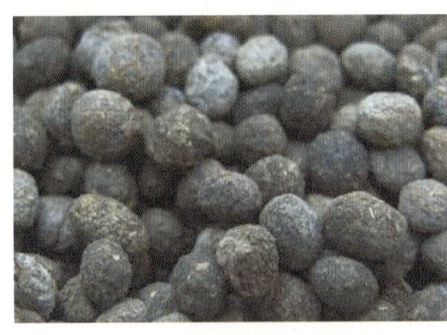
야명사

야명사는 열을 없애주고 눈을 밝게 하며 임파선 결절과 학질, 소아들의 영양실조 등을 치유해 준다. 망월사도 눈을 밝게 하고 치루와 살충작용을 하며, 잠사 역시 같은 작용을 한다.

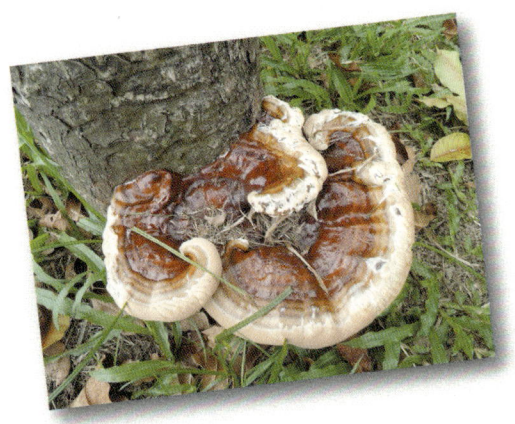

7. 영지선녀의 순애보

영지(靈芝)

　중국의 희곡(戱曲) 《백사전(白蛇傳)》 가운데 「도선초(盜仙草)」라는 한 구절에 백(白)씨 성을 가진 할머니가 선초 영지를 훔쳐 신선을 살린 아름다운 이야기가 있다.

　영지는 적갈색으로 광택이 나고, 구름 모양의 둥그런 무늬가 있으며, 몸의 정기를 돕고 피로를 해소시켜 주며, 풍습(風濕 : 신경통)에 효과가 있고, 근육과 뼈를 강화하여 장수하게 하는 약초이다.

　전설에, 영지는 영지선녀(靈芝仙女)가 하늘에서 가져온 것으로 반고왕(盤古王)이 나라를 다스린 지 오래지 않아 치러진 서왕모(西王母)의 생일잔치에 신선과 선녀들은 서로 다투어 선과(仙果)와 선초(仙草)를 바쳤다. 그 중 영지선녀만이 늦게 와서 영지를 바쳤다.

　"그따위 영지 집어치워라!"

　서왕모는 다른 신선들과 선녀들은 서로 다투며 자기의 비위를 맞추었지만, 영지선녀가 늦게 와서 영지를 바친 것이 못마땅하여

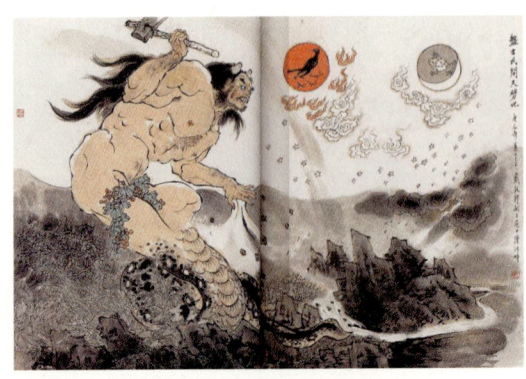

반고 개천벽지(開天闢地)

화를 냈다. 마침내 영지선녀는 청봉산(靑峰山)으로 쫓겨 와 고달픈 나날을 보내게 되었다.

청봉산(靑峰山) 아래에는 한 초막집이 있었다. 그곳에는 강원(江原)이라는 청년이 외롭게 살고 있었다. 영지선녀는 강원이 비록 가난하지만 마음이 선량하다는 것을 알게 되었다.

근면하고 소박하며 열심히 남을 도와주는 강원은 나무를 하며 생활을 하였고, 또한 많은 약초를 알고 있어 항상 등에는 광주리를 메고 다니며 약초를 캤다. 가난한 환자가 있으면 병을 치료하여 주고 아무런 대가도 받지 않았다. 영지선녀는 점차 그를 사랑하는 마음이 싹트기 시작했다.

영지선녀는 강원의 마음을 시험하기 위해 하루는 나무꾼으로 변장하여 강원이 약초를 캐는 바위 위로 올라가서 일부러 발을 헛디뎌 험한 바위 밑으로 떨어졌다. 강원은 급히 영지선녀를 구해 집으로 돌아와 마치 친동생처럼 보살피며 약을 달여 먹였다. 한 달여 동안 간호를 받은 영지선녀는 강원을 더욱 더 사랑하게 되었다.

어느 날, 영지선녀는 마침내 강원에게 고백을 했다.

"당신을 사랑해요."

그런데 뜻밖에도 강원은 거절을 하는 것이었다.

"아가씨! 나는 가난한 나무꾼입니다. 아가씨까지 나를 따라 가난하게 살게 할 수는 없습니다."

영지선녀가 가만히 생각해 보니, 서왕모는 절대로 선녀와 사람이 혼인하는 것을 용서하지 않았다. 만약 몰래 결혼을 한다면 나중에 알고 서왕모가 강원을 해칠 게 틀림없다. 영지선녀는 강원이 해를 입어서는 안 된다고 생각했다.

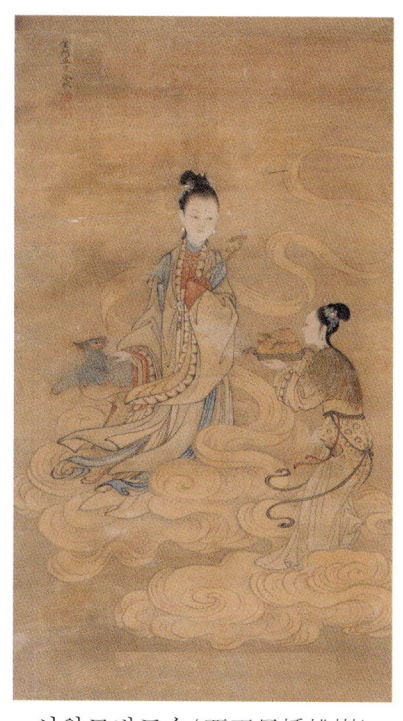

서왕모반도수(西王母蟠桃樹)

'그래, 그에게 해를 입혀선 안 돼.'

강원은 애타게 매달리는 영지선녀를 동생으로 받아주어 영지선녀는 강원의 집으로 들어가서 강원을 위해서 빨래도 하고 옷도 만들어 주고, 신선들만 먹는 영지를 강원에게 먹였다.

이 사실을 알게 되자 노발대발한 서왕모는 벽력(霹靂)신선을 파견하여 청봉산에 보냈다. 벽력신선은 영지선녀에게 큰 소리로 질책했다.

"영지야, 너는 어찌 그렇게도 담이 큰가! 감히 인간과 사귀고, 게다가 신선만 먹는 영지를 인간에게 먹이다니! 네 죄를 알고 있

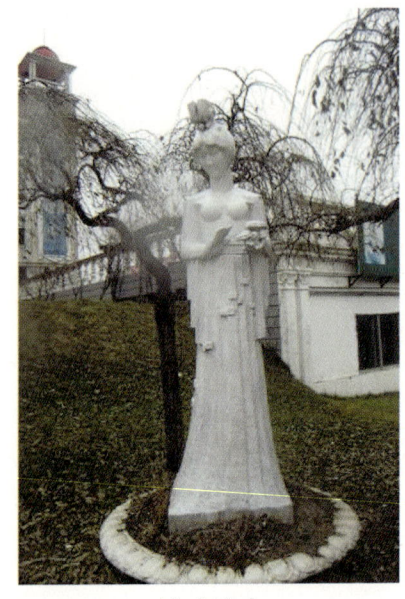

영지선녀

겠지?"

영지선녀는 한 마디도 대꾸하지 않고 잠자코 있었다.

"서왕모는 절대로 너를 가만히 놔두지 않을 거야!"

벽력신선이 돌아간 후 영지선녀는 강원에게 그동안의 이야기를 하며 영지버섯의 균(菌)을 강원에게 주었다.

"이 영지버섯의 균종(菌種)을 마른 나무뿌리에 심으면 영지가 자라납니다. 가난해서 병을 치료하지 못하는 사람들에게 영지를 나누어주도록 하세요."

과연, 저녁에 벽력신선과 뇌신(雷神)과 우신(雨神)이 함께 청봉산에 오자, 천지개벽이라도 하듯 큰비가 내려 땅을 덮었다. 강원의 초가집도 비로 떠내려가 버리고 말았다. 영지선녀는 자기가 강원에게 영지를 준 때문에 이런 큰 환난이 닥쳤다고 생각했다.

벽력신선이 영지선녀를 붙잡아 하늘의 서왕모에게 압송하였다. 서왕모는 영지선녀에게 중벌을 내렸다.

"영지선녀를 차가운 냉궁(冷宮)에 가두어라!"

열여덟 개의 자물쇠가 채워진 냉궁에 갇힌 영지선녀는 비록 불행에 처해졌지만, 이때부터 인간은 영지를 발견할 수가 있었다.

영지는 냄새가 거의 없고, 맛은 약간 쓰며 감칠맛이 느껴진다. 기운은 평해서 뜨겁지도 차갑지도 않다.

해수(咳嗽), 불면, 소화불량과 허로(虛勞)를 치유하며, 임상보도에

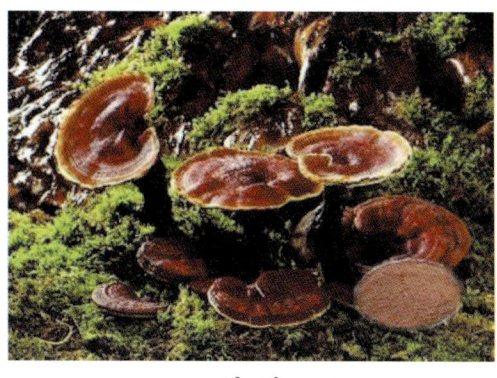

영 지

의하면, 만성기관지염, 기관지 효천(哮喘), 백혈구 감소증, 관심병(冠心病)과 그에 수반되는 심율실상(心律失傷)과 급성 전염성 간염에도 효과가 있다. 잠을 잘 못 자는 증상, 어지러움, 정신적인 피로, 오래된 기침 등에 활용하고 있다. 약리작용으로 중추신경억제작용, 면역증강, 수면시간 연장, 혈압강하작용, 진해거담작용, 중독성간염 경감효과, 장관흥분작용, 항종양작용(동물실험) 등이 보고되었다.

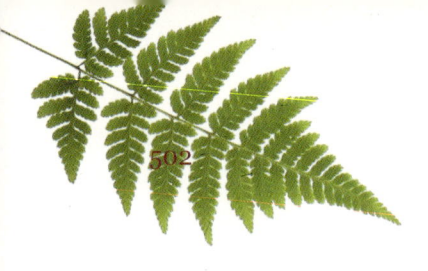

8. 나막신과 독사

장목(樟木)

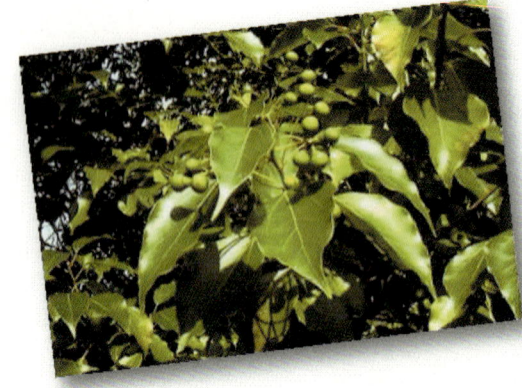

옛날, 북산(北山)에 법운사(法雲寺)라는 절이 자리를 잡고 있었다. 절은 매우 크고 스님이 수십 명이 있는 데다 아침부터 저녁까지 불공드리러 올라오는 사람들이 마치 개미가 집을 이사하는 것 같았다.

그런데 어느 해, 절 안에 한 마리 큰 독사가 기어 들어와 낡은 절당 안에서 불공을 드리던 몇 명의 인명을 해쳤다. 절 안에 있던 스님들은 사방으로 도망을 쳤고, 이때부터 누구도 감히 향불을 피우고 불공을 드리지 못했다. 큰 독사로 말미암아 사람들은 감히 절당 안에 들어가지 못하고 하나씩 절을 떠나 법운사는 삽시간에 인적이 없는 적막한 절로 변해 버렸다.

겨울에서 봄으로 바뀌는 계절에 먼 곳에서 떠돌아다니던 거지가 그런 내막을 모르고 그 절에 머물게 되었다. 비록 봄은 다가오고 있었지만 날씨는 차가웠다. 밤이 되어 거지는 추위에 떨며 땔감을 찾았으나 적당한 것이 없자, 절간 마당에 나뒹굴어져 있던 중들이 신던 나막신으로 불을 피워 몸을 쪼이고 있었다.

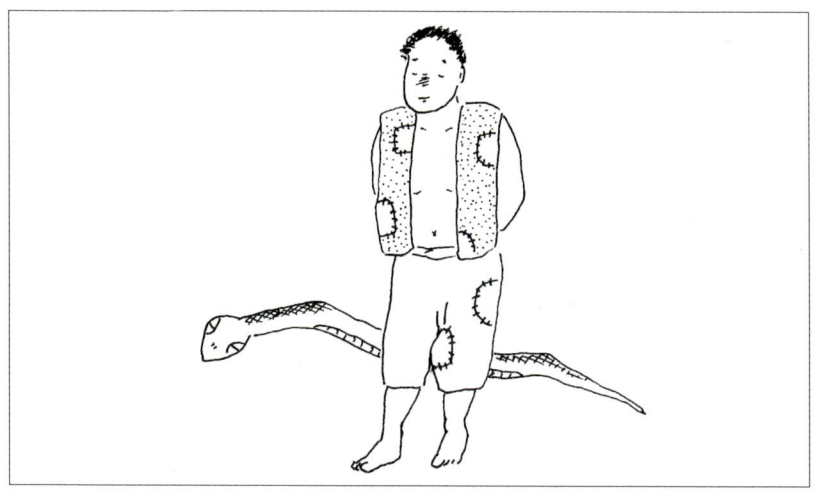

　원래 이 나막신은 녹나무로 만든 것이었다. 화력이 좋고 진한 향기가 나왔다. 거지는 따스한 불 옆에서 잠에 떨어졌다. 아침이 되어 기지개를 켜며 일어난 거지는 소스라치게 놀랐다. 거지가 누워 있는 바로 앞에 큰 뱀이 앉아 있는 게 아닌가? 그런데 가만히 보니 뱀은 배를 위로 하고 축 늘어져 죽어 있었다.

　"아니, 이게 뭐야!"

　뱀이 죽었다는 소식이 전해지자, 부근 주민들은 이상하게 생각할 수밖에 없었다. 인근 마을에서 뱀을 보러 오는 사람들이 줄을 이었다.

　때는 입춘(立春)이었다. 사람들이 생각하기를,

　"때는 입춘이며 땅의 기운이 따뜻해지고 땅의 벌레들이 움직이는데, 바로 장목 타는 연기가 독충을 죽이는 효능이 있어 큰 독사가 죽었을 거야."

　이런 소문이 입에서 입으로 전해져, 이때부터 사람들은 입춘이

되면 집집마다 마당에 녹나무인 장목(樟木)을 태워 봄의 나쁜 온역(瘟疫)을 소멸시키는 풍습이 생겨나 지금까지 관습으로 내려오고 있다.

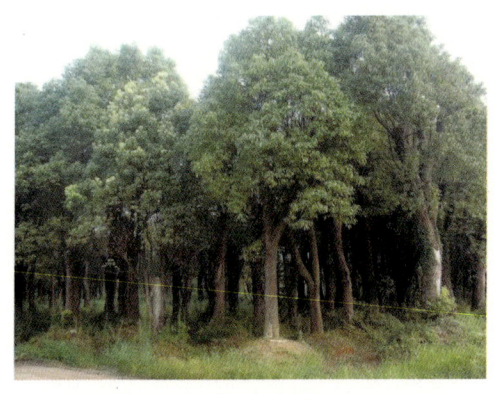

녹나무(장목)

장목의 다른 이름은 녹나무로, 사철 푸른 큰 키나무이다. 잎은 타원형이며 두껍다. 녹나무의 줄기 껍질인 장수피는 1년 내내 채취할 수 있으며 신선한 것을 그대로 쓰거나 햇볕에 말려서 쓴다. 맛은 맵고 쓰며 성질은 따뜻하다. 기의 순환을 촉진시키고 통증을 완화시키며 풍사를 몰아내고 습사를 없애는 효능이 있다.

토사, 위통, 풍습비통, 통증, 각기, 설사, 종창, 거담, 기생충 구제, 타박상, 옴을 치료한다. 하루 8~11g을 물로 달여서 복용하거나 술에 담갔다가 복용한다.

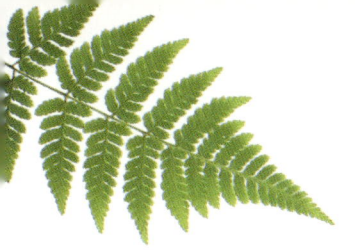

9. 수세미의 효능

천라수(天羅水)

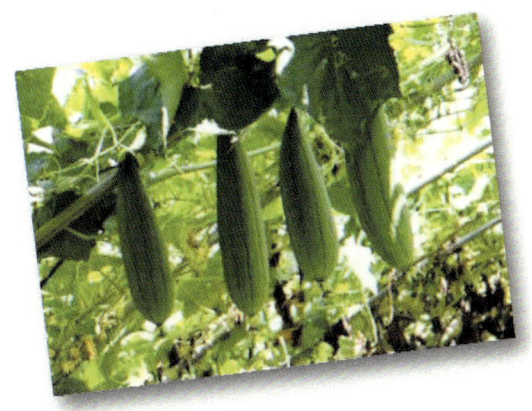

천라수를 채취하는 것은 입추(立秋)가 지난 후 굵은 수세미 넝쿨을 뿌리에서 3~4촌(寸) 되는 곳을 절단하여 병 속에 넣고 하룻밤을 두면 즙이 병 안에 고인다. 그런 다음 덩굴을 빼내고 병마개로 봉하여 오랫동안 땅 속에 묻어두면 그 즙을 천라수라고 하며, 오래 묻어 둘수록 좋다.

옛날 절강(浙江) 소산현(蕭山縣)의 전당강(錢塘江)에 한 노부인이 살고 있었다. 그녀의 집은 원래 자손이 번영을 이룬 대가족이었다. 어느 해 전당강이 범람하여 수재가 있은 후 초가을에 질병이 유행하자, 그 집에도 질병이 침범하여 제때에 치료받지 못하고 한 사람 한 사람 죽어 갔다. 목이 붓는 후종병(喉腫病)에 걸린 노부인만 남았다.

어느 날 아침, 노부인은 겨우 일어나 수세미를 따려고 하였다. 조심하지 않아 수세미 넝쿨이 꺾어져 뿌리 부근에서 물이 나오는 것을 보았다. 이때 노부인은 갈증이 나서 수세미 넝쿨에서 나오는 즙을 마셨다.

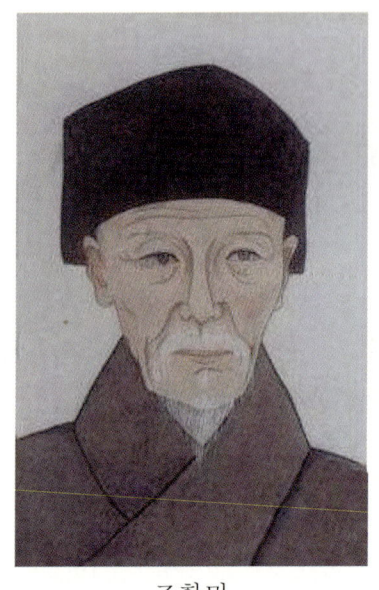

조학민

"아, 시원하다!"

수세미 즙을 마신 후 이상하게
도 머리가 시원해지고 목이 붓는
것도 나아, 계속 마시니 며칠 안돼
서 병이 다 나았다.

수세미를 천라(天羅)라고 하므
로 노부인은 이 즙을 천라수(天羅
水)라 하였다. 이때부터 천라수는
병을 치료하는 데 사용되고, 전당
강(錢塘江) 일대의 많은 폐옹(肺
癰)환자와 인후종대(咽喉腫大) 환
자들이 소문을 듣고 끊임없이 찾
아왔다. 노부인은 거절하지 않고 모두 천라수로 치료를 하여 많은
생명들을 구원하였다.

그 일대의 많은 농민들을 치료를 해주어 후대를 받았고, 세월
이 지나 청(淸)대에 와서 저명한 의학가 조학민(趙學敏, 1719
~1805)이 천라수에 대한 요법과 민간의 전설을 수집하여 쓴 책이
《본초강목습유(草綱目拾遺)》이다.

천라수는 소염과 해독작용을 하며, 폐가 약할 때, 내열이 있을
때 효과가 있다. 진해작용과 두통, 복통, 감기, 각기(脚氣), 주독
(酒毒)과 몸의 부종에 유효하다.

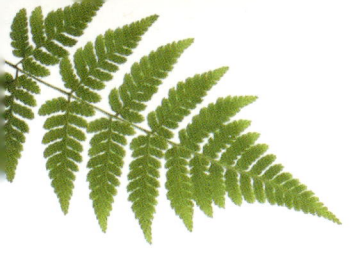

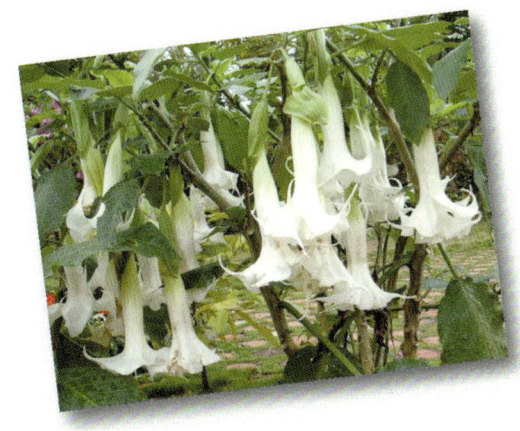

10. 만타라

취선도(醉仙桃)

취선도는 「만타라(曼陀羅)」 혹은 「양금화(洋金花)」의 약초 씨앗이다. 그런데 취선도라고 이름 지어진 재미있는 유래가 있다.

황제(皇帝)의 사위를 부마(駙馬)라 부르고, 황제를 폐하(陛下)라 부르며, 신하가 황제의 물음에 답하기 전에는 반드시 만세(萬歲)라고 부르고 대답을 하였다.

옛날, 어느 황제가 옥좌에 앉아 문무백관을 거느리고 과거 급제한 수재(秀才)를 접견하였다. 송(宋)나라 때 이후에는 수석부터 세 번째까지를 장원(壯元)이라 하였다. 이번에 과거에 장원한 사람은 매우 준수하게 잘 생긴 청년이었다. 황제는 청년을 보자마자 한눈에 들어 그를 부마로 삼고 싶었다.

"결혼은 했는가?"

장원한 청년은 황제의 물음에 말을 못하고 우물쭈물하는 것을 보고 이 청년이 아직 처가 없다는 것을 알았다. 황제는 어명을 내렸다. 당시에는 지위고하를 막론하고 황제의 어명에는 거역할 수

가 없었다. 장원한 수재는 도리가 없이 공주와 혼례를 치르게 되었다. 혼례는 순조롭게 진행이 되어 황제는 희희 낙낙하였고 황후와 왕족들과 문무백관과 공주 자신도 잘 생긴 부마를 보고 기뻐서 어찌할 바를 몰랐다.

연회가 끝나자, 신랑 신부는 신방으로 들어갔다. 부마가 된 신랑은 고단한지 신방에 들어가자마자 그냥 잠이 들어버렸다.

그날 이후, 이튿날도 또 그 이튿날도 신부를 곁에 놔둔 채 그냥 잠을 자고 공주와 접근하지 않았다. 더욱 이상한 것은 저녁 침상에 들 때 바지를 벗지 않았다. 공주는 참다못해 어머니 황후에게 달려가 울면서 이 일을 일러바쳤다. 말할 필요도 없이 황후는 즉시 황제에게 말했다. 황제는 내시를 불렀다.

"부마가 무슨 불만이라도 있는가?"

"만세! 무슨 일이 있사옵니까?"

황제의 말에 내시는 놀랐다. 내시들은 어떤 일이 있는지도 모르기 때문에 감히 말을 꺼내지도 못했다. 황제는 입을 벌리지 않는 내시들을 보고 더 조급하였다.

"누가 부마의 바지를 바꿔 입힐 수가 있지?"

황제가 큰 소리로 문책을 하자, 내시들은 어쩔 줄 몰라 서로 얼굴만 쳐다볼 뿐이었다. 그때 나이가 많은 내시가 놀라고 두려워하며 입을 열었다.

"만세! 소인이 해보겠사옵니다. 부마를 위해 연회를 베풀어 주십시오."

그날 저녁, 궁중에서는 성대한 연회가 베풀어졌다. 내시는 만

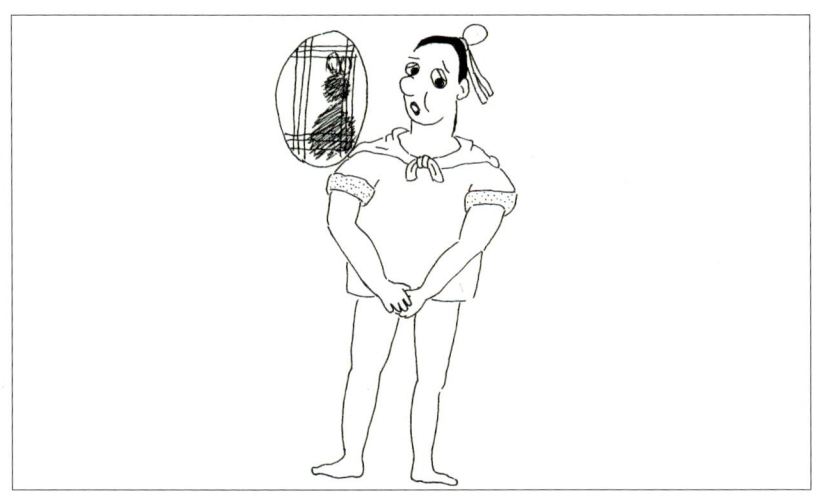

타라(曼陀羅) 씨앗을 가루로 만들어 몰래 술에다 넣었다. 부마는 그 사실을 모르고 몇 잔의 술잔을 마셨다. 깊은 밤이 되어 부마는 침실로 돌아갔다. 약을 탄 술을 마시고 부마는 골아 떨어졌고 공주는 바지를 벗겼다.

"악!"

공주는 비명을 질렀다. 그도 그럴 것이 부마의 옷을 벗기고 보니 남자가 아니라 여자였던 것이다. 날이 밝아 잠에서 깬 부마는 자기의 모습을 보고 비밀이 탄로 난 것을 알게 되었다.

"너는 어찌 황제를 속이고 나를 속였는가? 곧 너의 목이 날아갈 것이다."

그는 공주 앞에서 사연을 말할 기회를 달라고 하였다. 공주는 근심하고 있는 그가 성실한 사람이라는 것을 알았다.

"그래 말해 보아라."

"저는 여자의 몸입니다. 제 남편이 오랜 세월을 과거공부에

몰두해 오다 마침내 올해 과거를 보려고 하였는데, 과거시험일이 임박해서 불행히도 병이 났습니다. 의원들은 열흘에서 보름 동안 은 회복되기 어렵다고 하였습니다. 남편과 저는 과거공부로 그토 록 오랜 세월을 고생해 왔는데, 이제 하루아침에 그 꿈이 사라지 게 되자 너무 아쉬워 서로 부둥켜안고 통곡을 하였습니다. 평소 남편과 같이 공부를 해온 저는 남편의 고통을 덜어주고자 남장 (男裝)을 하고 과거를 보았는데, 결과는 꿈에도 생각지 못하는 장 원이 되어 이런 일이 벌어지게 되었습니다."

여자는 울면서 얘기를 계속했다.

"황제 폐하의 명령에 거부할 수 없었고, 제가 여자라 더 두려 웠습니다. 그래서 할 수 없이 이렇게 되었습니다."

공주는 부마의 말을 듣고 화를 내지 않고 여성의 아름다운 마음씨에 탄복하였다.

"당신은 지금부터 나의 언니가 되어 주고, 나를 동생으로 생 각하세요."

공주는 황제와 황후에게 그녀를 대신하여 용서를 빌었다. 황제 는 공주의 말을 듣고 그녀를 양딸로 삼았다.

그러므로 병에 걸려 과거를 보지 못한 그녀의 남편은 결과적 으로 황제의 부마가 된 셈이었다.

며칠 후, 황제는 늙은 내시에게 물었다.

"너는 도대체 술에다 무엇을 넣었느냐?"

내시는 만타라의 씨앗이라고 말할 수 없었다. 당시 만타라의 씨앗은 풍습(風濕)과 수포(水疱)의 외용약으로 쓰였고, 만타라의

씨앗은 독성이 있어 내복약으로 사용을 금지하였기 때문이다. 내
시는 이 씨앗이 마취제로 사용할 수 있다는 것을 알았기에 대담
하게 사용을 했던 것이다. 내시는 만일 입 밖으로 발설한다면 목
이 떨어지리라는 사실을 알고 있었다. 총명한 내시는 임기응변으
로 대답했다.

"만세! 신선도 술 취하게 하는 「취선도(醉仙桃)」라는 약이
옵니다."

취선도라는 아름다운 표현이 황제의 귀에는 좋게 들려 더 이
상 물어보지 않았다. 그때부터 지금까지 취선도는 만타라의 별명
이 되었다.

독(毒)말풀을 일명 만타라
엽, 취선도라고도 한다. 만타
라 씨를 만타라자(曼陀羅子)
또는 천가자(天茄子), 잎을
만타라엽(曼陀羅葉), 꽃을 양
금화(洋金花) 또는 산가화(山
茄花)라 한다. 열매는 달걀
모양으로 가시돌기가 많이

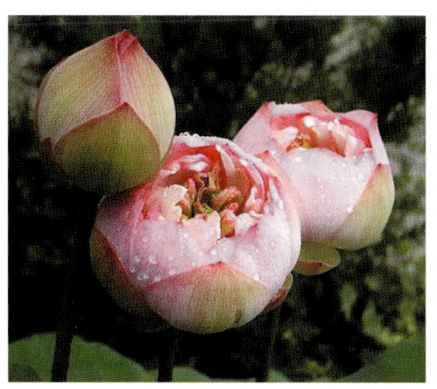

취선도

난 삭과로, 10월에 익으면 네 조각으로 갈라져 검은 종자가 나온
다. 종자와 잎은 맹독성이나 잎은 천식을 멎게 하고 풍을 제거하
며 마취, 통증을 완화시켜 준다.

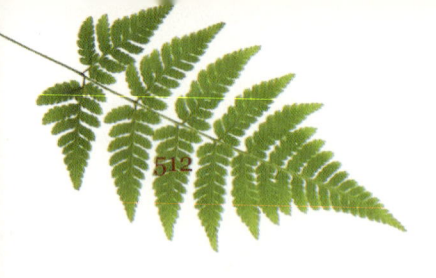

11. 어부와 홍하공주

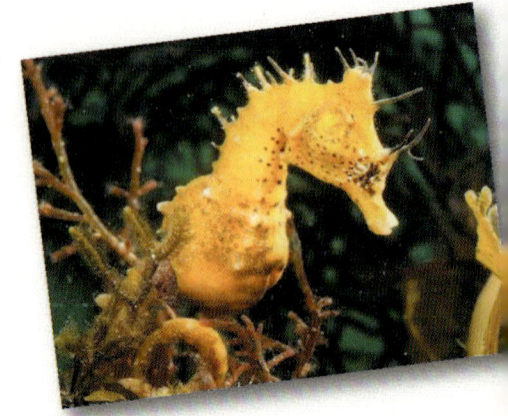

해마(海馬)

해마(海馬)는 왜 발이 없고 몸이 또 납작한가 하는 재미있는 전설이 있다.

옛날 어느 바닷가 마을에 이름이 해생(海生)이라는 한 근면한 청년이 있었다. 그는 결혼한 지 얼마 되지 않은 어느 날 고기를 잡으러 바다로 나갔다. 바로 그날 동해 용왕의 홍하(紅蝦)공주가 만찬을 끝낸 후 취한 몸으로 달을 보려고 용궁을 나왔다가 길을 잃었다. 새벽이 되어서야 방향을 찾아 용궁으로 돌아가는 길에 흉악한 뱀장어를 만났다. 뱀장어는 새우인 홍하공주를 잡아먹으려 해서 홍하공주는 달아나면서 소리를 질렀다.

"살려 주셔요!"

마침 바로 이때 해생의 배가 이곳을 지나다가 그 소리를 듣고 배의 노(櫓)로 뱀장어를 내려쳐서 공주를 구출하였다.

"고맙습니다."

공주는 용궁에 있는 귀한 보물로 답례를 하려 하였는데, 해생은 극구 사양을 하였다.

"그럼 해생님, 앞으로 어떤 곤란한 일이 닥치면 이곳에 와서 나를 세 번 부르셔요. 그러면 내가 곧 나타나 당신을 도와 드리겠습니다."

이듬해 봄, 해생의 아내가 난산으로 고생을 했다.

"이러다간 산모마저 죽겠는걸."

해생은 문득 지난해 홍하공주가 했던 말이 생각이 나서 급히 배를 몰고 홍하공주를 구원한 곳으로 가서 홍하공주를 세 번 부르니 정말로 홍하공주가 나타났다.

"해생님, 무슨 일이 있는가요?"

"제 처가 난산으로 목숨이 위험합니다! 도와주십시오."

"먼저 집으로 가 계셔요. 용왕님께 말씀드려 약을 구해 보내 드리겠습니다."

홍하공주는 용왕께 부탁하여 귀중한 최생약(催生藥 : 순산하게 하는 약)을 얻었다.

용궁의 순찰병에게 명령을 내려 해마(海馬)를 타고 빨리 약을 갖다 주라고 하였다.

"재차 당부하지만, 절대로 늦으면 안 되오."

용궁의 순찰병은 급한 나머지 식사도 못한 해마를 타고 채찍질하여 용궁을 나섰다. 해마는 용궁에서 해생의 집까지 가는 동안 배가 고프고 목이 말라 견디기가 어려웠다. 워낙 급히 재촉하는 바람에 쉬지도 못하고 가고 있는데, 순찰병의 주머니에서 향기로운 냄새가 나고 있어 순찰병이 한눈을 파는 틈을 타서 순찰병의 호주머니에 있는 최생약을 몰래 먹어버렸다.

이 약은 용궁의 귀중한 약으로 해마가 먹으니 몸에서 힘이 솟아 네발로 힘껏 달려 해생의 집 앞 물가까지 도달하였다. 순찰병은 급히 해생의 집을 향하여 소리를 질렀다.

"해생님, 홍하공주가 약을 보내서 가지고 왔습니다."

해생은 걱정을 하고 있던 중에 약이 왔다는 소리를 듣고 급히 집 밖으로 나갔다. 그런데 순찰병이 가지고 온 약이 주머니에 보이지 않았다.

"약이 어디 갔나?"

순찰병이 찾고 있는 중 해마의 입에서 이상한 향기가 났다. 해마가 그제야 입을 열었다.

"그 약이 홍하공주가 보낸 약인지 모르고 배가 고파 몰래 꺼내 먹었습니다."

순찰병이 화를 내자, 그제야 해마가 큰일을 저질렀다는 것을 알고 몸을 돌려 도망쳤다. 순찰병은 해마를 쫓아갔다. 해마는 도망치다 암초에 가로막혀 급히 틈새로 기어 들어갔다. 순찰병은 틈새로 나온 해마의 꼬리를 잡아당겼다. 서로 버티고 있는 동안 해생이 그곳에 도착하여 순찰에게 말했다.

"홍하공주의 성의를 알고 있고, 해마가 약을 삼킨 것도 배가 고파 그런 것이 아니오. 그를 죽인다 하여도 최생약이 다시 생기는 것도 아니니 그를 용서해 줍시다."

그 말에 암초 틈새에서 해마가 듣고 감격하여 말했다.

"제가 잘못하였습니다. 제가 벌을 받겠습니다."

해마는 즉시 암초 틈새에서 나왔다. 해마는 암초에 끼여 있어 둥근 몸이 납작하게 되었고, 네발과 몸은 하나가 되어 있었다. 그리고 최생약은 아직 그의 뱃속에 들어 있었다. 해생과 순찰병은 그를 보고 놀라며 해마를 데리고 해생의 집으로 갔다. 해마가 집에 들어가니 최생약의 향기가 온 방에 가득 차 해생의 처는 그 향기를 맡더니 몸이 가벼워지고 어린아이가 태어났다.

"으앙!"

해생은 너무 기뻤다. 해마가 최생약을 먹었기 때문에 몸에 이미 약기운이 퍼져 있어 산모의 난산을 치료할 수 있었다는 것을 알았다.

마침내 순찰병과 헤어지면서 해생은 말했다.

"제 처를 구원해 주어서 대단히 고맙다고 홍하공주에게 전해 주시오. 저는 다른 부탁은 없지만, 다만 해마를 얕은 바닷가에 자유로이 살 수 있게 하여 이런 급한 일이 있을 때 도움을 청할 수 있도록 용왕님께 허락을 맡아 주십시오."

순찰병은 용궁으로 돌아가 홍하공주에게 해생의 말을 전했고, 홍하공주는 용왕에게 부탁하여 해마를 얕은 바다에서 번식하게 하여 귀중한 약재로 쓰게 하였다.

해마는 보신장양(補腎壯陽)하며 기를 조절하며 피를 잘 돌게 하는 활혈(活血)작용이 있고, 남성의 발기가 되지 않는 양위(陽委) 증상과 소변을 흘리는 유뇨(遺尿)에 좋으며 특히 난산에도 아주 좋은 약재로 쓰인다. 해마는 임산부나 음액(陰液)이 부족하여 열이 많은 사람에게는 금한다.

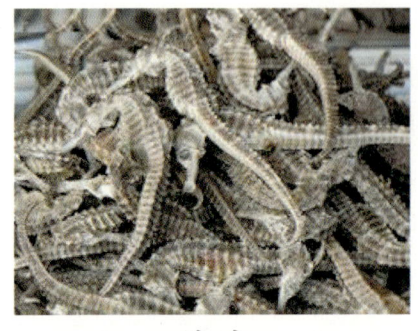

해 마

해마는 매우 독특하게 생긴 물고기로 겉모습이 말을 닮았다. 해마는 일생을 일부일처제로 살며 수컷이 새끼를 낳는 특이한 방식으로 번식한다. 수컷의 배가 점점 불러오고, 새끼 해마가 1cm 정도까지 자라면 수컷은 몸에서 새끼 해마를 내보낸다. 한 번에 한두 마리씩 1백 마리가 넘는 새끼가 연이어 나오는데 새끼들은 이미 성체의 모양을 지니고 있다.

성숙한 암수 한 쌍은 출산을 한 직후 다시 짝짓기를 할 수 있다. 수컷의 배에서 새끼들이 연달아 한 마리씩 톡톡 튀어나오는 모습과 출산 후 바로 짝짓기에 들어가는 특성들이 순산의 의미로 받아들여져 오래 전부터 민간에서는 임산부의 난산에 해마를 특효약으로 사용하기도 했다.

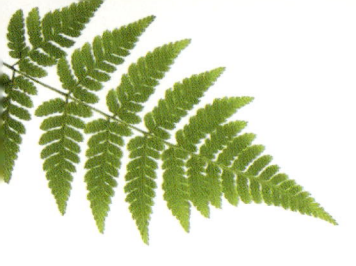

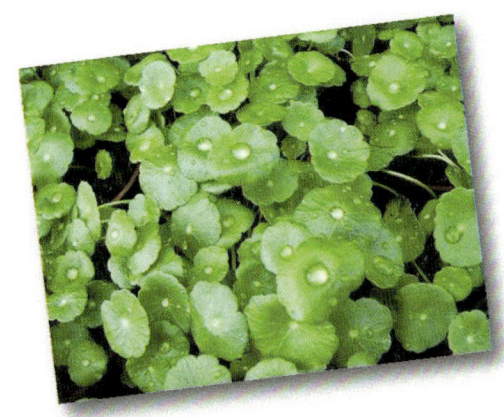

12. 원숭이가
가르쳐 준 비법

낙득타(落得打)

  중국 영가현(永嘉縣) 남계(楠溪) 일대에서는 사람들이 뼈가 부러지면 접골을 한약재인 낙득타(落得打) 혹은 후태등(猴駄藤)을 사용해서 접골(接骨)하고 있다.

  약 백여 년 전, 남계의 남암(南岩) 기슭에 한 초막집이 있었다. 그 집에는 노(蘆)씨 성을 가진 할아버지가 살고 있었다. 온 집안 식구 넷이서 산에다 밭을 갈고 옥수수를 심어 생계를 유지하였다. 그들은 부지런히 가꾼 덕택에 붉은 수염을 늘어뜨린 옥수수는 쑥쑥 자랐다.

  그러던 중 노인은 몸이 불편하여 며칠간 옥수수 밭에 가보지 못하였다. 몸이 좀 나아 하루는 옥수수가 얼마나 자랐는지 밭에 나가 보고는 노인은 깜짝 놀랐다. 옥수수는 없고 옥수수 대만 덩그러니 남아 있는 게 아닌가?!

  "누가 옥수수를 모두 따갔구나."

  그는 그렇게 생각하면서도, 옥수수 밭 뒤편은 백 길이 넘는 바위 절벽이고, 왼쪽은 깊은 수렁이 있어, 그쪽으로 해서 사람이 옥

수수 밭으로 들어올 수는 없었다. 오직 동남쪽으로 길이 나 있는데, 그 길은 노인의 집을 지나쳐야만 하는데, 이 길도 며칠 동안 사람이 지나간 흔적이 없었다.

"거 참! 이상도 하다."

그는 다시 산속으로 가서 옥수수 밭을 살피는데, 돌연 몇 마리의 원숭이가 바위 뒤로부터 넝쿨을 타고 내려와 옥수수를 뜯어가지고는 그 넝쿨을 타고 달아나 버렸다. 노인은 그 광경을 보고 몹시 화가 나 바위 뒤로 다가가서 넝쿨을 칼로 끊어버렸다.

"요놈들, 넝쿨을 끊어버렸으니 다시는 못 내려오겠지."

그는 투덜거리며 집으로 돌아갔다. 이틀이 지나서 노인이 다시 옥수수 밭으로 가보니 또 원숭이가 옥수수를 뜯어갔다. 넝쿨은 원래대로 이어져 있었다. 노인은 화가 나 넝쿨을 여러 토막으로 잘라버렸다. 노인은 집으로 돌아왔지만, 마음이 놓이지 않아 집에 있는 화총(火銃)을 집어 들고 다시 옥수수 밭으로 가서 밭 건너편 숲 속에 몰래 숨어 기다렸다.

해가 채 넘어가지도 않았는데 몇 마리의 원숭이가 또 넝쿨을 타고 내려오려다 넝쿨이 끊어진 것을 보고 잠시 사라졌다가는 무슨 풀을 입에다 물고 다시 나타나더니 끊어진 넝쿨을 이어놓고 또 이어놓고 있었다.

이때 노인은 참다못해 총을 한 방 쏘았다. 암벽의 넝쿨을 타고 내려오던 원숭이가 놀라서 떨어졌다. 그리고 다쳤는지 아프다고 깩깩 소리를 지르며 일어나지도 못하였다. 자세히 보니 한쪽 발뼈가 골절이 된 것 같았다.

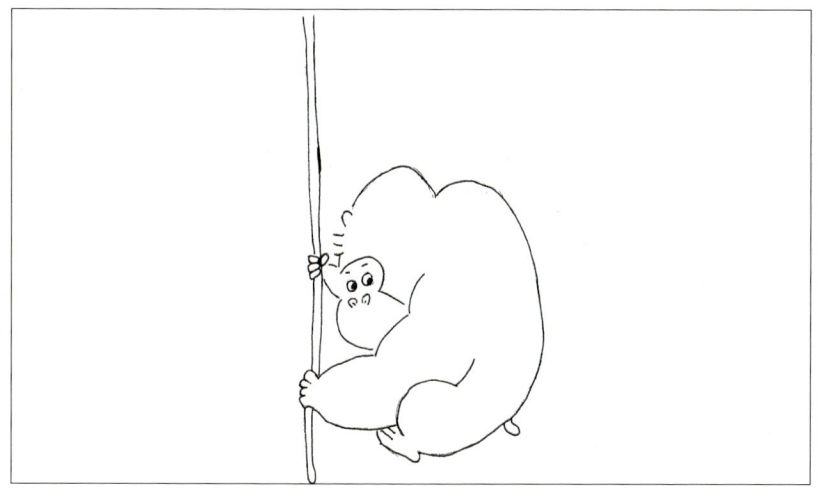

　다른 원숭이는 이 광경을 보더니 소리를 치고, 바쁘게 손에 들고 있던 풀을 입으로 오물오물 씹더니 그 즙을 상처 입은 원숭이의 골절 부위에 발라 주었다. 노인은 원숭이들이 하는 짓이 하도 신기해서 꼼짝 않고 원숭이들이 움직이는 광경을 관찰하였다.

　한참 동안의 시간이 지나자, 골절당한 원숭이가 겨우 일어나고 다른 원숭이는 그를 부축해 가버렸다. 노인은 그곳으로 다가가서 땅에 떨어져 있는 한 조각의 풀잎을 발견하였다. 풀잎을 보니 마치 야산에 나는 박하 잎과 같았으며 약간 붉은빛을 띠고 있었다. 노인은 바로 그 부근에서 그것과 똑같은 풀잎을 따가지고는 집으로 돌아왔다.

　그런데 원래 이 산은 석판창(石板創)이라는 사람의 소유였고 노인은 소작인이었다. 가을 추수가 되어 석판창은 사람 몇을 대동하고 와서는 소작료를 받아가려고 하였다.

　"주인 나리, 올해는 원숭이들이 옥수수를 모조리 따가는 바

람에 곡물이 없으니 선처를 해주십시오.”

노인은 애걸조로 얘기했지만, 석판창은 기세등등하게 큰소리를 쳤다.

“소작료를 못 내겠다면 집안에 있는 물건이라도 가져가는 수밖에 없지.”

그는 손을 들어 대동하고 온 수하들에게 지시했다. 수하들은 집안으로 몰려 들어가 닥치는 대로 집어갔다. 노인은 보다 못해 그들을 가로막았다.

“이러지들 말게. 나는 어떻게 살라고!”

그러자 석판창은 몽둥이를 집어 들고 노인을 때렸다. 노인은 몽둥이로 맞은 손에 감각이 없어지는 느낌이 들었다. 손뼈가 부러진 것이었다.

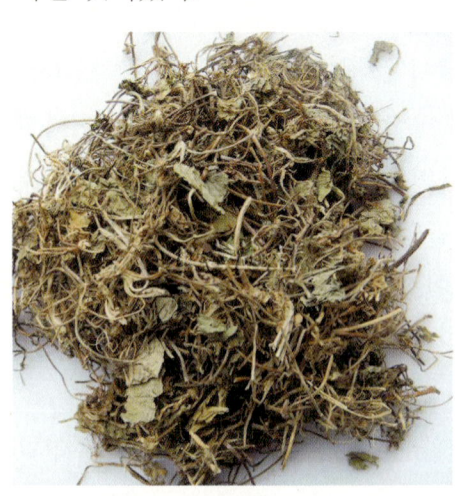

낙득타

석판창은 수하들을 데리고 돌아가 버리고 노인은 아픈 손을 부여잡고 하늘을 보고 탄식하며 앉아 있었다. 돈도 없어 의원에게도 못 가고 그저 한숨만 내쉬다가 문득 원숭이들이 자기 동료를 치료해 주던 그 풀잎 생각이 나서 풀잎을 가져다가 짓이겨 뼈가 부러진 부위에 붙였다.

그런데 얼마가 지난 후 부기가 빠지기 시작하더니 통증이 가시면서 며칠 가지 않아서 눈에 띄게 원상회복이 되어가는 게 아닌가! 노인은 후손들에게 이 약을 전해 주기 위해 약 이름을 떨어지거나 맞아서 얻어진 것이라는 뜻의 낙득타(落得打), 또는 원숭이가 넝쿨에 몸을 싣는다는 뜻의 후태등(猴馱藤)이라고 지었다.

낙득타는 고서(古書)에, 「8월에 꽃이 피고 어릴 때 잎은 국화잎이나 쑥잎과 비슷하다」고 기록되어 있다.

낙득타는 부스럼을 낳게 하는 작용과 통증을 멎게 하는 작용이 있다.

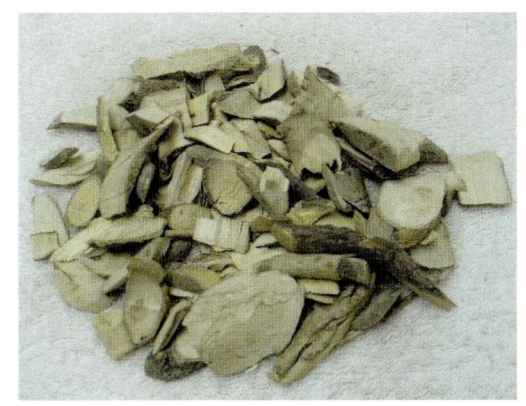

낙득타

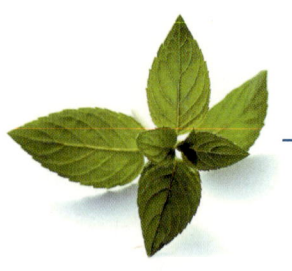

부록—일반적인 처방

　다음은 이 책에 등장하는 약초들을 중심으로 효과가 있는 병들을 현대의 병명으로 정리한 것이다. 처음에 필자는 각 병에 대한 구체적인 처방, 이를테면 감기에 걸렸을 때, 마황 6g, 계지 4g, 행인 9g, 감초 3g……하는 식으로 처방전을 생각해 보았으나, 감기에는 풍한(風寒) 감기와 풍열(風熱) 감기, 그리고 서습(暑濕) 감기가 있고, 또한 각 사람마다 체질이 다르므로 환자에 대한 직접적인 진단에 의한 처방이 아니면 의미가 없고 자칫 역효과가 날 수도 있기 때문에 여기서는 일반적인 처방만을 열거하였다. 따라서 의사의 정확한 진단에 따른 적절한 처방이 중요하다.

가

각기 ➡ 천라수

간경화 ➡ 구기자 · 인진

간염 ➡ 삼칠 · 영지 · 인진 · 초결명 · 포공영 · 하고초

감기 ➡ 갈근 · 길경 · 마황 · 시호 · 자소엽 · 창출 · 천라수 · 형개

개선(疥癬) ➡ 사상자

객혈(喀血) ➡ 백급 · 삼릉 · 용골

갱년기장애 ➡ 당귀

건망증 ➡ 복령 · 산약 · 산삼 · 인삼 · 용골

고혈압 ➡ 갈근 · 산사 · 상기생 · 여로 · 우슬 · 하고초 · 황련 · 황

정

골다공중 ➡ 골쇄보·귀판·용골

골절 ➡ 골쇄보

관심병 ➡ 영지

관절결핵 ➡ 오풍사

관절염 ➡ 노근·우슬

구건(口乾) ➡ 노근

구토 ➡ 노근·창출

근시 ➡ 구기자·산약

기침 ➡ 길경·당귀·마황·배·형개

나

나력(임파선 결절) ➡ 백미·팔월찰·패모·하고초

난산 ➡ 해마

노인성 변비 ➡ 여정자

뇌출혈 ➡ 여정자

요적(尿赤) ➡ 노근

다

다면(多眠) ➡ 백미

다한(多汗) ➡ 백출·산약·용골·인삼·태자삼

담(痰:가래) ➡ 길경

담석증 ➡ 금전초

당뇨병 ➡ 과루 · 산약 ·

대하증 ➡ 귀판 · 금앵자 · 묘두회 · 사상자 · 용골 · 하수오

동맥경화 ➡ 금앵자

두통 ➡ 갈근 · 시호 · 여로 · 인삼 · 자소엽 · 천라수 · 곽향 · 패란

마

마진 ➡ 갈근 · 형개

만성기관지염 ➡ 영지 · 창출

매독 ➡ 금은화

명목(明目) ➡ 사원자 · 야명사 · 진주

몽정 ➡ 복령

무좀 ➡ 식초

바

발열 ➡ 갈근 · 금은화 · 노근 · 오공 · 자소엽 · 자화지정 · 지모 · 포공영

방광결석증 ➡ 금전초

변비 ➡ 과루 · 노근 · 대황 · 배 · 쇄양 · 아교 · 지모 · 초결명

복통 ➡ 감초 · 당귀 · 대황 · 오수유 · 자소엽 · 팔월찰

봉독(蜂毒:벌독) ➡ 녹태

불감증 ➡ 음양곽

불면증 ➡ 복령 · 여정자 · 영지 · 용골 · 주사 · 하수오

불임증 ➡ 복분자 · 해마

붕루 ➡ 귀판 · 금앵자

비만증 ➡ 대황 · 배 · 복령 · 초결명

비색 ➡ 신이

비연 ➡ 신이

빈혈 ➡ 감초 · 당귀

사

사독(蛇毒:뱀독) ➡ 궤유초 · 전갈

산후경풍 ➡ 금전초

산후설사 ➡ 아교

산후복통 ➡ 익모초

생인손 ➡ 자화지정

설사 ➡ 갈근 · 금앵자 · 대추 · 백두옹 · 백출 · 산사 · 선학초 · 오
수유 · 용골 · 자소엽 · 창출 · 파고지 · 곽향 · 하수오 ·

소갈증 ➡ 배 · 산약 · 인삼 · 지모

소변불리 ➡ 대산 · 백출 · 복령 · 상기생 · 우슬 · 위령선 · 익모
초 · 차전초

소변빈삭 ➡ 금앵자 · 복분자 · 인삼 · 토사자 · 파고지 · 파고지

소아경기 ➡ 오공 · 용골 · 인삼 · 천마

소아마비 ➡ 오풍사

소아영양실조증 ➡ 야명사

소화불량 ➡ 대황 · 산사 · 신곡 · 영지 · 창출

습관성 유산 ➡ 복분자 · 여정자 · 음양곽 · 황정 · 하수오

시력감퇴 ➡ 구기자 · 여정자

식중독 ➡ 노근

식체증 ➡ 산사

신경쇠약 ➡ 산삼 · 쇄양 · 인삼 · 여정자 · 용골 · 황정

신경통 ➡ 백미 · 오풍사 · 음양곽 · 창출 · 취선도 · 황정

심계(心悸) ➡ 대추 · 태자삼 · 곽향 · 패란

안질 ➡ 야명사 · 망월사 · 진주 · 차전초 · 초결명

애디슨병 ➡ 감초

야뇨증 ➡ 금앵자

야맹증 ➡ 창출

양위증 ➡ 구기자 · 사상자 · 쇄양 · 음양곽 · 인삼 · 토사자 · 파고 지 · 해마

어패류(魚貝類) **중독** ➡ 자소엽

언어불리 ➡ 천마

오공독(蜈蚣毒 : 지내독) ➡ 마치현

오한 ➡ 갈근

요통 ➡ 산사 · 상기생 · 속단 · 쇄양 · 여정자 · 위령선 · 토사자 · 파고지

원형탈모증 ➡ 인삼 · 하수오

월경복통 ➡ 금전초 · 삼릉

월경불순 ➡ 당귀 · 시호

위궤양 ➡ 감초 · 오적골

위산과다 ➡ 오적골

위통 ➡ 금전초 · 오적골

유뇨증 ➡ 금앵자 · 마황 · 사원자 · 오약 · 해마

유선염 ➡ 포공영

유정증 ➡ 복분자 · 사원자 · 산약 · 속단 · 쇄양 · 용골 · 파고지 · 하수오

이명 ➡ 골쇄보 · 백합

이질 ➡ 감초 · 금은화 · 마치현 · 산사 · 선학초.황련

인후통 ➡ 감초

임질 ➡ 금은화 · 복령

음도염 ➡ 선학초

음부소양 ➡ 선학초

자

자궁종양 ➡ 삼릉

자궁하수 ➡ 금앵자 · 시호

자궁출혈 ➡ 묘두회 · 삼칠 · 아교 · 용골 · 용골 · 인삼

장염 ➡ 금은화

전간(간질) ➡ 오공 · 여로 · 주사 · 천마

종양 ➡ 감초 · 백급

주독(酒毒) ➡ 갈근 · 노근 · 천라수

중서(中暑 : 여름타는 것) ➡ 구기자 · 곽향 · 패란

중풍 ➡ 배 · 우황 · 천마

지방간 ➡ 구기자

차

출혈 ➡ 마발 · 백급 · 백두옹 · 봉황단 · 삼칠 · 선학초 · 유기노 · 칠엽일지화

충수염 ➡ 골쇄보 · 마치현

치루 ➡ 금전초 · 속단 · 망월사

치질 ➡ 과루 · 선학초

치통 ➡ 골쇄보 · 오수유

타

타박상 ➡ 골쇄보 · 금전초 · 낙득타 · 묘두회 · 봉황단 · 속단 · 우슬 · 익모초

탈골 ➡ 골쇄보

탈항 ➡ 금앵자 · 시호

탕화상(湯火傷) **➡** 백급

태독 ➡ 감초

파

파상풍 ➡ 오풍사 · 위령선

편도선염 ➡ 위령선 · 포공영 ·

편두통 ➡ 전갈

폐결핵 ➡ 금은화 · 뱀장어

폐렴 ➡ 금은화 · 포공영

피부미용 ➡ 사원자

피부소양 ➡ 형개

피부습진 ➡ 사상자.오수유 · 창출

피부악창 ➡ 여로 · 전갈

피부염 ➡ 감초

하

학질 ➡ 묘두회 · 상산.선학초 · 야명사 · 여로 · 위령선

해수 ➡ 감초 · 길경 · 백합 · 봉황단 · 신이 · 아교 · 영지 · 용골 · 지모 · 패모

현운 ➡ 갈근 · 구기자 · 오공 · 주사

화농질환 ➡ 금은화 · 자화지정 · 포공영

활정 ➡ 금앵자

황달 ➡ 금전초 · 노근 · 대황.여로 · 인진 · 차전초

효천 ➡ 영지

흉통 ➡ 과루

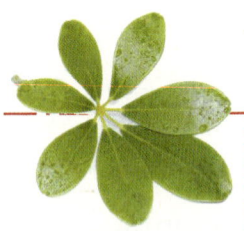

항암 약초들

구강암(口腔癌) ➡ 목통(木通)

순암(脣癌) ➡ 인진・치자(梔子)・황백(黃柏)・섬수

설암(舌癌) ➡ 승마・감초・차전자・황백・황약자(黃藥子)・구인(지렁이)・야국화(野菊花)

후암(喉癌) ➡ 산두근(山豆根)・칠엽일지화・승마・우방자・빙편・황금・가자・의이인・차전자・마편초(馬鞭草)・사간(射干)・위령선・마발

아은암 ➡ 구인・포공영

편도체암 ➡ 마발(馬勃)

이부종류(耳部腫瘤) ➡ 백출・백화사・황금・황련・목단피

비인암(鼻咽癌) ➡ 마전자・천남성・파두・판람근・용담초・반지련・애엽・석견천・지골피・사간・하고초・백반・조각자・칠엽일지화・창이자・금은화・상기생・포공영・오공・섬수・토패모(土貝母)

갑상선종류(甲狀腺腫瘤) ➡ 삼릉・애엽・백급・작약・곤포・하고초・소맥・천남성・야국화・선퇴・왕불유행・정력자・백두옹・작약・유향・토패모・천궁・위령선

흉막종류(胸膜腫瘤) ➡ 반지련

활막육류(滑膜肉瘤) ➡ 우슬

폐암(肺癌) ➡ 음양곽・인삼・삼칠・천남성・반지련・석견천・

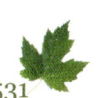

선학초·백출·백화사·백선피·백합·행인·모려·청호(靑蒿)·어성초·패장초·해조·서장경·웅황(雄黃)·자원·섬수·왕불유행·목단피·택사

악성임파류(惡性淋巴瘤) ➡ 토복령·소계·천문동·목통· 오두(烏頭)·우방자·반하·백화사·백화사설초·백선피·백강잠·모려·고삼(苦參)·천산갑·구인·묘조초(猫爪草)·사향·토패모·지모·백두옹·백급·오배자·위령선·시호·사간

소화도암(消化道癌) ➡ 마전자·오가피·오공

위임파육류(胃淋巴肉瘤) ➡ 호도

흉선암(胸腺癌) ➡ 단삼(丹參)

식관암(食管癌) ➡ 인삼·삼칠·천문동·천화분·오매·우황·단삼·감초·감수·반하·반지련·선학초·백화사·백화사설초·백모근·홍화·가자·영지초·행인·모려·곤포·패장초·급성자(急性子)·호도·칠엽일지화·상백피·자하거·자초·오공·빈랑·구맥·섬수·사향·오미자·상지·백급·옥죽·작약·당귀·유향·판람근·위령선·도인

위암(胃癌) ➡ 인삼·팔월찰·대조·산사·오매·단삼·감초·반하·반지련· 백화사·백화사설초·백반·백강잠·침향·행인·모려·계내금·복령·상백피·상기생·포공영·묘두회·오공·빈랑·의이인·섬수·노봉방·사향·백두옹·백급·당귀·지모·도인·칠엽일지화

담낭담도암(膽囊膽道癌) ➡ 마편초

간암(肝癌) ➡ 팔월찰·삼칠·삼릉·우황·반지련·백화사·전
갈·청호·천산갑·호도·고량강·구인·왕불유행·당
귀·귀판·유향·판람근·도인

장암(腸癌) ➡ 대황·파두·수질·우방자·반지련·위령선·백
화사설초·침향·고삼·패장초·황약자·구맥·오배
자·선인장·백두옹

복강종류(腹腔腫瘤) ➡ 삼릉·목과·단삼·감수·백반·소맥·
행인·모려·백편두·익모초·아출·구인·별갑·혈
갈·위령선·석창포

장암출혈(腸癌出血) ➡ 대황·백강잠·백합·전갈·가자·황
금·지유(地楡)·관중(貫衆)·차엽(茶葉)

유선암(乳腺癌) ➡ 인삼·토패모·마전자·천문동·왕불유행·
승마·우황·패모·백화사·감초·백화사설초·빙편·
모려·조각자·청호·금은화·천산갑·호도·복령·익
모초·해조·황금·포공영·의이인·사간·오배자·백
급·옥죽·당귀·귀판·토패모·천궁

난소종류(卵巢腫瘤) ➡ 삼릉·대황·산사·수질·반지련·상기
생·사향·별갑·귀판

외음암(外陰癌) ➡ 백선피·지골피

자궁암(子宮癌) ➡ 인삼·삼칠·삼릉·대황·마전자·소계·천
남성·파두·수질·오매·우방자·패모·반하·석견
천·석창포·백화사설초·홍화·행인·고삼·청호·금

　　　은화·패장초·천산갑·복령·천초근·　익모초·아
　　　출·황련·황백·야백합(野百合)·자하거·자초근·포
　　　공영·의이인·사향·혈갈·오배자·오미자·선인장·
　　　애엽·작약·지유·귀판·목단피·도인·사상자

분강종류(盆腔腫瘤) ➡ 택란(澤蘭)·천궁

백혈병(白血病) ➡ 대황·마전자·소맥·백화사·홍화·노회·
　　　천문동·우황·　청대·계혈등·웅황·치자·야백합·
　　　호도·포공영·묘두회·선퇴·
　　　섬수·오미자·우슬·백급·당귀·지골피·마편초·목
　　　단피·유향·
　　　판람근·육월설(六月雪)

혈관류(血管瘤) ➡ 해조·　하고초·황기·황백·포공영·오배자

신경계통 악성종류 ➡ 천남성·반지련

전립선암 ➡ 왕불유행·마필·사간

고환종류(睾丸腫瘤) ➡ 회향·택사·울금

신암(腎癌) ➡ 　반지련·택사·황기·황금·저령·선인장·귀
　　　판·회향

방광암(膀胱癌) ➡ 토복령·소계·고삼·천남성·목통·파두·
　　　복령·아출·구맥·섬수·왕불유행·차전자·귀판·목
　　　단피

음경(陰莖癌) ➡ 오두·오매·웅황·혈갈

항문암(肛門癌) ➡ 산두근·마전자·노회·천산갑·어성초

피부암(皮膚癌) ➡ 토복령·마전자·천남성·수질·석견천·행

인·작약·완화·고량강·상백피·황백·선인장·유
향·회향·상육·금은화·야백합·오공

뇌종류(腦腫瘤) ➡ 토복령·마전자·소맥·백모근·백강잠·창
이자·호도·칠엽일지화·웅황·오공·선퇴·전갈·당
귀·택사·천궁·위령선

골암(骨癌) ➡ 모려·산사·선학초·백선피·오공·천산갑·해
조·황기·석창포·파고지

암성해혈(癌性咳血) ➡ 삼칠·대조·선학초·어성초·천초근·
황기·자원·정력자·오배자·백급·애엽·관중

암성혈뇨(癌性血尿) ➡ 택사

암성궤양(癌性潰瘍) ➡ 파두·감초·백반·오배자

암성동통(癌性疼痛) ➡ 선학초·청대·칠엽일지화·고량강·서
장경·웅황·혈갈·선인장·작양·지골피·청목향(靑木
香)·유향·도인·회향

암성황달(癌性黃疸) ➡ 차전자·작약·시호

암성해수(癌性咳嗽) ➡ 오미자

Aids ➡ 시호·감초·천화분

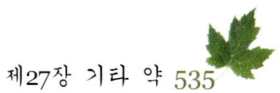

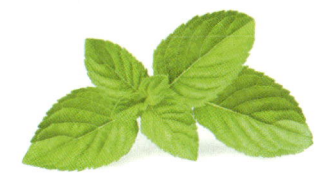

색 인
(가나다 순)

536

이시진의 《**본초강목**本草綱目》

《본초강목》은 중국 명(明)나라 때의 본초학자(本草學者) 이시진 (李時珍, 1518~1593)이 엮은 약학서(藥學書)로서, 전 52권으로 1596년 에 간행되었다.

이 책은 저자 이시진 혼자의 힘으로 30 년에 걸쳐 집대성한 것으로, 약용으로 쓰 이는 대부분의 것을 자연분류를 주로 하 여 분류하였으며, 총계 1,892종의 약재가 망라되어 있다.

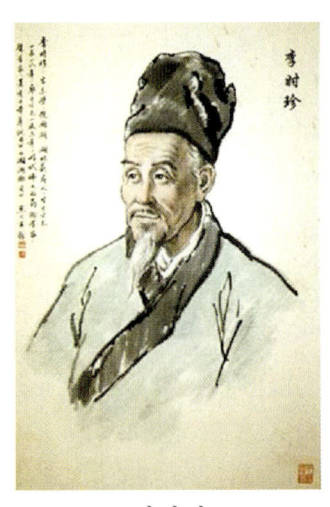

이시진

전편을 수(水)·화(火)·토(土)·금석 (金石)·초(草)·곡(穀)·채(菜)·과(果)· 목(木)·복기(服器)·충(蟲)·인(鱗)·개 (介)·수(獸)·인(人) 부(部) 등 각류로 나 눈 다음 정명(正名)을 강(綱)이라 하고, 별 명을 목(目)이라 하였다.

각종 약재의 원산지와 형태, 그리고 재배와 채집 등에 대한 상세한 기록뿐만 아니라 약을 달이는 방법과 성능에 대한 분석 및 그 기능에 대한 자세한 설명도 망라되어 있다.

이시진의 집안은 대대로 의술을 업으로 삼았는데, 할아버지는 낭중 (郞中)으로서 민간 비방과 편방을 많이 남겼고, 아버지 이언문(李言聞) 도 의술이 뛰어났다.

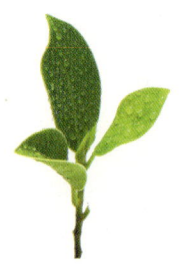

이시진은 어려서부터 총명하여 열네 살에 수재에 합격했으나 이후 세 번이나 향시에 낙방했다. 이때 이시진은 과거에 급제하여 공명을 얻는 일에는 이미 흥미를 잃고 말았다. 그 때부터 이시진은 아버지를 도와 처방전을 쓰거나 산이나 들로 나가 약초를 캐기 시작했다.

1545년, 기주 일대에 홍수가 나 강물이 범람하여 수해가 심해지자 전염병까지 돌기 시작했다. 그러나 가난한 백성들은 치료를 받을 기회조차 얻지 못했다. 이시진은 백성들의 고통을 가엾게 여겨 치료를 해주고 또한 이 기회에 의술도 배울 결심을 하고 전국을 다니면서 사람들의 병을 고쳐주었다. 의술공부를 열심히 한 결과 서른일곱 살에 형초(荊楚) 일대에서 이름을 날리는 명의가 되었고, 사람들은 천리를 마다하지 않고 병을 보이러 찾아왔다.

당시 명(明)나라 세종(世宗)의 가장 큰 관심은 불로장생약을 구하려는 데 있었다. 그리하여 세종은 전국 각지의 명의들을 조정에 천거하게 했다. 그때 초왕부(楚王府)의 의원이었던 이시진도 천거를 받아 마침내 조정의 태의(太醫)가 되었다.

태의가 된 이시진은 각지에서 올라온 명의들과 교류하고, 민간에서는 볼 수 없는 의학서적들을 볼 수 있는 기회가 되었고 마침내 《본초강목》이라는 불후의 명저를 저술한 계기가 되었던 것이다.

이야기
본초강목

★

초판 발행일 / 2017년 01월 10일
2쇄 발행일 / 2022년 10월 20일

★

지은이 / 이풍원 李豊遠
펴낸이 / 김동구
펴낸데 / 明文堂

창립 1923. 10. 1
서울특별시 종로구 윤보선길 61(안국동)
우체국 010579-01-000682
☎ (영업) 733-3039, 734-4798
  (편집) 733-4748   FAX. 734-9209
H.P. : www.myungmundang.net
e-mail : mmdbook1@hanmail.net
등록 1977. 11. 19. 제 1-148호

★

ISBN   979-11-85704-99-9   13510

★

낙장이나 파본은 구입하신 서점에서 교환해 드립니다.

★

값 24,000원

★

저자와의 협약에 의해 인지는 생략합니다

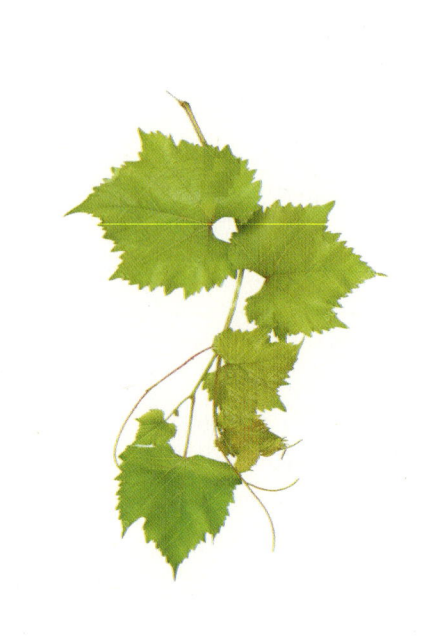